Akutes Abdomen im Kindes- und Jugendalter

Johannes Mayr
Günter Fasching
Herausgeber

Akutes Abdomen im Kindes- und Jugendalter

Grundlagen – Diagnose – Erstversorgung – Therapie

Mit 80 größtenteils farbigen Abbildungen

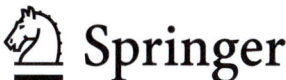

Herausgeber
Johannes Mayr
Universitäts-Kinderspital
beider Basel (UKBB)
Basel, Schweiz

Günter Fasching
Kinder- und Jugendchirurgie
Klinikum Klagenfurt
Klagenfurt am Wörthersee, Österreich

ISBN 978-3-662-55994-9   ISBN 978-3-662-55995-6   (eBook)
https://doi.org/10.1007/978-3-662-55995-6

Die Deutsche Nationalbibliothek verzeichnet diese Publikation in der Deutschen Nationalbibliografie; detaillierte bibliografische Daten sind im Internet über http://dnb.d-nb.de abrufbar.

© Springer-Verlag GmbH Deutschland, ein Teil von Springer Nature 2018
Das Werk einschließlich aller seiner Teile ist urheberrechtlich geschützt. Jede Verwertung, die nicht ausdrücklich vom Urheberrechtsgesetz zugelassen ist, bedarf der vorherigen Zustimmung des Verlags. Das gilt insbesondere für Vervielfältigungen, Bearbeitungen, Übersetzungen, Mikroverfilmungen und die Einspeicherung und Verarbeitung in elektronischen Systemen.
Die Wiedergabe von Gebrauchsnamen, Handelsnamen, Warenbezeichnungen usw. in diesem Werk berechtigt auch ohne besondere Kennzeichnung nicht zu der Annahme, dass solche Namen im Sinne der Warenzeichen- und Markenschutz-Gesetzgebung als frei zu betrachten wären und daher von jedermann benutzt werden dürften.
Der Verlag, die Autoren und die Herausgeber gehen davon aus, dass die Angaben und Informationen in diesem Werk zum Zeitpunkt der Veröffentlichung vollständig und korrekt sind. Weder der Verlag noch die Autoren oder die Herausgeber übernehmen, ausdrücklich oder implizit, Gewähr für den Inhalt des Werkes, etwaige Fehler oder Äußerungen. Der Verlag bleibt im Hinblick auf geografische Zuordnungen und Gebietsbezeichnungen in veröffentlichten Karten und Institutionsadressen neutral.

Fotonachweis Umschlag: © lmcsike/stock.adobe.com
Umschlaggestaltung: deblik Berlin

Gedruckt auf säurefreiem und chlorfrei gebleichtem Papier

Springer ist ein Imprint der eingetragenen Gesellschaft Springer-Verlag GmbH, DE und ist ein Teil von Springer Nature
Die Anschrift der Gesellschaft ist: Heidelberger Platz 3, 14197 Berlin, Germany

Wir widmen dieses Buch unserem Lehrer em. Univ. Prof. Dr. Hugo Sauer, der uns für die Kinderchirurgie begeistert hat.

Vorwort

Das akute Abdomen im Kindesalter und Jugendalter erfordert Erfahrung, Empathie und mitunter Intuition, um eine zeitgerechte korrekte Diagnose und eine effiziente Therapie sicherzustellen. Verspätet erkannt, missinterpretiert oder nicht adäquat behandelt, kann das akute Abdomen schwere Langzeitfolgen für das betroffene Kind und seine Familie bewirken und ein Kinderschicksal nachhaltig prägen.

Das Augenmerk dieses Buches ist der sicheren Erkennung, Diagnosestellung und Behandlung des akuten Abdomens bei Kindern gewidmet. Diese Thematik wird von Fachspezialisten aus verschiedenen interdisziplinären Gesichtspunkten behandelt. Die unterschiedlichen Krankheitsbilder, die einem akuten Abdomen im Kindesalter zugrunde liegen können, werden entsprechend dem jeweiligen Altersgipfel der Erkrankung aufgeführt. Dies ermöglicht einen raschen Überblick über die alterstypischen Krankheitsbilder, die ein akutes Abdomen des Kindes oder Jugendlichen verursachen können.

Das akute Abdomen eines Kindes stellt häufig eine Notfallsituation dar und erfordert zur Beurteilung des Kindes eine gute Fremd- oder Eigenanamnese sowie eine einfühlsame klinische Untersuchung. Labor- und bildgebende Untersuchungen müssen meist unter Zeitdruck vorgenommen werden, und mitunter ist es notwendig, rasche ärztliche Entscheidungen am Bett des Kindes nach einer Anamneseerhebung und klinischen Untersuchung ohne Zögern zu treffen, ohne ergänzende Untersuchungsergebnisse abwarten zu können.

In diesem Buch soll jedoch auch der interdisziplinären Behandlung des Kindes und Jugendlichen ausreichend Raum gewidmet werden, weil ein sehr gutes Behandlungsergebnis auch von einer guten Zusammenarbeit mit verschiedenen ärztlichen Disziplinen, Pflegefachkräften und anderen Mitarbeitern abhängt. So sind im vorliegenden Buch den Aspekten der Kinderphysiologie, insbesondere der Früh- und Neugeborenen, der Erstversorgung und Schockbehandlung, Schmerztherapie, pharmakologischen Behandlung, Kinderanästhesie, Zentralvenenkatheteranlage, perioperativen Behandlung, Kinderradiologie und Kommunikation eigenständige Kapitel von erfahrenen Fachspezialisten gewidmet.

Die Herausgeber danken dem Springer-Verlag, insbesondere Frau Brigitte Öller und Frau Renate Eichhorn für die Möglichkeit, die Aspekte des akuten Abdomens im Kindesalter in einem auf die spezifischen Probleme von Kindern und Jugendlichen fokussierten Werk darstellen zu können. Bedanken möchten wir uns auch bei unserer Lektorin Frau Dembowsky, die uns mit ihrem engagierten und kompetenten Lektorat stets unterstützte.

Dieses Buch baut auf dem Kapitel *Akutes Abdomen bei Kindern* des von Hubert Hauser, Heinz Johannes Buhr und Hans-Jörg Mischinger herausgegebenen

Buches *Akutes Abdomen* auf (erschienen 2016 im Springer Verlag).

Die Herausgeber des vorliegenden Werkes bedanken sich bei allen Mitautoren und Mitautorinnen sowie Mithelfern und Mithelferinnen an diesem Buch, das in einer engen Zusammenarbeit von medizinischen und psychologischen Spezialisten aus Österreich und der Schweiz entstanden ist.

Wir bedanken uns auch bei allen Patienten, deren Familien und allen Pflegenden und Mitarbeitenden, die uns unterstützt haben, dieses Buchprojekt zu realisieren.

Ziel des Buches ist es, alle Ärztinnen und Ärzte, die Kinder und Jugendliche mit akuten Baucherkrankungen behandeln, bei einer sicheren und effizienten Diagnostik, Therapie, und Nachbehandlung zu unterstützen.

Johannes Mayr
Günter Fasching
Basel und Klagenfurt
im Frühjahr 2018

Inhaltverzeichnis

1	**Physiologie bei Früh- und Reifgeborenen**....................................	1
	Bernhard Resch	
2	**Pharmakotherapie von Kindern mit akutem Abdomen**...................	19
	Julia Anna Bielicki, Victoria Ziesenitz und Aline Fuchs	
3	**Schmerztherapie bei Kindern mit akutem Abdomen**	33
	Brigitte Messerer	
4	**Erstversorgung und Schockbehandlung bei Kindern mit akutem Abdomen**	47
	Wolfgang Ummenhofer, Sabina Hulliger und Johannes Mayr	
5	**Kinderradiologie**	63
	Maria Sinzig	
6	**Kommunikation mit Kindern und Jugendlichen**..........................	75
	Lilly Damm und Eva-Maria Trapp	
7	**Perioperative Maßnahmen bei pädiatrischen Patienten**.................	87
	Peter H. Schober	
8	**Anästhesie beim akuten Abdomen**	99
	Brigitte Messerer	
9	**Zentralvenöse Katheter bei Kindern**.......................................	113
	Christian Breschan	
10	**Grundlagen des akuten Abdomens bei Kindern**..........................	127
	Johannes Mayr und Günter Fasching	
11	**Spontane intestinale Perforation**	131
	Günter Fasching und Johannes Mayr	
12	**Nekrotisierende Enterokolitis**...	139
	Günter Fasching und Johannes Mayr	
13	**Malrotation und Volvulus**...	151
	Johannes Mayr und Günter Fasching	
14	**Hirschsprung-assoziierte Enterokolitis**...................................	161
	Johannes Mayr und Günter Fasching	
15	**Invagination**	169
	Günter Fasching und Johannes Mayr	
16	**Meckel-Divertikel**	175
	Günter Fasching und Johannes Mayr	

17	**Akute Appendizitis**	179
	Günter Fasching und Johannes Mayr	
18	**Dünndarmileus**	193
	Günter Fasching und Johannes Mayr	
19	**Inkarzerierte Hernien, Hoden- und Adnextorsionen**	205
	Johannes Mayr und Günter Fasching	
20	**Abdominaltrauma**	219
	Johannes Mayr und Günter Fasching	
21	**Chronisch-entzündliche Darmerkrankungen**	235
	Johannes Mayr und Günter Fasching	
22	**Weitere Ursachen**	243
	Johannes Mayr und Günter Fasching	
	Serviceteil	
	Sachverzeichnis	252

Herausgeber- und Autorenverzeichnis

Über die Herausgeber

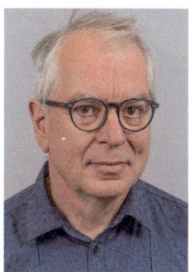

Univ. Prof. Dr. med. univ. Johannes Mayr,
geb. 1957. 1982 Abschluss des Medizinstudiums an der Karl-Franzens-Universität Graz. Kinderchirurgische Ausbildung an der Universitätsklinik für Kinderchirurgie Graz. Allgemeinchirurgische Ausbildung am Landeskrankenhaus Steyr. Mehrere Auslandsaufenthalte, u. a. am BG Klinikum Bergmannsheil Bochum, am Institut für Anatomie der Freien Universität Berlin und am Children's Hospital Washington, DC. Interessensschwerpunkte: Kryptorchismus, minimalinvasive Kinderchirurgie, Kurzdarmsyndrom, Kindertrauma, Kinderunfallprävention. Mitglied mehrerer nationaler und internationaler Fachgesellschaften. Associate Editor Medicine, *Journal of Children's Orthopaedics,* und Case Reports in *Orthopedics* und Reviewer für mehrere Fachjournale. Habilitation für Kinderchirurgie 1995 an der Medizinischen Universität Graz, Ao. Professur an der Universitätsklinik für Kinderchirurgie Graz 1997, Honorarprofessur an der Universitätsklinik für Kinderchirurgie MONIKI, Moskau. 2005 Berufung als Extraordinarius für Kinderchirurgie an das Kinderspital beider Basel. Seit 2011 leitender Arzt für Kinderchirurgie mit Schwerpunkt Kindertrauma am Kinderspital beider Basel.

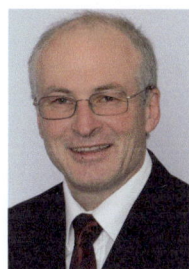

Primarius Univ.-Doz. Dr. med. Günter Fasching, LL.M,
geb. 1957. 1981 Abschluss des Medizinstudiums an der Karl-Franzens-Universität Graz. Ausbildung zum Facharzt für Chirurgie an der Universitätsklinik für Chirurgie in Graz, Ausbildung zum Facharzt für Kinder- und Jugendchirurgie an der Universitätsklinik für Kinderchirurgie in Graz. Additivfacharzt für Pädiatrische Intensivmedizin; Zertifikat für Handchirurgie. 1995 Habilitation für Kinderchirurgie an der Karl-Franzens-Universität Graz. Mehrere Ausbildungsaufenthalte im Ausland, u. a. Fetal Treatment Center, San Francisco, und Hospital for Sick Children, Toronto. Abschluss des Master-Studiums Medizinrecht an der Johannes Kepler Universität in Linz. Gastprofessuren in Doha (Katar) und Sana'a (Jemen). Mitglied zahlreicher nationaler und internationaler Fachgesellschaften, Reviewer mehrerer wissenschaftlicher Zeitschriften. Allgemein beeideter und gerichtlich zertifizierter Sachverständiger. 1995–2000 Vorstand der Chirurgischen Abteilung des Preyer'schen Kinderspitals in Wien. Seit 2000 Vorstand der Abteilung für Kinder- und Jugendchirurgie des Klinikums Klagenfurt am Wörthersee.

Autorenverzeichnis

Dr. Julia Anna Bielicki
Pädiatrische Pharmakologie, Universitäts-Kinderspital beider Basel, Basel, Schweiz
juliaanna.bielicki@ukbb.ch

Priv. Doz. Dr. Christian Breschan
Klinikum Klagenfurt, Abteilung für Anästhesiologie, Klagenfurt, Österreich
breschan.ch@chello.at

Dr. Lilly Damm
FE Child Public Health im Institut für Umwelthygiene und Umweltmedizin, Zentrum für Public Health der MedUniWien, Wien, Österreich
lilly.damm@meduniwien.ac.at

Prim. Univ. Doz. Dr. Günter Fasching, LL.M
Klinikum Klagenfurt, Abteilung für Kinder- und Jugendchirurgie, Klagenfurt am Wörthersee, Österreich
guenter.fasching@kabeg.at

Dr. PhD Aline Fuchs
Pädiatrische Pharmakologie, Universitäts-Kinderspital beider Basel, Basel, Schweiz
aline.fuchs@ukbb.ch

Dr. med. Sabina Hulliger
Hettungen, Schweiz
sabinahulliger@gmx.ch

Univ. Prof. Dr. Johannes Mayr
Universitäts-Kinderspital beider Basel, Basel, Schweiz
johannes.mayr@ukbb.ch

OA Dr. Brigitte Messerer
Klinische Abteilung für Herz-, Thorax-, Gefäßchirurgische Anästhesiologie und Intensivmedizin, Medizinische Universität Graz, Graz, Österreich
brigitte.messerer@medunigraz.at

Univ. Prof. Dr. Bernhard Resch
Univ. Klinik für Kinder- und Jugendheilkunde, Klinische Abteilung für Neonatologie, Medizinische Universität Graz, Graz, Österreich
bernhard.resch@medunigraz.at

Univ. Prof. Dr. Peter H. Schober
Graz, Österreich
peter.schober@medunigraz.at

Dr. Maria Sinzig
Klagenfurt, Österreich
maria.sinzig@aon.at

Priv.Doz. DDr. Eva-Maria Trapp
Medizinische Universität Graz, Universitätsklinik für Psychiatrie und Psychotherapeutische Medizin, Graz, Österreich
eva.trapp@medunigraz.at

Univ. Prof. Dr. Wolfgang Ummenhofer
Basel, Schweiz
w.ummenhofer@unibas.ch

Dr. Victoria Ziesenitz
Pädiatrische Pharmakologie, Universitäts-Kinderspital beider Basel, Basel, Schweiz
victoria.ziesenitz@ukbb.ch

Physiologie bei Früh- und Reifgeborenen

Bernhard Resch

1.1	Embryonal- und Fetalperiode – 2
1.1.1	Entwicklung des Gastrointestinaltrakts – 2
1.1.2	Intestinale Malrotation – 3
1.1.3	Weitere Entwicklungsstörungen des Gastrointestinaltrakts – 4
1.1.4	Entwicklung der Digestion – 5
1.1.5	Entwicklung der Vaskularisation – 5
1.1.6	Entwicklung der neuralen und motorischen Funktion – 5
1.1.7	Entwicklung der hormonellen Regulation – 6
1.1.8	Entwicklung der Abwehrfunktion – 6
1.1.9	Das gastrointestinale Mikrobiom – 6
1.2	Intrauterines Wachstum – 8
1.3	Die Bedeutung der intrauterinen Wachstumsretardierung – 10
1.4	Adaption und Störungen der Anpassung an das extrauterine Leben – 11
1.5	Ernährung des Früh- und Reifgeborenen – 12
	Literatur – 16

© Springer-Verlag GmbH Deutschland, ein Teil von Springer Nature 2018
J. Mayr, G. Fasching (Hrsg.), *Akutes Abdomen im Kindes- und Jugendalter*,
https://doi.org/10.1007/978-3-662-55995-6_1

1.1 Embryonal- und Fetalperiode

Unter Embryogenese oder Embryonalentwicklung wird die Phase der Keimentwicklung verstanden, die von der Befruchtung der Eizelle über Furchung, Blastulation, Gastrulation und Neurulation zur Bildung der Organanlagen (der Organogenese) führt und in der es zu einem wesentlichen Wandel in der äußeren Gestalt des Embryoblasten und Embryos kommt. Dieser Zeitraum umfasst die ersten 8 Schwangerschaftswochen (SSW), und heißt **Embryonalperiode**. In der 8. SSW (postkonzeptionell, entspricht 10 SSW postmenstruell, der üblichen Klassifizierung der Schwangerschaftsdauer, vom ersten Tag der letzten Regelblutung gerechnet) erreicht die Körperlänge (Scheitel-Steiß-Länge; SSL) des Embryos etwa 28–30 mm (Rempen 1991).

Die Zeit ab dem Beginn des 3. Monats (postkonzeptionell ab Woche 9) wird als **Fetalperiode** bezeichnet. Die weitere Entwicklung (Fetogenese) zeichnet sich durch schnelles Wachstum und zunehmende Differenzierung der Gewebe und Organe aus (Harding und Bocking 2001). Unter Gastrulation wird der Übergang von dem zweiblättrigen Embryoblasten zur Dreiblättrigkeit verstanden. Die Epiblastenzellen der Medianebene falten sich ventral ab und wandern dann zwischen Hypoblast und Epiblast nach lateral. So entsteht der embryonale Mesoblast. Dessen Zellen dringen in den Hypoblasten ein und verdrängen diesen nach lateral. Nach dieser Einwanderung werden Ektoderm (ehemaliger Epiblast), Mesoderm (ehemaliger Mesoblast) und Endoderm (ehemaliger Hypoblast) differenziert.

1.1.1 Entwicklung des Gastrointestinaltrakts

Anatomisch entwickeln sich Ösophagus, Magen, Dünndarm und Dickdarm sowie Leber und Pankreas in der 4. Embryonalwoche aus einer Serie von Evaginationen, Elongationen und Dilatationen aus dem Ento- bzw. Endoderm (von griech. *to enteron* »Darm«, eigentlich »das Innere« und *to derma* »Haut«), dem inneren Keimblatt des Embryoblasten. Aus dem Entoderm bilden sich auch die Epithelien des Verdauungstrakts (ausgenommen Mundhöhle, Vorderdarm, Enddarm) inklusive seiner Drüsen, der Leber, des Pankreas, der Schilddrüse und Nebenschilddrüse, des Thymus, des Atmungstrakts und der Harnröhre sowie eines Teils der Epithelien des Geschlechtstrakts (Bates und Balistreri 2002; Burrin 2011; Harding und Bocking 2001; Sanderson 2017).

Die zephalokaudale Differenzierung entwickelt sich aus drei bestimmen Regionen, nachdem das Entoderm sich zunächst zur Darmrinne faltet, die sich zum primitiven Darmrohr schließt und damit vom Dottersack getrennt wird. Diese Darmanlage lässt sich dann in drei Abschnitte untergliedern:

1. **Vorderdarm:** Vorläufer von Pharynx, Ösophagus, Magen, Leber, Gallenblase, Pankreas und des kranialen Anteils des Duodenums. Durch Aussprossung aus dem Vorderdarm entstehen auch Luftröhre und Lungen.
2. **Mitteldarm:** Daraus entwickeln sich der kaudale Anteil des Duodenums, das Jejunum, das Ileum, das aufsteigende Kolon und zwei Drittel des Colon transversum.
3. **Enddarm:** Daraus entwickeln sich das distale Drittel des Colon transversum, das deszendierende Kolon, das Rektum und der Sinus urogenitalis.

> Die ersten Schritte in der Entwicklung des Gastrointestinaltrakts betreffen die Formation des Vorder-, Mittel- und Enddarms aus dem embryonalen Darmrohr.

Im Zuge des Reifungsprozesses wächst die Mukosaoberfläche rapide und faltet sich zur Formation von Villi. Jede Entwicklungsstufe kann durch verschiedene Faktoren beeinflusst werden, wobei die Genetik, die biologische Uhr, die zelluläre, neurale und hormonelle Regulation sowie die Umgebung (das »Environment«) eine Rolle spielen. Auf zellulärer Ebene erfolgt die Regulation durch die HOX-Gene, die Zell-zu-Zell-Interaktion, die epithelial-mesenchymale Interaktion und durch Transkriptionsfaktoren. Als Regel gilt, dass der Reifungsprozess zephalokaudal bzw. proximodistal abläuft.

Durch rasches Längenwachstum des Mitteldarms bildet sich eine ventrale Schleife – die Nabelschleife (5. Embryonalwoche). An ihrem Scheitel befindet sich der Dottersackstiel. Durch das besonders starke Wachstum der Leber kommt es zum Vorwachsen der Darmschlingen in die Nabelschnur (6. Embryonalwoche) – **physiologischer**

Nabelbruch (Bates und Balistreri 2002; Burrin 2011; Harding und Bocking 2001; Sanderson 2017).

Während des weiteren Wachstums außerhalb der Bauchhöhle (bis zur 10. Woche) kommt es von ventral gesehen zu einer 90°-Drehung der Nabelschleife gegen den Uhrzeigersinn (um die Achse der A. mesenterica superior). Der orale Schenkel bildet Schlingen, und daraus entstehen Jejunum und Ileum. Der anale Schenkel entwickelt sich zu Zäkum mit der Appendix und Kolon. Nun folgt das starke Wachstum des Dickdarms und die Rückverlagerung des Darms in die Bauchhöhle (Woche 10). Kolonrahmen und Dünndarm drehen sich um insgesamt 270° (um die Achse der A. mesenterica superior). Nach Rückverlagerung in die Bauchhöhle verlagert sich das Zäkum von der subhepatischen Position in die rechte Fossa iliaca an die Linea terminalis. Die Magenanlage rotiert ebenfalls um 90° um ihre Längsachse. Mit Ausbildung des Pylorus (kaudaler Abschnitt) und Vergrößerung der Kardia mit Entstehung des Magenfundus erreicht der Magen seine endgültige Position.

Im postkonzeptionellen Alter von 20 Wochen sind die Speicheldrüsen angelegt, die Muskelschichten des Ösophagus sowie die Magendrüsen präsent. Im Pankreas beginnt die Differenzierung zwischen exokrinem und endokrinem Gewebe. In der Leber werden die Lobuli gebildet und im Darm die Krypten und Villi.

Mit 25 Wochen ist der Schluckreflex vorhanden. Im Magen erscheinen die G-Zellen, im Pankreas ist Zymogen vorhanden, und die Leber sezerniert bereits Galle. Im Darm ist der Glukosetransport möglich, und im Dickdarm bilden sich Krypten und Villi zurück.

Mit 30 Wochen ist im Mundbereich die Zungenlipase präsent, die Magensekretion funktioniert bereits, und das Pankreas produziert (noch reduzierte) Trypsin- und Lipasemengen. Die Leber absorbiert bereits Fettsäuren, und im Darm ist eine Dipeptidase-, Sukrase- und Maltaseaktivität nachweisbar.

Mit 35 Wochen ist der Saugreflex ausgebildet, eine langsame Magenentleerung vorhanden, die Darmlaktase aktiv und im Dickdarm die Mekoniumpassage zu beobachten.

Mit 40 Wochen beginnt die volle funktionelle Reifung. Ein besonderes Zeichen des Verdauungstrakts ist die **Links-Rechts-Asymmetrie**, die mit keinem anderen Organsystem vergleichbar ist. Störungen dieser lateralen Entwicklung zeigen sich in Form eines Situs inversus, einer Polysplenie oder Asplenie, eines Pankreas divisum oder anulare und einer Malrotation.

> **Beim sich entwickelnden Gastrointestinaltrakt (Embryonalperiode) erfolgt eine eindrucksvolle zephalokaudale Differenzierung mit Ausbildung einer besonderen Links-Rechts-Asymmetrie (mit folgenschweren Auswirkungen im Sinne eines Situs inversus oder der Malrotation).**

Die Meilensteine der Entwicklung des neonatalen Gatrointestinaltrakts sind in ◘ Tab. 1.1 zusammengefasst.

1.1.2 Intestinale Malrotation

Rotationsanomalien entstehen als Ergebnis einer Arretierung der normalen Rotation des embryonalen Darms. Die Nonrotation wird als Zufallsbefund bei 2 von 1000 Kontrastuntersuchungen des oberen Gastrointestinaltrakts gefunden. Die symptomatische Malrotation bei Neugeborenen wird mit einer Häufigkeit von 1 auf 6000 Lebendgeburten angegeben. Die intestinale Malrotation wird herkömmlich als Krankheitsbild des Neugeborenen und des jungen Säuglings angenommen, die klinische Präsentation im Alter von einem Monat macht jedoch nur 40–50 % aller Malrotationen aus, drei Viertel werden innerhalb der ersten 5 Lebensjahre diagnostiziert (Bensard 2017).

Interessanterweise haben 30–62 % der Kinder mit intestinaler Malrotation assoziierte Anomalien, am häufigsten eine kongenitale Zwerchfellhernie, angeborene Herzfehler oder eine Omphalozele. Zusätzlich wird eine Malrotation bei 17 % der Duodenal- und 33 % der Jejunalatresien gefunden (Bensard 2017).

Wie im vorangegangenen Abschnitt beschrieben, wächst zwischen der 4. und 8. Embryonalwoche der Gastrointestinaltrakt rapide an und wölbt sich in den Dottersack vor, der später zum Nabel wird. Die Achse dieser Schleife ist die sich entwickelnde A. mesenterica superior. In der Folge beginnt die normale Darmrotation gegen den Uhrzeigersinn um 90°.

Tab. 1.1 Meilensteine der Entwicklung des Gastrointestinaltrakts (Harding und Bocking 2001)

Postkonzeptionelles Alter (Wochen)	Entwicklungsmerkmal
3	Entstehung der entodermalen Röhre
3,5	Bildung der Darmröhre und Differenzierung in Vorder-, Mittel- und Enddarm
4	Vorderdarm und Mundstrukturen
4,5	Ausbildung von Magen und Zäkum
5	Dünndarmschlingenbildung
6	Magenrotation, Duodenal- und Kolonflexur-Fixierung (links), Hernierung in die Nabelschnur, Differenzierung der Kloakenmembran in Rektum und Urogenitalsinus
7	Leberwachstum und Einnahme fast des gesamten Abdomens. Darmrotation und -elongation, Pankreasanlagen verschmelzen, Magenposition fixiert, Rekanalisation der Darmröhre
8	Differenzierung der Dünndarmwand, Ruptur der Kloakenmembran
10	Mitteldarm findet Platz im Abdomen, Zelldifferenzierung beginnt, Lymphoidzellen proliferieren in die Darmwand und das Epithelium
11	Villi entstehen, Enterozyten differenzieren sich, Goblet-Zellen erscheinen
12	Kolon vergrößert sich
13	Magen, Duodenum und Jejunum erreichen ihre endgültige Größenproportion, das Zäkum erreicht die Fossa iliaca
16	Villi sind auf der gesamten Darmlänge ausgebildet
20	Alle Aspekte des reifen Darms sind angelegt, Peyer-Plaques

1.1.3 Weitere Entwicklungsstörungen des Gastrointestinaltrakts

Duplikaturen

Teilweise Doppelanlage eines Abschnitts des Gastrointestinaltrakts, sehr oft zystische Struktur. In der Häufigkeitsverteilung entfallen 22 % auf den Ösophagus, 6 % auf den Magen, knapp 5 % auf das Duodenum, 48 % und damit fast die Hälfte auf den Dünndarm, 15 % auf das Kolon und 4 % auf das Rektum (Willital und Lehmann 2000).

Darmatresien

Häufigkeitsverteilung: Ösophagus 20 %, Magen 3 %, Duodenum 15 %, Dünndarm 40 %, Dickdarm 4 % und Rektum 18 % (Willital und Lehmann 2000). Eine Duodenalatresie entsteht im Gegensatz zur Dünndarmatresie in der Frühschwangerschaft und verteilt sich auf 66 % postpapillär (entfärbtes Mekonium), 20 % präpapillär und 14 % auf Höhe der Papille. Unterschieden werden extraluminale (Ladd-Bänder, Pancreas anulare) und intraluminale Formen (Septum, inkomplette Membran oder die Kombinationsform eines Septums mit Pancreas anulare). Jejunal- und Ileumatresien bzw. -stenosen werden in 4 Typen aufgeteilt (Willital und Lehmann 2000):

Einteilung der Jejunal- und Ileumatresien
- Typ 1: Intraluminales Septum
- Typ 2: Verbindung nur über ein bindegewebiges Band
- Typ 3: Komplette Separation der blind verschlossenen proximalen und distalen Enden
  - Subklassifizierung 3a und 3b entsprechend dem Ausmaß des Mesenterialdefekts
- Typ 4: Multiple Dünndarmatresien (genetische Ursache)

Assoziiert mit einer Duodenalatresie in 30 % und mit einer Jejunalatresie in 10 % der Fälle ist die Trisomie 21. Weitere Atresien finden sich beim VACTERL-Syndrom (Fehlbildungen der Wirbelsäule mit Analatresie, ösophagotracheale Fistel, kardiovaskuläre Fehlbildungen sowie Extremitäten- und Nierenfehlbildungen) wie auch bei der Omphalozele und Gastroschisis (in knapp 10 % der Fälle).

Analatresie Komplexe Fehlbildungen der anorektalen Region mit verschiedenen Fistelungen in die Blase, Urethra oder Vagina bzw. nach außen in die Haut. Extreme Fehlbildungen betreffen die gesamte Anlage und Entwicklung der Kloakenmembran mit unterschiedlichem Ausmaß der Steißbeinfehlbildung und, je nach Höhe (S1–5), sicherer Inkontinenz oder doch noch erzielbarer Kontinenz (Willital und Lehmann 2000).

Meckel-Divertikel

Das Meckel-Divertikel ist eine Rückbildungsstörung des Ductus omphaloentericus (50–80 cm proximal der Ileozäkalklappe).

Invaginationen haben als Ursachen oft eine Fehlfixation im terminalen Ileumbereich oder ein Meckel-Divertikel.

1.1.4 Entwicklung der Digestion (Burrin 2011; Sanderson 2017)

Die Verdauungsfunktionen des Darms sind beim Reifgeborenen zum Geburtszeitpunkt voll ausgebildet. Die Disaccharidasen sind aktiv ab der Mitte der Schwangerschaft, die Laktaseaktivität entwickelt sich spät in der Schwangerschaft, sodass Frühgeborene zwischen der 28. und 32. SSW eine reduzierte Laktaseaktivität aufweisen (Burrin 2011; Sanderson 2017). Zwischen der 17. und 30. SSW entwickelt sich der Duodenum-Ileum-Gradient der Glukoseabsorption aufgrund eines hochaffinen natriumabhängigen Transportsystems (SGLT1-Kotransporter). In weiterer Folge entwickelt sich ein erleichterter Glukosetransport durch die Isoform des SGLT-Transporters GLUT2 (ermöglicht den Glukosetransport über die basolaterale Membran). Aminosäurentransporter folgen einer ähnlichen Entwicklung und sind voll aktiv zum Zeitpunkt der Geburt (Sanderson 2017).

1.1.5 Entwicklung der Vaskularisation (Burrin 2011; Sanderson 2017)

Zeitgleich zur Entwicklung des Gastrointestinaltrakts entwickeln sich die Gefäßversorgung sowie die neurale und hormonelle Regulation und die immunologische Abwehrfunktion. Aus drei Ausstülpungen der Aorta entstehen Truncus coeliacus, A. mesenterica superior und A. mesenterica inferior.

Der Gefäßtonus der Mesenterialgefäße unterliegt teilweise einer Autoregulation, wobei innerhalb von Minuten das intrinsische und/oder extrinsische Kontrollsystem auf lokale Veränderungen wie z. B. Gewebshypoxie reagieren kann (Sanderson 2017).

> Die arterielle Versorgung des Darms entwickelt sich aus drei Ausstülpungen der Aorta. Autoregulationsmechanismen steuern den mesenterialen Blutfluss mithilfe von ex- und intrinsischen Regulationsmechanismen.

1.1.6 Entwicklung der neuralen und motorischen Funktion (Burrin 2011; Sanderson 2017)

Die neurale Struktur des Gastrointestinaltrakts entsteht durch die Migration der neuralen Vorläuferzellen in den rapide wachsenden Darm. Diese Vorläuferzellen differenzieren sich zusammen mit den Muskelzellen zu den drei Muskelschichten der Darmwand, in die Mukosa und in das neurale Netzwerk, das dann die Funktion steuert. Immunhistochemisch sind die Neurotransmitter in den Nervenplexus bereits mit 24 Wochen nachweisbar, aber die endgültige Verteilung, wie sie beim Erwachsenen vorzufinden ist, wird erst nahe dem Geburtstermin erreicht (Sanderson 2017). Die Migrationsstörungen äußern sich in Hirschsprung-Erkrankung, Waardenburg-Shah-Syndrom (auch Waardenburg-Syndrom Typ 4 genannt), Haddat-Syndrom, das zusätzlich mit einem angeborenen zentralen Hypoventilationssyndrom assoziiert ist, und zuletzt die intestinale neuronale Dysplasie. Die motorische Aktivität ist beim Frühgeborenen unreif, der Saugmechanismus erscheint nicht vor 32–34 SSW. Auch der Tonus des unteren Ösophagussphinkters ist schlecht reguliert, und die Kontraktionen im Bereich des Dünndarms sind noch unreif und entwickeln sich bis in das Erwachsenenalter hinein. Die Magenentleerung erfolgt beim Frühgeborenen langsamer als beim reifen Kind, ebenso erfolgt die Dünndarmpassage langsamer (Burrin 2011; Sanderson 2017).

> Die motorische Funktion wird durch das Darmnervensystem als Teil des autonomen Nervensystems reguliert.

1.1.7 Entwicklung der hormonellen Regulation (Burrin 2011; Sanderson 2017)

Glukokortikoide und Schilddrüsenhormon interagieren mit den zellulären Signalen im Zuge der Reifung des intestinalen Epithels. Verschiedene regulative Darmpeptide werden im Gastrointestinaltrakt mit der Zeit produziert. Einige davon wirken als echte Hormone (z. B. Gastrin, Cholezystokinin, Motilin, Pankreas-Polypeptid und Somatostatin). Andere weisen parakrine oder neurokrine Funktionen auf, wie z. B. das inhibitorische Peptid des Magens, Bombesin, vasoaktives intestinales Polepeptid, Neurotensin, Enteroglucagon und Peptid YY (Sanderson 2017).

Alle diese Peptide sind am Ende des 1. Trimesters beim Fetus nachweisbar, ihre Verteilung, wie sie beim Erwachsenen zu beobachten ist, wird jedoch erst am Geburtstermin erreicht. Viele dieser Hormone werden in Abhängigkeit vom Füttern freigesetzt und zeigen noch ein unterschiedliches und limitiertes Freisetzungsverhalten im Vergleich zum Erwachsenen (Burrin 2011; Sanderson 2017).

> Alle regulativen Peptide sowie parakrinen und neurokrinen Mediatoren sind am Ende des 1. Trimesters beim Fetus nachweisbar, erreichen jedoch erst zum Geburtstermin eine Verteilung wie beim Erwachsenen.

1.1.8 Entwicklung der Abwehrfunktion (Sanderson 2017)

Die angeborene Immunität mechanischer Natur tritt bereits früh in der Schwangerschaft auf. Beispielsweise ist die Mukusproduktion bereits beim sehr unreifen Frühgeborenen vorhanden. Auf der anderen Seite sind die Magenentleerung und Peristaltik erst später in der Schwangerschaft gut entwickelt.

T- und B-Zellen werden bereits mit einer Schwangerschaftsdauer von 12 Wochen produziert. Allerdings konnte die antigene Stimulation des lymphatischen Gewebes nicht vor 46 Wochen nachgewiesen werden.

Sekretorisches Immunglobin A ist mit 22 SSW in niedrigen Konzentrationen nachweisbar. Das bedeutet, dass frühgeborene Kinder nicht in der Lage sind, Antikörper gegenüber exogenen Proteinen zu bilden. Die Produktion der Freisetzung der Zytokine ist gegeben (Sanderson 2017).

> Die Immunabwehr entwickelt sich parallel zur embryonalen Reifung und setzt sich nach der Geburt fort. Frühgeborene Kinder haben wegen der herabgesetzten Darmmotilität und der reduzierten Immunglobulin-A-Sekretion unreife Darmbarrieren.

1.1.9 Das gastrointestinale Mikrobiom (Werzin und Resch 2015)

Bis vor nicht allzu langer Zeit wurde angenommen, dass der Darm in utero steril sei. Mit neuen Nachweistechnologien konnte jedoch nachgewiesen werden, dass das Mikrobiom bereits in utero vorhanden ist und dass es sowohl ein plazentares Echobiom wie auch ein Mikrobiom in der Amnionflüssigkeit gibt (Werzin und Resch 2015).

Die stärkere Phase der bakteriellen Kolonisation beginnt jedoch erst bei Geburt, und das Bakterienverteilungsmuster ist beeinflusst von den mütterlichen intrauterinen Bakterien. Die Bakterienverteilung im Darm ist abhängig von der Art der Entbindung (Spontangeburt vs. Sectio caesarea), abhängig von der Art der Ernährung

(Muttermilch oder Formula-Nahrung) und vom Gebrauch von Antibiotika (◘ Abb. 1.1). In der ersten Flora des neonatalen Gastrointestinaltrakts überwiegen die fakultativen gegenüber den obligaten Anaerobiern. Der Grund dafür ist, dass sich im neonatalen Darm – im Vergleich zum adulten – mehr Sauerstoff befindet. Durch die Expansion der fakultativen Anaerobier (E. coli, Klebsiellen, Enterokokken etc.), die Sauerstoff konsumieren, entsteht während der ersten Lebenstage eine anaerobe Umgebung im Darmlumen. Dadurch wird die Zunahme von obligat anaeroben Mikroben (Bifidobakterien, *Bacteroides*) begünstigt (Werzin und Resch 2015).

Das Mikrobiom stellt die Basis für die gesunde Maturation des Neugeborenen dar. Es trägt bei zur Utilisation von Nährstoffen, Verstärkung der intestinalen Barrierefunktion und immunologischen Abwehr durch Stimulation des Immunsystems. So sind z. B. nur Darmbakterien in der Lage, unverdauliche Nahrungsbestandteile, wie z. B. pflanzliche Polysaccharide, zu metabolisieren, und nur so können diese dem Menschen zugänglich gemacht werden. Das Mikrobiom interagiert nicht nur mit der Polysaccharid-Metabolisierung, sondern auch mit dem Fettstoffwechsel. Studien haben gezeigt, dass Mäuse mit Mikrobiom einen um 40 % höheren Fettanteil aufweisen als solche ohne Mikrobiom. Eine maßgebliche Rolle spielt das intestinale Mikrobiom auch für die Heranreifung des Immunsystems. Fehlt dieser mikrobielle Stimulus, kann es zur Entwicklung von Autoimmunerkrankungen, wie z. B. Asthma bronchiale, Atopie oder Allergien kommen (Werzin und Resch 2015).

> Das neonatale Mikrobiom trägt zur Utilisation von Nährstoffen, zur Verstärkung der intestinalen Barrierefunktion und der immunologischen Abwehr durch Stimulation des Immunsystems bei.

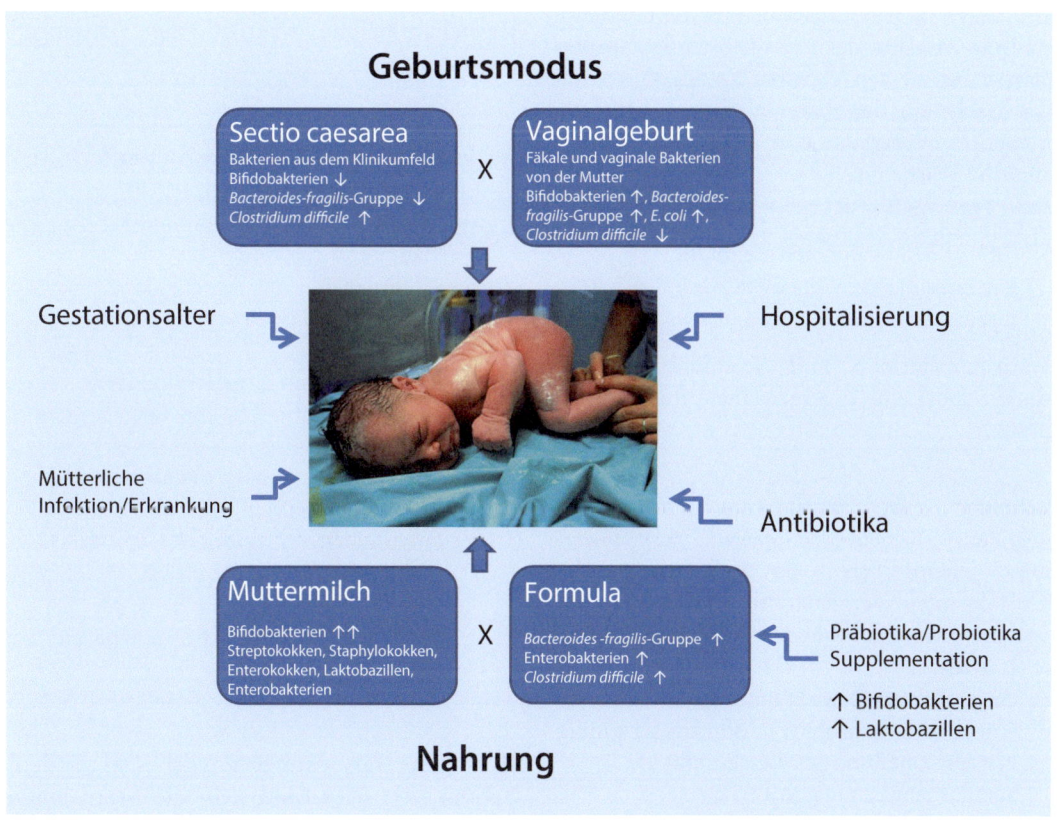

◘ Abb. 1.1 Einflussfaktoren auf die gastrointestinale Kolonisation (adaptiert nach Marques et al. 2010)

1.2 Intrauterines Wachstum

> Die Regulation des intrauterinen Wachstums erfolgt durch genetische und mütterliche Faktoren sowie die uteroplazentare Versorgung.

Das genetische Potenzial äußert sich in den geschlechtsabhängigen Wachstumsdifferenzen, und den Einflüssen der elterlichen Anthropometrie. Deutlich stärker wirkt sich das intrauterine Milieu auf das somatische fetale Wachstum aus, das von mütterlichen Faktoren und der Versorgungssituation durch die Plazenta beeinflusst wird (Schleußner 2010).

Mütterliche Einflussfaktoren auf das Wachstum des Kindes inkludieren Ernährungs- und Gesundheitszustand, soziokulturellen Status, Gewicht vor der und Gewichtszunahme in der Schwangerschaft, Parität und Nikotinkonsum. Die Plazentafunktion ist abhängig von einer ausreichenden mütterlichen Blutversorgung, der Größe der plazentaren Austauschfläche und der plazentaren aktiven Transportkapazität für die Nährstoffe Aminosäuren, Lipide und Glukose. Grundlage für eine ungestörte Plazentafunktion sind die Invasion des extravillösen Zytotrophoblasten bis zu den uterinen Spiralgefäßen und das Wachstum der Plazenta selbst. Dafür sind wiederum mütterliche und fetale sowie insulinähnliche Wachstumsfaktoren (*insulin-like growth factor type II* – IGF-II) verantwortlich.

> IGF-I und -II bestimmen die fetale Versorgung durch ihre Effekte auf die plazentare Differenzierung und Größe.

Wachstumshormon und Schilddrüsenhormon spielen dabei eine untergeordnete Rolle (Resnik 2002).

Definition der intrauterinen Wachstumsrestriktion (*intrauterine growth restriction* – IUGR) Erforderlich ist das Vorliegen von drei der folgenden vier Faktoren, die mithilfe von fetalem Ultraschall erhoben werden (Schneider et al. 2016):
- ein geschätztes Gewicht unter der 10. Perzentile,
- eine reduzierte fetale Wachstumsgeschwindigkeit mit Zunahme des Bauchumfangs < 1 Standardabweichung in 14 Tagen,
- das Vorhandensein eines Oligohydramnions,
- eine abnormale Dopplerflusskurve der A. cerebri media im Vergleich zur A. umbilicalis.

> Die Diagnose IUGR wird mithilfe des fetalen Ultraschalls im zeitlichen Mindestabstand von 14 Tagen gestellt.

SGA (*small for gestational age*) IUGR-Feten stellen knapp die Hälfte aller SGA-Feten (*small for gestational age*) dar, wobei ausgehend von Gewichtsperzentilen für das sonographisch ermittelte fetale Schätzgewicht ein Unterschreiten der 10. Perzentile mehrheitlich als Grenzwert angesehen wird (Held 2009). In der nachstehenden Übersicht und in ◘ Tab. 1.2 und ◘ Tab. 1.3 sind die häufigsten Ursachen der IUGR zusammengefasst (Neerhof 1995; Baschat und Heher 2004). Demzufolge sind definitionsgemäß 10 % aller Feten, bezogen auf das Gestationsalter, untergewichtig. Dabei ist zu beachten, dass die Feststellung eines SGA-Feten nicht gleichbedeutend mit einem pathologischen Wachstum ist, sondern Ausdruck verschiedener konstitutioneller Faktoren wie Geschlecht des Kindes, ethnische Herkunft, Gewicht und Körpergröße der Mutter sowie Gewichtszunahme während der Schwangerschaft sein kann.

Stadien der Wachstumsrestriktion bei SGA-Feten (Nardozza et al. 2017)
- Stadium I – mit normalem Doppler
- Stadium II – mit moderater Plazentainsuffizienz
- Stadium III – mit schwerer Plazentainsuffizienz
- Stadium IV – mit fortgeschrittener fetaler Zustandsverschlechterung (Reverse-Flow in der Umbilikalarterie)
- Stadium V – mit fetaler metabolischer Azidose und hohem Risiko des intrauterinen Fruchttods (IFT) (zusätzlich fetaler Herzfrequenzabfall) mit Entbindungszeitpunkten, die in der Schwangerschaft umso früher liegen, je höher das Stadium ist

---

LGA (*large for gestational age*) Das andere Extrem zum SGA-Kind stellt die Makrosomie dar, deren Hauptursache mütterlicher Diabetes

Physiologie bei Früh- und Reifgeborenen

Tab. 1.2 Fetale Ursachen für IUGR (Neerhof 1995)

Problem	Ursache
Infektionen	Viral (CMV, VZV, HIV, Röteln), Toxoplasmose
Chromosomal	Trisomie 13, 18, 21; Triploidie, Strukturanomalien
Syndromal	Silver-Russel-Syndrom, Osteochondrodysplasie, Fanconi-Syndrom
Herzfehler	M. Fallot, ASD, VSD, Koarktionssyndrome
ZNS-Fehlbildungen	Anenzephalie, Hydrozephalus, Neuralrohrdefekte
Nierenanomalien	Nierenagenesie, Harnblasenexstrophie, zystische Nierenerkrankungen, Harnwegsobstruktionen
GI-Fehlbildungen	Ösophagusatresie, Gastroschisis, Lippen-Kiefer-Gaumen-Spalte
Stoffwechsel	Holocarboxylase-Synthetase-Mangel

CMV Zytomegalievirus, *VZV* Varizella-Zoster-Virus, *HIV* humanes Immundefizienzvirus, *ASD* atrialer Septumdefekt, *VSD* Ventrikelseptumdefekt, *ZNS* Zentralnervensystem, *GI* gastrointestinal

Tab. 1.3 Mütterliche Ursachen für IUGR (Neerhof 1995)

Problem	Ursache
Erkrankungen	Diabetes mellitus, Hyperthyreose, renale Erkrankungen, Anorexia nervosa, Thrombophilie, Thalassämie, immunologische oder peridontale Erkrankungen
Substanzabusus	Tabak, Alkohol, Drogen (Opiate, Amphetamine, Kokain)
Medikamente	Phenytoin, Glukokortikoide, Zyklosporin
Mütterliches Alter	> 35 Jahre
Soziale Faktoren	Schwere körperliche Arbeit, Intelligenzdefizite

mellitus ist (Gewicht > 90. Perzentile, *large for gestational age* – LGA). Die mütterliche Hyperglykämie führt zur fetalen Hyperinsulinämie, die das Wachstum fördert. Abhängig von der Blutzuckereinstellung vor und während der Schwangerschaft sind 25–40 % der Neugeborenen diabetischer Mütter makrosom mit einem Gewicht > 4 kg im Gegensatz zu 8–14 % der nichtdiabetischen Mütter (Völter 2007). Mütterlicher Diabetes mellitus stellt einen Risikofaktor für kongenitale Fehlbildungen dar (6 %) – häufig kardiale Fehlbildungen und das kaudale Regressionssyndrom –, aber auch für IUGR (3-fach erhöhtes Risiko durch mütterliche Gefäßerkrankungen), für vorzeitige Wehentätigkeit und somit Frühgeburtlichkeit, Polyhydramnion und IFT.

> Kinder zwischen der 10. und 90. Gewichtsperzentile werden als *appropriate for gestational age* (AGA) bezeichnet. SGA und LGA werden Kinder unter der 10. bzw. über der 90. Perzentile genannt.

Bei Mehrlingsschwangerschaften kommt es meist ab 28 SSW zu Veränderungen im Wachstum, sodass im Durchschnitt die Kinder ein niedrigeres Gewicht als Einlinge aufweisen. In Abhängigkeit zur uteroplazentaren Versorgung kann es insbesondere bei monochorialen monoamniotischen Gemini zu Wachstumsdiskordanzen (Differenz von 15 % oder 500 g) kommen und zum fetofetalen Transfusionssyndrom (anämischer wachstumsretardierter Donor versus häufig hydropischem Akzeptor mit Polyglobulie).

Interessant ist auch das Konzept der intrauterinen Prägung (*fetal programming*), das besagt, dass Einflüsse während der Prä- und Perinatalzeit neben genetischer Disposition und Umweltfaktoren entscheidenden Einfluss auf Gesundheit und Krankheit im Laufe des weiteren Lebens haben (Plagemann et al. 2009). Die dabei wirkenden Einflussfaktoren sind nutritive Versorgung und Hormone (Stress, Glukokortikoidexposition, Überernährung, Aufholwachstum, IUGR, mütterlicher Diabetes).

> **Uteroplazentare Insuffizienz als Ursache für IUGR (Baschat und Hecher 2004)**
> - **Plazentaversorgung**
>   - O_2-Mangel (etwa bei Höhenexposition)
>   - Hyperthermie
>   - Mangelernährung
>   - Toxische Einflüsse: Nikotin, Alkohol, Drogen, Medikamente
> - **Maternale Erkrankungen**
>   - Anämie
>   - Hypertonie/Präeklampsie
>   - Chronische Nierenleiden
>   - Diabetes mellitus
>   - Systemischer Lupus erythematodes
>   - Zyanotische Herzfehler
> - **Plazentare Störungen**
>   - Placenta praevia
>   - Gestörte Plazentation (mit oder ohne Uteruspathologie)
>   - Multiple Infarkte
>   - Mehrlingsschwangerschaft

> Ursachen für SGA-Kinder sind fetalen oder mütterlichen Ursprungs bzw. eine Folge einer uteroplazentaren Insuffizienz. Ursache für LGA-Kinder ist meist ein mütterlicher Diabetes mellitus.

1.3 Die Bedeutung der intrauterinen Wachstumsretardierung

Eine der schwierigsten Fragestellungen bei IUGR ist die Frage, wann das Kind entbunden werden sollte. Diese Entscheidung ist abhängig vom Gestationsalter, vom fetalen Gewicht, von den Doppler- und CTG-Befunden, von den assoziierten mütterlichen Erkrankungen und nicht zuletzt von der geburtshilflichen Vorgeschichte der Patientin. Bei sehr frühen Wochen gilt es, wenn möglich, abzuwarten. Bis zur abgeschlossenen SSW 28 erzielt jeder zusätzliche Tag in utero einen fetalen Überlebensvorteil von geschätzten 2 % (Schneider et al. 2016; Nardozza et al. 2017).

In der GRIT-Studie hatte die Gruppe, in der die IUGR-Feten früher entbunden wurden, zwar eine niedrigere Rate an intrauterinem Furchttod, dafür aber eine höhere Rate an neonatalen Todesfällen (GRIT Study Group 2003). Bei einer Nachuntersuchung im Alter von 2 Jahren zeigten beide Gruppen keinen Unterschied, was die Rate an schwerem Handicap oder postnatalen kindlichen Todesfällen betraf (Thornton et al. 2004). Die TRUFFLE-Studie zeigte, dass bei IUGR vor 32 SSW 8 % der Kinder verstarben, 70 % ohne schwere Morbiditäten überlebten (NEC-Rate 1–5 %) und dass der Entbindungszeitpunkt von den Ursachen der hypertensiven Erkrankungen der Schwangeren abhängig war (Lees et al. 2013). Das 2-Jahres-Outcome der Kinder zeigte keinen Unterschied, ob der Entbindungszeitpunkt von der fetalen Kurvenform des Ductus venosus (Trend zu besserem neurokognitiven Outcome bei späten Veränderungen) oder von CTG-Variationen bestimmt war (Lees et al. 2015)

> **! Cave**
> Kinder mit IUGR bedürfen einer besonderen Überwachung, da sie Risiken für verschiedene Krankheitsbilder aufweisen (s. unten).

- **Krankheitsrisiken bei IUGR-Kindern (Sharma et al. 2016)**
  – Aufgrund einer intestinalen Hypoperfusion des Darms kann es zur nekrotisierenden Enterokolitis (NEC) kommen
  – Besonders bei Frühgeborenen können verstärkte gastrointestinale Motilitäts- und Absorptionsstörungen auftreten, die Ursache für eine Mekoniumtransportstörung sein können und im Extremfall zu einem Ileus bzw. zur Dünndarmperforation führen, mit bevorzugter Lokalisation in der Nähe der Ileozäkalklappe
  – Bei schweren Formen mit fetaler Hypoxie kommt es zu einem schweren Atemnotsyndrom, das durch die aus einem Oligohydramnion resultierende Lungenhypoplasie verstärkt werden kann
  – Durch unzureichende Glykogenreserven und eine häufig assoziierte Hyperinsulinämie kann es zu schweren Hypoglykämien kommen

- Als Folge der chronischen Hypoxie kann es zur Polyglobulie mit dem Krankheitsbild des Hyperviskositätssyndroms kommen (kapillärer Hämatokrit > 70 % und ZNS-, respiratorische, metabolische oder Magen-Darm-Symptome)
- Durch Auswirkungen auf das Knochenmark kommt es nach schwerer chronischer Hypoxie zur Panzytopenie
- Etwa 7–10 % der Kinder zeigen in weiterer Folge kein Aufholwachstum, und einige davon profitieren von einer Wachstumshormontherapie (Wollmann 2004)

1.4 Adaption und Störungen der Anpassung an das extrauterine Leben

Die Atmungs- und Herz-Kreislauf-Umstellung nach der Geburt lässt sich klinisch mit der Beurteilung der Vitalfunktionen des Neugeborenen nach dem Apgar-Score (Apgar 1953, 2015) standardisiert zu den Lebensminuten 1, 5 und 10 beurteilen (◘ Tab. 1.4). Ein lebloses Kind weist 0 Punkte auf, ein perfekt adaptiertes 10. Prinzipiell ist der Apgar-Score als physiologischer Score zur Beurteilung der Vitalität auch zu vielen anderen Zeitpunkten im Neugeborenenalter verwendbar, er hat sich aber rasch in der Adaptionsphase bis zum heutigen Tag etabliert – und dies trotz aller kritischen Beurteilungen, seiner Subjektivität und mangelnden Interobserver-Reliabilität.

> **Ein spezieller Interpretationsfehler ist die Deutung des Scores als Prognose-Score, wofür diesen Virginia Apgar niemals gedacht hatte.**

Konditionen mit Score-Werten in den oberen drei Punkterängen (8–10) werden als gut, in den unteren drei Punkterängen (0–2) als schlecht bezeichnet. Dazwischenliegende Werte wurden von Virginia Apgar als *fair* bezeichnet. Wichtig ist die Beurteilung der Dynamik des Scores – schlechter Beginn mit rascher Erholung, mäßig guter Lebensstart und fehlende Besserung oder sogar eine Verschlechterung über die ersten 10–15 Lebensminuten.

Asphyxie (aus dem Griechischen, Pulslosigkeit) ist die gefürchtete schlechte Adaption des Neugeborenen. Sie wird als schwer bezeichnet bei einem 1-Minuten-Wert von 0–3 und als moderat bei einem Wert von 4–7 entsprechend dem Internationalen Diagnoseschlüssel in der 10. Auflage (ICD-10). Als schwerste Form und Indikationspunkt für eine Hypothermiebehandlung gilt der 5-Minuten-Wert ≤ 3. Prognostisch entscheidend ist die vorhandene hypoxisch-ischämische Enzephalopathie (HIE), nach Sarnat und Sarnat in drei Schweregrade eingeteilt (Sarnat und Sarnat 1976). Zusätzliche Kriterien zur schwersten Asphyxie sind ein arterieller pH < 7,0 aus der Nabelarterie, neurologische Auffälligkeiten und eine Multiorganbeteiligung. Mit oder ohne HIE kann es auch zu einer Multiorganbeteiligung kommen, die zu einem Multiorganversagen führen kann. Schwere Hepatopathien, Nierenversagen und ischämische Darmschädigung mit einem hohen Risiko für die Entstehung einer NEC können die Folge sein. Ein Multiorganversagen kann aber auch Folge der Intensivtherapie sowohl bei Früh- als auch Reifgeborenen sein.

Nekrotisierende Enterokolitis

Die nekrotisierende Enterokolitis (NEC) ist eine multifaktoriell bedingte hämorrhagisch-nekrotisierende Enterokolitis mit folgenden prognostischen Risikofaktoren (Samuels et al. 2017):
- LBW-Kinder,
- SGA-Kinder,
- niedriges Gestationsalter,
- mechanische Beatmung,
- vorzeitiger Blasensprung,
- schwarzafrikanische Ethnizität,
- Sepsis,

◘ **Tab. 1.4** Apgar-Score zur standardisierten Überprüfung der Vitalfunktionen in Minute 1, 5 und 10 nach der Geburt

Symptom	Punkte		
	0	1	2
Hautfarbe	Zyanotisch oder weiß	Akrozyanose	Rosig
Atmung	Keine	Langsam, unregelmäßig	Ungestört
Herzaktion	Keine	< 100/min	> 100/min
Muskeltonus	Schlaff	Träge Flexion	Aktive Bewegung
Reaktion auf Stimulation	Keine	Herabgesetzt	Schreien

– Außengeburt,
– Kreislaufhypotension.

☐ Abb. 1.2 zeigt in einem Modell die verschiedenen Einfluss- und Risikofaktoren in der Pathogenese der NEC.

1.5 Ernährung des Früh- und Reifgeborenen

Kurz seien einführend einige Definitionen erwähnt:

AGA (*appropriate for gestational age*) - Kinder zwischen der 10. und 90. Gewichtsperzentile.

SGA (*small for gestational age*) - Kinder unter der 10. Perzentile.

LGA (*large for gestational age*) - Kinder über der 90. Perzentile.

Neonatalperiode - Sie umfasst die ersten 28 Lebenstage, für Frühgeborene die korrigierten (ab dem errechneten Geburtstermin) ersten 4 Lebenswochen.

Säuglingszeit - Sie folgt auf die Neonatalperiode und dauert bis zum 1. Geburtstag.

Einteilung entsprechend der postmenstruellen Schwangerschaftsdauer
– Übertragung (*post term*): > 42 SSW
– Termingeburt (*term*): 37–42 SSW; (*near term*): 37–38 SSW
– Späte Frühgeborene (*late preterm*): 34–36 SSW
– Mäßig frühe Frühgeborene (*moderate preterm*): 32–33 SSW
– Frühe Frühgeborene (*early preterm*): 28–31 SSW
– Sehr frühe Frühgeborene (*very early preterm*): < 28 SSW

Die SSW werden als Woche + Tage angegeben, z. B. 28+0 – 28+6 (sollte nicht als 29. SSW bezeichnet werden).

Die Grenze der Lebensfähigkeit wird mit 22–25 SSW angegeben (*limit of viability*).

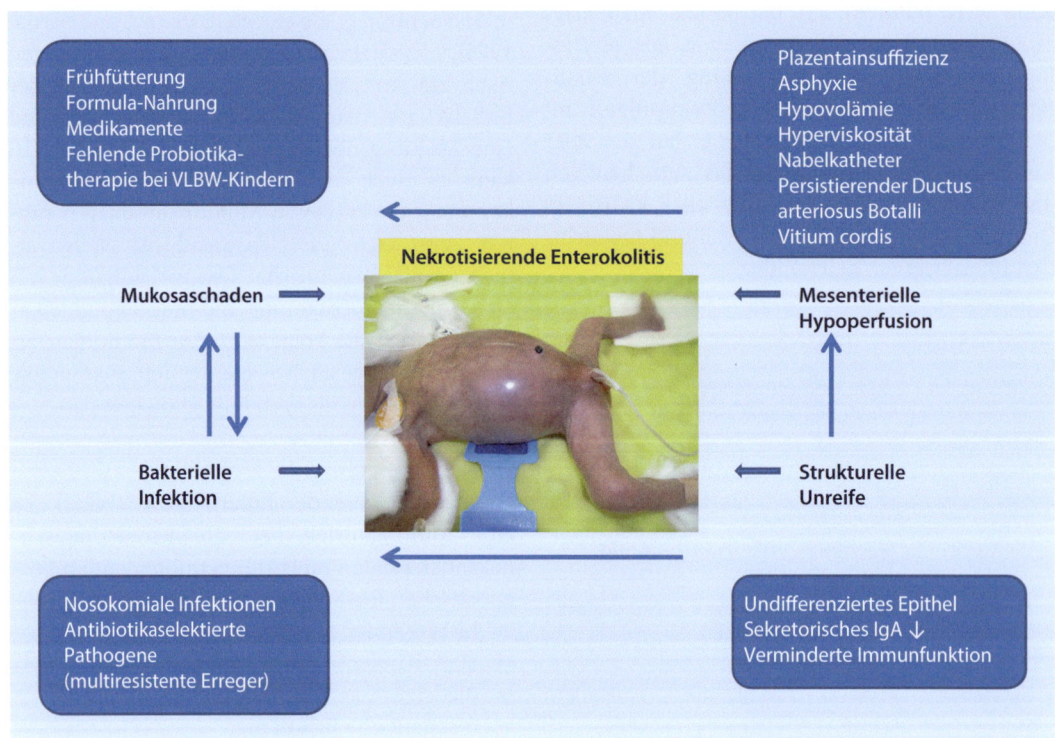

☐ **Abb. 1.2** Einflussfaktoren in der Pathogenese der NEC

› Frühgeborene Kinder sind Kinder, die vor vollendeten 37(+0) SSW geboren werden. Die Neonatalperiode umfasst die ersten 28 Lebenstage (ab SSW 40+0). Die Grenze der Lebensfähigkeit wird international mit 22–25 SSW angegeben.

Einteilung entsprechend dem Geburtsgewicht
- *Low birth weight* (LBW): < 2500 g
- *Very low birth weight* (VLBW): < 1500 g
- *Extremely low birth weight* (ELBW): < 1000 g

Das normale Wachstum und die ungestörte Entwicklung des Gastrointestinaltrakts während der Fetalzeit sind essenziell für die Umstellung von der nutritiven Versorgung über die Nabelgefäße zur oralen Ingestion von Muttermilch. Ein dafür ausschlaggebender Impuls ist der Anstieg der im Blut zirkulierenden fetalen Glukokortikoide kurz vor und während der vaginalen Geburt.

› Zirkulierende fetale Glukokortikoide bereiten den Darm auf die Umstellung von intrauteriner auf extrauterine Ernährung vor.

Die frühe enterale Ernährung beim Frühgeborenen – das sog. *gut priming* oder *trophic feeding* – hat sich durchgesetzt wie auch das Bolus-Füttern, 2- bis 3-stündlich bei Frühgeborenen und 3- bis 4-stündlich bei Reifgeborenen (Morgan et al. 2014).

Muttermilch hat deutliche Vorteile gegenüber Formula-Nahrung in Form von
- besserer Verträglichkeit,
- besserer trophischer Wirkung auf den Darmtrakt,
- immunologischen Faktoren wie sekretorisches Immunglobulin A, Laktoferrin, Oligosaccharide (Präbiotika) mit positiver Wirkung auf Mukosabarriere und Immunabwehr (Schutz vor Infektionen, Sepsis und NEC) (Quigley und McGuire 2014; Henderson et al. 2007).

Totale parenterale Ernährung führt zu reduziertem Wachstum und Atrophie der intestinalen Mukosa, die einhergeht mit
- reduzierter Darm-DNA und Proteinmasse,
- reduzierter Zellproliferation, Zotten- und Villi-Höhe,
- reduzierter Proteinsynthese,
- verstärkter Apoptose und Proteolyse.

› Frühe trophische Ernährung ist für frühgeborene Kinder essenziell. Muttermilch hat wesentliche Vorteile gegenüber Formula-Nahrung, besonders im Rahmen des enteralen Nahrungsaufbaus. Totale parenterale Ernährung führt zu Zottenatrophie und reduziertem Wachstum.

An der Grazer Kinderklinik werden folgende Flüssigkeitsbilanzierung bei Früh- und Reifgeborenen und folgendes Ernährungsschema bei Frühgeborenen < 1500 g verwendet (Jochum et al. 2014; Civardi et al. 2011) (◘ Tab. 1.5):

Prinzipien der initialen Flüssigkeitstherapie beinhalten das Zulassen einer Gewichtsabnahme von 5–15 % des Geburtsgewichts (Tag 3–5), die Minimierung der insensiblen Wasserverluste, das Halten der Serumelektrolyte im Normbereich und das Verhindern einer Oligurie (Ziel: Diurese > 1 ml/kg/h); weniger Flüssigkeit ist wahrscheinlich besser als mehr, weniger Volumen erfordert eine höhere Osmolarität (bei gleicher Substratzufuhr) und die Überwachung des Flüssigkeitshaushalts.

Der Energie-Grundumsatz (*basis metabolic rate* – BMR) entspricht dem Ruheenergieaufwand (*resting energy expenditure* – REE) und beträgt ca. 40 kcal/kg/Tag für Frühgeborene. Die nahrungsinduzierte Thermogenese (*diet-induced thermogenesis* – DIT) ist der Energieverbrauch durch Aufnahme und Verstoffwechseln von Nahrung sowie für die weitere Synthese und beträgt ca. 10 % des täglichen Energiebedarfs. Dazu kommt der Energieverbrauch durch physische Aktivität (je nach Zustand des Neugeborenen) und das Wachstum – bei Reifgeborenen ca. 30–35 % des täglichen Energiebedarfs, bei Frühgeborenen ca. 70 kcal/kg/Tag, und mit jedem Milliliter sensiblem Wasserverlust verliert der Körper 560 cal (rund 0,5 kcal) (Schanler 2016).

Tab. 1.5 Ernährung bei Neu- und Frühgeborenen in den ersten Lebenstagen

Lebenstage	1	2	3	4	5	6	7	8	9	10	11	12
Gesamtflüssigkeit (ml/kg/Tag)												
ELBW < 1000 g	100	110	120	130	140	150	160	170	180	180	*180*	180
VLBW 1000–1499 g	90	100	110	120	130	140	150	160	170	180	*180*	180
LBW 1500–2499 g	80	90	100	110	120	130	140	150	160	170	*180*	180
≥ 2500 g	70	80	90	100	110	120	130	140	150	160	*160*	160
Strategie	Erwarte und akzeptiere einen Gewichtsverlust in den ersten 5–7 Tagen											
	Halte Elektrolyte im Normbereich											
	In den ersten 2–3 Tagen bei Hyponatriämie: Flüssigkeitsrestriktion mit aliquoter Anpassung der Glukosezufuhr											
	In den ersten 2–3 Tagen bei Hypernatriämie: Erhöhung der Flüssigkeitsmenge mit Anpassung der Glukosezufuhr											
Enterale Ernährung bei Frühgeborenen < 1500 g												
Enteral: ml/kg/Tag	8	24	40	56	80	96	112	128	144	160	*180*	180
Glukose in g/kg/Tag	1	2	3	5	7	8	10	11	12	14	*15*	15–18
Parenterale Ernährung in den ersten Lebenstagen												
Glukose g/kg/d	4	5	5	5	5	5	4	4	3	1	*0*	0
Protein g/kg/d	2	2	2	2	2	2	1	1	1	1	*0*	0
Fett g/kg/d	1	2	2	2	2	2	1	1	1	1	*0*	0
Glukose: die Konzentration der Glukoselösung darf bis zu 60 % betragen, solange, bei einer peripheren Leitung, eine Gesamt-Osmolarität des Dauertropfes von 900 mosmol/l nicht überschritten wird. Bei einer zentralen Leitung darf die Gesamt-Osmolarität bis zu 1200 mosmol/l betragen								**Fett:** SMOF-Lipide (200 mg/ml) Bei schwerer Sepsis parenterale Lipide auf 1 g/kg begrenzen		**Protein:** Aminoven (10 % = 177 mg/ml)		
Vitalipid ml/kg/Tag = max. 10 ml/kg/Tag	0	2	2	2	1	2	1	1	1	1	*0*	0
Soluvit ml/kg/Tag	0	1	1	1	1	1	0	0	0	0	*0*	0
Peditrace (ml/kg/Tag)	0	1	1	1	1	1	0	0	0	0	*0*	0

(Fortsetzung)

Tab. 1.5 (Fortsetzung)

Lebenstage	1	2	3	4	5	6	7	8	9	10	11	12
NaCl mval/kg/Tag	0	0	0–5	0–5	0–5	0–5	0–5	0–5	0–5	0–5	*0–5*	0–5
KCl mval/kg/Tag	0	0	0–2	0–2	0–2	0–2	0–2	0–2	0–2	0–2	*0–2*	0–2
Magnesium-Glukose 10 % ml/kg/Tag	0	1	1	1	1	1	0	0	0	0	*0*	0
L-Carnitin mg/kg/Tag	Bei langdauernder TPE (> 4 Wochen) ca. 10 mg/kg/Tag nach 1 Woche beginnen											
Glukose-1-Phosphat ml/kg/Tag	0	0,5	0,5	0,5	0,5	0,5	0	0	0	0	*0*	0
Glukose-1-Phosphat	Ziel-Ca/P-Ratio (mol/mol) von 1,3–1,7 1 ml = 1 mmol = 30 mg Phosphat											
Bei FG < 1500 g mit ZVK oder NVK in ! optimaler Lage!												
Kalzium-Glukonat 10 % ml/kg/Tag	0	3	3	3	3	3	0	0	0	0	*0*	0
Kalziumglukonat	1 mmol Ca²⁺ = 4 ml Kalziumglukonat = 40 mg Ca²⁺											

Berechnung der Osmolarität des Dauertropfs (DT): (Proteinkonzentration des DT × 100) + (Glukosekonzentration des DT × 50) + (Lipid in Gramm × 1,7) + (Kalzium in mmol × 1,4) + (Magnesium in mmol × 2) + (Natrium in mmol × 2) + (Kalium in mmol × 2)/(Gesamtvolumen vom DT in ml) × 1000 = Gesamt mOsm/l

Ein standardisiertes Ernährungsmanagement ist essenziell und beinhaltet eine Nahrungssteigerung von 15–20 ml/kg/Tag (langsame Steigerung) oder 30–35 ml/kg/Tag (schnelle Steigerung). Letztere erhöht nach einem Cochrane-Review nicht das NEC-Risiko (Morgan et al. 2014). Das Ende der parenteralen Ernährung ist bei Erreichen einer enteralen Flüssigkeitszufuhr von 130–140 ml/kg/Tag gekommen.

Nahrungsintoleranz - Magenreste > 50 % der letzten Mahlzeit oder blutige/gallige Magenreste oder starkes Erbrechen (Reflux) mit oder ohne stark gebähtem Abdomen (Moore und Wilson 2011)

Restvolumina sollen nicht routinemäßig bei sondenernährten Neugeborenen getestet werden (Senterre 2014), sondern erst bei »höheren« Nahrungsmengen pro Mahlzeit (2 ml bei < 500 g, 3 ml bei 500–749 g, 4 ml bei 750–1000 g und 5 ml bei > 1000 g Geburtsgewicht).

Fazit für die Praxis
- Die intrauterine Wachstumsrestriktion stellt, unabhängig vom Gestationsalter, einen signifikanten Risikofaktor für gastrointestinale Transportfunktionsstörungen und die nekrotisierende Enterokolitis dar.
- Die nekrotisierende Enterokolitis ist eine multiätiologische schwere Darmerkrankung, bevorzugt des untergewichtigen und frühgeborenen Kindes. Neben vielen Krankheitsfaktoren stehen die mesenterielle Hypoperfusion und strukturelle Unreife im Mittelpunkt des Geschehens, die zu einem Mukosaschaden führen, der durch Inflammation (Bakterieneinflüsse) aggraviert wird.
- Die frühe enterale Nahrungszufuhr (*gut priming*) hat sich als essenziell erwiesen und allgemein durchgesetzt.
- Muttermilch bzw. humane Spendermilch hat wesentliche Vorteile gegenüber der Formula-Nahrung und ist bevorzugt zum enteralen Nahrungsaufbau von VLBW-Kindern einzusetzen.

Literatur

Apgar V (1953) A proposal for a new method of evaluation of the newborn infant. Curr Res Anesth Analg 32(4):260–267

Apgar V (2015) A proposal for a new method of evaluation of the newborn infant. Anesth Analg 120(5):1056–1059 (originally published in July 1953, 32:250–259)

Baschat AA, Hecher K (2004) Fetal growth restriction due to placental disease. Semin Perinatol 28(1):67–80

Bates MD, Balistreri WF (2002) The neonatal gastrointestinal tract. Part 1. Development of the human digestive system. In: Fanaroff AA, Martin RJ (Hrsg) Neonatal-perinatal medicine: diseases of the fetus and the infant, 7. Aufl. Mosby, Maryland Heights, S 1255–1263

Bensard DD (2017) Intestinal malrotation. Emedicine MedScape 2017. ▶ http://emedicine.medscape.com/article/930313-overview#a6. Zugegriffen: 17. Jan. 2018

Burrin DG (2011) Physiology of the gastrointestinal tract in the fetus and neonate. In: Polin RA, Fox WW, Abman SH (Hrsg) Fetal and neonatal physiology, 4. Aufl. Saunders, Philadelphia, S 1181

Civardi E, Tzialla C, Garofoli F et al (2011) Nutritional needs of premature infants. J Matern Fetal Neonatal Med 24(1):27–29

GRIT Study Group (2003) A randomised trial of timed delivery for the compromised preterm fetus: short term outcomes and Bayesian interpretation. BJOG 110:27–32

Harding R, Bocking AD (Hrsg) (2001) Fetal growth and development. Cambridge University Press, Cambridge

Held KR (2009) Genetische Aspekte der intrauterinen Wachstumsrestriktion. In: Zabransky S (Hrsg) SGA-Syndrom und IUGR. Proceedings des 7. interdisziplinären SGA/IUGR-Workshops 26.–27. Juni 2009 Kloster Schöntal, S 14–17. ▶ http://www.sga-syndrom.de/3b-Proceedings/2009-Proceedingband.pdf. Zugegriffen: 17. Jan. 2018

Henderson G, Anthony MY, McGuire W (2007) Formula milk versus maternal breast milk for feeding preterm or low birth weight infants. Cochrane Database Syst Rev 4:CD002972

Jochum F, Krohn K, Kohl M, DGEM Steering Committee et al (2014) Parenterale Ernährung in der Kinder- und Jugendmedizin. S3-Leitlinie der Deutschen Gesellschaft für Ernährungsmedizin (DGEM) in Zusammenarbeit mit der Gesellschaft für klinische Ernährung der Schweiz (GESKES), der Österreichischen Arbeitsgemeinschaft für klinische Ernährung (AKE), der Deutschen Gesellschaft für Kinder- und Jugendmedizin (DGKJ) und der Gesellschaft für Neonatologie und pädiatrische Intensivmedizin (GNPI). Aktuelle Ernährungsmed 39:e99–e147

Lees C, Marlow N, Arabin B, TRUFFLE Group et al (2013) Perinatal morbidity and mortality in early-onset fetal growth restriction: cohort outcomes of the trial of randomized umbilical and fetal flow in Europe (TRUFFLE). Ultrasound Obstet Gynecol 42(4):400–408

Lees CC, Marlow N, Wassenaer-Leemhuis A van, TRUFFLE study group et al (2015) 2 year neurodevelopmental and intermediate perinatal outcomes in infants with very preterm fetal growth restriction (TRUFFLE): a randomised trial. Lancet 385(9983):2162–2172

Marques TM, Wall R, Ross RP et al (2010) Programming infant gut microbiota: influence of dietary and environmental factors. Curr Opin Biotechnol 21(2):149–156

Moore TA, Wilson ME (2011) Feeding intolerance: a concept analysis. Adv Neonatal Care 11(3):149–154

Morgan J, Young L, McGuire W (2014) Delayed introduction of progressive enteral feeds to prevent necrotising enterocolitis in very low birth weight infants. Cochrane Database Syst Rev 12:CD001970

Nardozza LM, Caetano AC, Zamarian AC (2017) Fetal growth restriction: current knowledge. Arch Gynecol Obstet 295:1061–1077

Neerhof MG (1995) Causes of intrauterine growth restriction. Clin Perinatol 22:375–385

Plagemann A, Thomas Harder T, Rodekamp E (2009) Die »Mismatch« Theorie: Pro und Contra. In: Zabransky S (Hrsg) SGA-Syndrom und IUGR. Proceedings des 7. interdisziplinären SGA/IUGR-Workshops 26.–27. Juni 2009 Kloster Schöntal, S 42–52. ► http://www.sga-syndrom.de/3b-Proceedings/2009-Proceedingband.pdf. Zugegriffen: 17. Jan. 2018

Quigley M, McGuire W (2014) Formula versus donor breast milk for feeding preterm or low birth weight infants. Cochrane Database Syst Rev 4:CD002971

Rempen A (1991) Vaginale Sonographie im ersten Trimenon; II. Quantitative Parameter. Z Geburtshilfe Perinatol 195:163–171

Resnik R (2002) Intrauterine growth restriction. Obstet Gynecol 99:490–496

Samuels N, van de Graaf RA, de Jonge RCJ et al (2017) Risk factors for necrotizing enterocolitis in neonates: a systematic review of prognostic studies. BMC Pediatr 17:105

Sanderson I 2017. Overview of the development of the gastrointestinal tract. UpToDate® 2017. ► https://www.uptodate.com/contents/overview-of-the-development-of-the-gastrointestinal-tract?source=search_result&search=gastrointestinal%20development&selectedTitle=1~23. Zugegriffen: 17. Jan. 2018

Sarnat HB, Sarnat MS (1976) Neonatal encephalopathy following fetal distress. A clinical and electroencephalographic study. Arch Neurol 33(10):696–705

Schanler RJ 2016. Parenteral nutrition in premature infants. UpToDate® 2016. ► https://www.uptodate.com/contents/parenteral-nutrition-in-premature-infants?source=search_result&search=energiebedarf%20neugeborenes&selectedTitle=3~150. Zugegriffen: 17. Jan. 2018

Schleußner E (2010) Frühkindliches Wachstum. In: Jorch G, Hübler A (Hrsg) Neonatologie – Die Medizin des Früh- und Reifgeborenen. Thieme, Stuttgart, S 1ff.

Schneider H, Schneider KTN, Lobmaier SM (2016) Fetale Wachstumsrestriktion. In: Schneider H, Husslein P, Schneider KTM (Hrsg) Lehrbuch der Geburtshilfe, 5. Aufl. Springer, Berlin

Senterre T (2014) Practice of enteral nutrition in very low birth weight and extremely low birth weight infants. World Rev Nutr Diet 110:201–214

Sharma D, Shastri S, Sharma P (2016) Intrauterine growth restriction: antenatal and postnatal aspects. Clin Med Insights Pediatr 10:67–83

Thornton JG, Hornbuckle J, Vail A, GRIT study group et al (2004) Infant wellbeing at 2 years of age in the Growth Restriction Intervention Trial (GRIT): multicentred randomised controlled trial. Lancet 364(9433):513–520

Völter L (2007) Zeitlicher Ablauf der Entwicklung von fetaler Makrosomie bei Schwangerschaften mit Gestationsdiabetes. Dissertation online der Freien Universität Berlin 2007. ► http://www.diss.fu-berlin.de/diss/receive/FUDISS_thesis_000000002680. Zugegriffen: 17. Jan. 2018

Werzin L, Resch B (2015) Das neonatale Mikrobiom. Pädiatrie Pädol 50(4):160–167

Willital GH, Lehmann RR (Hrsg) (2000) Chirurgie im Kindesalter. Spitta, Balingen

Wollmann HA (2004) Zu klein bei Geburt (SGA). Monatsschr Kinderheilk 152:528–535

Pharmakotherapie von Kindern mit akutem Abdomen

Julia Anna Bielicki, Victoria Ziesenitz und Aline Fuchs

2.1 Aspekte der Pharmakotherapie bei Kindern und Jugendlichen – 20

2.2 Basiswissen Pharmakotherapie – 21
2.2.1 Pharmakokinetik – 21
2.2.2 Pharmakodynamik – 23

2.3 Pharmakotherapie im klinischen Alltag – 25

2.4 Antibiotikatherapie von Kindern mit akutem Abdomen – 26
2.4.1 Pharmakokinetik und Pharmakodynamik der antibiotischen Therapie – 26
2.4.2 Antibiotikatherapie: Indikation/Wahl des Antibiotikums – 26
2.4.3 Antibiotikatherapie: Dosierung – 29
2.4.4 Antibiotikatherapie: Dauer – 29
2.4.5 Antibiotikatherapie: Verabreichungsform – 30

Literatur – 31

© Springer-Verlag GmbH Deutschland, ein Teil von Springer Nature 2018
J. Mayr, G. Fasching (Hrsg.), *Akutes Abdomen im Kindes- und Jugendalter*,
https://doi.org/10.1007/978-3-662-55995-6_2

Praxisbeispiele

Fallbeispiel 1: Ein 12-jähriger adipöser Junge (Körpergewicht 64,8 kg, [> 97. Perzentile], Körperlänge 154 cm [75. Perzentile]) stellt sich mit den Symptomen einer akuten Appendizitis in der Notfallambulanz vor. Bei klarer Indikation zur Appendektomie wird der chirurgische Eingriff notfallmäßig vorgenommen. Intraoperativ wird eine perforierte Appendizitis festgestellt, welche postoperativ eine antibiotische Therapie erfordert.

Es besteht die Indikation zur postoperativen antibiotischen Therapie. Bei einem bisher gesunden Jungen ist eine Abdeckung von resistenten Bakterien im deutschsprachigen Raum nicht notwendig. Somit kann entweder eine Monotherapie oder eine Kombinationstherapie gewählt werden, die enterische grampositive Kokken, enterische gramnegative Stäbchen und obligate Anaerobier abdeckt. Die lokale Richtlinie empfiehlt Ceftriaxon und Metronidazol. Da der Patient bereits das 12. Lebensjahr erreicht hat und > 50 kg wiegt, wird für Ceftriaxon die statische Erwachsenendosis von 2 g einmal täglich und für Metronidazol eine Ladedosis von 15 mg/kg KG gefolgt von 7,5 mg/kg KG alle 6 h verabreicht. Die Dosierungen entsprechen den lokalen Zulassungsrichtlinien. Die Dauer der Therapie wird gemäß dem klinischen Ansprechen festgelegt.

Fallbeispiel 2: Bei einem frühgeborenen Mädchen der Schwangerschaftswoche 30 + 2 (Körpergewicht 1,12 kg [10.–25. Perzentile], Körperlänge 37,5 cm [25. Perzentile]) wird am 12. Lebenstag eine nekrotisierende Enterokolitis Bell-Grad II diagnostiziert. Nach Abnahme von Blutkulturen soll das Frühgeborene mit Antibiotika therapiert werden.

Es besteht die Indikation zur empirischen antibiotischen Therapie. Aktuell sind aufgrund der eingeschränkten Kenntnisse der Vor- und Nachteile verschiedener Behandlungsregimes keine klaren Empfehlungen für die Wahl der Antibiotika möglich. Die lokale Richtlinie empfiehlt eine Kombination von Amoxicillin, Gentamicin und Metronidazol. Es handelt sich um ein Frühgeborenes, daher werden alle Antibiotika entsprechend lokaler Empfehlungen dosiert: Amoxicillin in einer Dosis von 100 mg/kg/Tag aufgeteilt in 2 gleiche Dosen, Gentamicin in einer Dosis von 2,5 mg/kg/Tag als Einzeldosis und Metronidazol 7,5 mg/kg/Tag als Einzeldosis, alle 48 h zu verabreichen. Die Therapie soll je nach klinischem Verlauf für 10–14 Tage fortgesetzt werden.

Klinische Überlegung

Die Pharmakotherapie im Kindes- und Jugendalter stellt aufgrund der großen Altersspanne der Patienten vom Frühgeborenen bis zum Jugendlichen und der entwicklungsbedingt unterschiedlichen Körper- bzw. Organreife Herausforderungen an das Behandlungsteam. Diese physiologischen Faktoren führen zu einer großen Variabilität hinsichtlich Wirksamkeit und Sicherheit der medikamentösen Therapie und müssen daher bei der Auswahl der Arzneimittel, der Dosierung und Wahl der Darreichungsform berücksichtigt werden.

2.1 Aspekte der Pharmakotherapie bei Kindern und Jugendlichen

Historisch gelten pädiatrische Patienten als »Waisenkinder« der Arzneimittelentwicklung, da Kinder und Jugendliche als besonders schutzbedürftige Personen eingestuft werden. Daher wurde diese Patientengruppe meist nicht systematisch in die für den Zulassungsprozess notwendigen Studien integriert, da das als unethisch angesehen wurde. Dieses Vorgehen beeinflusste sowohl die Sicherheit als auch die Wirksamkeit von bei Kindern eingesetzten Arzneimitteln. Die Definition von optimalen Dosierungen für Kinder und Jugendliche ist häufig schwierig, weil die Wirksamkeit und Sicherheit neuer Medikamente in klinischen Studien bei erwachsenen Probanden bzw. Patienten getestet wurden. Für viele, v. a. langjährig in der Pädiatrie eingesetzte Medikamente existieren kaum Daten aus klinischen Studien bei Kindern.

Grundsätzlich fallen Medikamente, die bei Kindern eingesetzt werden, in eine von drei Kategorien:
1. Arzneimittel, die innerhalb des Zulassungsbereichs verwendet werden und für die vom Hersteller empfohlene und zugelassene Dosierungen für Kinder verschiedener Altersgruppen und Informationen zur Verabreichung für die Zielindikation existieren (*on-label use*).
2. Arzneimittel, die zwar für die Zielindikation zugelassen sind, für die jedoch keine Empfehlungen für pädiatrische Altersgruppen,

inklusive Dosierung oder Verabreichung, definiert sind. Werden diese Medikamente bei Kindern eingesetzt, spricht man von *off-label use* (Magalhaes et al. 2015).
3. Arzneimittel, für die möglicherweise Informationen zu Dosierung und Verabreichung bei Kindern in der Zulassung vorliegen, die aber für eine nicht getestete Indikation verabreicht werden. Hier spricht man von *unlicensed use* (Magalhaes et al. 2015).

Der Einsatz von Medikamenten im *off-label use* oder *unlicensed use* resultiert in der Regel aus der dringenden klinischen Notwendigkeit, pädiatrische Patienten mit einer zielgerichteten Pharmakotherapie therapieren zu müssen, zu der es keine zugelassenen Alternativen gibt (Frattarelli et al. 2014). In der Folge solcher Anwendungen wurden bei einigen Medikamenten spezifische unerwünschte Nebenwirkungen bei Neugeborenen und Kindern beschrieben. Diese wären womöglich früher aufgefallen, wenn entsprechende Zulassungsstudien mit Kindern durchgeführt worden wären. Die europäischen Zulassungsbehörden verlangen seit 2007, dass Arzneimitteluntersuchungen auch für Kinder geplant und durchgeführt werden (Turner et al. 2014). Diese Untersuchungen sollen so aufgebaut sein, dass mögliche relevante Unterschiede in der Pharmakokinetik und Pharmakodynamik zwischen Kindern und Erwachsenen identifiziert werden können.

2.2 Basiswissen Pharmakotherapie

Die Wirksamkeit und Sicherheit von Medikamenten wird sowohl von den Prozessen, denen ein Arzneimittel im Körper unterliegt (Pharmakokinetik), als auch vom Effekt des Arzneimittels auf den Körper (Pharmakodynamik) bestimmt.

2.2.1 Pharmakokinetik

Pharmakokinetik beinhaltet die Vorgänge von der Aufnahme (Absorption), Verteilung (Distribution), Verstoffwechselung (Metabolismus) bis zur Ausscheidung (Exkretion) des Arzneimittels aus dem Körper. Als Prozesse der Elimination werden Metabolismus und Exkretion zusammengefasst. Die Pharmakokinetik beschreibt den Zusammenhang zwischen der verabreichten Dosis und der Plasmakonzentration des Arzneimittels. Graphisch kann die Pharmakokinetik eines Arzneimittels in einer Konzentrations-Zeit-Kurve dargestellt werden (◘ Abb. 2.1).

Wichtige pharmakokinetische Parameter werden in ◘ Tab. 2.1 erläutert.

- **Besonderheiten der Pharmakokinetik bei Kindern**

> Neugeborene, Kinder und Jugendliche sind nicht nur kleiner oder (zumeist) leichter als Erwachsene, sondern weisen aufgrund des jeweiligen Entwicklungsstadiums und der Wachstumsprozesse eine unterschiedliche Stoffwechselaktivität für Arzneimittel auf.

Diese Besonderheiten haben Auswirkungen auf die Pharmakokinetik von Arzneimitteln, die im Kindes- und Jugendalter verabreicht werden (Kearns et al. 2003). Altersabhängige physiologische Veränderungen, die Absorption, Distribution, Metabolismus und Exkretion der Arzneimittel beeinflussen, sind dynamisch, zudem durchlaufen verschiedene Organsysteme relevante Entwicklungsstadien zu unterschiedlichen Zeitpunkten. In der Konsequenz müssen Dosierungen für jede Altersgruppe ermittelt werden und innerhalb dieser sogar z. T. an dynamische Veränderungen der Stoffwechselfunktionen angepasst werden (Cella et al. 2010). Insbesondere handelt es sich oft nicht um ein einfaches, beispielsweise rein allometrisches Verhältnis (Anderson und Holford 2013). Vor allem bei einer noch einfacheren linearen Anpassung der Dosierung nach Körpergewicht (in anderen Worten: bei einer fixen Dosierung von mg/kg KG zwischen allen Altersgruppen) kann es sowohl zu einer erhöhten als auch zu einer unzureichenden Arzneimittelexposition kommen im Vergleich zu Erwachsenen (Johnson 2008).

Einen besonderen Einfluss auf die Pharmakokinetik haben die Reifung der Nieren- und der Leberfunktion. Die renale Clearance erfolgt mittels glomerulärer Filtration, tubulärer Sekretion und/oder tubulärer Reabsorption. Diese Prozesse, insbesondere die glomeruläre Filtration, werden v. a. durch die altersentsprechende Nierenfunktion, gemessen als glomeruläre Filtrationsrate (GFR), beeinflusst. Nach der Geburt kommt es bei termingeborenen Säuglingen zu einem raschen Anstieg, bei Frühgeborenen zu

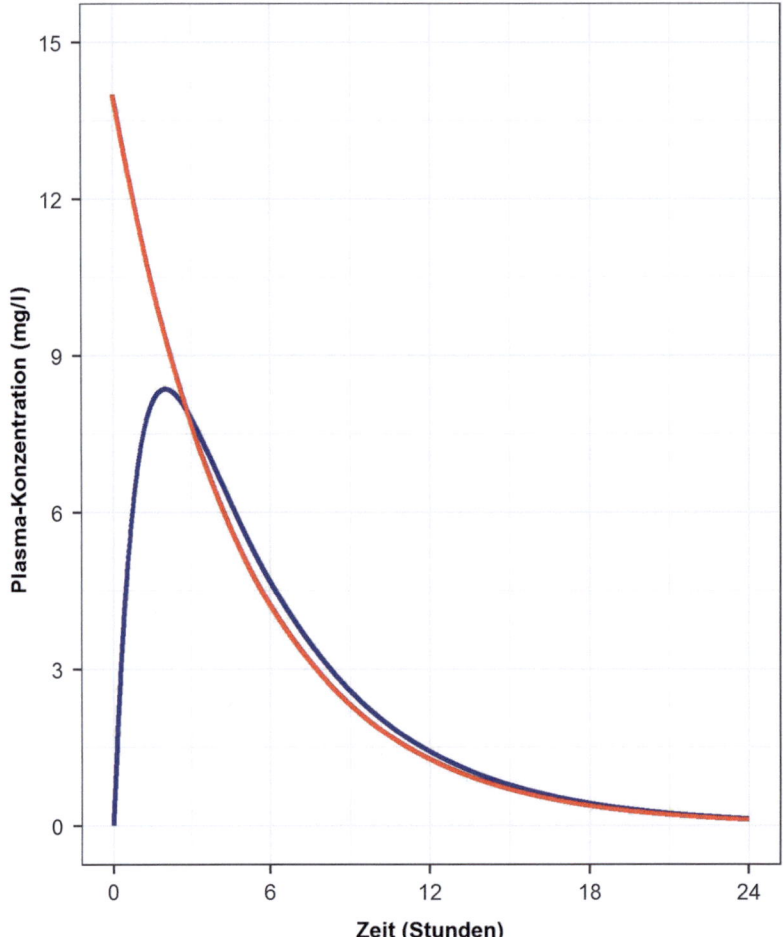

Abb. 2.1 Typische Plasma-Konzentrations-Zeit-Kurve eines Arzneimittels nach oraler (*blau*) vs. intravenöser (*rot*) Verabreichung der gleichen Dosis. In diesem Beispiel liegt die Bioverfügbarkeit bei 1

einem langsameren Anstieg der GFR. Entsprechend werden Dosisanpassungen für alle Arzneimittel notwendig, deren Exkretion primär über die Nieren erfolgt (Rodieux et al. 2015).

Die hepatische Clearance beinhaltet die hepatische Biotransformation und biliäre Ausscheidung. Im Zuge der Biotransformation wird das Medikament in der Regel so metabolisiert, dass es hydrophiler wird und somit leichter auszuscheiden ist. Die Biotransformation hat verschiedene Reaktionsphasen. Für die Mehrheit der Arzneimittel sind in der ersten Phase Cytochrom-P450-Isoenzyme involviert, die sowohl altersabhängig als auch individuell unterschiedlich exprimiert werden (Kearns et al. 2003; de Wildt et al. 2014). Meist resultiert dies darin, dass Medikamente von Kindern langsamer metabolisiert werden und es zu höheren Plasmakonzentrationen kommt. Durch Unreife der Stoffwechselorgane und involvierten Enzyme kann es bei Kindern bei einer Dosierung, die für Erwachsene sicher ist, zu einer Akkumulation von aktiven oder toxischen Metaboliten kommen. In bestimmten Fällen jedoch können Arzneimittel im Kindesalter auch schneller metabolisiert werden.

Die Körperzusammensetzung, d. h. das Verhältnis von Körperwasser- und Körperfettgehalt zueinander, verändert sich im Laufe des Wachstums und beeinflusst dadurch das Verteilungsvolumen und damit die Pharmakokinetik von Medikamenten. Während Frühgeborene und Neugeborene einen hohen Körperwassergehalt aufweisen, haben ältere Kinder und Jugendliche eine bereits fast erwachsene Körperzusammensetzung (Kearns et al. 2003).

Tab. 2.1 Pharmakokinetische Parameter

Internationale Abkürzung	Definition	Weitere Informationen
CL	Systemische oder Gesamtkörper-Clearance	Beschreibt die vollständige Entfernung eines Medikaments aus dem Plasma und wird in Volumen/Zeiteinheit angegeben. Bei Kindern kann CL auch per kg KG standardisiert werden, um den Vergleich zwischen Kindern verschiedener Altersstufen zu erleichtern – **cave**: das Verhältnis zwischen Körpergewicht und Clearance ist selten linear, sondern allometrisch. Die Gesamtkörper-Clearance setzt sich aus allen physiologischen Clearances (renal, hepatisch) zusammen
Vd	Verteilungsvolumen	Es handelt sich um ein hypothetisches Volumen, welches die gemessene Plasmakonzentration des Arzneimittels anhand seiner physikochemischen Eigenschaften erklären würde, und reflektiert das Verhältnis des verabreichten Medikaments zur Plasmakonzentration. Vd wird in l/kg KG angeben
F	Bioverfügbarkeit	Beschreibt den systemisch nachweisbaren Anteil einer Dosis, die nicht i. v. verabreicht wird, im Verhältnis zur i. v.-Verabreichung (i. v.: F = 100 %). F wird durch Absorption und First-Pass-Effekt (Metabolisierung bei erster Passage des enterohepatischen Kreislaufs) beeinflusst
$T_{1/2}$	Halbwertszeit	Entspricht der Zeit, in welcher der Plasmaspiegel durch Elimination halbiert wird. Die Halbwertszeit wird mithilfe von Vd und Cl berechnet und ist relevant für die Bestimmung des optimalen Dosierungsintervalls
AUC	Fläche unter der Kurve	Es handelt sich um die Fläche unter der Konzentrations-Zeit-Kurve. Sie ist ein Indikator der Exposition des Patienten gegenüber dem Arzneimittel und wird meist in Masse (mg oder ng) ... Stunden/Liter angegeben
C_{max}	Maximale Plasmakonzentration	Entspricht dem Spitzenspiegel. Bei i. v.-Verabreichung wird dieser am Ende der Infusion erreicht. Bei anderen Verabreichungswegen entsteht eine zeitliche Verzögerung, bis C_{max} erreicht wird, die als T_{max} (Zeitpunkt der maximalen Plasmakonzentration) bezeichnet wird
C_{min}	Minimale Plasmakonzentration	Entspricht dem Talspiegel und wird am Ende des Dosierungsintervalls erreicht. In bestimmten Situationen wird C_{min} als Surrogat für AUC eingesetzt

Auch der Körperfettgehalt kann das Verteilungsvolumen von Arzneimitteln beeinflussen, z. B. bei übergewichtigen oder adipösen Kindern. Je nach den physikochemischen Eigenschaften des Arzneimittels (z. B. Lipophilie) ist bei adipösen Patienten eine Dosisanpassung erforderlich (Vaughns et al. 2015).

Die mit Übergewicht einhergehenden pathophysiologischen Prozesse können bereits bei Kindern auftreten und die Arzneimittelelimination über die Leber- und/oder Nierenfunktion beeinflussen (Brill et al. 2012).

Bei adipösen Kindern mit einem Gewicht, das dem eines Erwachsenen entspricht, besteht die besondere Herausforderung, das richtige Dosierungsgewicht zu wählen, um zu vermeiden, dass Medikamente überdosiert werden. Üblich sind das tatsächliche Gewicht (bei adipösen Kindern je nach Medikament nur eingeschränkt verwendbar) oder das Idealgewicht, das basierend auf der Körperlänge berechnet wird (Leykin et al. 2011).

2.2.2 Pharmakodynamik

Pharmakodynamik beschreibt den Effekt des Arzneimittels auf den Körper und beinhaltet sowohl Effektivität als auch Toxizität, also Wirkung und Nebenwirkung des Arzneimittels.

Wenn eine Korrelation zwischen Plasmakonzentration und Wirkung für ein Arzneimittel beschrieben ist, illustriert die Konzentrations-Wirkungs-Kurve, ab welcher Plasmakonzentration der gewünschte Effekt zu erwarten ist.

Pharmakokinetik und Pharmakodynamik hängen über Dosis-Plasma-Konzentrations-Wirkungs-Beziehungen zusammen. Dabei ist die Dosis-Wirkungs-Beziehung der für den klinischen Alltag wichtigste Aspekt und kann in einer Dosis-Wirkungs-Kurve dargestellt werden (◘ Abb. 2.2). Die Dosis-Wirkungs-Beziehung definiert die Normdosis, die Maximaldosis, die toxische Dosis und ggf. die letale Dosis eines Arzneimittels. Die Dosis-Wirkungs-Beziehung beschreibt die therapeutische Breite eines Medikaments. Grundsätzlich sind Medikamente mit einer größeren therapeutischen Breite sicherer, weil die minimale effektive Dosis weit von der toxischen Dosis entfernt ist. Steile Dosis-Wirkungs-Kurven sind problematisch, da kleine Änderungen in der Dosis mit großen Änderungen in der Wirkung verbunden sind.

- **Besonderheiten der Pharmakodynamik bei Kindern**

In der Pharmakodynamik bestimmter Arzneimittel können ebenfalls Unterschiede zwischen den Altersgruppen beobachtet werden. Kinder können gegenüber Arzneimitteln sowohl empfindlicher als auch weniger empfindlich sein

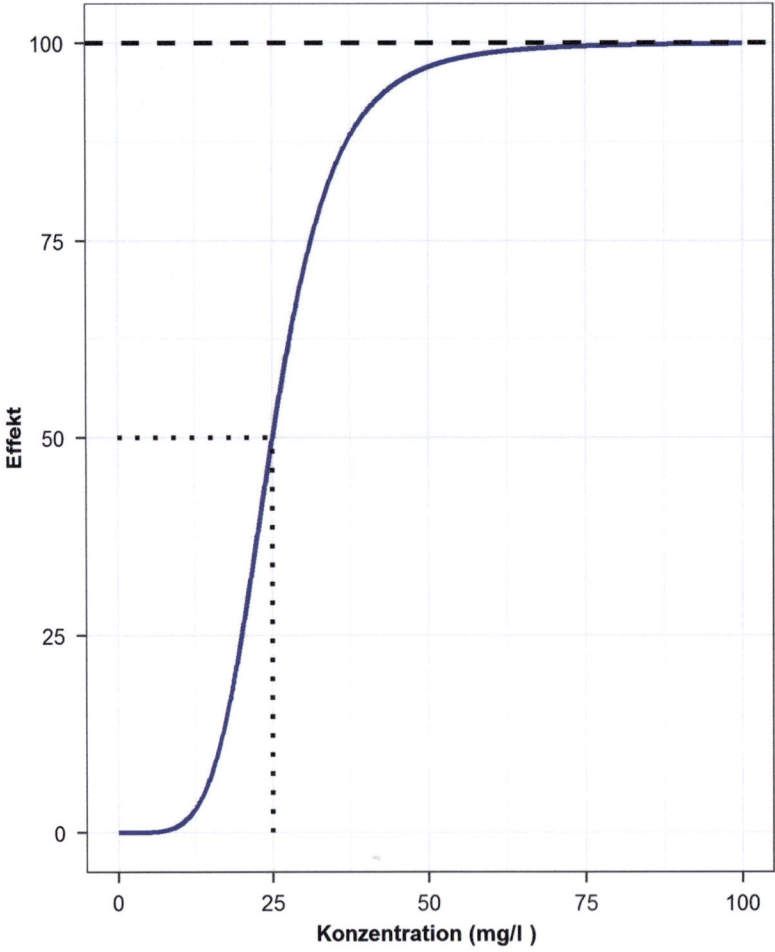

◘ **Abb. 2.2** Beispiel einer Plasma-Konzentrations-Effekt-Kurve eines Arzneimittels mit sigmoidalem Anstieg. Die Plasmakonzentration, bei der 50 % des Effekts erzielt werden, ist markiert (EC_{50}, in diesem Beispiel 25 mg/l, *gepunktete Linie*)

als Erwachsene. Beispielsweise kann beobachtet werden, dass es bei mit Aminoglykosiden behandelten Neugeborenen weniger häufig zu einer medikamentös bedingten akuten Einschränkung der Nierenfunktion kommt als bei Erwachsenen (Hanna et al. 2016). Zudem können unerwünschte Wirkungen auftreten, die direkt im Zusammenhang mit dem jeweiligen Entwicklungsstadium stehen, wie ein erhöhtes Risiko eines Kernikterus bei Neugeborenen, die mit bestimmten Arzneimitteln behandelt werden (Wadsworth und Suh 1988). Alle pharmakodynamischen Aspekte, inklusive der therapeutischen Breite, können betroffen sein. Leider sind die Kenntnisse relevanter Unterschiede in der Pharmakodynamik häufig sehr begrenzt.

Die Interpretation von pharmakodynamischen Beobachtungen bei Erwachsenen für die Anwendung in der Kinder- und Jugendheilkunde setzt eine Vergleichbarkeit zwischen beiden Populationen voraus. In vielen Situationen besteht diese nur mit Einschränkungen oder gar nicht. Es gibt bei Erwachsenen untersuchte und in der Zulassung erfasste Indikationen, die im Kindes- und Jugendalter nicht relevant sind, wie z. B. Divertikulitis oder Cholezystitis im Kontext des akuten Abdomens. Umgekehrt existieren im Kindes- und Jugendalter relevante Indikationen, die bei Erwachsenen nicht vorkommen, wie nekrotisierende Enterokolitis oder Invagination.

Seltener gibt es Situationen, bei denen sich der Krankheitsverlauf bzw. das erwartete Ansprechen auf die gewählte Pharmakotherapie bei Kindern und Erwachsenen in wichtigen Aspekten unterscheidet. Zu erwarten wäre dies bei intraabdominalen Infektionen, beispielsweise im Zusammenhang mit einer Appendicitis perforata, da sich das gastrointestinale Mikrobiom altersabhängig stark verändert und somit je nach Lebensalter unterschiedliche Bakterien den Krankheitsprozess aufrechterhalten können.

> Sowohl Pharmakokinetik als auch Pharmakodynamik unterscheiden sich zwischen Kindern und Erwachsenen. Dies muss beim Einsatz von Pharmaka im Kindesalter berücksichtigt werden, insbesondere dann, wenn Arzneimittel außerhalb ihrer Zulassung verabreicht werden.

2.3 Pharmakotherapie im klinischen Alltag

Die indikationsspezifischen Dosierungsempfehlungen für Arzneimittel werden basierend auf den in ▶ Abschn. 2.2 beschriebenen Aspekten der Pharmakokinetik und Pharmakodynamik erstellt, welche im Rahmen von klinischen Studien und/ oder mittels pharmakologischer Modelle erhoben wurden. Dabei werden im Idealfall die folgenden für den Kliniker relevanten Parameter definiert:

Überlegungen vor der Verschreibung einer Pharmakotherapie
- **Indikation/Auswahl:**
  - Ist das erwogene Medikament für die vorliegende Indikation wirksam?
  - Gibt es spezifische dosisunabhängige unerwünschte Wirkungen, die eine Überwachung erfordern?
  - Falls ja, gibt es alternative Medikamente mit vergleichbarer Wirksamkeit bzw. mit einem überlegenen Nebenwirkungsprofil?
- **Dosierung:**
  - In welcher Dosierung sollte das Medikament für die vorliegende Indikation eingesetzt werden, um den gewünschten Effekt zu erzielen und toxische Wirkungen zu vermeiden?
- **Dauer:**
  - Wie lange sollte das Medikament im Rahmen der vorliegenden Indikation verabreicht werden?
  - Gibt es klinische Marker oder pharmakodynamische Surrogat-Parameter, anhand derer die Wirkdauer und somit die Anwendungsdauer definiert werden kann?
- **Verabreichungsform:**
  - Wie sollte das Medikament für die vorliegende Indikation verabreicht werden?
  - Welche Bioverfügbarkeit besteht bei nichtparenteraler Applikation?

- Inwiefern legt die Indikation die Verabreichungsform fest, unabhängig von den verfügbaren Präparationen?
- Erfordert der klinische Zustand des Patienten eine bestimmte Darreichungsform?

> Pharmakokinetik und Pharmakodynamik beschreiben die Prozesse, denen ein Arzneimittel im Körper unterliegt, und die Wirkung des Medikaments auf den Körper. Sie beeinflussen somit die vier wichtigsten Aspekte der Pharmakotherapie: Wahl des Arzneimittels (Indikation), Dosierung, Anwendungsdauer und Verabreichungsform.

2.4 Antibiotikatherapie von Kindern mit akutem Abdomen

Der Einsatz von Antibiotika ist neben der Gabe von Analgetika und Narkotika eine der häufigsten pharmakotherapeutischen Interventionen bei Kindern mit akutem Abdomen. Antibiotika kommen dabei generell in drei Situationen zum Einsatz:
- empirisch, bei einer möglichen oder gesicherten intraabdominalen Infektion ohne Erregernachweis,
- perioperativ, als Prophylaxe gegen chirurgische Wundinfektionen,
- therapeutisch, bei einer bestätigten intraabdominalen Infektion mit Erregernachweis.

Die antibiotische Therapie bietet ein gutes Beispiel für die Aspekte, die bei der Pharmakotherapie von Kindern mit akutem Abdomen beachtet werden müssen.

2.4.1 Pharmakokinetik und Pharmakodynamik der antibiotischen Therapie

Die zu beachtenden pharmakokinetischen Parameter unterscheiden sich bei der antibiotischen Therapie nicht von jenen anderer Arzneimittel. Anders verhält es sich bei der Pharmakodynamik:

Im Normalfall stellt ein bestimmtes Organ oder eine bestimmte zelluläre Struktur des Körpers das therapeutische Ziel dar. Die Wirksamkeit der antibiotischen Therapie basiert jedoch auf dem Effekt des Antibiotikums auf den Keim. Der Effekt auf den pädiatrischen Wirt dagegen äußert sich, wenn überhaupt, als unerwünschte Arzneimittelwirkung.

Die pharmakologische Wirkung von Antibiotika kann mithilfe von Pharmakokinetik-Pharmakodynamik(PKPD)-Parametern evaluiert werden (Jacobs 2001). Sie beschreiben die Interaktion zwischen Wirt und Antibiotikum (PK: Arzneimittelexposition) sowie zwischen Bakterien und Antibiotikum (PD: mikrobiologischer Effekt). Diese werden als wichtigste Stellgrößen antibiotischer Therapie akzeptiert. Manche Antibiotika haben auch einen sog. postantibiotischen Effekt (PAE), d. h. eine anhaltende Suppression des bakteriellen Wachstums, nachdem das Antibiotikum bereits vollständig eliminiert ist.

Die drei wichtigsten PKPD-Parameter der antibiotischen Therapie sind in ◘ Tab. 2.2 näher erklärt.

> Für bestimmte Arzneimittel, wie beispielsweise Antibiotika, kann es zusätzliche pharmakologische Parameter geben, die in direktem Zusammenhang mit der Wirksamkeit stehen und bestimmen, wie diese zu verabreichen sind. Diese PKPD-Parameter sind abhängig von der Klasse des Antibiotikums.

2.4.2 Antibiotikatherapie: Indikation/Wahl des Antibiotikums

Bei allen Arzneimitteln stellt sich zunächst die Frage nach der klaren Indikationsstellung und der erwarteten Wirksamkeit. Als Nächstes muss evaluiert werden, ob beim Patienten ein erhöhtes Risiko für Nebenwirkungen der ausgewählten Arzneimittel vorliegt, beispielsweise wegen Grunderkrankungen oder aufgrund von Interaktionen mit anderen Medikamenten des Patienten. Beim akuten Abdomen im Kindesalter ist eine Antibiotikatherapie indiziert, wenn entweder eine intraabdominale Infektion als wahrscheinlicher Grund für die Symptomatik gilt oder eine Verdachtsdiagnose vorliegt, die in der Regel mit einem hohen Risiko einer solchen

Pharmakotherapie von Kindern mit akutem Abdomen

Tab. 2.2 Wichtige PKPD-Zielparameter der antibiotischen Therapie

Antibiotika	PD-Charakteristika	PKPD-Zielparameter
Alle β-Laktame, z. B. Aminopenicilline, Cephalosporine und Carbapeneme	Zeitabhängige Abtötung der Bakterien, oft langsam; kein oder sehr kurzer PAE	Anteil des Dosierungsintervalls, während dessen die Plasmakonzentration oberhalb der minimalen Hemmkonzentration des Zielkeims liegt $f\ \%T > MHK$
Aminoglykoside, Metronidazol	Konzentrationsabhängige Abtötung der Bakterien; oft langer PAE	Verhältnis von C_{max} zur minimalen Hemmkonzentration des Zielkeims C_{max}/MHK
Glykopeptide, Clindamycin, Fluorochinolone	Zeitabhängige Abtötung der Bakterien; oft langer PAE	Verhältnis der Fläche unter der Konzentrations-Zeit-Kurve zur minimalen Hemmkonzentration des Zielkeims AUC/MHK

PD Pharmakodynamik, *PK* Pharmakokinetik, *PAE* postantibiotischer Effekt, *MHK* minimale Hemmkonzentration, *AUC* Fläche unter der Kurve

Infektion verbunden ist (Solomkin et al. 2010; Andersen et al. 2005). Bei nur einem geringen Verdacht auf eine komplizierte akute Appendizitis oder eine andere akute intraabdominelle Infektion sollen Antibiotika nur sehr zurückhaltend oder gar nicht eingesetzt werden.

Die Pharmakotherapie soll begonnen werden, sobald die Indikation gestellt worden ist. Bei Patienten mit akutem Abdomen und septischem Schock ist die sofortige Gabe von Antibiotika sogar angezeigt, noch bevor eine erweiterte Diagnostik durchgeführt wird. Initial ist die Antibiotikatherapie in der Regel empirisch, d. h. nicht von patientenspezifischen mikrobiologischen Resultaten geleitet. Ziel ist die adäquate Behandlung der am wahrscheinlichsten vorliegenden Keime. Dabei ist entscheidend, ob es sich bei der therapierten Infektion um eine ambulant erworbene oder um eine nosokomiale Infektion handelt. Nosokomiale Infektionen, inklusive postoperative Infektionen, sind mit einer höheren Wahrscheinlichkeit durch resistente Bakterien verursacht. Viele Kinder mit nosokomialen Infektionen haben bereits im Rahmen der bisherigen Behandlung Antibiotika erhalten und sind deshalb und aufgrund des Kontakts mit dem Klinikumfeld eher mit resistenten oder schwierig zu behandelnden Keimen besiedelt.

In der Pharmakotherapie muss häufig ein Arzneimittel anhand seines Wirkprofils aus einer Substanzklasse ausgewählt werden. Antibiotika werden entsprechend den vermuteten Bakterien gewählt und allenfalls kombiniert (Tab. 2.3). Traditionellerweise wird durch eine Kombinationstherapie aus mehreren Antibiotika erreicht, dass bei einer ambulant erworbenen intraabdominalen Infektion enterische grampositive Kokken sowie gramnegative Stäbchen durch die antibiotische Therapie abgedeckt werden. Anaerobier müssen immer mitbehandelt werden, wenn die Infektion von distalem Dünndarm, Appendix oder Kolon ausgeht (Solomkin et al. 2010). Die Kombinationstherapie mit mehreren Antibiotika wird aufgrund der einfacheren Handhabung immer häufiger durch die ebenso effektive Monotherapie ersetzt (Nadler et al. 2003; Goldin et al. 2007).

Im Gegensatz zur antibiotischen Therapie ist das Ziel der antibiotischen Prophylaxe die Verhinderung von postoperativen Wundinfektionen.

Tab. 2.3 Auswahl der einzusetzenden Pharmaka am Beispiel der antibiotischen Therapie

Antibiotika		Grampositive Kokken der Darmflora		Gramnegative Stäbchen der Darmflora		Obligat anaerobe Stäbchen
Substanzklasse	Beispiel	Enterokokken[a]	Streptokokken	Enterobakterien, z. B. *Escherichia coli*[a]	*Pseudomonas* sp.[a]	z. B. *Bacteroides* sp.
Penicilline ohne β-Laktamasehemmer	Amoxicillin	Ja	Ja	Nein	Nein	*Zum Teil*
Penicilline plus β-Laktamasehemmer (nicht aktiv gegen *Pseudomonas*)	Amoxicillin/Klavulansäure	Ja	Ja	*Zum Teil*	Nein	Ja
Gegen *Pseudomonas* sp. aktive Penicilline plus β-Laktamasehemmer	Piperacillin/Tazobactam	Ja	Ja	Ja	Ja	Ja
Cephalosporine der 3. Generation	Ceftriaxon (nicht Ceftazidim)	Nein	Ja	Ja	Nein	Nein
Cephalosporine der 4. Generation	Cefepim	Nein	Ja	Ja	Ja	Nein
Carbapeneme	Meropenem	Nein	Ja	Ja	Ja	Ja
Aminoglykoside	Gentamicin	Nein	Nein	Ja	Ja	Nein
Glykopeptide	Vancomycin	Ja	Ja	Nein	Nein	Nein
Nitroimidazole	Metronidazol	Nein	Nein	Nein	Nein	Ja
Lincosamide	Clindamycin	Nein	Ja	Nein	Nein	*Zum Teil*

Ja: Zielbakterien in aller Regel durch die Antibiotikaklasse abgedeckt. *Nein*: Zielbakterien nicht durch die Antibiotikaklasse abgedeckt. *Zum Teil*: unzuverlässige Abdeckung der Zielbakterien
[a] Prävalenz von resistenten Keimen nicht mit einbezogen

Daher kann beim akuten Abdomen mit Indikation zum chirurgischen Eingriff die Antibiotikagabe als perioperative Prophylaxe vorgesehen sein. Oft liegen für die Auswahl der perioperativen antibiotischen Prophylaxe lokale oder nationale Empfehlungen vor. Im Allgemeinen sollte in der Prophylaxe der Einsatz von Antibiotika mit sehr breitem Spektrum vermieden werden.

> Die Auswahl des einzusetzenden Medikaments steht in direktem Zusammenhang mit der spezifischen Indikation für die Pharmakotherapie. Empfehlungen für den Einsatz in der jeweiligen Altersgruppe sollten vorliegen, und das Risiko von unerwünschten Arzneimittelreaktionen muss abgewogen werden.

2.4.3 Antibiotikatherapie: Dosierung

Prinzipiell sollen sich Dosierungen aller Arzneimittel nach den Zulassungsempfehlungen oder internationalen Dosierungsempfehlungen richten. Bei Patienten mit akutem Abdomen ist es besonders wichtig, dass Antibiotika in einer optimalen Dosierung verabreicht werden, da es sich möglicherweise um eine intraabdominelle Infektion handelt, die unbehandelt zu einer potenziell lebensbedrohlichen Situation führen kann. Daher sollten Antibiotika gewählt werden, für die klare Dosierungsempfehlungen für die Altersgruppe des Patienten vorliegen.

Bei eingeschränkter Organfunktion, hier beispielsweise im Rahmen einer vorliegenden Grunderkrankung oder im Rahmen einer Sepsis, oder bei Komedikation mit interagierenden Medikamenten können bei allen Arzneimitteln zusätzliche Dosisanpassungen notwendig werden. Diese Dosisanpassungen sind hauptsächlich abhängig von Metabolisierung und Elimination des Medikaments. Bei den Antibiotika werden sie zusätzlich von den für den spezifischen Wirkstoff relevanten PKPD-Parametern beeinflusst. Aminoglykoside beispielsweise werden renal eliminiert, ihre Effektivität ist aber direkt mit der Spitzenspiegelkonzentration verbunden. Eine Anpassung kann bei eingeschränkter Nierenfunktion notwendig werden. Wenn Aminoglykoside in einer Einmaldosis pro 24 h verabreicht werden, wird dabei in der Regel das Dosierungsintervall verlängert und nicht eine geringere Einzeldosis verabreicht. Dies gewährleistet, dass C_{max}/MHK erreicht werden kann, und minimiert gleichzeitig das Risiko für unerwünschte Nebenwirkungen (◘ Abb. 2.3) (Regoes et al. 2004).

Dosierungsempfehlungen können sich auch auf eine spezifische Indikation beziehen. Für die perioperative antibiotische Prophylaxe wird je nach eingesetztem Antibiotikum eine etwas höhere Dosis verabreicht, um sicherzustellen, dass relevante PKPD-Zielgrößen für die Dauer des chirurgischen Eingriffs erreicht werden. Dies ist bei einer Einmalgabe oder Verabreichung über maximal 24 h v. a. von β-Laktam-Antibiotika, die eine große therapeutische Breite haben, unbedenklich.

> Dosierungen können indikationsspezifisch sein und müssen auf die Altersgruppe und ggf. bei Grunderkrankungen, Komedikation oder Organdysfunktionen angepasst werden. Dabei ist darauf zu achten, dass eine effektive Dosierung gewählt wird. Im Kindesalter sind diese Dosisanpassungen häufig nicht linear.

2.4.4 Antibiotikatherapie: Dauer

Wie bei vielen anderen Pharmakotherapien, die beim akuten Abdomen angewandt werden, ist die Antibiotikatherapie zeitlich begrenzt. Leider ist die Evidenzbasis für die genaue Dauer der Antibiotikatherapie sehr schwach. Sowohl bei Erwachsenen als auch Kindern fehlen randomisierte Studien, die genaue Auskunft über die optimale Therapiedauer geben könnten. Es liegen jedoch Daten aus Beobachtungsstudien vor, die zeigen, dass oftmals eine kurze Therapiedauer von 4–7 Tagen einer längeren Behandlung in Bezug auf das klinische Endergebnis gleichwertig ist, solange ein rasches klinisches Ansprechen verzeichnet werden kann (Skarda et al. 2014, 2015).

Die antibiotische Therapie sollte dann abgesetzt werden, wenn eine intraabdominale Infektion ausgeschlossen werden konnte oder unwahrscheinlich erscheint. Wie alle Arzneimittel, haben Antibiotika unerwünschte Nebenwirkungen, wie u. a. Ototoxizität oder Nephrotoxizität bei Aminoglykosiden und Glykopeptiden, und antibiotikaassoziierte Diarrhö mit Selektion von resistenten Bakterien und Störung des kindlichen Darmmikrobioms. Letztere Effekte wiederum erhöhen das Risiko von durch resistente Keime ausgelösten Infektionen für den betroffenen Patienten. Eine empirische Antibiotikatherapie »zur Sicherheit« ist quasi nie gerechtfertigt. Falls Antibiotika zur perioperativen Prophylaxe eingesetzt werden, sollten diese im Idealfall als Einzeldosis, aber maximal für 24 h verabreicht werden.

> Die Dauer der Pharmakotherapie ergibt sich aus der Indikation und soll bei akuten Erkrankungen in aller Regel begrenzt sein. Therapien, die »zur Sicherheit« länger als

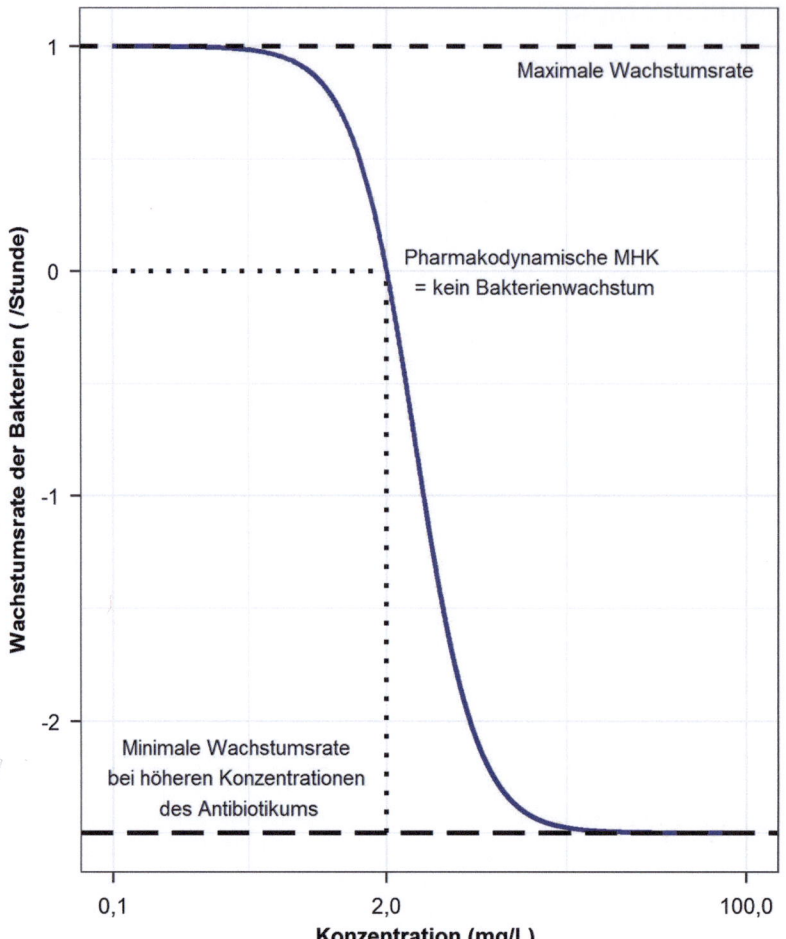

Abb. 2.3 Pharmakodynamik der In-vitro Testung von Antibiotika. Die pharmakodynamische minimale Hemmkonzentration (*MHK*) ist die Konzentration, ab der kein Bakterienwachstum mehr stattfindet (in diesem Beispiel 2,0 mg/l, *gepunktete Linie*)

indiziert verabreicht werden, erhöhen das Risiko von Toxizität und anderen unerwünschten Arzneimittelwirkungen, inklusive Resistenzen.

2.4.5 Antibiotikatherapie: Verabreichungsform

Beim akuten Abdomen ist prinzipiell mit einem chirurgischen Eingriff zu rechnen, sodass der Patient nüchtern sein sollte. Daher werden die meisten Pharmakotherapien zumindest initial parenteral verabreicht. Dies gilt auch für die empirische Antibiotikatherapie. Die Tatsache, dass akute intraabdominelle Infektionen im Kindesalter schwerwiegend oder kompliziert verlaufen können, beeinflusst ebenfalls die Wahl der Verabreichungsform.

Andere Situationen, in denen die enterale Pharmakotherapie kontraindiziert ist, sind z. B.:
- bei einem kritisch kranken Kind mit dem Risiko einer eingeschränkten gastrointestinalen Absorption,
- bei einem neurologisch auffälligen Kind, dessen Schluckakt unzuverlässig sein kann,
- bei einem rezidivierend erbrechenden Kind.

Diese Situationen treten ebenfalls häufig im Rahmen eines akuten Abdomens im Kindesalter auf.

Die i. v.-Verabreichungsform bedeutet insofern eine Optimierung der Exposition, da die

Bioverfügbarkeit des Arzneimittels, die sowohl von der Absorption als auch vom First-Pass-Effekt beeinflusst wird, keine Rolle spielt. Grundsätzlich ist die rasche Umstellung auf eine orale Verabreichungsform jedoch wünschenswert und sollte in Abhängigkeit der definitiven Diagnose erfolgen. Zu beachten ist, dass nicht alle Arzneimittel in einer kinderfreundlichen oralen Formulierung erhältlich sind, was die Auswahl deutlich einschränken kann. Zudem kann bitterer oder sonst unangenehmer Geschmack die Adhärenz zur Pharmakotherapie reduzieren, was bei vielen antibiotischen Formulierungen ein Problem darstellt. Jugendliche und ältere Schulkinder sind häufig in der Lage, feste Formulierungen zu schlucken.

> Im Rahmen des akuten Abdomens werden Arzneimittel in aller Regel zunächst parenteral verabreicht. Die Umstellung auf eine orale Formulierung erfolgt abhängig von der vorgesehenen Dauer und der Verfügbarkeit einer altersentsprechend kinderfreundlichen Formulierung.

Fazit für die Praxis

- Reifung und Wachstum haben spezifische Auswirkungen auf die Pharmakokinetik und Pharmakodynamik und damit auf die Wirksamkeit und Sicherheit von Arzneimitteln im Kindesalter.
- Die eingeschränkte Verfügbarkeit verlässlicher Studiendaten bei Kindern erschwert die Pharmakotherapie in dieser Population, insbesondere bei *off-label use* oder *unlicensed use*.
- Die vier wichtigsten Aspekte der Pharmakotherapie sind
  - die Wahl des Arzneimittels für die Indikation,
  - die Dosierung,
  - die Anwendungsdauer und
  - die Verabreichungsform.
- Dosierungen können indikationsspezifisch sein und müssen an die Altersgruppe und ggf. bei Grunderkrankungen an die Komedikation oder Organdysfunktionen angepasst werden. Im Kindesalter sind diese Dosisanpassungen häufig nicht linear.
- Gerade für die antibiotische Therapie existieren weitere PKPD-Zielparameter, abhängig von der Art des Antibiotikums, die Einfluss auf die Dosierung und das Verabreichungsschema haben.
- Die Dauer der Pharmakotherapie ergibt sich aus der Indikation und soll bei akuten Erkrankungen in aller Regel begrenzt sein, um das Risiko von Toxizität und unerwünschten Arzneimittelwirkungen zu verringern.

Literatur

Anderson BJ, Holford NH (2013) Understanding dosing: children are small adults, neonates are immature children. Arch Dis Child 98(9):737–744

Andersen BR, Kallehave FL, Andersen HK (2005) Antibiotics versus placebo for prevention of postoperative infection after appendicectomy. Cochrane Database Syst Rev 20(3):CD001439

Brill MJ, Diepstraten J, van Rongen A et al (2012) Impact of obesity on drug metabolism and elimination in adults and children. Clin Pharmacokinet 51(5):277–304

Cella M, Knibbe C, Danhof M, Della Pasqua O (2010) What is the right dose for children? Br J Clin Pharmacol 70(4):597–603

Frattarelli DA, Galinkin JL, Green TP et al (2014) Off-label use of drugs in children. Pediatrics 133(3):563–567

Goldin AB, Sawin RS, Garrison MM et al (2007) Aminoglycoside-based triple-antibiotic therapy versus monotherapy for children with ruptured appendicitis. Pediatrics 119(5):905–911

Hanna MH, Askenazi DJ, Selewski DT (2016) Drug-induced acute kidney injury in neonates. Curr Opin Pediatr 28(2):180–187

Jacobs MR (2001) Optimisation of antimicrobial therapy using pharmacokinetic and pharmacodynamic parameters. Clin Microbiol Infect 7(11):589–596

Johnson TN (2008) The problems in scaling adult drug doses to children. Arch Dis Child 93(3):207–211

Kearns GL, Abdel-Rahman SM, Alander SW et al (2003) Developmental pharmacology-drug disposition, action, and therapy in infants and children. N Engl J Med 349(12):1157–1167

Leykin Y, Miotto L, Pellis T (2011) Pharmacokinetic considerations in the obese. Best Pract Res Clin Anaesthesiol 25(1):27–36

Magalhaes J, Rodrigues AT, Roque F et al (2015) Use of off-label and unlicenced drugs in hospitalised paediatric patients: a systematic review. Eur J Clin Pharmacol 71(1):1–13

Nadler EP, Reblock KK, Ford HR, Gaines BA (2003) Monotherapy versus multi-drug therapy for the treatment of perforated appendicitis in children. Surg Infect (Larchmt) 4:327–333

Regoes RR, Wiuff C, Zappala RM et al (2004) Pharmacodynamic functions: a multiparameter approach to the design of antibiotic treatment regimens. Antimicrob Agents Chemother 48(10):3670–3676

Rodieux F, Wilbaux M, van den Anker JN, Pfister M (2015) Effect of kidney function on drug kinetics and dosing in neonates, infants, and children. Clin Pharmacokinet. 54(12):1183–1204

Skarda DE, Schall K, Rollins M et al (2014) Response-based therapy for ruptured appendicitis reduces resource utilization. J Pediatr Surg 49(12):1726–1729

Skarda DE, Schall K, Rollins M et al (2015) A dynamic postoperative protocol provides efficient care for pediatric patients with non-ruptured appendicitis. J Pediatr Surg 50(1):149–152

Solomkin JS, Mazuski JE, Bradley JS et al (2010) Diagnosis and management of complicated intra-abdominal infection in adults and children: guidelines by the Surgical Infection Society and the Infectious Diseases Society of America. Clin Infect Dis 50(2):133–164

Turner MA, Catapano M, Hirschfeld S, Giaquinto C (2014) Paediatric drug development: the impact of evolving regulations. Adv Drug Deliv Rev 73:2–13

Vaughns JD, Ziesenitz VC, van den Anker JN (2015) Clinical pharmacology of frequently used intravenous drugs during bariatric surgery in adolescents. Curr Pharm Des 21(39):5650–5659

Wadsworth SJ, Suh B (1988) In vitro displacement of bilirubin by antibiotics and 2-hydroxybenzoylglycine in newborns. Antimicrob Agents Chemother 32(10):1571–1575

Wildt SN de, Tibboel D, Leeder JS (2014) Drug metabolism for the paediatrician. Arch Dis Child 99(12):1137–1142

Schmerztherapie bei Kindern mit akutem Abdomen

Brigitte Messerer

3.1 Präoperative Schmerztherapie – 34

3.2 Intraoperative Schmerztherapie – 34
3.2.1 Systemische Analgetika – 34
3.2.2 Regionalanästhesie – 35

3.3 Postoperative Schmerztherapie – 38
3.3.1 Schmerzerfassung – 38
3.3.2 Systemische medikamentöse Schmerztherapie – 38

3.4 Nichtmedikamentöse Maßnahmen – 43

Literatur – 45

© Springer-Verlag GmbH Deutschland, ein Teil von Springer Nature 2018
J. Mayr, G. Fasching (Hrsg.), *Akutes Abdomen im Kindes- und Jugendalter*,
https://doi.org/10.1007/978-3-662-55995-6_3

Praxisbeispiel
Bauchschmerzen zählen zu den häufigsten Schmerzen im Kindesalter. Jeder Erwachsene ist sicher schon einmal in der Situation gewesen, entscheiden zu müssen, ob der Bauchschmerz eines Kindes eher harmlos oder Alarmsignal einer ernsthaften Erkrankung zu werten ist:

Peter ist 8 Jahre alt und hat in den letzten Tagen viel fettes und süßes Essen zu sich genommen, sodass die Mutter die vom Kind angegebenen Bauchschmerzen darauf zurückführt. Im weiteren Verlauf kommen aber auch Durchfall und Erbrechen hinzu. Das Kind wirkt sehr schlapp, bewegt sich kaum, die Bauchdecke ist sehr angespannt, und die Bauchschmerzen lassen in ihrer Intensität nicht nach.

Die besorgte Mutter sucht daraufhin unverzüglich die kinderärztliche Praxis auf. Von dort aus wird das Kind mit dringendem V. a. Appendizitis an die Klinik überstellt.

Klinische Überlegung
In der Klinik muss zuerst abgeklärt werden, wie stark die Schmerzen sind und ob unverzüglich eine Analgesie vorgenommen werden sollte.

Kommt es zu einer operativen Intervention, ist zu überlegen, ob und welches regionalanästhesiologische Verfahren zusätzlich zur systemischen Schmerztherapie eingesetzt werden kann. Der Vorteil würde in einem niedrigeren Opioidverbrauch liegen, der mit einer geringeren Nebenwirkungsrate (z. B. Müdigkeit, Übelkeit, Erbrechen, Harnretention) verbunden ist.

In der postoperativen Schmerztherapie stellen die Nichtopioide die Basis jeder Schmerztherapie dar. Sie werden in der akuten postoperativen Phase nach einem fixen Zeitschema gegeben. Als Rescue-Medikation werden in allen Altersgruppen Opioide eingesetzt. Sind starke Schmerzen über 24 Stunden hinaus zu erwarten, so sollte auch bei Kindern eine patientenkontrollierte Analgesie eingesetzt werden. Der großen Variabilität des Opioidbedarfs kann mit diesem Verabreichungsmodus Rechnung getragen werden.

Die Grundprinzipien der Akutschmerztherapie bei Kindern unterscheiden sich nicht von denen bei Erwachsenen (Kaufmann et al. 2012). Die Schmerztherapie wird abhängig vom eigenen Erfahrungsschatz, von der Verfügbarkeit verschiedener Substanzen und von den festgelegten Richtlinien in Kliniken unterschiedlich praktiziert.

3.1 Präoperative Schmerztherapie

Kinder, die mit starken Schmerzen zum Arzt kommen, sollten nach sorgfältiger initialer klinischer Beurteilung unverzüglich eine adäquate Schmerztherapie erhalten. Nicht mehr vertretbar ist die einstige Lehrmeinung, dass durch Analgetika die Diagnostik erschwert oder verschleiert würde (Thomas und Silen 2003). Im klinischen Alltag zeigt sich, dass oft nur durch eine suffiziente Analgesie Kinder so weit kooperativ werden, dass eine gründliche klinische und bildgebende Diagnostik erst möglich wird. Bei akuten Schmerzen ist aufgrund der sicheren Wirkung die i. v.-Gabe vorzuziehen. Obsolet sind die i. m.- und s. c.-Verabreichung. Diese sind schmerzhaft, die Pharmakodynamik und Pharmakokinetik ist unsicher und für Kinder besonders traumatisierend und angstauslösend (Hünseler et al. 2009).

Liegt noch kein i. v.-Zugang vor, so können auch alternative Zugangswege herangezogen werden, wie die nasale Applikation über MAD-System (Mucosal Atomization Device). Durch schnelle und effektive Absorption über die Nasenschleimhaut kann eine Überbrückung bis zum Vorliegen eines i. v.-Zugangs erreicht werden (z. B. Fentanyl, S-(+)-Ketamin) (Borland et al. 2002).

3.2 Intraoperative Schmerztherapie

3.2.1 Systemische Analgetika

Zur Induktion und zur Aufrechterhaltung einer suffizienten intraoperativen Analgesie ist der Einsatz von Opioiden unerlässlich:

- **Opioide**

Fentanyl Fentanyl zeichnet sich durch einen raschen Wirkungseintritt und eine kurze Wirkdauer (15–30 min) und damit gute Steuerbarkeit aus (Heinrich et al. 2010). Es ist die Standardsubstanz für die intraoperative Analgesie und das bevorzugte Opioid beim kritisch kranken Kind oder bei hämodynamischer Instabilität (Jöhr 2012).

Remifentanil Remifentanil ist ein extrem kurz wirksames, hochpotentes Opioid, das aufgrund der kurzen Halbwertszeit kontinuierlich verabreicht wird. Die kurze Halbwertszeit der Substanz führt dazu, dass kurz nach Beendigung der Zufuhr keine Analgesie mehr besteht, sodass an die frühzeitige Verabreichung eines lang wirksamen Opioids wie Piritramid gedacht werden muss.

- **Nichtopioide**

Um die Opioiddosis einzusparen, sollte ein Nichtopioid bereits nach der Narkoseeinleitung verabreicht werden (▶ Abschn. 3.3.2).

- **S-(+)-Ketamin**

Es wird gerne zur Supplementierung der intraoperativen Schmerztherapie eingesetzt und zeichnet sich durch einen raschen Wirkungseintritt und eine kurze Wirkdauer aus. Wegen der guten Stabilität der Schutzreflexe, des Kreislaufs und der Spontanatmung wird es für den Einsatz bei pädiatrischen Sedierungen bzw. Analgosedierungen empfohlen (Philippi-Höhne et al. 2010). Mit einer großen individuellen Dosisvariabilität ist zu rechnen, weshalb die Substanz titrierend einzusetzen ist (Meyer et al. 2004).

- **Lidocain i. v.**

Obwohl noch kaum durch Daten belegt, findet i. v. appliziertes Lidocain langsam auch in der Kinderanästhesie Einzug (Jöhr 2013).

Seine gute analgetische Wirkung insbesondere im Rahmen der Abdominalchirurgie ist in mehreren Untersuchungen an Erwachsenen nachgewiesen worden (McCarthy et al. 2010). So beschleunigt Lidocain die Wiederaufnahme der gastrointestinalen Funktion, führt zu einer geringen Inzidenz von Übelkeit und Erbrechen, zu einem signifikant geringeren Opioidbedarf und zu einem niedrigen postoperativen Schmerzniveau.

Intravenös verabreichtes Lidocain stellt eine effektive, kostengünstige und bei Berücksichtigung von Warnhinweisen sichere perioperative Therapieoption in der Abdominalchirurgie dar, wenn die Anlage eines Periduralkatheters aus unterschiedlichen Gründen nicht durchführbar oder sinnvoll ist.

> **Cave**
> Leber- und Niereninsuffizienz!

Plasmakonzentrationsbestimmungen zeigten, dass Lidocain, im Rahmen einer Regionalanästhesie angewendet, zu ähnlichen oder sogar höheren Plasmaspiegeln führte, sodass vital bedrohliche Komplikationen bei gewissenhafter i. v.-Anwendung und adäquater hämodynamischer Überwachung der Patienten nahezu ausgeschlossen sein sollten (Koppert et al. 2004).

> **Keinesfalls sollte Lidocain kontinuierlich auf einer Normalstation angewendet werden (Herminghaus et al. 2011).**

3.2.2 Regionalanästhesie

Wann immer möglich, sollte auch bei Kindern eine Regionalanästhesie eingesetzt werden (Bosenberg 2012).

Vorteile

Vorteile durch den Einsatz einer Regionalanästhesie
- Größere hämodynamische Stabilität
- Geringerer intraoperativer Opioidverbrauch
- Geringere Stressantwort auf chirurgischen Stimulus
- Frühzeitige Mobilisation und Bewegungstherapie
- Schmerzfrei durchzuführende Verbandswechsel
- Verminderte Notwendigkeit einer postoperativen Nachbeatmung und damit Verkürzung der Dauer einer Intensivtherapie
- Frühere Wiederherstellung bzw. Erhaltung der gastrointestinalen Funktion

So führt der gefäßerweiternde Effekt rückenmarknaher Blockaden zu einer verbesserten Durchblutung des Splanchnikus-Gebiets bei einer nekrotisierenden Enterokolitis oder Gastroschisis (Bosenberg 1998).

Kontraindikationen

Vor der Anlage sind Kontraindikationen immer auszuschließen (Ecoffey 2012).

> **Kontraindikationen für eine Regionalanästhesie**
> - Gerinnungsstörungen
> - Allergien gegen Lokalanästhetika
> - Lokale und schwerwiegende systemische Infektionen
> - Lokale Kontraindikationen (z. B. lumbosakrale Myelomeningozele oder ventrikuloperitonealer Shunt)
> - Ablehnung durch die Eltern oder den Patienten
> - Bei zentralen Blockadetechniken: ein erhöhter intrakranieller Druck und eine nichtkorrigierbare Hypovolämie sind zusätzlich als absolute Kontraindikation anzusehen
> - Neurologische Störung: relative Kontraindikation, sodass präoperativ ein genauer neurologischer Status zu erheben ist

Durchführung

Bei Kindern wird die Regionalanästhesie in den meisten Fällen in einer Allgemeinanästhesie oder einer Analgosedierung unter Erhalt der Spontanatmung vorgenommen (Taenzer et al. 2014). Die Verletzungsgefahr durch ein sich plötzlich bewegendes Kind wird damit vermieden (Mosetti und Ivani 2012). Die Anlage sollte bereits vor Operationsbeginn nach Narkoseeinleitung durchgeführt werden, um sowohl eine gute intraoperative als auch postoperative Analgesie zu erzielen (Ecoffey et al. 2010).

Um neuronale Strukturen zu visualisieren und um Nadeln und Katheter genau zu positionieren und Lokalanästhetikamengen so gering wie möglich zu halten, wird auch bei Kindern für die Anlage der Ultraschall eingesetzt (Guay et al. 2016).

Bei der Wahl des Lokalanästhetikums sollte auf eine lange Wirkdauer bei möglichst geringer systemischer Toxizität geachtet werden. Die am häufigsten verwendeten Lokalanästhetika sind Bupivacain, Levobupivacain und Ropivacain. Zur Vermeidung von Überdosierungen und toxischen Plasmaspiegeln der Lokalanästhetika müssen die Höchstdosen unbedingt eingehalten werden.

Wahl des Verfahrens

Die Wahl des Verfahrens richtet sich nach
- dem Alter des Kindes,
- dem Allgemeinzustand,
- eventuellen Begleiterkrankungen bzw. vorhandenen Kontraindikationen,
- der Erfahrung des Durchführenden,
- dem zur Verfügung stehenden Equipment und
- den vorhandenen Strukturen (Bosenberg 2012).

Nie darf ein regionalanästhesiologisches Verfahren erzwungen werden!

Für Baucheingriffe eignen sich:
- Neuroaxiale Verfahren (rückenmarknahe Verfahren/zentrale Verfahren),
- Bauchwandblockaden,
- Wundrandinfiltration.

Neuroaxiale Verfahren (rückenmarknahe Verfahren/zentrale Verfahren)

Bei diesen Verfahren wird grundsätzlich zwischen einer intrathekalen (Spinalanästhesie), einer paravertebralen und einer periduralen (Periduralanästhesie) Anwendung des Lokalanästhetikums unterschieden.

■ **Spinalanästhesie**

Bei der Spinalanästhesie handelt es sich um eine Single-shot-Technik. Durch die intrathekale Applikation des Lokalanästhetikums kommt es zu einer kurzen Anschlagzeit, aber auch zu einer kurzen Wirkzeit des Lokalanästhetikums, sodass die postoperative Analgesie inadäquat ist (Gupta und Saha 2014). Aus diesem Grund kann die Durchführung einer Spinalanästhesie bei Kindern und Jugendlichen nicht empfohlen werden.

■ **Paravertebralblock**

Der Paravertebralblock stellt eine Alternative zur Epiduralanästhesie bei renalen und abdominalen Eingriffen dar (Chelly 2012).

■ **Periduralanästhesie**

Es kann eine Single-shot- oder Kathetertechnik durchgeführt werden. Single-shot-Blöcke sind in ihrer Wirkung limitiert durch die Wirkdauer des verwendeten Lokalanästhetikums (Bosenberg 2012). Durch Einlage eines Katheters kann eine suffiziente Analgesie auch postoperativ sichergestellt werden. Sie sollte immer dann erfolgen, wenn ein vermehrter postoperativer Analgetikabedarf über den Operationstag hinaus zu erwarten ist (Ecoffey et al. 2010).

Postoperativ müssen Patienten mit einer Regionalanästhesie in Kathetertechnik monitorisiert (kontinuierliche Pulsoxymetrie, regelmäßige Blutdruckmessung, Schmerzwerte in Ruhe/unter Belastung, Sedierungsgrad, Nebenwirkungen, Überprüfung der Sensibilität und der Motorik) und durch die geschulte Pflege standardisiert überwacht werden (Mosetti und Ivani 2012). Die postoperative ärztliche Schmerzvisite hat regelmäßig zu erfolgen.

▪▪ Kaudalanästhesie

Bei Kindern ist der Hiatus sacralis leicht zugänglich. Das kann für die Durchführung einer Kaudalanästhesie genutzt werden (Jöhr und Berger 2012).

Die Single-shot-Kaudalanästhesie ist die in der Kinderanästhesie am häufigsten durchgeführte Regionalanästhesie (Jöhr und Berger 2012). Sie kann bei allen abdominalen und urogenitalen Eingriffen unterhalb des Rippenbogens (Th7) angewendet werden für Kinder < 25 kg KG und < 6 Jahre (Moriarty 2012).

Das Verfahren ist leicht zu erlernen, einfach durchzuführen, sehr effektiv und bei sorgfältiger Handhabung mit einem äußerst geringen Risiko behaftet, da die Punktion in großem Abstand zu vulnerablen Nervenstrukturen durchgeführt wird.

Ist ein vermehrter postoperativer Analgetikabedarf über den Operationstag hinaus zu erwarten, so kann bei Neugeborenen und kleinen Säuglingen als Alternative zu einer in diesem Alter potenziell risikoreicheren lumbalen oder thorakalen Periduralanästhesie von kaudal in den Periduralraum ein Katheter eingelegt werden (Mixa et al. 2015).

▪▪ Lumbale/thorakale Periduralanästhesie

Die Durchführung einer rückenmarknahen Regionalanästhesie unterscheidet sich prinzipiell nicht von der bei Erwachsenen und wird fast ausschließlich als Kathetertechnik durchgeführt. Die Höhe der Punktion richtet sich nach der chirurgischen Intervention. Bei der anästhesiologischen Aufklärung muss über Nervenschädigungen durch Punktion einer Nervenwurzel oder durch ein spinales Hämatom aufgeklärt werden (Kaufmann et al. 2012).

Schwerwiegende neurologische Komplikationen wie das Auftreten von Hämatomen oder Abszessen bei rückenmarknahen Katheterverfahren im Kindesalter sind sehr selten, aber sehr ernst (Kretz und Becke 2007). Bei Annahme einer Komplikation (Auftreten von neurologischen Defiziten oder von meningealen Zeichen) muss umgehend eine Magnetresonanztomographie durchgeführt werden, um ggf. eine operative Entlastung durch einen Neurochirurgen zu veranlassen.

Bauchwandblockaden

Bauchwandblockaden führen zu einer Schmerzreduktion und zu einem verminderten Opiateinsatz nach abdominellen Eingriffen (Hamill et al. 2016). Zu bedenken ist aber, dass viszerale Schmerzen, hervorgerufen durch Zug am Peritoneum oder Manipulation am Samenstrang, nicht adäquat unterdrückt werden können.

▪ Rektusscheidenblock

Der Rektusscheidenblock eignet sich für Operationen in der Umbilikal- und Supraumbilikalregion (Litz et al. 2012). So bietet das Verfahren eine gute intra- und postoperative Analgesie bei konventionell durchgeführten Pyloromyotomien (Breschan et al. 2013).

▪ Transversus-abdominis-plane (TAP)-Block

Der TAP-Block ist ein intramuskulärer Plane-Block (Flächenblock) der vorderen Abdominalwand, bei dem die Nadel in der Ebene zwischen dem M. obliquus internus und dem M. transversus abdominis positioniert wird. Ziel ist es, die Segmente von T9, T10, T11, T12 und L1 durch eine einmalige Injektion zu blockieren (Willschke und Kettner 2012).

Der TAP-Block ist eine Alternative zur Kaudalanästhesie bei Kindern mit Anomalien des lumbosakralen Spinalkanals oder Kontraindikationen für die Durchführung einer neuroaxialen Technik. Er kann für Laparotomien, offene Appendektomien, laparoskopische Cholezystektomien, Leisteneingriffe und für die Umbilikalchirurgie eingesetzt werden (Beloeil und Zetlaoui 2011).

Wundrandinfiltration

Eine Wundrandinfiltration mit einem lang wirksamen Lokalanästhetikum sollte immer zum Einsatz kommen, wenn sich keine andere Regionalanästhesietechnik anbietet (Philippi-Höhne 2012). Diese Technik ist einfach, sicher und effektiv (Lönnqvist und Morton 2005).

3.3 Postoperative Schmerztherapie

Das Ziel ist eine an individuell akzeptablen Schmerzwerten angepasste Schmerztherapie mit so wenigen Nebenwirkungen wie möglich bei optimaler Mobilisierung (Lundeberg 2014).

Zu bedenken ist, dass die moderne Schmerztherapie im Kindesalter nicht auf der Entwicklung neuer Substanzen oder Techniken fußt, sondern vielmehr auf der konsequenten Umsetzung vorhandener Schmerzkonzepte.

> **Säulen eines Schmerzmanagements**
> - Qualitätssicherung (Kontrolle der Schmerztherapie) durch
>   - routinemäßige Anwendung von Schmerzmessinstrumenten
>   - regelmäßige Dokumentation der Schmerzwerte
>   - regelmäßige Dokumentation eventueller Nebenwirkungen
> - Exakte Verordnung der Analgetika: gewichtsbezogene Berechnung auf kg KG-Basis, wobei das Idealgewicht heranzuziehen ist
> - Vorliegen von standardisierten Dosierungsschemata
> - Durchführung einer balancierten Analgesie: Kombination von Analgetika mit unterschiedlichen Angriffspunkten zur Verbesserung der Analgesiequalität bei reduziertem Nebenwirkungspotenzial
> - Fortführung eines regionalen Schmerzkatheters
> - Einsatz nichtmedikamentöser Maßnahmen

3.3.1 Schmerzerfassung

Die Voraussetzung einer effektive Schmerztherapie ist sowohl die Erkennung, Quantifizierung und Dokumentation von Schmerz als auch die zeitnahe Aufzeichnung therapieassoziierter Nebenwirkungen (z. B. Übelkeit/Erbrechen, Harnverhalten, Obstipation, Juckreiz oder Sedierung) sowie schmerztherapeutischer Maßnahmen (Messerer et al. 2011). Die Effektivität einer eingeleiteten Schmerztherapie kann so kontrolliert, optimiert und strukturiert überwacht werden.

Eine einfache Möglichkeit, Schmerz zu messen, ist der Einsatz von Schmerzskalen, deren Auswahl sich nach dem Alter und dem Entwicklungsstand richten. Innerhalb einer Institution sollten dieselben Instrumente verwendet werden, denn auf Basis einheitlicher Interventionsgrenzen können Therapieschemata erstellen werden.

Eine Herausforderung ist die Schmerzmessung bei Kindern unter 3 Jahren. Diese Kinder können Schmerzen noch nicht mit Worten ausdrücken (Ghai et al. 2008). Zum Einsatz kommen hier Fremdbeurteilungsskalen, die anhand von Verhaltensmustern Orientierung über das Schmerzausmaß geben (Hartwig et al. 1991). Für die deutsche Sprache ist die KUSS-Skala (Kindliche Unbehagens- und Schmerz-Skala) validiert (Büttner et al. 1998).

Nach Maßgabe ihrer Möglichkeiten sollten Kinder aber ihre Schmerzen selbst einschätzen (Bremerich et al. 2001). Das ist ab dem 4.–6. Lebensjahr möglich. Eine erprobte Skala zur Selbsteinschätzung ist die Gesichterskala nach Hicks (FPS-R) (Hicks et al. 2001). Vor allem jüngere Kinder bevorzugen eine Gesichterskala, da das Auswählen eines Gesichts viel einfacher ist als zu zählen oder Zahlen zu kategorisieren (Drendel et al. 2011).

Kinder ab dem 9. Lebensjahr und Jugendliche können Schmerzlokalisation, -intensität und -qualität meist gut beurteilen. Es können alternativ auch die visuelle Analogskala (VAS) oder die numerische Rating-Skala (NRS) ab diesem Alter verlässlich eingesetzt werden (Drendel et al. 2011).

3.3.2 Systemische medikamentöse Schmerztherapie

Allgemeines

Bei den Überlegungen zur medikamentösen Schmerztherapie spielt der Aspekt, dass viele bewährte Analgetika aus der Erwachsenenmedizin für Kinder nicht zugelassen sind, eine Rolle. Es handelt sich häufig um routinemäßig verwendete Medikamente; viele sind sogar Säulen der medikamentösen Therapie bei Kindern (Conroy 2002). *Off-label use* bedeutet, dass ein Medikament zugelassen ist, aber anders, als in der Produktlizenz angegeben, verwendet wird. Der *off-label use* ist nach dem aktuellen Stand der medizinischen Wissenschaft und der klinischen Erfahrung zulässig. Er erfordert jedoch eine explizite Aufklärung und Einwilligung der Jugendlichen, der Eltern bzw. der Erziehungsberechtigten darüber (Mayrhofer 2014).

In der Akutphase werden Behandlungsschemata verwendet, die an die zu erwartende Schmerzintensität angepasst sind. Basis der systemischen postoperativen Schmerztherapie sind Nichtopioide, die in der Akutphase regelmäßig, d. h. antizipierend gegeben werden. Bei bestehender oder zu erwartender unzureichender Analgesie müssen Opioide zusätzlich verabreicht werden. Sie werden bedarfsorientiert nach Wirkung bzw. Nebenwirkung titriert.

Die Auswahl der Analgetika richtet sich nach dem individuellen Risiko der Patienten, nach Begleiterkrankungen bzw. nach der Art der zu erwartenden Schmerzen und nach der Stärke der zu erwartenden bzw. erfassten Schmerzen des Kindes. So wird für viszerale oder krampfartige Schmerzen Metamizol empfohlen, bei Entzündungsschmerzen oder Weichteilschwellungen gibt es Vorteile für Cyclooxygenase(COX)-Hemmer (Sittl et al. 2000).

Analgetika

> **Postoperativ eingesetzte Analgetika**
> — Nichtopioide
>   – Nichtsteroidale Antirheumatika (NSAR)
>   – Metamizol
>   – Paracetamol
> — Opioide
> — Butylskopolamin

Nichtopioidanalgetika

Innerhalb eines multimodalen Therapiekonzeptes reduzieren Nichtopioide den Opioidbedarf und damit auch das Auftreten der substanzspezifischen Nebenwirkungen (Kammerbauer und Becke 2011).

Nichtsteroidale Antirheumatika (NSAR)

Sie wirken über eine Hemmung der Cyclooxygenase (COX 1 und COX 2) analgetisch, antipyretisch und antiphlogistisch. Der analgetische Nettoeffekt dieser Substanzgruppe kann bei Inflammation bzw. Schwellung dem von Opioiden überlegen sein (Watcha et al. 1992). Vor allem Patienten mit einer inflammatorischen Peritonitis profitieren vom Einsatz (Lundeberg 2014).

> **Vorsicht ist bei Kindern mit gastroduodenalen Ulzera in der Anamnese, schweren Ekzemen, Polyallergien und bekannten Überempfindlichkeiten auf NSAR geboten (Kokki 2003).**

Über die COX-2-Hemmung können NSAR über die Reduktion des renalen Blutflusses zur Nierenfunktionseinschränkung führen. Liegt eine Dehydratation (z. B. akute Gastroenteritis mit Erbrechen und Diarrhö, Blutung) vor, so sollte diese Substanzgruppe wegen der Gefahr einer akuten Niereninsuffizienz primär nicht eingesetzt werden (Misurac et al. 2013). Liegen eine Leber- oder Nierendysfunktion, eine Hypovolämie oder Hypotonie, eine Gerinnungsstörung oder eine akute Blutung vor, so sollten NSAR nicht verwendet werden (Hünseler et al. 2009).

In Österreich und der Schweiz sind Ibuprofen, Diclofenac, Mefenaminsäure und Naproxen in kindergerechten Darreichungsformen erhältlich (◘ Tab. 3.1). Die Auswahl eines Analgetikums erfolgt im Hinblick auf Dosierungsintervall, Wirkstärke und Wirkdauer sowie den verfügbaren Applikationsmodus.

Mefenaminsäure ist nur in Österreich und der Schweiz zugelassen. Die angegebenen Dosierungen entsprechen den Empfehlungen des Herstellers. Referenzen aus der Literatur fehlen zu dieser Substanz.

Metamizol

Metamizol hat die höchste analgetische Wirkung unter den Nichtopioiden und wirkt analgetisch, antiphlogistisch, antipyretisch und spasmolytisch (Mittel der Wahl bei kolikartigen Schmerzen) (Laubenthal et al. 2008). Die therapeutische Breite ist sehr hoch. Von Vorteil ist auch die nur geringe renale, hepatische und gastrointestinale Toxizität bei Überdosierung (Abu-Kishk et al. 2010). Überempfindlichkeitsreaktionen bis hin zum anaphylaktischen Schock sind selten.

> **❗ Cave**
> Eine Gefahr für allergische Reaktionen besteht v. a. bei Patienten mit Asthma oder bekannten Allergien. Eine diesbezügliche Anamnese muss vor dem Einsatz von Metamizol unbedingt erfolgen.

Tab. 3.1 Dosierungsempfehlungen für NSAR

Wirkstoff	Applikation	Dosierung (mg/kg KG)	Intervall (h)	Maximale Tagesdosis	Anmerkung Zulassung
Ibuprofen	Oral/rektal	5–10	8	20–30 mg/kg KG bzw. max. 1200–2400 mg	Ab 3. Lebensmonat
Diclofenac	Oral/rektal	1	8–12	3 mg/kg KG bzw. 150 mg	Zulassungsalter: produktabhängig
	Neodolpasse	3 ml/kg KG	12	Max. 2 × 250 ml	> 18. Lebensjahr
Mefenaminsäure	Oral	6,5	8	20 mg/kg KG bzw. 250–1500 mg	> 6. Lebensmonat
	Rektal	12	–	30 mg/kg KG bzw. 250–1500 mg	
Naproxen	Oral	5–7,5	12	10–15 mg/kg KG	> 1. Lebensjahr

Tab. 3.2 Dosierungsempfehlungen für Metamizol

Applikationsform	Dosierung (mg/kg KG)	Maximale Tagesdosis (mg/kg KG)	Dosierungsintervall (h)	Anmerkung Zulassung
Oral	10–15	(50)–80	6–8	Ab dem 4. Lebensmonat bzw. ab 5 kg KG
i. v. als Kurzinfusion	10–15	(50)–80	6–8	
Kontinuierlich	2,5 mg/kg KG/h	(50)–80	–	

Metamizol kann eine temporäre Thrombozytenfunktionsstörung bewirken, die jedoch klinisch kaum relevant erscheint (Özkiris et al. 2012). So ist diese Substanz bei Patienten mit niedriger Thrombozytenzahl oder Gerinnungsstörungen eine gute Wahl.

Nach rascher i. v.-Gabe kann eine arterielle Hypotonie auftreten, die bis zum manifesten Schock führen kann.

Die schwerwiegendste Nebenwirkung, die mit Metamizol in Verbindung gebracht wird, ist die Auslösung einer Agranulozytose. Im Kindesalter ist laut Literatur eine Agranulozytose durch Reexposition nur ein einziges Mal belegt (Meyer et al. 1999).

In vielen Handlungsempfehlungen wird Metamizol unter Beachtung der Kontraindikationen zur Schmerztherapie bei Kindern empfohlen (Rakow et al. 2007). Eine generelle Ablehnung des kurzfristigen, perioperativen Einsatzes von Metamizol bei Kindern ist basierend auf der aktuellen Literatur nicht begründbar (Jöhr 2012); Dosierungsempfehlungen ■ Tab. 3.2.

■ ■ **Paracetamol**

Paracetamol wird in der Pädiatrie als Antipyretikum und als Analgetikum bei geringen bis mittelstarken Schmerzen eingesetzt. Vorteilhaft ist die fehlende Hemmung der Thrombozytenaggregation ohne nennenswerte gastrointestinale und renale Nebenwirkungen und die Zulassung ab der Geburt (Heinrich et al. 2010).

Für eine sichere Dosierung von Paracetamol müssen Alter, Körpergewicht, Dauer der Therapie, Tageshöchstdosis und Dosierungsintervalle berücksichtigt werden, um Überdosierungen zu vermeiden; Dosierungsempfehlungen für Paracetamol ■ Tab. 3.3 (Zernikov und Hechler 2008).

> Durch die gleichzeitige Gabe von 5-HT$_3$-Rezeptorantagonisten (z. B. das Antiemetikum Odansetron) wird die analgetische Wirkung von Paracetamol nahezu vollständig aufgehoben (Pickering et al. 2008). Das ist v. a. im postoperativen Setting zu berücksichtigen.

In den letzten Jahren wurden zahlreiche Studien publiziert, die den möglichen kausalen

Tab. 3.3 Dosierungsempfehlungen für Paracetamol (Zernikov und Hechler 2008)

Applikation	Einzeldosis bei Therapiebeginn (mg/kg)	Folgedosis (mg/kg)	Dosierungsintervall (h)	Tageshöchstdosis (mg/kg/Tag)
Rektal				
FG 28.–30. SSW	20	15	12	35
FG 31.–38. SSW	20	15	12	45
NG/Sgl < 6. LMo	30	15	8	60
Sgl > 6. LMo	35–45	15–20	6–8	60
KK > 1 Jahr	35–45	15–20	(4–)6	75
Kinder > 6 Jahre	35–45	15–20	(4–)6	90 max. 4 g/Tag
Oral				
NG/Sg. < 6. LMo	20	20	8	60
Sgl > 6. LMo	30	10–20	(4–)6	60
Kinder > 1 Jahr	30	15	(4–)6	75
Kinder > 6 Jahre	30	15	(4–)6	90 max. 4 g/Tag
Intravenös				
Alle Altersgruppen	15	15	6	60 max. 4 g/Tag

FG Frühgeborene, *NG* Neugeborene, *Sgl* Säuglinge, *KK* Kleinkinder, *LMo* Lebensmonat

Zusammenhang zwischen der pränatalen und kindlichen Paracetamol-Exposition und dem vermehrten Auftreten von obstruktiver Atmung (*wheezing*), Asthma bronchiale, Rhinokonjunktivitis, ekzematösen Hautveränderungen sowie erhöhten IgE-Werten im Kindes- und Jugendalter zum Inhalt haben (Farquhar et al. 2010).

Die Ergebnisse dieser Publikationen sind widersprüchlich. Auf jeden Fall sollte die Verabreichung von Paracetamol wohl überlegt erfolgen. Ebenso ist es erforderlich, die Entwicklung dieses Themas aufmerksam zu verfolgen, um ggf. Handlungsempfehlungen rasch modifizieren zu können.

Opioide

Opioide sind die Medikamente der Wahl zur Behandlung mittlerer bis starker Schmerzen, bei deren Vorliegen sie frühzeitig zum Einsatz kommen sollten. Starke Schmerzen sind ohne die Verwendung von Opioiden kaum zu beherrschen.

> Zur Einsparung der Dosis sollten sie immer mit einem Nichtopioid kombiniert werden.

Bei Kindern, die wegen unklarer akuter abdominaler Schmerzen zur Abklärung kommen, sollten Opioide frühzeitig verabreicht werden. Damit wird eine signifikante Schmerzreduktion mit Verbesserung des Patientenkomforts geboten, ohne die Diagnose zu verzögern (Sharwood und Babl 2009).

Grundlage jeder Opioidtherapie ist ein geschultes Personal, die altersgerechte, standardisierte und regelmäßig erfolgende Erfassung und Dokumentation von Schmerzen und auch eventueller Nebenwirkungen (Sedierung, Übelkeit, Erbrechen, Juckreiz, Schwindel, Obstipation, Harnverhalten, Atemdepression) (Kammerbauer und Becke 2011).

Therapiekonzepte mit klar definierten Dosisregimen und ein standardisiertes Überwachungsprotokoll müssen schriftlich zur Verfügung stehen (Becke 2010).

Akut und unmittelbar postoperativ sollten Opioide parenteral, also i. v. als Bolus, Kurzinfusion, Dauerinfusion oder als patientenkontrollierte Analgesie (PCA) angewendet werden (Kammerbauer und Becke 2011); Dosierungsempfehlung ◻ Tab. 3.4.

▪▪ Tramadol

Tramadol hemmt die synaptische Rückresorption von Noradrenalin und Serotonin an nozizeptiven Neuronen und ist ein schwacher μ-Opioidrezeptoragonist mit bekanntem Ceiling-Effekt. Kann mit einer Tagesdosis von 8 mg/kg KG keine ausreichende Analgesie erzielt werden, sollte auf einen potenteren μ-Rezeptoragonisten gewechselt werden (Finke et al. 2009).

Tramadol wird bei mittelstarker Schmerzintensität eingesetzt und kann i. v., rektal oder auch oral appliziert werden (Bozkurt 2005).

Übelkeit und Erbrechen sind oft ein limitierender Faktor für die Anwendung. Die Inzidenz liegt bei 9 % für Übelkeit und bei 10 % für Erbrechen (Finkel et al. 2002). Diese Nebenwirkungen können bei Therapiebeginn v. a. bei Bolusgaben auftreten, sie nehmen aber im weiteren Verlauf meist ab (Finke et al. 2009).

Insbesondere in Kombination mit Metamizol ist Tramadol sehr gut zur Therapie von Schmerzen nach abdominalen Eingriffen geeignet (Heinrich et al. 2010).

▪▪ Nalbuphin

Nalbuphin, ein κ-Rezeptoragonist und ein μ-Rezeptorantagonist, ist keine neue Substanz, wobei nur eine i. v.-Verabreichung zur Verfügung steht. Der analgetische Effekt von Nalbuphin ergibt sich durch die hohe Affinität und intrinsische Aktivität am κ-Rezeptor. Darauf zurückzuführen ist auch die wesentliche sedierende Komponente, ein Umstand der in der frühen postoperativen Phase speziell für Kinder vorteilhaft sein kann (Philippi-Höhne 2012).

Nalbuphin weist unter allen starken Opioiden das beste Sicherheitsprofil auf. Im Vergleich zu anderen Opioiden treten Übelkeit und Erbrechen seltener auf (Kubica-Cielińska und Zielińska 2015). Es ist geeignet zur Behandlung von mittleren Schmerzen. Nalbuphin ist dabei besser wirksam als Tramadol (Kubica-Cielińska und Zielińska 2015).

Nalbuphin weist einen Ceiling-Effekt auf. Die analgetische Potenz ist begrenzt und lässt sich bei Dosisteigerung (ab einer Dosierung von 0,3–0,4 mg/kg KG) nicht über ein gewisses Maß erhöhen (Philippi-Höhne 2012).

◻ **Tab. 3.4** Dosierungshinweise für Opioide

Medikament	Applikation	Dosis	Anmerkung
Tramadol	Oral Rektal Kurzinfusion	0,5–1–(2) mg/kg KG	Max. Tagesdosis: 6 mg/kg KG bzw. 400 mg
	Kontinuierlich	0,25 mg/kg KG/h	
Nalbuphin	Kurzinfusion	FG: 0,025 mg/kg KG NG bis Ende des 3 LMo: 0,025–0,05 mg/kg KG ab 4. LMo: 0,05–0,1–(0,2) mg/kg KG	Ceiling-Effekt: ab 0,3–0,4 mg/kg KG
	Kontinuierlich	0,1–0,2 mg/kg KG/h	
Morphin	Titrierend i. v.	Bis Ende des 6. LMo: 20–30–(50) µg/kg KG Ab 7. LMo: 30–50–(100) µg/kg KG	Unter intensivmedizinischer Überwachung keine Maximaldosis
	Kontinuierlich	Bis Ende des 6. LMo: 5–10 µg/kg KG Ab 7. LMo: 10–20 µg/kg KG	
Piritramid	Titrierend i. v.	Bis Ende des 6. LMo: 0,025–0,05 mg/kg KG Ab 7. LMo: 0,05–0,1 mg/kg KG	Unter intensivmedizinischer Überwachung keine Maximaldosis

FG Frühgeborene, *NG* Neugeborene, *LMo* Lebensmonat

Morphin

Morphin kann in allen Altersklassen eingesetzt werden (Hünseler et al. 2009). Gerade für Früh- und Neugeborene liegen zum klinischen Einsatz dieser Substanz umfangreiche Erfahrungen vor (Gäbler 2008).

Morphin hat keine Dosisobergrenze, sondern wird nach klinischer Wirkung und Effekt titriert.

Die Elimination erfolgt renal.

> **Cave**
> Bei eingeschränkter Nierenfunktion muss mit einer Akkumulation und dadurch bedingt mit einer erhöhten Gefahr für Atemdepression, Sedierung, Krampfanfälle, Myoklonien oder Unruhe gerechnet werden.

Piritramid

Piritramid ist im deutschsprachigen Raum das am häufigsten eingesetzte Opioid bei akuten Schmerzen. Es handelt sich um einen reinen μ-Rezeptoragonisten, der nur i. v. verabreicht werden kann.

Die Metabolisierung erfolgt hepatisch, die Ausscheidung nur zu etwa 4 % renal (Gäbler 2008). Die Wirkdauer ist mit etwa 4–6 h etwas länger, und der sedierende Effekt ist stärker ausgeprägt. Aufgrund eines schnelleren Wirkeintritts gegenüber Morphin empfiehlt sich die titrierende Gabe von Piritramid unmittelbar postoperativ im Aufwachraum.

Patientenkontrollierte Analgesie (PCA)

Sind starke Schmerzen länger als 24 h zu erwarten, so sollte auch bei Kindern die PCA eingesetzt werden (Philippi-Höhne 2012).

Dabei können über eine elektronisch kontrollierte Infusionspumpe kleine Analgetikamengen selbst appliziert werden. Der großen Variabilität des Opioidbedarfs kann mit diesem Verabreichungsmodus Rechnung getragen werden. Eine unbedingte Voraussetzung für die Durchführung sind standardisierte Dosierungstabellen, Überwachungs- und Dokumentationsprotokolle, ein zur Verfügung stehender Akutschmerzdienst oder ein Verantwortlicher mit Erreichbarkeit rund um die Uhr, geschultes und kooperatives Stationspersonal sowie eine regelmäßige Visite zur exakten Anpassung der jeweiligen Bedürfnisse. Richtlinien zur Behandlung einer aufgetretenen Atemdepression müssen an allen Orten der Anwendung bereitliegen.

Butylscopolamin

Butylscopolamin reduziert den Tonus der glatten Muskulatur des Magen-Darm- und des Harntrakts. Diese Substanz eignet sich damit zur Behandlung akuter Spasmen im Urogenitalbereich (Tytgat GN 2008).

Lokalanästhetika

Transdermale Lokalanästhetika sollten vor Punktionen (venöse/arterielle Punktion, Lumbalpunktion) zum Einsatz kommen.

Am häufigsten wird eine eutaktische Mischung aus Lidocain 2,5 % und Prilocain 2,5 % eingesetzt (EMLA-Creme). Durch die rechtzeitige Anwendung auf intakter Haut können damit notwendige Punktionen und Kanülierungen bei Kindern wesentlich schmerzärmer durchgeführt werden. Abhängig vom Lebensalter müssen zur sicheren Anwendung die Applikationszeit, die verwendete Menge und der maximale Hautbereich, in dem das Lokalanästhetikum angewendet wird, beachtet werden.

> Vor allem bei Früh- und Neugeboren ist eine strikte Einhaltung der Dosis und Dauer der Applikation wichtig, da Prilocain eine Methämoglobinbildung hervorrufen kann.

3.4 Nichtmedikamentöse Maßnahmen

Der Einsatz nichtpharmakologischer Maßnahmen ist im Kindesalter eine unverzichtbare Therapiesäule der Schmerztherapie. Diese Interventionen haben das Ziel, das Schmerzempfinden zu verringern, die Schmerztoleranzgrenze anzuheben und ein adaptives Verhalten zu entwickeln (Garten et al. 2015).

Sie sind als unterstützende Maßnahmen anzusehen. Sofern für die Anwendung keine Kontraindikation vorliegt, ist die subjektiv empfundene positive Wirkung eine ausreichende Begründung für die Anwendung. Immer ist der Patient derjenige, der entscheidet, ob ein Therapieverfahren für ihn von Vorteil ist. Keinesfalls sollte es durch den Einsatz eines nichtmedikamentösen Verfahrens zu einer Zunahme von Schmerzen kommen!

> **Nichtmedikamentöse Maßnahmen im Kindesalter**
> - Zuwendung, Vermittlung von Geborgenheit, Ablenkung und Schaffen einer kindergerechten Umgebung helfen, negative Emotionen wie Angst zu reduzieren und sind Voraussetzung jeder suffizienten Schmerztherapie
> - Schmerzpräventive Pflegekonzepte wie z. B. *minimal handling*, basale Stimulation, Kinästetik *infant handling*, Förderung eines normalen Schlafmusters, die Einbeziehung der Eltern in pflegerische Maßnahmen etc. (He et al. 2007)
> - Physiotherapeutische Maßnahmen (Kryotherapie, Massagen, transkutane elektrische Nervenstimulation [TENS], ergotherapeutische Techniken, Akupressur)
> - Psychologische Interventionen zur Stressreduktion und Entspannung (Atemübungen, progressive Muskelentspannung, autogenes Training, Meditation) (He et al. 2007)
> - Kognitive und verhaltenstechnische Interventionen, d. h.
>   - Ablenkung der Aufmerksamkeit weg vom Schmerz durch Gespräche, Erzählen, Musik, TV, Smartphone-Spiele oder Denksportaufgaben
>   - Imagination (Vorstellen von oder Erinnerung an angenehme Erlebnisse)
>   - Selbststatements als Coping-Methode (z. B. Ich schaffe das!)
>   - Positive Verstärkung (Lob: Du schaffst das!) (Chen et al. 2000)
> - Eine altersentsprechende Aufklärung über geplante Prozeduren kann Ängste verringern und Stress reduzieren (Chen et al. 2000).
> - Bei Früh- und Neugeborenen können verschiedene spezielle Lagerungen die Stressreaktionen bei leichten schmerzhaften Maßnahmen zur Reduktion der Schmerzäußerung und der physiologischen Schmerzantwort unterstützend eingesetzt werden (nichtnutritives Saugen, *facilitated tucking* – Halten in Froschstellung, multisensorische Stimulation, Känguru-Pflege: Haut-zu-Haut-Kontakt, »enges Einwickeln« – *swaddeling* u. a.) (Pillai Riddell et al. 2011)

Die Kombination mehrerer nichtpharmakologischer Maßnahmen steigert den schmerzmodulierenden Effekt. In Kombination mit der oralen Gabe von Zuckerstoffen (Saccharose oder Glukose) kann der schmerzmodulierende Effekt im Neugeborenen- und Säuglingsalter noch zusätzlich signifikant gesteigert werden (Stevens et al. 2010).

Alle Maßnahmen sollten mit einer allgemeinen Reduktion weiterer äußerer Umgebungsstimuli (z. B. Licht, Geräusche) einhergehen (Garten et al. 2015).

Fazit für die Praxis
- Kinder, die mit starken Schmerzen zum Arzt kommen, sollten nach sorgfältiger initialer klinischer Beurteilung unverzüglich eine adäquate Schmerztherapie erhalten.
- Analgetika beeinflussen weder die weiteren klinischen Untersuchungen oder das diagnostische Procedere noch verzögern sie den chirurgischen Eingriff.
- In weiterer Folge verbessert eine effektive intraoperative Schmerztherapie das operative Outcome. Wann immer möglich, sollte dabei eine Regionalanästhesie eingesetzt werden, um Opiate einzusparen.
- Ziel der postoperativen Schmerztherapie ist eine an individuell akzeptable Schmerzen angepasste Schmerztherapie mit so wenigen Nebenwirkungen wie möglich bei optimaler Mobilisierung.
- Neben Analgetika und Fortführung regionalanästhesiologischer Katheter-Verfahren sind nichtpharmakologische Maßnahmen im Kindesalter eine weitere unverzichtbare Therapiesäule der Schmerztherapie. Sie sind als unterstützende Maßnahmen anzusehen, wobei die subjektiv empfundene positive Wirkung eine ausreichende Begründung für die Anwendung ist.

Literatur

Abu-Kishk I, Goldman M, Mordish Y et al (2010) Transient renal insufficiency following dipyrone overdose. Arch Dis Child 95:233–234

Becke K (2010) Großzügiger Einsatz von Opioiden bei Säuglingen und Kleinkindern. Anästhesiol Intensivmed Notfallmed Schmerzther 45:470–472

Beloeil H, Zetlaoui PJ (2011) TAP block and blocks of the abdominal wall. Ann Fr Anesth Reanim 30:141–146

Borland ML, Jacobs I, Geelhoel G (2002) Intranasal fentanyl reduces acute pain in children in the emergency departement: a safety and efficacy study. Emerg Med 14:275–280

Bosenberg A (2012) Benefits of regional anesthesia in children. Paediatr Anaesth 22:10–18

Bosenberg AT (1998) Epidural analgesia for major neonatal surgery. Paediatr Anaesth 8:479–483

Bozkurt P (2005) Use of tramadol in children. Paediatr Anaesth 15:1041–1047

Bremerich DH, Neidhart G, Kessler P, Behne M (2001) Postoperative Schmerztherapie im Kindesalter. Anaesthesist 50:102–112

Breschan C, Jost R, Stettner H et al (2013) Ultrasound-guided rectus sheat block for pyloromyotomy in infants: a retrospective analysis of a case series. Paediatr Anaesth 23:1199–1204

Büttner W, Finke W, Hilleke M et al (1998) Entwicklung eines Fremdbeobachtungsbogens zur Beurteilung des postoperativen Schmerzes bei Säuglingen. Anasthesiol Intensivmed Notfallmed Schmerzther 33:353–361

Chelly JE (2012) Paravertebral blocks. Anesthesiol Clin 30:75–90

Chen E, Joseph MH, Zeltzer LK (2000) Behavioral and cognitive interventions in the treatment of pain in children. Pediatr Clin North Am 47:513–525

Conroy S (2002) Unlicensed and off-label drug use: issues and recommendations. Paediatr Drugs 4:353–359

Drendel AL, Kelly BT, Ali S (2011) Pain assessment for children: overcoming challenges and optimizing care. Pediatr Emerg Care 27:773–781

Ecoffey C (2012) Safety in pediatric regional anesthesia. Paediatr Anaesth 22:25–30

Ecoffey C, Lacroit F, Giaufré E et al (2010) Epidemiology and morbidity of regional anesthesia in children: a follow-up one-year prospective survey of the French-Language Society of Paediatric Anaesthesiologists (ADARPEF). Paediatr Anaesth 20:1061–1069

Farquhar H, Stewart A, Mitchell E et al (2010) The role of paracetamol in the pathogenesis of asthma. Clin Exp Allergy 40:32–41

Finke W, Dubbel G, Sittl R (2009) Postoperative Schmerztherapie. Schmerztherapie bei Kindern, Jugendlichen und jungen Erwachsenen, 4. Aufl. Springer, Berlin, S 259–278

Finkel JC, Rose JB, Schmitz ML (2002) An evaluation of the efficacy and tolerability of oral tramadol hydrochloride tablets for the treatment of postsurgical pain in children. Anesth Analg 94:1469–1473

Gäbler RP (2008) Analgesie bei Neugeborenen, Säuglingen und Kleinkindern. Anästh Intensivmed 49:407–418

Garten L, Demirakca S, Harth I et al (2015) Analgesie, Sedierung und Delirmanagement. Die DAS-Leitlinie 2015: Kinder und Neugeborene. Anästhesiol Intensivmed Notfallmed Schmerzther 50:712–721

Ghai B, Makkar JK, Wig J (2008) Postoperative pain assessment in preverbal children with cognitive impairment. Paediatr Anaesth 18:462–477

Guay J, Suresh S, Kopp S (2016) The use of ultrasound guidance for perioperative neuraxial and peripheral nerve blocks in children. Cochrane Database Syst Rev 2:CD011436

Gupta A, Saha U (2014) Spinal anesthesia in children: a review. J Anaesthesiol Clin Pharmacol 30(1):10–18

Hamill JK, Rahiri JL, Liley A et al (2016) Rectus sheath and transversus abdominis plane blocks in children: a systematic review and meta-analysis of randomized trials. Paediatr Anaesth 26(4):363–371

Hartwig S, Roth B, Theisohn M (1991) Clinical experience with continuous intravenous sedation using midazolam and fentanyl in the pediatric intensive care unit. Eur J Pediatr 150:784–788

He HG, Vehviläinen-Julkunen K, Pölkki T et al (2007) Children's perceptions on the implementation of methods for their postoperative pain alleviation: an interview study. Int J NursPract 13:89–99

Heinrich M, Hoffmann F, Zernikow B (2010) Therapie akuter Schmerzen bei Kindern und Jugendlichen. Monatsschr Kinderheilkd 158:789–806

Herminghaus A, Wachowiak M, Wilhelm W et al (2011) Intravenös verabreichtes Lidocain zur perioperativen Schmerztherapie. Übersicht und praktische Handlungsempfehlungen. Anaesthesist 60:152–160

Hicks CL, von Baeyer CL, Spafford PA et al (2001) The Faces Pain Scale-revised: toward a common metric in pediatric pain measurement. Pain 93:173–183

Hünseler C, Roth B, Michel E et al (2009) Klinisch-pharmakologische Grundlagen der Schmerztherapie. Schmerztherapie bei Kindern, Jugendlichen und jungen Erwachsenen, 4. Aufl. Springer, Berlin, S 75–130

Jöhr M (2012) Pharmacotherapy in paediatric anaesthesia. Anästh Intensivmed 53:330–347

Jöhr M (2013) Kinderanästhesie, 8. Aufl. Urban & Fischer, München

Jöhr M, Berger TM (2012) Caudal blocks. Paediatr Anaesth 22:44–50

Kammerbauer N, Becke K (2011) Akutschmerztherapie im Kindesalter. Anästhesiol Intensivmed Notfallmed Schmerzther 46:344–352

Kaufmann I, Laschat M, Wappler F (2012) Perioperative pain management for preterm babies, infants and toddlers. Anästh Intensivmed 53:656–669

Kokki H (2003) Nonsteroidal antiinflammatory drugs for postoperative pain: a focus on children. Paediatr Drugs 5:103–123

Koppert W, Weigand M, Neumann F et al (2004) Perioperative intravenous lidocaine has preventive effects on postoperative pain and morphine consumption after major abdominal surgery. Anesth Analg 98:1050–1055

Kretz FJ, Becke K (2007) Anästhesie und Intensivmedizin bei Kindern. Physiologie des Neugeborenen, 2. Aufl. Thieme, Stuttgart

Kubica-Cielińska A, Zielińska M (2015) The use of nalbuphine in paediatric anaesthesia. Anaesthesiol Intensive Ther 47(3):252–256

Laubenthal H, Neugebauer E, Becker M et al (2008) S3-Leitlinie Behandlung akuter perioperativer und posttraumatischer Schmerzen. ▶ http://www.awmf.org/uploads/tx_szleitlinien/001-025l_S3_Behandlung_akuter_perioperativer_und_posttraumatischer_Schmerzen_abgelaufen.pdf. Zugegriffen: 21. März 2018

Litz CN, Farach SM, Fernandez AM et al (2017) Percutaneous ultrasound-guided vs. intraoperative rectus sheat block for pediatric umbilical hernia repair: a randomized clinical trial. J Pediatr Surg 52(6):901–906

Lönnqvist PA, Morton NS (2005) Postoperative analgesia in infants and children. Br J Anaesth 95:59–68

Lundeberg S (2014) Pain in children – Are we accomplishing the optimal pain treatment? Pediatric Anesth 25:83–92

Mayrhofer M (2014) »Off label use« von Analgetika in der perioperativen Kinderschmerztherapie aus rechtlicher Sicht. Österreichische interdisziplinäre Handlungsempfehlung zum perioperativen Schmerzmanagement bei Kindern. Schmerz 28(1):65–66

McCarthy GC, Megalla SA, Habib AS (2010) Impact of intravenous lidocaine infusion on postoperative analgesia and recovery from surgery: a systematic review of randomized controlled trials. Drugs 70:1149–1163

Messerer B, Gutmann A, Sandner-Kiesling A et al (2011) Postoperative Schmerzmessung bei speziellen Patientengruppen: Teil I. Schmerz 25:245–255

Meyer O, Gaedicke G, Salama A (1999) Demonstration of drug-dependent antibodies in two patients with neutropenia and successful treatment with granulocyte-colony-stimulation factor. Transfusion 39:527–530

Meyer S, Aliani S, Graf N, Gottschling S (2004) Inter- and intraindividual variability in ketamine dosage in repetitive invasive procedures in children with malignancies. Pediatr Hematol Oncol 21:161–166

Misurac JM, Knoderer CA, Leiser JD et al (2013) Nonsteroidal anti-inflammatory drugs are an important cause of acute kidney injury in children. J Pediatr 162(6):1153–1159

Mixa V, Nedomova B, Berka I (2015) Continuous epidural analgesia, a new prospect in analgesia of newborns. Brasil Lek Listy 116(9):571–573

Moriarty A (2012) Pediatric Epidural Analgesia (PEA). Paediatr Anaesth 22:51–55

Mosetti V, Ivani G (2012) Controversial issues in pediatric regional anesthesia. Paediatr Anaesth 22:109–114

Özkiris M, Kapusuz Z, Yildrim YS et al (2012) The effect of paracetamol, metamizole sodium and ibuprofen on postoperative hemorrhage following pediatric tonsillectomy. Int J Pediatr Otorhinolaryngol 76:1027–1029

Philippi-Höhne C (2012) Perioperative pain management in children. Anästh Intensivmed 53:33–44

Philippi-Höhne C, Becke K, Wulff B et al (2010) Analgosedierung für diagnostische Maßnahmen im Kindesalter. Anästh Intensivmed 51:603–614

Pickering G, Estève V, Loriot MA et al (2008) Acetaminophen reinforces descending inhibitory pain pathways. Clin Pharmacol Ther 84:47–51

Pillai Riddell RR, Racine NM, Turcotte K et al (2011) Non-pharmacological management of infant and young child procedural pain. Cochrane Database Syst Rev 10:CD006275

Rakow H, Finke W, Mutze K et al (2007) Handlungsempfehlung zur perioperativen Schmerztherapie bei Kindern. Vom Wissenschaftlichen Arbeitskreis Kinderanästhesie der Deutschen Gesellschaft für Anästhesiologie und Intensivmedizin (DGAI). Anästh Intensivmed 48:99–103

Sharwood LN, Babl FE (2009) The efficacy and effect of opioid analgesia in undifferentiated abdominal pain in children: a review of four studies. Paediatr Anaesth 19:445–451

Sittl R, Grießinger N, Koppert W et al (2000) Postoperative Schmerztherapie bei Kindern und Jugendlichen. Schmerz 14:333–339

Stevens B, Yamada J, Ohlsson A et al (2010) Sucrose for analgesia in newborn infants undergoing painful procedures (Review). Cochrane Database Syst Rev 1:CD001069

Taenzer AH, Walker BJ, Bosenberg AT et al (2014) Asleep versus awake: does it matter? Pediatric regional block complications by patient state: a report from the Pediatric Regional Anesthesia Network. Reg Anesth Pain Med 39(4):279–283

Thomas SH, Silen W (2003) Effect on diagnostic efficacy of analgesia for undifferentiated abdominal pain. Br J Surg 90:5–9

Tytgat GN (2008) Hyoscine butylbromide – a review on its parenteral use in acute abdominal spasm and as an aid in abdominal diagnostic and therapeutic procedures. Curr Med Res Opin 24(11):3159–3173

Watcha MF, Jones MB, Lagueruela RG et al (1992) Comparison of ketorolac and morphine as adjuvants during pediatric surgery. Anesthesiology 76:368–372

Willschke H, Kettner S (2012) Pediatric regional anesthesia: abdominal wall blocks. Paediatr Anaesth 22:88–92

Zernikov B, Hechler T (2008) Schmerztherapie bei Kindern. Dt Ärztebl 105:28–29

Erstversorgung und Schockbehandlung bei Kindern mit akutem Abdomen

Wolfgang Ummenhofer, Sabina Hulliger und Johannes Mayr

4.1 Einführung – 48

4.2 Schock-Einteilung – 50

4.3 Erkennen des Schockzustands – 54

4.4 Schock und akutes Abdomen: Diagnostik prähospital – Notfallstation – 56

4.5 Behandlung: prähospital – Schockraum, Notfallstation in der Klinik –»definitiv« – postinterventionell – 59

Literatur – 61

© Springer-Verlag GmbH Deutschland, ein Teil von Springer Nature 2018
J. Mayr, G. Fasching (Hrsg.), *Akutes Abdomen im Kindes- und Jugendalter*,
https://doi.org/10.1007/978-3-662-55995-6_4

Praxisbeispiel
In die Notfallambulanz wird ein 5 Monate alter Säugling gebracht, der nach Auskunft der begleitenden Eltern seit 6 h ununterbrochen erbricht und Durchfall hat. Das Ganze hat im Laufe des vorhergehenden Tages mit häufigem Schreien, Trinkschwäche und Inappetenz, zweimaligem Erbrechen und dünnem Stuhlgang begonnen. Die Mutter hatte vor 2 Wochen abgestillt.

Jetzt wirkt das Kind apathisch und reagiert kaum auf Ansprache. Der Atemweg ist frei, die Atemfrequenz ist mit 50/min zwar hoch, aber die Atmung erscheint unangestrengt ohne Nebengeräusche oder Einziehungen. Die Auskultation der Lungen ergibt ein normales Atemgeräusch, über dem Abdomen imponieren lebhafte Darmgeräusche. Die Herzfrequenz beträgt 200/min, der Blutdruck 58/40 mm Hg. Das Ohrthermometer misst 35,8 °C. Bei der Pulssuche sind die distalen Pulse nicht tastbar, aber femoral lässt sich trotz der hohen Herzfrequenz eine schwache Oszillation palpieren. Die Peripherie ist kalt und unterhalb der Ellenbeugen/Knie marmoriert. Die Rekapillarisierungszeit am Fuß beträgt 6 s. Das Kind wimmert nur auf Schmerzreiz, die Pupillen sind isokor mit symmetrischer Lichtreaktion. Die Windel ist übelriechend und nass; auf Nachfrage sind sich die Eltern seit dem Vorabend unsicher, ob das Urin sei oder eben der wässrige Durchfall. Spontanmiktion, was sie sonst häufig beim Wickeln beobachten konnten, sei seit dem Vortag nicht mehr aufgefallen.

Klinische Überlegung
Das *Primary Assessment* dieses Säuglings resultiert in der Diagnose eines hypotensiven Schocks. Auch wenn dessen Ursache noch nicht definitiv bekannt ist, muss hier in der Notaufnahme sofort ein venöser Zugang gelegt, Blut für Laboruntersuchungen abgenommen und mit der Infusion warmer Kristalloidlösung begonnen werden.

4.1 Einführung

Ein Kind mit einem akuten abdominellen Problem ist immer eine differenzialdiagnostische Herausforderung – auch für den pädiatrisch erfahrenen Notfallmediziner. Die Anamnese wird je nach Alter vom Patienten selbst und/oder seiner Bezugsperson erhoben, eine klare Beschreibung der Symptome darf nicht unbedingt erwartet werden: Bei Kindern werden viele Beschwerden, deren Ursache eigentlich extraabdominell lokalisiert ist und bei denen auch im Nachhinein keine ätiologischen Zusammenhänge hergestellt werden können, initial auf den Bauchraum bezogen. Kinder nehmen den Bauch als Zentrum ihres Körpers wahr: ein differenziertes Körpergefühl ist oft noch nicht entwickelt und Schmerzen werden »in die Mitte« projiziert. Dieses Phänomen ist besonders bei Kleinkindern ausgeprägt. »Bauchschmerzen« gehören somit zu den sehr häufig beklagten Symptomen, denen in den meisten Fällen keine ernsthaften Erkrankungen zugrunde liegen: Tatsächlich benötigen über 90 % aller Kinder mit Bauchschmerzen keine weitere Abklärung, und die Beschwerden klingen ohne weitere Maßnahmen außer Beobachtung ab (Hayakawa et al. 2017).

Es erfordert daher viel Erfahrung und stellt durchaus eine diagnostische Herausforderung dar, den »echten Bauchschmerz« vom »Bagatellschmerz« zu unterscheiden. Dies ist sicher einer der Gründe dafür, dass gerade bei Kleinkindern »Bauchschmerzen« von Eltern zunächst eher bagatellisiert werden und daher häufig erst fortgeschrittene Krankheitsstadien eine medizinische Konsultation auslösen. So weisen Kleinkinder beispielsweise eine höhere Inzidenz einer perforierten Appendizitis auf als Erwachsene. In einer aktuellen amerikanischen Übersichtsarbeit wurden Zuweisungen aus Notfallambulanzen in ein pädiatrisches Notfallzentrum zu 76 % als »notwendig« eingestuft, 40 % der Patienten sogar als »besorgniserregend« im Sinne von Kindern, die erweiterte »Basic-Life-Support-Maßnahmen« benötigten. Die mit Abstand häufigsten Leitbeschwerden waren Bauchschmerzen (Olympia et al. 2016).

Die **Ursachen** abdomineller Schmerzen bei Kindern sind altersabhängig und unterscheiden sich von denen erwachsener Patienten (Leung und Sigalet 2000; Mahadevan 2005):

> **Bauchschmerzen nach Altersgruppen (nach Leung und Sigalet 2000; Mahadevan 2005, mit freundlicher Genehmigung)**
> - 1. Lebensjahr:
>   – Obstipation
>   – Gastroenteritis
>   – M. Hirschsprung

- Inkarzerierte Hernie
- Infantile Kolik
- Invagination
- Harnwegsinfektion
- Volvulus
- **2–5 Jahre:**
  - Appendizitis
  - Verstopfung
  - Gastroenteritis
  - Purpura Schönlein-Henoch
  - Invagination
  - Pharyngitis
  - Sichelzellkrise
  - Trauma
  - Harnwegsinfektion
  - Volvulus
- **6–11 Jahre:**
  - Appendizitis
  - Verstopfung
  - Funktioneller Bauchschmerz
  - Gastroenteritis
  - Purpura Schönlein-Henoch
  - Lymphadinitis mesenterica
  - Pharyngitis
  - Pneumonie
  - Sichelzellkrise
  - Trauma
  - Harnwegsinfektion
- **12–18 Jahre:**
  - Appendizitis
  - Verstopfung
  - Dysmenorrhö
  - Tubargravidität
  - Gastroenteritis
  - Mittelschmerz
  - Ovarialtorsion
  - Entzündliche Beckenerkrankung (PID)
  - Drohender Abort
  - Hodentorsion

Kinder präsentieren sich häufig mit unspezifischen abdominellen Beschwerden, deren Ursache meist Gastroenteritiden, Verstopfung und Appendizitis sind, während Erkrankungen der Gallenblase (Cholezystitis, Cholelithiasis), des Pankreas oder ein Mesenterialinfarkt Raritäten sind. Gleichwohl handelt es sich aber auch hier nicht um »*adult-only*-assoziierte« Krankheitsbilder. Die Herausforderung ist es, gerade die seltenen Ursachen im Kindesalter rechtzeitig zu identifizieren. Für die Wahrscheinlichkeit einer Diagnose spielt das Alter des Kindes eine große Rolle: Für die Häufigkeitsverteilung der möglichen Ursachen macht es einen erheblichen Unterschied, ob es sich um ein 2 Tage altes Neugeborenes, einen 2 Wochen alten Säugling, ein 2-jähriges Kleinkind, ein 8-jähriges Schulkind oder eine 14-jährige Heranwachsende handelt (Makin und Davenport 2016).

Eine **differenzierte Anamnese** kann entscheidende Hinweise liefern:
- Dauer des Bauchschmerzes?
- Symptombeginn: plötzlich und akut oder über Tage progredient?
- Schmerzcharakter: anhaltender Schmerz, undulierende Intensität, schmerzfreie Phasen?
- Schmerz-Trigger: Bewegungsabhängigkeit? Ruheschmerz? Schonhaltung?
- Nahrungsabhängigkeit des Schmerzes: postprandiale Aggravierung?
- Trink- und Essverhalten allgemein? Veränderungen zum Normalstatus?
- Zusatzsymptome: Übelkeit, Erbrechen, Diarrhö, Obstipation
- Allgemeinzustand: Abgeschlagenheit, Apathie, Fieber, Exanthem
- Kopfschmerz?
- Zusätzliche Infekte, z. B. der Atemwege?
- Psychosoziale Aspekte: Belastungssituationen, Ängste, Kindergarten-, Schul- bzw. Peer-Group-Probleme?

> Die altersgruppenspezifische Häufigkeitsverteilung kann somit in Kombination mit der detaillierten Anamnese wichtige Hinweise auf die Krankheitsursache liefern.

Stumpfes Bauchtrauma Nicht zu vernachlässigen ist das stumpfe Bauchtrauma. Eine typische abdominelle Traumasituation stellt die **kindliche Sicherheitsgurtverletzung** dar. Der zunehmende Einsatz altersgerechter Kindersitze und größenadaptierter Dreipunkt-Rückhaltesysteme für ältere Kinder hat die Inzidenz schwerer und tödlicher Verletzungen deutlich vermindert. Allerdings weisen Kinder mit Prellmarken der Bauchwand nach Gurtverletzung ein hohes Risiko für intraabdominelle Läsionen und/oder Wirbelsäulenverletzungen auf und müssen weiter abgeklärt werden (Szadkowski und Bolte 2017). An eine weitere, leider sehr spezifische Form des kindlichen akuten Abdomens muss gedacht werden: der Notfall im Rahmen einer **Kindesmisshandlung**. Hier ist mit einem ätiologischen Hinweis weder durch die Betreuungsperson noch – aus Furcht – seitens des Kindes selbst zu rechnen. Insofern ist eine mögliche Trauma-Anamnese, das sog. nichtakzidentelle Trauma, immer eine Differenzialdiagnose. Viele Institutionen scheuen die gezielte Abklärung dieser denkbaren Kausalitäten, weil sie den investigativen Aufwand und die möglichen Schwierigkeiten gerne vermeiden wollen. In diesem Zusammenhang konnte allerdings wider Erwarten gezeigt werden, dass weder personelle noch technische Ressourcen vermehrt beansprucht werden mussten, wenn geeignete Evaluationskriterien erfolgreich implementiert sind (Pflugeisen et al. 2017).

Bei allen Schwierigkeiten, die sich dem **Erstversorger** bei diesem komplexen und heterogenen Patientenkollektiv mit seinen eingeschränkten Anamnese- und Kommunikationsmöglichkeiten in den Weg stellen, gilt aber beruhigenderweise: entscheidende notfallmedizinische Aufgabe ist eben gerade nicht die Festlegung auf eine klare Diagnose, sondern das Differenzieren zwischen einer kritischen oder einer nichtkritischen Ausgangssituation. »Kritisch« meint hier die potenziell lebensbedrohliche Entgleisung, die initial klinisch erkannt und umgehend behandelt werden muss, auch wenn die definitive Krankheitsursache noch unklar ist. Im Falle des akuten Abdomens sind kritische Verläufe fast immer auf eine Störung der Herz-Kreislauf-Homöostase zurückzuführen.

> Es ist von zentraler Bedeutung, die klinischen Zeichen zu erkennen, die für einen Schockzustand sprechen, und rasch geeignete Akutmaßnahmen einzuleiten. Bei adäquater Therapie des noch kompensierten Schocks kann der sonst verhängnisvolle Übergang in einen dekompensierten hypotensiven Schock mit drohendem Herz-Kreislauf-Stillstand verhindert werden.

4.2 Schock-Einteilung

In der allgemein zutreffenden Definition handelt es sich bei einem Schock um ein akutes Missverhältnis zwischen Energie- und Sauerstoffbedarf des Organismus und dem aktuellen Versorgungsangebot. Dieses Missverhältnis betrifft sowohl die Gesamthomöostase der Makroorgane als auch den Mikrohaushalt des Zellstoffwechsels. Pathophysiologisch lassen sich die **häufigen Schockformen nach ihrer Kausalität** differenzieren:

Schock-Einteilung
- **Hypovolämischer Schock**
  - Dehydratation
    - Erbrechen
    - Diarrrhö
    - Schwitzen (Fieber)
  - Blutverlust
  - Sepsis (Kapillarpermeabilität ↑)
  - Verbrennung
  - Peritonitis
- **Distributiver Schock**
  - **Septischer Schock**
    - Meningokokkensepsis
    - Gramnegative Bakteriämie
    - Streptokokkeninfekt
  - **Nichtseptischer Schock**
    - Anaphylaxie
    - Neurogener Schock
    - Vasodilatation anderer Ursache (Medikamente, Anästhesie)
- **Kardiogener Schock**
  - Herzversagen (z. B. bei kongenitalem nichtobstruktivem Vitium)
  - Intrinsische Myokardinsuffizienz
    - Akute Virusmyokarditis
    - Kardiomyopathie
  - Perioperativ bei herzchirurgischen Eingriffen
  - Toxisch (Medikamente, andere Noxen)
  - Elektrolyt- und Säure-Basen-Störung
  - Herzrhythmusstörungen
    - Tachykardie
    - Bradykardie
- **Obstruktiver Schock**
  - Herzversagen (z. B. bei kongenitalem obstruktivem Vitium)
    - Koarktation der Aorta
    - Schwere Aortenstenose
  - Spannungspneumothorax
  - Lungenembolie
  - Herzbeuteltamponade

In der Literatur wird gelegentlich noch eine inadäquate Sauerstoffkapazität, wie sie bei einer schweren Anämie oder bei spezifischen Intoxikationen (Methämoglobin, Kohlenmonoxid, Zyanid) auftritt, als dissoziativer Schock beschrieben (Stanhope 2003).

Auch wenn eine initial eindeutige Ursache identifiziert werden kann, so sind doch im weiteren Verlauf multifaktorielle Phänomene und insbesondere metabolische und inflammatorische Prozesse für eine dramatische Zuspitzung der zellulären Dysfunktion verantwortlich.

Der Sauerstofftransport und die Sicherstellung des aeroben Zellstoffwechsels stellen die zentrale Funktion des Kreislaufs dar. Respiratorische und zirkulatorische Funktion müssen als Einheit betrachtet werden. Der Herzstillstand beim Kind ist im Gegensatz zum Erwachsenen sehr selten primär kardialer Ursache, sondern fast immer eine Folge von Sauerstoffmangel bei initial respiratorischem Versagen. Da der Sauerstoffbedarf des kleinen Kindes bereits in Ruhe doppelt so hoch ist wie beim Erwachsenen, führt eine respiratorische Dysfunktion (*respiratory distress*) bzw. ein Atemversagen (*respiratory failure*) rasch zum Kreislaufversagen und damit zum terminalen Zusammenbruch des Gesamtsystems (*cardiopulmonary failure*) (◘ Abb. 4.1).

> **! Cave**
> Die Überprüfung und allenfalls Unterstützung der Atmung ist beim Kind von zentraler Bedeutung: Zeichen von Atemnot sind absolute Alarmzeichen!

Unter *respiratory distress* wird eine vermehrte Atemarbeit mit Tachypnoe und Hyperpnoe, Nasenflügeln, atemabhängigen Kopf-Nick-Bewegungen, Stöhnen, Einsatz der Atemhilfsmuskulatur und interkostalen Einziehungen verstanden. Diese Kinder sind tachykard und oft agitiert und ängstlich. Erschöpft sich das Kind zunehmend und kann es trotz aller Kompensationsmechanismen die Oxygenation nicht ausreichend aufrechterhalten, sind als späte klinische Zeichen die Gewebshypoxie mit lividem Hautkolorit, rasch abnehmende Vigilanz, inadäquate Atmung mit niedriger Atemfrequenz (Bradypnoe) und Atempausen bis hin zur Apnoe (*respiratory failure*) zu beobachten. In diesem Stadium werden Kinder sehr schnell bradykard.

Würde jetzt eine arterielle Blutgasanalyse abgenommen, so fände sich eine respiratorische Azidose mit niedrigem Sauerstoffpartialdruck

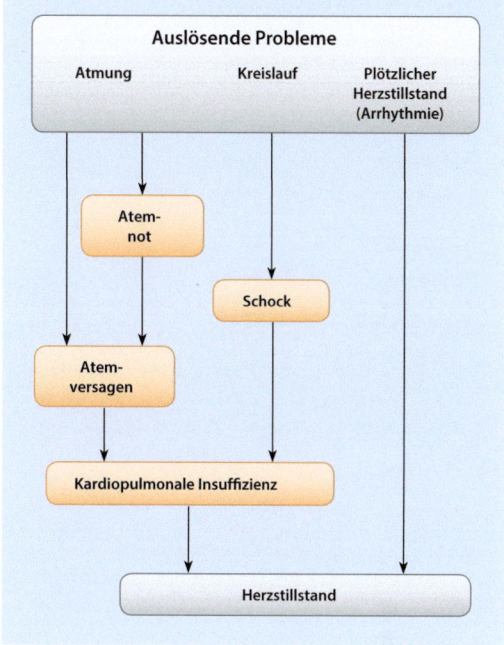

◘ **Abb. 4.1** Verlauf bis zum Herzstillstand bei Kindern (American Heart Association 2016, mit freundlicher Genehmigung)

◘ **Tab. 4.1** Vitalfunktionen bei Kindern – normale Herzfrequenzen[a] (American Heart Association 2015, mit freundlicher Genehmigung)

Alter	Wachfrequenz (Schläge/min)	Schlaffrequenz (Schläge/min)
Neugeborenes (1 Tag)	100–205	90–160
Säugling	100–180	90–160
Kleinkind	98–140	80–120
Vorschulkind	80–120	65–100
Schulkind	75–118	58–90
Jugendliche(r)	60–100	50–90

[a]Stets den Normalbereich des Patienten sowie den klinischen Zustand in Erwägung ziehen; die Herzfrequenz wird durch Fieber oder Stress normalerweise erhöht

(pH < 7,35, $pCO_2\uparrow$, $pO_2\downarrow$). Da diese Information initial in den meisten Fällen nicht zur Verfügung steht, muss der kritische Zustand eines solchen Kindes aufgrund klinischer Parameter erhoben werden (▶ Abschn. 4.3). ◘ Tab. 4.1, ◘ Tab. 4.2 und ◘ Tab. 4.3 geben eine Übersicht

Tab. 4.2 Vitalfunktionen bei Kindern – normale Atemfrequenzen[a] (American Heart Association 2015, mit freundlicher Genehmigung)

Alter	Frequenz (Atemzüge/min)
Säugling	30–53
Kleinkind	22–37
Vorschulkind	20–28
Schulkind	18–25
Jugendliche(r)	12–20

[a]Den Normalbereich des Patienten in Erwägung ziehen; bei Fieber oder Stress ist zu erwarten, dass sich die Atemfrequenz des Kindes erhöht

unverändert mit hoher Mortalität behaftete Zusammenbruch der Perfusion im dekompensierten kardiogenen Schock (Abb. 4.1).

Preload Der Begriff Preload bezieht sich auf die Vordehnung der Herzhöhlen zu Beginn der Systole bzw. entspricht damit dem enddiastolischen Druck. Eine ausreichende Wandspannung ist nach dem Frank-Starling-Mechanismus Voraussetzung für eine geordnete Myokardkontraktion. Eine Abnahme des zirkulierenden Blutvolumens im hypovolämischen Schock senkt den venösen Rückstrom, die myokardiale Vordehnung und damit die Kontraktionsamplitude und das Schlagvolumen des Herzens.

Tab. 4.3 Vitalfunktionen bei Kindern – normaler Blutdruck (American Heart Association 2015, mit freundlicher Genehmigung)

Alter	Systolischer Blutdruck (mm Hg)[a]	Diastolischer Blutdruck (mm Hg)[a]	Mittlerer arterieller Blutdruck (mm Hg)[b]
Geburt (12 h, < 1000 g)	39–59	16–36	28–42[c]
Geburt (12 h, 3 kg)	60–76	31–45	48–57
Neugeborenes (96 h)	67–84	35–53	45–60
Säugling (1–12 Monate)	72–104	37–56	50–62
Kleinstkind (1–2 Jahre)	86–106	42–63	49–62
Vorschulkind (3–5 Jahre)	89–112	46–72	58–69
Schulkind (6–7 Jahre)	97–115	57–76	66–72
Jugendliche(r) (10–12 Jahre)	102–120	61–80	71–79
Jugendliche(r) (12–15 Jahre)	110–131	64–83	73–84

[a]Die Blutdruckwerte entsprechen der jeweiligen 50. Perzentile. [b]Mittlerer arterieller Druck (diastolischer Blutdruck + [Unterschied zwischen systolischem und diastolischem Blutdruck dividiert durch 3]) für Kinder im Alter >1 Jahr, ausgehend von der 50. Perzentile für die Größe. [c] Entspricht etwa dem Alter in Wochen nach der Empfängnis (ggf. + 5 mm Hg)

der altersabhängigen Vitaldaten (American Heart Association 2015).

Unter klinischen Gesichtspunkten ist es hilfreich, einen Schockzustand im Kontext des Herz-Kreislauf-Systems als funktioneller Einheit zu erfassen und zu differenzieren, welcher der drei entscheidenden Faktoren **Preload, Kontraktilität (Auswurf)** und **Afterload** am meisten beeinträchtigt ist bzw. welche initiale Störung die stadienhafte Zustandsverschlechterung des Kindes getriggert hat. Die Endstrecke ist der

Kontraktilität Die störungsfreie Muskelarbeit des Herzens ist auf homöostatisch intakte Rahmenbedingungen wie ausreichende Sauerstoffversorgung, normale Elektrolytspiegel und einen physiologischen pH-Wert angewiesen. Bereits geringe Abweichungen dieser drei wichtigen Parameter beeinträchtigen die Myokardkontraktion und damit das Herzzeitvolumen.

Afterload Der dem Herzen nachgeschaltete Widerstand bestimmt die Größe des Afterloads.

Gemessen wird er als Druck der herznahen großen Gefäße zu Beginn der Systole, in der A. pulmonalis in Bezug zum rechten Ventrikel bzw. in der Aorta in Bezug zum linken Ventrikel. Ein zu hoher Afterload beim obstruktiven Schock behindert den Auswurf und treibt das Myokard bei steigender Wandspannung in die Insuffizienz; ein zu niedriger Afterload beim distributiven Schock ermöglicht zwar erstaunliche Steigerungen im Herzzeitvolumen, erreicht aber wegen des peripheren Widerstandsverlusts nicht die für die Organe erforderliche Perfusionskapazität.

Schlagvolumen (SV) und damit auch das Herzminutenvolumen (HMV = SV × Herzfrequenz) werden durch diese Faktoren definiert; für die Versorgung der Peripherie sind zusätzlich der systemische periphere Gefäßwiderstand und der arterielle Sauerstoffgehalt des Blutes entscheidend (◘ Abb. 4.2). Von großer Bedeutung ist, dass Kinder im Gegensatz zu Adoleszenten und Erwachsenen ihr HMV durch die Unreife der kontraktilen Elemente fast ausschließlich über die **Herzfrequenz** steigern können; das Schlagvolumen kann erst bei größeren Kindern aufgrund der muskulären Entwicklung des Herzens und mit zunehmendem körperlichen Training einen Beitrag leisten.

> Eine Tachykardie bei Kindern mit Bauchschmerzen erhöht signifikant die Wahrscheinlichkeit einer vitalen Bedrohung und muss zwingend eine Abklärung auslösen (Hayakawa et al. 2017).

Der mediane systolische **Blutdruck** (50. Perzentile) kann ab dem 2. Lebensjahr näherungsweise nach der Formel

90 mm Hg + (2 × Alter in Jahren)

berechnet werden.

Der diastolische Blutdruck sollte zwei Drittel des systolischen Blutdrucks betragen; verringert sich die Blutdruckamplitude (*pulse pressure*) auf < 20 mm Hg, muss an eine beginnende kritische Verminderung des Herzzeitvolumens (HZV > 30 % reduziert) und ausgeprägte Vasokonstriktion gedacht werden (◘ Tab. 4.4).

Häufig wird ein Kreislaufproblem erst realisiert, wenn der systolische Blutdruck (RR_{sys}) sinkt. Damit verliert man kostbare Zeit für eine frühe Intervention, denn ein Abfall des RR_{sys} ist bereits ein spätes Zeichen und muss als ernst zu nehmendes Signal für eine **beginnende Dekompensation** gewertet werden. Definitionsgemäß spricht man von Hypotension, wenn der systolische Wert die 5. Perzentile unterschreitet:.

> **Systolischer Blutdruck (RR_{sys}) – 5. Perzentile**
> - Termin-Neugeborene (0–28 Tage): < 60 mm Hg
> - Säuglinge 1.–12. Monat: < 70 mm Hg
> - Kinder 1–10 Jahre: < 70 mm Hg + (2 × Alter in Jahren)
> - Kinder > 10 Jahre: < 90 mm Hg

Neben der Blutdruckmessung, die im Alltag durch eine nicht größengerechte Manschettenbreite verfälscht sein kann, ist v. a. die **Palpation des Pulses** ein wichtiger erster Anhaltspunkt für die hämodynamische Situation. Geeignet sind die zentralen Pulse von A. femoralis und A. brachialis (Kinder < 12 Monate) bzw. A. carotis (Kinder > 12 Monate) sowie die peripheren Pulse von A. radialis, A. dorsalis pedis und A. tibialis posterior. Gut tastbare periphere Pulse in altersgerechter Frequenz sprechen für ein normales Herzzeitvolumen (HZV). Peripher abgeschwächte oder fehlende periphere Pulse bei gleichzeitig palpablen zentralen Pulsen (Pulsdefizit) sind Zeichen eines reduzierten HZV.

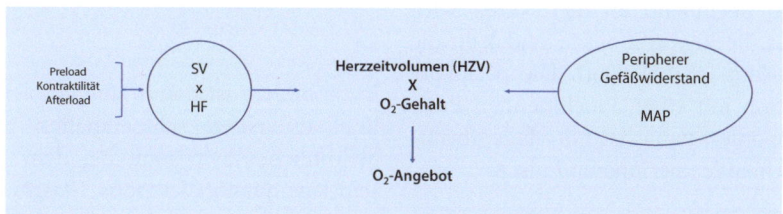

◘ **Abb. 4.2** Hämodynamische Determinanten. *HF* Herzfrequenz, *MAP* mittlerer arterieller Blutdruck, *SV* Schlagvolumen. (Mod. nach American Heart Association 2016, mit freundlicher Genehmigung)

Tab. 4.4 Reaktion auf Volumenmangel (American College of Surgeons 2012, mit freundlicher Genehmigung)

System	Volumenmangel		
	Mild (< 30 %)	Moderat (30–45 %)	Schwer (> 45 %)
Herz-Kreislauf-System	HF ↑	HF ↑↑	HF ↑↑ → HF ↓↓
	Peripherer Puls: schwach, fadenförmig	Peripherer Puls: ∅	Peripherer Puls: ∅
	–	Zentraler Puls: schwach, fadenförmig	Zentraler Puls: schwach → ∅
	RR_{sys}: normal	RR_{sys}: niedrig normal	RR_{sys}: < 70 + 2 × Alter in LJ
	Blutdruckamplitude normal	Blutdruckamplitude ↑	Blutdruckamplitude ↓ oder ∅ RR_{dia}
ZNS	Ängstlich, unruhig, verwirrt	Lethargisch, Schmerzreaktion ↓	Koma
Haut	Kühl, marmoriert, Rekapillarisierung ↑	Zyanotisch livide, Rekapillarisierung ↑↑	Bleich und kalt
Niere/Diurese	↓	↓↓	∅

HF Herzfrequenz, RR_{sys} systolischer Blutdruck, RR_{dia} diastolischer Blutdruck, *LJ* Lebensjahr

Die **periphere Hautdurchblutung** ist ein weiteres wichtiges klinisches Hilfsmittel zur Beurteilung des HZV. Bei guter Perfusion und normaler Umgebungstemperatur ist die Haut an Händen und Füßen bis in die Peripherie rosig, warm und trocken. Die **Rekapillarisierungszeit** der Haut nach Abblassung durch mäßigen Fingerdruck beträgt im Normalfall < 2 s.

4.3 Erkennen des Schockzustands

Es ist hilfreich, sich anhand der physiologischen Voraussetzungen an einfachen diagnostischen Kriterien zu orientieren. Eine **Sinustachykardie** ist die naheliegende kindliche Kompensation für sehr unterschiedliche Stressoren wie Schmerz, Angst, Fieber, Hypoxie, Hyperkapnie, Hypovolämie, Sepsis oder Pumpversagen. Bei abnehmendem HZV wird zuerst die **Hautdurchblutung** eingeschränkt: Beginnend an den Akren wird die Haut blass, fleckig, zyanotisch und kalt, die **Rekapillarisierung** ist verlängert. Die periphere Vasokonstriktion mit einer abnehmenden Pulsamplitude imponiert zunächst mit »fadenförmigen«, später fehlenden peripheren Pulsen.

> Der Verlust palpabler zentraler Pulse ist ein spätes Zeichen und erfordert sofortige Reanimationsmaßnahmen.

Auch die **zerebrale Perfusion** ist ein sensitiver hämodynamischer Indikator: mit fortschreitender Kreislaufinstabilität verändert sich die Bewusstseinslage in Richtung Verwirrtheit, Agitation und Lethargie. Das Endstadium der zentralen Hypoxämie äußert sich in tiefer Bewusstlosigkeit, Verlust des Muskeltonus oder generalisierten Krämpfen mit dilatierten Pupillen. Für eine initial orientierende Einschätzung der Bewusstseinstrübung ist das **AVPU-Schema** hilfreich:

> **AVPU-Schema**
> - *Alert* (wach)
> - *Responsive to Voice* (reagiert auf Ansprache)
> - *Responsive to Pain* (reagiert auf Schmerzreiz)
> - *Unresponsive to Pain* (keine Reaktion auf Schmerzreiz)

Insbesondere ist damit eine ausbleibende Reaktion auf einen schmerzhaften Stimulus ein bedrohliches Symptom. Bei dem die Bewusstseinslage quantifizierenden *Glasgow Coma Score* ist die Reaktion auf einen Schmerzreiz ebenfalls die Dimension mit der höchsten prognostischen Wertigkeit.

Die **Nieren** sind wie das Gehirn auf eine hohe Perfusion angewiesen und damit frühe Schockorgane bei hämodynamischer Instabilität. Mit sinkendem renalem Blutfluss nehmen die glomeruläre Filtration und die Diurese ab. Für die initiale Erkennung des Schocks ist die Oligurie kein geeignetes klinisches Kriterium, aber für ein frühes Verlaufsmonitoring ist ein Blasenkatheter im Schockraum ein wichtiges Hilfsmittel. Die **Diurese** sollte bei Kindern normalerweise 1–2 ml/kg KG/h betragen.

> **Cave**
> Werte < 1 ml/kg KG/h sind ein Alarmzeichen!

Kinder verfügen über erstaunliche physiologische Reserven, um Blut- oder andere Flüssigkeitsverluste über einen langen Zeitraum zu kompensieren (American College of Surgeons 2012). Erst ab einer Verminderung des zirkulierenden Blutvolumens um 30 % fällt der systolische Blutdruck; es ist deshalb wichtig, die frühen Zeichen einer Hypovolämie – Tachykardie und eingeschränkte Hautdurchblutung – zu erkennen. Natürlich wird die Herzfrequenz auch durch andere Umstände wie Schmerz, Angst, Unsicherheit und Stress erhöht sein; es ist deshalb wichtig, die übrigen Zeichen eines frühen Volumenmangels nicht zu übersehen (◘ Tab. 4.4). Parallel zur Steigerung der Herzfrequenz wird das Kind im Rahmen der unzureichenden Oxygenierung versuchen, auch sein Atemminutenvolumen durch Tachy- und Hyperpnoe zu steigern.

Wie in ▶ Abschn. 4.1 erwähnt, ist die entscheidende Aufgabe des Erstversorgers das Erkennen eines kritischen Zustands und die sofortige Einleitung geeigneter lebensrettender Erstmaßnahmen. Dabei folgt sowohl die Reihenfolge der Evaluation des kritisch kranken/verletzten Kindes als auch die Hierarchie der notwendigen Interventionen dem **Konzept des ABCDE**, das in seiner Systematik als *Primary Survey* oder *Primary Assessment* etabliert ist:

ABCDE-Konzept
- **A**irway: wenn der Atemweg nicht spontan offen ist, müssen zunächst mit einfachen Maßnahmen (Kopf in Neutralposition bringen, *head tilt – chin lift* oder Esmarch-Handgriff) die oberen Atemwege manuell geöffnet und im weiteren Verlauf offen gehalten werden. Allenfalls müssen Sekret oder Erbrochenes abgesaugt und vorhandene Fremdkörper entfernt werden. Bei bewusstlosen Kindern verlegen die relativ große Zunge und der Unterkiefer aufgrund des Tonusverlusts früh den Atemweg. Ist von der Notwendigkeit einer längerfristigen Atemwegssicherung auszugehen oder ist das Kind aspirationsgefährdet, soll der Atemweg mittels endotrachealer Intubation gesichert werden.
- **B**reathing: Die klinische Kontrolle orientiert sich an Atemfrequenz, Atemgeräusch (Auskultation), hörbaren Nebengeräuschen (Giemen, Pfeifen, Stridor), Inspektion der Hautfarbe und mechanischen Komponenten wie Thorax- und Zwerchfellexpansion. Atemnotzeichen (Tachypnoe, interkostale Einziehungen, Nasenflügeln, nach Luft schnappen, Kopfnicken etc.) und die späten klinischen Zeichen der Hypoxie (livides Hautkolorit, Bewusstseinstrübung, Brady- bis Apnoe und Bradykardie) sind absolute Alarmzeichen.
- **C**irculation: Herzfrequenz, Vorhandensein und Qualität zentraler und peripherer Pulse resp. Pulsdefizit, Hautfarbe und -temperatur und die Rekapillarisierungszeit ergeben schnell eine orientierende Einschätzung der Kreislaufsituation. Bei Minderperfusion sind eine reduzierte Vigilanz sowie eine Oligo- bis Anurie zu erwarten.
- **D**isability: Hier ist die alters- und situationsgerechte Interaktion des Patienten mit seiner unmittelbaren Umgebung von Bedeutung, naheliegenderweise – falls möglich – unter Beteiligung der Eltern. Bei bewusstseinsgetrübten Kindern liefern die Reaktion auf verbale und taktile Stimulation, die Pupillenreaktion und der Muskeltonus eine rasche Orientierungsmöglichkeit (AVPU).
- **E**xposure und **E**nvironment: Für eine frühe klinische Untersuchung sollte das Kind entkleidet und inspiziert, palpiert

und auskultiert werden können. Wichtig ist, dass dies, wenn möglich, witterungsgeschützt und unter Wärmemanagement erfolgt und dass der Patient anschließend schnell wieder warm zugedeckt wird. Auf das Temperaturmanagement muss immer, insbesondere aber bei kleinen Kindern, besondere Aufmerksamkeit verwandt werden: Wegen ihrer im Vergleich zum Volumen großen Körperoberfläche und unreifer Thermoreulation (fehlendes Kältezittern, nur gering vorhandenes isolierendes weißes Fettgewebe) kühlen sie sehr schnell aus.

Die im Rahmen dieses schnellen kardiopulmonalen Assessments erhobenen klinischen Befunde können jetzt den verschiedenen Schockformen (▶ Abschn. 4.2, Übersicht: Schock-Einteilung) zugeordnet und damit eine orientierende Verdachtsdiagnose formuliert werden. In der überwiegenden Mehrzahl der kindlichen Schocksituationen wird es sich um einen hypovolämischen (die mit Abstand häufigste Schockform im Kindesalter), einen distributiven oder einen kardiogenen Schock handeln.

4.4 Schock und akutes Abdomen: Diagnostik prähospital – Notfallstation

Die Diagnostik der abdominellen Notfallsituation stützt sich initial auf Anamnese und klinische Untersuchung, die prinzipiell erst durchgeführt werden soll, nachdem versucht wurde, einen adäquaten und altersentsprechenden Kontakt mit dem Kind herzustellen. Je jünger das Kind, desto uncharakteristischer sind die Symptome, und je nabelferner und präziser die Schmerzlokalisation, desto wahrscheinlicher ist eine organassoziierte Diagnose. Man lässt sich, falls möglich, zeigen, wo es am meisten schmerzt, und tastet sich dann aus der Peripherie dorthin vor. Dabei sollen Gesichtsausdruck, Körperhaltung und Abwehrbewegungen kontinuierlich registriert werden.

> ❗ **Cave**
> Apathie während der Untersuchung ist ein Alarmzeichen!

Nach der Inspektion wird das Abdomen bimanuell palpiert; eine Abwehrspannung kann umschrieben oder diffus sein. Bei der abschließenden Auskultation mit dem angewärmten Stethoskop wird auf eine Hypo- oder Hyperperistaltik geachtet (Zachariou 2011).

Das akute Abdomen manifestiert sich mit einer typischen Trias, deren Symptome allein oder in Kombination auftreten können:
- Schmerz,
- Erbrechen,
- Blutung.

■ Schmerz

Wie erwähnt, sind Bauchschmerzen nicht exklusiv einer intestinalen Ursache geschuldet. Vor allem in der Altersgruppe zwischen dem 3. und 6. Lebensjahr werden viele Schmerzen vorwiegend periumbilikal projiziert und treten beispielsweise auch bei einer Tonsillitis oder Pneumonie auf. Originär intraabdominelle Prozesse lassen sich nach dem Schmerzcharakter klinisch in eine peritonitische und eine obstruktive Komponente aufteilen:
- Ein **peritonitischer Schmerz** wie beispielsweise bei einer Appendizitis verstärkt sich bewegungsabhängig, weswegen die Kinder sich sehr ruhig verhalten.
- Ein **obstruktiver Schmerz** wie z. B. bei einer Invagination tritt mit rezidivierenden Spasmen und Unruhe auf, die Patienten bewegen sich intermittierend sehr lebhaft.

Eine lange Zeit kontrovers diskutierte Thematik ist die **Analgesie** – immerhin ist der Bauchschmerz das führende Symptom. Die Befürchtung, dass stark wirkende Schmerzmittel dieses Symptom verschleiern und damit die klinische Evaluation beeinträchtigen würden, ist in den letzten Jahren zunehmend zerstreut worden. Unter Berücksichtigung der Tatsache, dass Rettungsdienste bei Kindern im Vergleich zu Erwachsenen ohnehin seltener und weniger Schmerzerfassung, -dokumentation und -therapie praktizieren (Hennes et al. 2005), muss in Zukunft die Gabe von Opiaten bei starken Bauchschmerzen nicht mehr vermieden werden. Die Gabe von Morphin bei pädiatrischen Patienten mit Appendizitisverdacht beeinträchtigt die spätere chirurgische Entscheidungsfindung nicht (Bailey et al. 2007), sollte aber in jedem Fall bei Übergaben kommuniziert und entsprechend berücksichtigt werden.

> Kinder mit Bauchschmerzen sollen ausreichend Analgesie auch mit stark wirkenden Schmerzmitteln erhalten. Die spätere Diagnosestellung und chirurgische Behandlung wird durch Opiate nicht beeinträchtigt (▶ Kap. 3).

■ **Erbrechen**

In den meisten Fällen ist Erbrechen, häufig in Kombination mit Durchfall, einer infektiösen Gastroenteritis geschuldet. Bakterielle Lebensmittelkontaminationen (*Staphylococcus aureus*, *E. coli*, Salmonellen, Shigellen, Yersinien, Clostridien), virale Infektionen (Rotavirus, Norwalk-, Entero- und Adenoviren), parasitäre Gastroenteritis (*Giardia lamblia*, *Entamoeba histolytica*) und antibiotikainduzierte Verläufe (*Clostridium-difficile*-Toxin) können ursächlich sein. Erbrechen wird aber v. a. bei Kindern häufig auch durch seine zentrale Triggerstelle in der Area postrema durch zerebrale Irritation wie Trauma, Insolation, Dehydratation, Stress und psychiatrische Affektionen ausgelöst.

Erbrechen ist zusammen mit Schmerzen auch Leitsymptom bei obstruktiven Ursachen wie hypertropher Pylorusstenose, Volvulus, Invagination und Purpura Schönlein-Henoch.

In ■ Tab. 4.5 sind die klassischen Differenzialdiagnosen des Erbrechens im Rahmen abdomineller Schmerzen zusammengestellt, wobei die jeweiligen Ursachen zu charakteristischen Eigenschaften des Erbrochenen beitragen. Bei galligem Erbrechen ist immer an einen Darmverschluss zu denken. Zu erwähnen ist, dass Galle zwar als goldgelbes Sekret in das Duodenum abgegeben wird, seine Farbe aber sofort in Grün verändert, wenn sie mit Magensäure in Kontakt kommt (Makin und Davenport 2016).

Nach stumpfem Bauchtrauma und konservativem Vorgehen sind Übelkeit und Erbrechen wichtige Verlaufsparameter: ein zunehmender Bedarf an Antiemetika hat sich als geeigneter Trigger für eine Intensivierung der Überwachung herausgestellt (Walsh et al. 2017).

■ **Blutung**

Beim **Neugeborenen** kann eine GI-Blutung durch peripartal geschlucktes mütterliches Blut erklärt sein. Es kann sich hierbei um

■ **Tab. 4.5** Differenzialdiagnose des Erbrechens im Rahmen abdomineller Schmerzen (Makin und Davenport 2016)

Erbrochenes	Differenzialdiagnose
Biliär (grün)	Intestinale Obstruktion Malrotation/Volvulus Sepsis
»Kaffeesatz«	Gastritis Ösophagitis Ulcus ventriculi
Frischblut	Ösophagitis Gastritis Ulcus ventriculi/duodeni Mallory-Weiss-Einriss
Mageninhalt/ Speisefragmente	Gastroenteritis Obere Darmobstruktion (Dünndarm)
Miserere	Untere Darmobstruktion (Dickdarm)

erbrochenes oder per faeces abgesetztes Blut handeln, die Vitalparameter sind normal, und laborchemisch kann zwischen maternalem und kindlichem Blut differenziert werden.

Atraumatische schmerzlose Blutungen bei Kindern zwischen 2 und 10 Jahren treten bei gastrointestinalen Infekten mit blutiger Diarrhö oder benigner Polyposis auf. Blutbeimengung im Stuhl, besonders in Kombination mit Erbrechen, sind Anhaltspunkte für Dünndarm-Malrotation und Volvulus.

Traumatische Abdominalverletzungen müssen aktiv gesucht werden, da das Kind den Schmerz oft nicht lokalisieren kann. Die beim *Primary Survey* durchgeführte Inspektion und Palpation des Abdomens kann unter Einbeziehen des Traumamechanismus und der zugrundeliegenden Kinetik Hinweise auf eine intraabdominelle Pathologie geben. Eine intraabdominelle Blutung kann rasch zum Schock und damit zur vitalen Bedrohung führen.

> Das präklinische Antizipieren der Verletzung mit entsprechender Wahl der Zielklinik und frühzeitiger Anmeldung und Information des weiterbehandelnden Teams kann lebensrettend sein (Ressourcen-Allokation).

Die **Diagnostik** stützt sich **prähospital** auf die im *Primary Survey* erhobenen klinischen Befunde, im Rettungsdienst auf die situationsadaptierten

Erkenntnisse aus dem nichtinvasiven Monitoring. Ergänzend zu Untersuchungsbefunden und der klinischen Verlaufskontrolle steht sicher die Pulsoxymetrie im Vordergrund, mit der respiratorische und hämodynamische Funktion orientierend gut erfasst und überwacht werden können. Weiterhin können EKG und Blutdruckmessung das Basismonitoring ergänzen. Es ist absolut sinnvoll, sich für Vitaldaten und Erstmaßnahmen auf Merkhilfen, Checklisten und Algorithmen zu stützen. Diese liegen für pädiatrische Notfallpatienten in vielfältiger Form vor (z. B. diverse Kindernotfallkarten), wobei die Papierversion zunehmend durch schnell verfügbare elektronische Nachschlagmöglichkeiten (Apps) ersetzt wird.

Im **Schockraum** der Klinik wird das prähospital begonnene Monitoring ergänzt und fortgesetzt, je nach Zustand des Kindes mit invasiver Erweiterung. Die Kapnographie ist ein Muss, wenn eine Intubation durchgeführt wird. Die invasive arterielle Blutdruckmessung sowie das Monitoring der Diurese mittels Blasenkatheter können in instabilen Situationen wertvolle Verlaufsparameter oder diagnostische Erkenntnisse liefern (z. B. Urindiagnostik bei Pyelonephritis oder Urosepsis). Durch eine arterielle Kanüle kann jederzeit rasch Blut für die Labordiagnostik gewonnen werden. Im Vordergrund stehen Blutgasanalyse, Blutzucker, Blutbild, Entzündungsparameter (CRP, Chemie) und Gerinnung. Bei der ersten Blutentnahme soll das Testblut für die Blutgruppenbestimmung gesichert werden. Der Hämatokritwert hat sich als ein sehr zuverlässiger Verlaufsparameter bei der nichtoperativen Behandlung des stumpfen Bauchtraumas bewährt: Ein Abfall von > 10 % gegenüber dem Aufnahmewert kann als signifikant betrachtet und als Trigger für weitere Abklärungen gewertet werden (Walsh et al. 2017).

Bei der **Bildgebung** steht die **Ultraschalluntersuchung** im Vordergrund, da sie nichtinvasiv, einfach durchzuführen und für eine Vielzahl von klinischen Fragestellungen geeignet ist. Gerade für die Differenzialdiagnose des Bauchschmerzes in der Pädiatrie ist die Sonographie die Technik der Wahl, da Kinder wegen ihrer geringen Größe und des niedrigen Fettanteils der Bauchwand eine gute Bildqualität liefern. Mit der richtigen Kompressionstechnik und der Auswahl des geeigneten Schallkopfes kann die Sonographie wichtige Hinweise zu Darmwandverdickung, Flüssigkeitskollektion, erhöhter Echogenizität des mesenterialen Fettgewebes, vergrößerten Lymphknoten, hyperämischen Darmarealen und abnormer Peristaltik liefern (Hwang 2017).

Für Traumapatienten ist als orientierende initiale Bildgebung die **FAST-Technik** (*Focused Abdominal Sonography for Trauma*) gebräuchlich, wobei in einem amerikanischen Survey in rein pädiatrischen Notfallzentren die Inanspruchnahme nur 15 % beträgt (Scaife et al. 2009). Als Grund für die Zurückhaltung wird die niedrigere Sensitivität für die bei Kindern höhere Inzidenz intraabdomineller Verletzungen ohne Flüssigkeitskollektion vermutet. Allerdings hilft FAST auch bei pädiatrischen Traumapatienten in den Händen geübter Untersucher, unnötige CT-Bildgebung zu vermeiden (Richards und McGahan 2017).

Die Indikation für radiologische Bildgebung soll bei Kindern streng gestellt werden, da sie mit ihrer relativ geringen Körperoberfläche und der höheren Zellteilungsrate eine größere Strahlungsdosis akkumulieren. Ein einziger abdomineller CT-Scan bei einem 5-jährigen Kind führt zu einem geschätzten Lebenszeit-Zusatzrisiko für ein strahlungsinduziertes Malignom von 26:100.000 (Makin und Davenport 2016). Auch haben Bestrebungen, bei Kindern sowohl konventionelle Röntgenuntersuchungen (Kwon und Jung 2017) als auch CT-Diagnostik (Snow et al. 2017) des Abdomens einzuschränken, die Behandlungsqualität auf pädiatrischen Notfallstationen nicht eingeschränkt. Sogar beim stumpfen Bauchtrauma haben sich klinischer Status, ein niedriger Aufnahme-Hämatokrit und Analgetika- und Antiemetikabedarf als bessere Prädikatoren für eine stationäre Aufnahme erwiesen als die CT-Beurteilung einer möglichen Organläsion (Walsh et al. 2017).

Andererseits ist die CT-Untersuchung zweifelsohne die Bildgebung mit der höchsten Spezifität und Sensitivität; in der Diagnose einer Appendizitis erreicht sie mit Kontrastmittel (oral/rektal) Werte von 94 % (Sensitivität) bzw. 95 % (Spezifität) (Makin und Davenport 2016). Es soll daher in jedem Fall, in dem Zuwarten keine Option und die Situation kritisch ist und eine andere diagnostische Methode weniger Sicherheit bietet, eine radiologische Abklärung durchgeführt werden. Da für viele kritisch kranke oder verletzte Kinder eine spezifische Diagnostik auch schon vor der Verlegung in ein spezialisiertes pädiatrisches Zentrum durchgeführt wird, ist von Interesse, ob eine radiologische Bildgebung nicht schon vor dem geplanten Transfer in Auftrag gegeben werden soll. In diesem Zusammenhang hat ein aktueller Vergleich abdomineller pädiatrischer CT-Scans ergeben, dass die an einer ausgewiesenen Kinderklinik durchgeführten Untersuchungen durch höhere Qualität, niedrigere Strahlendosis und wertvollere klinische Information gekennzeichnet waren als die der verlegenden Institution (Snow et al. 2017). Das spräche dafür, das CT in allen Fällen, bei denen ein Transfer aufgrund der klinischen Situation naheliegend ist, eher dem weiterbehandelnden Zentrum zu überlassen.

In Ausnahmefällen kann auch eine Magnetresonanzuntersuchung (MRT, MRI) sinnvoll sein. Das MRI ist zwar eine vergleichsweise langwierige und aufwendige Bildgebung, vermeidet aber die hohe Strahlenbelastung des CT.

4.5 Behandlung: prähospital – Schockraum, Notfallstation in der Klinik –»definitiv« – postinterventionell

Ein pädiatrischer Notfallpatient mit einem ernsten abdominellen Problem bedarf der Klinikbehandlung in einem dafür ausgewiesenen pädiatrischen Zentrum. Das erstversorgende Team muss ohne vermeidbare Zeitverzögerung seine Prioritäten in Abhängigkeit vom physiologischen Zustand des Kindes wählen und insbesondere die Triagierung in
- stabil,
- Schock/respiratorischer Stress:
    - kompensierter Zustand,
    - Dekompensation,
- kardiopulmonales Versagen

sicherstellen. Die hierfür geeignete Methode ist das Prinzip des *Rapid Cardiopulmonary Assessment* bzw. *Primary Survey* und sollte beim trainierten und pädiatrisch versierten Notfallmediziner in 30 s durchgeführt werden (▶ Abschn. 4.3, Übersicht: ABCDE-Konzept).

Ziel der Erstversorgung ist es, vitale Funktionen prioritätengerecht bestmöglich sicherzustellen und einen zügigen Transfer in die für die definitive Abklärung und Behandlung geeignete Zielklinik zu organisieren. Idealerweise wird ein Elternteil den Transport begleiten. Eine strukturierte Anmeldung soll sicherstellen, dass das Versorgungsteam im Schockraum den eintreffenden kritischen Patienten als vollzähliges Team und vorbereitet übernehmen kann. Die Übergabe der erstversorgenden Equipe soll kurz, aber vollständig sein und sich in ihrer Struktur am ABCDE des *Primary Survey* orientieren. Bei Anhaltspunkten für spezifische Weiterversorgungsoptionen ist es vorteilhaft, wenn das Schockraumteam von Beginn an durch zusätzliche Spezialisten wie Kinderchirurgen, Traumatologen, Interventionalisten (Gastroenterologe, Radiologe) oder Intensivmediziner ergänzt wird. Adressat des Rapports ist in erster Linie der Teamleiter des Schockraums, doch sollten möglichst alle Teammitglieder konzentriert und aktiv zuhören, um sich ohne Informationsdefizit in die Versorgung des Patienten im Sinne einer Teamleistung einbringen zu können.

Die Umgebungstemperatur soll hoch sein, die Unterlage des Kindes auf dem Schockraum-Trolley vorgewärmt. Auch bei einer mutmaßlich abdominellen Problematik ist das klinische Vorgehen erneut ein *Primary Survey*; die einzelnen Komponenten des ABCDE können hierbei von verschiedenen Teammitgliedern übernommen werden, was bei vordefinierten und eingeübten Strukturen ohne Unterlassungsfehler funktioniert. Der Teamleiter behält die Übersicht und stellt sicher, dass trotz dieses simultanen Versorgungsablaufs die Prioritäten des kardiopulmonalen Assessments eingehalten werden:
- **A:** Das Teammitglied am Kopf des Kindes stellt sicher, dass der Atemweg offen ist und offen bleibt (ggf. *head tilt – chin lift* oder Esmarch-Handgriff). Je nach Bewusstseinslage des Kindes oder Schwere des Krankheitsbildes können nichtinvasive Atemwegshilfen (Oro- oder Nasopharyngealtuben) oder eine orotracheale Intubation notwendig sein.
- **B:** Bei jetzt offenem Atemweg sollte die Spontanatmung resp. die Beatmung ungehindert sein und zu sichtbaren Thoraxhebungen und Zwerchfellbewegungen führen. Bei der Inspektion des Thorax muss das Augenmerk auf Asymmetrien, Prellmarken, Einziehungen oder andere Auffälligkeiten gerichtet sein. Die Auskultation mit einem warmen Stethoskop evaluiert die Atemgeräusche und

etwaige Seitendifferenzen. Essenzielles Monitoring: Pulsoxymetrie, Messung der Atemfrequenz und ggf. Kapnometrie. Wichtige »Adjuncts« unter B sind Bildgebung (Sonographie, Röntgen Thorax) und Labor (arterielle Blutgasanalyse [BGA], ggf. kapilläre oder venöse BGA). Je nach SpO_2 wird die Spontanatmung in geeigneter Form mit Sauerstoff angereichert (Maske, Trichter). Bei nicht ausreichender Spontanatmung wird zunächst assistiert maskenbeatmet. Dies muss vorsichtig und mit wenig inspiratorischem Druck bewerkstelligt werden, da Notfallpatienten i. Allg. und Kinder mit akutem Abdomen im Besonderen einer hohen Aspirationsgefahr ausgesetzt sind. Die Atemwegssicherung mit einem gecufften endotrachealen Tubus sollte umgehend erfolgen und wird mit der Technik der sog. *Rapid Sequence Induction* durchgeführt. Die Kapnographie ist jetzt zwingend, die Beatmung am Respirator wird unter geeigneter Analgosedation, ggf. Relaxation im Sinne einer Normoventilation eingestellt.

– **C**: Herzfrequenz, Pulssuche und -qualität, Hautfarbe und -temperatur, Rekapillarisierungszeit, Herzauskultation, EKG und Blutdruckmessung liefern wichtige Informationen. Je nach Zustand des Kindes und dem zur Verfügung stehenden Zeitfenster sind Blasenkatheter und eine arterielle Druckmessung eine Option. Es werden zwei möglichst großlumige venöse Verweilkanülen gelegt; in kritischem Zustand und bei deutlicher Vasokonstriktion soll früh ein intraossärer Zugang angestrebt werden. Es sollen schnell die notwendigen Laborentnahmen durchgeführt und dann bei schockierten Kindern der erste Volumenbolus (20 ml/kg KG) mit warmer Kristalloidlösung zugeführt werden. Der Volumenbolus ist einerseits Therapie des niedrigen Preloads beim hypovolämischen Schock, andererseits ein gutes Triagierungskriterium für das Ausmaß des Volumenmangels. Eine Normalisierung der Hämodynamik spricht für einen sog. Responder, ein nur vorübergehendes Ansprechen für einen sog. Transient-Responder, bei dem mit einem persistierenden Volumenverlust (okkulte Blutung?) gerechnet werden muss. Der initiale Volumenbolus kann mehrfach repetiert werden. Spricht das Kind gar nicht auf die schnelle Volumengabe an (Non-Responder) und verschlechtert es sich zusehends, so muss schnell an eine invasive Eskalation zur Lösung der zugrundeliegenden Problematik gedacht werden (Laparatomie, interventionelle Radiologie). »Adjuncts« bei der Bildgebung sind Sonographie (FAST) und (Kontrastmittel-)CT, die für die Entscheidungsfindung des weiteren Procedere meist richtungweisend sind.

– **D**: Eine grobneurologische Untersuchung entsprechend AVPU und altersadaptiertem Glasgow Coma Score, Pupillen- und peripherem Reflexstatus sowie dem Muskeltonus ergibt eine Orientierung über Bewusstseinsgrad und mutmaßliche zerebrale Perfusion. Bei tiefer Bewusstlosigkeit muss mit Verlegung des Atemweges (Zunge, Muskeltonus) und fehlenden Schutzreflexen gerechnet werden. Kinder ohne Reaktion auf Schmerzreiz müssen in der Regel intubiert werden, bei der GCS-Bestimmung ist ein $GCS \leq 8$ ein Kriterium für die Atemwegssicherung.

– **E**: Spätestens im Schockraum muss das Kind komplett entkleidet und einmal ubiquitär (anterior und posterior) inspiziert werden. Dafür sind eine warme Unterlage, eine hohe Umgebungstemperatur sowie vorgewärmte Hände und Instrumente ein wichtiger Begleitaspekt. Spätestens jetzt muss auch die zentrale Körpertemperatur gemessen werden, in der Regel tympanal, bei intubierten Patienten auch pharyngeal, ösophageal oder mittels Blasentemperatursonde. Nach der klinischen Untersuchung muss das Kind wieder warm zugedeckt werden, auch für alle weiteren Manipulationen (Punktionen, Blutentnahmen, Monitoring etc.) sollte es nur so weit exponiert werden, wie es für die jeweilige Intervention notwendig ist.

Die Eltern des Kindes bzw. der zur Verfügung stehende Elternteil sollten so gut wie möglich in den Versorgungsablauf im Schockraum involviert sein. Dies ist v. a. initial und beim wachen Kind von besonderer Bedeutung. Der Betreuungsaufwand für die Eltern darf in einer derartigen Ausnahmesituation nicht unterschätzt werden; eine designierte Person ist in der Regel damit absorbiert. Bei intubierten Kindern oder unter Reanimation ist gelegentlich die Betreuung der Eltern außerhalb des Schockraums die bessere Lösung. Sie sollten aber kontinuierlich über den aktuellen Verlauf, Zustand und weiteres Vorgehen informiert werden, und man sollte ihnen während dieser Initialphase jederzeit den Zugang zu ihrem Kind ermöglichen.

Fazit für die Praxis
- Bauchschmerzen sind das häufigste Einzelsymptom bei pädiatrischen Notfallpatienten.
- Die Ursachen abdomineller Symptome sind vielfältig, einzelne Altersgruppen weisen gehäuft spezifische Kausalitäten auf. Nicht immer sind Bauchschmerzen und Erbrechen Ausdruck einer intraabdominellen Pathologie.
- Hauptaufgabe des Erstversorgers ist die nicht einfache Identifizierung von kritischen Situationen, die meist durch einen beginnenden Schock kompliziert sind. Für das Erkennen eines solchen bedrohlichen Stadiums ist das Prinzip des *Cardiopulmonary Assessment* das Standardvorgehen, es priorisiert auch die Maßnahmen für Erstversorgung und Transport.
- Das führende Warnzeichen für Kinder mit Bauchschmerzen ist die Tachykardie.
- Die Kenntnis der verschiedenen Schockformen und die jeweiligen hämodynamischen Besonderheiten sind Voraussetzung für eine strukturierte Behandlung.
- Kinder mit akutem Abdomen und beginnendem Schock müssen einer pädiatrischen Zentrumsklinik zugewiesen werden, ihre Erstversorgung findet hier idealerweise im Schockraum statt. Assessment und Stabilisierung im Schockraum folgen erneut den Kriterien ABCDE des *Primary Survey*, finden im Rahmen einer strukturierten Teamleistung statt und nutzen die Erkenntnisse der klinischen Untersuchung, ergänzt durch Monitoring, Labor und Bildgebung.
- Hier ist die Sonographie als nichtinvasive Technik dominierend, in kritischen Situationen ist allerdings trotz hoher Strahlenbelastung die Computertomographie aufgrund ihrer hohen Spezifität und Sensitivität unerlässlich.
- Die Eltern des Kindes sollten, wann immer möglich, nicht von der Behandlung ihres Kindes ausgeschlossen werden.

Literatur

American College of Surgeons (2012) Advanced Trauma Life Support (ATLS®), Student Course Manual, 9. Aufl. American College of Surgeons, Chicago, S 257

American Heart Association (2015) Handbook of emergency cardiovascular care for healthcare providers. South Deerfield, Channing Bete Company, S 77

American Heart Association (2016) Pediatric advanced life support. Provider manual. Bete Company, South Deerfield

Bailey B, Bergeron S, Gravel J et al (2007) Efficacy and impact of intravenous morphine before surgical consultation in children with right lower quadrant pain suggestive of appendicitis: a randomized controlled trial. Ann Emerg Med 50:371–378

Hayakawa I, Sakakibara H, Atsumi Y et al (2017) Tachycardia may prognosticate life- or organ-threatening diseases in children with abdominal pain. Am J Emerg Med 35(6):819–822

Hennes H, Kim MK, Pirrallo RG (2005) Prehospital pain management: a comparison of providers'perceptions and practices. Prehosp Emerg Care 9:32–39

Hwang JY (2017) Emergency ultrasonography of the gastrointestinal tract of children. Ultrasonography 36(3):204–221

Kwon H, Jung JY (2017) Effectiveness of a radiation reduction campaign targeting children with gastrointestinal symptoms in a pediatric emergency department. Medicine 96(3):1–6

Leung AKC, Sigalet DL (2000) Acute abdominal pain in children. Am Fam Physician 67(11):2321–2327

Mahadevan SV (2005) Abdominal pain. In: Mahadevan SV, Garmel GM (Hrsg) An introduction to clinical emergency medicine (Chapter 9). Cambridge University Press, Cambridge, S 158

Makin E, Davenport M (2016) Evaluation of the acute abdomen. Paediatr Child Health 26(6):231–238

Olympia RP, Wilkinson R, Dunnick J et al (2016) Pediatric referrals to an emergency department from urgent care centers. Pediatr Emer Care 32(2):77–81

Pflugeisen BM, Escobar MA, Haferbecker D et al (2017) Impact on hospital resources of systematic evaluation and management of suspected nonaccidental trauma in patients less than 4 years of age. Hosp Pediatr 7(4):219–224

Richards JR, McGahan JP (2017) Focused assessment with sonography in trauma (FAST) in 2017: what radiologists can learn. Radiology 283(1):30–48

Scaife ER, Fenton SJ, Hansen KW, Metzger RR (2009) Use of focused abdominal sonography for trauma at pediatric and adult trauma centers: a survey. J Pediatr Surg 44(9):1746–1749

Snow A, Milliren CE, Graham DA, Callahan MJ et al (2017) Quality of pediatric abdominal CT scans performed at a dedicated children´s hospital and it`s referring institutions: a multifactorial evaluation. Pediatr Radiol 47:391–397

Stanhope B (2003) Shock. In: Brennan PO, Berry K, Powell C, Pusic MV (Hrsg) Handbook of pediatric emergency medicine (Chapter 3). BIOS Scientific Publishers, Oxford, S 35

Szadkowski MA, Bolte RG (2017) Seatbelt syndrome in children. Pediatr Emer Care 33(2):120–127

Walsh J, Schmit P, Yanchar N (2017) Should grade of solid organ injury determine need for hospitalization in children? J Trauma Acute Care Surg 82:109–113

Zachariou Z (2011) Bauchschmerzen beim Kind. Ther. Umschau 68(8):444–448

Kinderradiologie

Maria Sinzig

5.1 Einführung – 64

5.2 Was Kinder von Erwachsenen unterscheidet – 65

5.3 Strahlenrisiko – 65

5.4 Strahlenschutz – 66

5.5 Techniken zur Untersuchung des kindlichen Abdomens/Gastointestinaltrakts – 67
5.5.1 Ultraschall – 67
5.5.2 Radiographie – 68
5.5.3 Computertomographie – 69
5.5.4 Magnetresonanztomographie – 71

Literatur – 72

Praxisbeispiel

Ein 13-jähriges Mädchen wird wegen akut aufgetretener Schmerzen im linken Unterbauch vorstellig. Klinischer Untersuchungsbefund: Das Abdomen ist weich mit jedoch beträchtlichem, lokalisiertem Druckschmerz im medianen bis linken Unterbauch, keine Abwehrspannung, kein Erbrechen, das Kind ist afebril. Labor: 17.000 Leukozyten (Norm 5000–12.000), C-reaktives Protein 2,56 mg/dl (Norm < 0,5 mg/dl), unauffällige Harnchemie.

Das Beschwerdebild lässt sich keiner »raschen« Diagnose zuordnen, daher weiterführende Untersuchung mittels Bildgebung: der Ultraschall zeigt eine mäanderartig geschlängelte, tubuläre Struktur im linken paramedianen Unterbauch, unmittelbar der Harnblase benachbart, die vereinbar ist mit einer Hydrosalpinx; beide Ovarien unauffällig, etwas freie Flüssigkeit. Die daraufhin durchgeführte gynäkologische Abklärung ergibt den V. a. Ovarialzyste. Es erfolgt die stationäre Aufnahme mit intravenöser Analgesie.

Am nächsten Tag wird aufgrund mangelnder Rückbildung der Beschwerdesymptomatik eine MRT des Unterbauches durchgeführt (aus strahlenhygienischen Gründen ist die MRT der CT vorzuziehen!), welche, bei unauffälligen Ovarien, den dringenden V. a. Tubentorsion links ergibt (▶ Abschn. 5.5.4, ◘ Abb. 5.7a). Unmittelbar darauf erfolgt eine laparaskopische Pelviskopie: die linke Tube ist torquiert und hämorrhagisch infarziert (▶ Abschn. 5.5.4, ◘ Abb. 5.7b) und muss teilreseziert werden. Beide Ovarien zeigen sich unauffällig, der postoperative Verlauf ist komplikationslos. Histologische Diagnose: infarzierte Tube.

Klinische Überlegung

Eine isolierte Tubentorsion ist selten und stellt eine diagnostische Herausforderung dar. Die Bildgebung erweist sich mangels spezifischer Befunde als problematisch. Differenzialdiagnostisch kommen u. a. infrage: Ovarialzyste/-torsion, Endometriose, Extrauteringravidität, intestinale Erkrankungen bzw. Perforation. Die definitive Diagnose wird in den meisten Fällen mittels Laparoskopie gestellt, welche weiterhin den Referenzstandard für Diagnose und Therapie darstellt.

5.1 Einführung

Die Geschichte der Kinderradiologie nahm ihren Ursprung in Graz, als Herr Prof. Escherich, damals Ordinarius für Kinderheilkunde in Graz, 1897 das weltweit erste Röntgen in einem Kinderkrankenhaus einrichtete. Die bahnbrechende Entdeckung der sog. X-Strahlen 2 Jahre zuvor durch Wilhelm Conrad Röntgen machte die Strahlen zur populärsten Entdeckung ihrer Zeit.

Längst hat die diagnostische Bildgebung – basierend auf entsprechender Forschung auf technischer und biologischer Ebene – das Gesundheitssystem revolutioniert. Auf der Suche nach diagnostischen Modalitäten, die es ermöglichen, Patienten mit pathologischen Befunden zu erfassen (Sensitivität) und solche ohne pathologische Befunde davon abzugrenzen (Spezifität), sind neue Techniken rasch auch in der pädiatrischen Radiologie zur Anwendung gelangt – allerdings nicht immer zum Nutzen der Kinder (Goske et al. 2008a; Naumann et al. 2014). Radiographie (konventionelles Röntgen), Ultraschall (US), Magnetresonanztomographie (MRT), Computertomographie (CT) und weitere Technologien, die eindrucksvolle Bilder hervorbringen, sind den Medizinern (und Laien) durchaus bekannt, aber der Nutzen, der Wert, die Indikationsstellung für die entsprechenden Untersuchungen und auch das damit einhergehende Risiko (wann ist was das »Beste«?) wurde und wird oft nicht ausreichend hinterfragt und entsprechend verstanden.

> Gerade angesichts der weiten Verfügbarkeit der vielen unterschiedlichen bildgebenden Verfahren ist es wichtiger denn je, Patienten die optimale, nicht die maximale Diagnostik und Therapie zukommen zu lassen.

Es ist essenziell zu wissen, was dem Kind mit der entsprechenden Untersuchung (an-)getan (Risiko) und was damit für das Kind getan wird (Nutzen) (Goske et al. 2008a, b).

5.2 Was Kinder von Erwachsenen unterscheidet

Kinder haben andere Körperproportionen. So ist etwa der Thorax bei Kindern kürzer als bei Erwachsenen, womit die Oberbauchorgane weniger gut geschützt sind. Kinder weisen eine andere Herz- und Atemfrequenz auf. Sie kühlen rascher aus als Erwachsene – worauf bei Untersuchungen Rücksicht zu nehmen ist – mit einem insbesondere bei Säuglingen und Kleinkindern größeren Verhältnis zwischen Hautoberfläche und dem Rest des Körpers. Nichtverknöcherte Skelettstrukturen mit hohem Knorpelanteil, blutbildendes Mark, andere Fett- und Bindegewebsanteile sowie ein geringerer Muskelmantel machen die Dichteunterschiede verschiedener Organsysteme deutlich vom Lebensalter abhängig. Daraus resultiert bei Kindern insgesamt eine verringerte Dichte mit weniger Dichteunterschieden und somit ein verringerter relativer Kontrast. Die Unreife der Organe, angeborene Veränderungen bzw. Missbildungen (z. B. intestinale Atresie, Malrotation mit möglichem Mitteldarmvolvulus), die typischen Kinderkrankheiten sowie spezielle Krankheitsbilder etwa des Frühgeborenen oder Kleinkindes (z. B. nekrotisierende Enterokolitis, ileokolische Invagination) stellen weitere markante Unterschiede des Kindes zum Erwachsenen dar. Nicht zu vernachlässigen ist in diesem Zusammenhang auch die Psyche des Kindes, welche von der des Erwachsenen ebenfalls beträchtlich differiert.

Zudem weiß man heute, dass Kinder ein wesentlich höheres Strahlenrisiko aufweisen als Erwachsene. Darauf wird im Folgenden ausführlich eingegangen (Strahlenrisiko). Dieser Tatsache ist im Sinne des Strahlenschutzes in besonderem Maße Rechnung zu tragen.

Das alles ist bei der Untersuchung von Kindern zu beachten, und dementsprechend gilt es, die adäquate Bildgebung zu wählen und diese dann maßgeschneidert und in einem kindgerechten Umfeld von speziell geschultem Personal durchzuführen.

5.3 Strahlenrisiko

Die deterministischen und stochastischen Effekte ionisierender Strahlung sind hinlänglich belegt, wenngleich die Erkenntnisse über die komplexen Zusammenhänge zwischen strahleninduzierten Zellschäden, Reparaturvorgängen und Malignominduktion noch längst nicht abgeschlossen sind. Zu den deterministischen Effekten zählen u. a. die Hautrötung bis hin zu Ulzerationen sowie die Induktion von Katarakten. Deterministische Effekte treten ab einer bestimmten Dosis auf, die Schwere des Schadens ist proportional zur Dosis. Karzinogenese und Induktion genetischer Mutationen werden durch stochastische Effekte verursacht. Auch für stochastische Strahlenwirkungen besteht eine lineare Dosis-Wirkungs-Beziehung, aber es gibt keine definierte untere Schwellendosis. Das heißt, die Wahrscheinlichkeit eines Schadens ist proportional zur Dosis, die Schwere des Schadens ist allerdings dosisunabhängig (Kuhn et al. 2004).

Dass Kinder ein wesentlich höheres Strahlenrisiko aufweisen als Erwachsene, ist durch Untersuchungen an japanischen Atombombenopfern, an Chernobyl-Überlebenden, aber auch durch eine Vielzahl von Studien an medizinischen Patienten umfassend belegt (Brenner et al. 2001; Brenner und Hall 2012; Pearce et al. 2012). Der schnell wachsende kindliche Organismus reagiert auf ionisierende Strahlung um ein Vielfaches empfindlicher als das Gewebe Erwachsener. Die Gefahr für ein 1-jähriges Kind, ein Malignom zu entwickeln, ist 10- bis 15-mal größer als für einen 50-jährigen Patienten, der derselben Strahlendosis ausgesetzt war (Brenner et al. 2001). Als besonders strahlensensible Gewebe gelten rotes Knochenmark, Schilddrüse, Brustdrüsen, Keimdrüsen und Augenlinsen.

> **Kinder sind um ein Vielfaches strahlenempfindlicher als Erwachsene.**

Zu bedenken ist auch, dass bei Kindern aufgrund ihrer Gewebeverteilung und Körperproportionen, aber auch aufgrund ihrer geringen Körpergröße und mangelnden Kooperationsfähigkeit bei bestimmten Untersuchungen mehr (strahlensensibles) Gewebe exponiert wird als bei Erwachsenen. Hinzu kommt die naturgemäß wesentlich höhere Lebenserwartung von Kindern gegenüber Erwachsenen, sodass strahleninduzierte Tumore mit hoher Wahrscheinlichkeit vom Kind erlebt werden (Pearce et al. 2012). Da Kinder als potenzielle, zukünftige Eltern zu betrachten sind, können sie durch Strahlenexposition entstandene genetische Schäden an ihre Nachkommen weitergeben (Kuhn et al. 2004).

> Kinder haben mehr Lebenszeit vor sich, um eine Kumulation radiologischer Untersuchungen – und damit Dosis – zu »sammeln«.

5.4 Strahlenschutz

Alle diese Erkenntnisse machen deutlich, dass in der diagnostischen Radiologie bei Kindern strengste Strahlenschutzmaßnahmen erforderlich sind. Daher besteht auch von gesetzlicher Seite im Sinne des Strahlenschutzes die Verpflichtung zur Umsetzung des **ALARA-Prinzips**. Das heißt: die Strahlendosis einer Röntgenuntersuchung sollte *as low as reasonably achievable* für den Patienten sein (Willis und Slovis 2005; Strauss et al. 2010; Pärtan 2010).

Die Qualitätssicherung in der Röntgendiagnostik beim Kind wird durch zwei Hauptprinzipien beherrscht:
- dem Prinzip der Rechtfertigung,
- dem Prinzip der Optimierung.

Rechtfertigung und Indikationsstellung zu einer Röntgenuntersuchung sind nicht voneinander trennbar (Oikarinen et al. 2009; Tahvonen et al. 2013; Baird et al. 2013). Der beste Strahlenschutz ist das Nichtdurchführen einer Röntgenuntersuchung. Dies kann allerdings genauso suboptimal sein wie eine Untersuchung mit zu geringer Dosis, sodass die Bildqualität eine exakte Interpretation nicht zulässt und die Strahlenexposition vergebens war.

> Um den Benefit jeglicher Bildgebung zu maximieren und gleichzeitig die Strahlendosis so niedrig wie möglich zu halten, muss die Untersuchung auf das jeweilige Kind und dessen klinisches Problem zugeschnitten sein. Dies ist insbesondere dann erreichbar, wenn vor einer radiologischen Abklärung der Radiologe vom Kliniker über die Anamnese, die klinische Untersuchung und die Laborbefunde informiert wird und dieser auch eine exakte Fragestellung an den Radiologen formuliert.

Viele Fragestellungen – insbesondere das kindliche Abdomen betreffend – lassen sich in der pädiatrischen Radiologie mittels **Sonographie** klären (Riccabona 2006; Kotagal et al. 2015; Hofmann et al. 2005; Baird et al. 2013) (◘ Abb. 5.1). Die kleineren Körpermaße, weniger Fett und noch nicht verknöcherte Strukturen erlauben eine ausgezeichnete Beurteilung auch tiefer liegender Körperabschnitte sowie den Einsatz hochauflösender Schallköpfe. Da die Sonographie eine Untersuchungsmodalität ohne ionisierende Strahlung darstellt, so gut wie überall bedside anwendbar ist und 24 h zur Verfügung steht, nimmt sie in der pädiatrischen Radiologie eine zentrale Rolle ein.

> Aus kinderradiologischer Sicht sind Verfahren, die nicht mit ionisierender Strahlung verbunden sind, von besonderem Interesse. Demzufolge wird die Sonographie bei vielen klinischen Fragestellungen in der Diagnostik des Abdomens als erste und oft einzige bildgebende Modalität eingesetzt.

Wenn es zu einer Röntgenuntersuchung keine Alternative gibt, ist die Optimierung der Röntgenverfahren von besonderer Bedeutung (Goske et al. 2011a, b; Willis und Slovis 2005). Es kann nicht länger hingenommen werden, dass Kinder z. B. mit CT-Untersuchungsprotokollen abgeklärt werden, die Expositionswerte für Erwachsene aufweisen (Strauss et al. 2010; Naumann et al. 2014). Auch sind Durchleuchtungsuntersuchungen idealerweise mit pädiatriegerechten Durchleuchtungssystemen durchzuführen, mit denen sich die Patientendosis enorm reduzieren lässt.

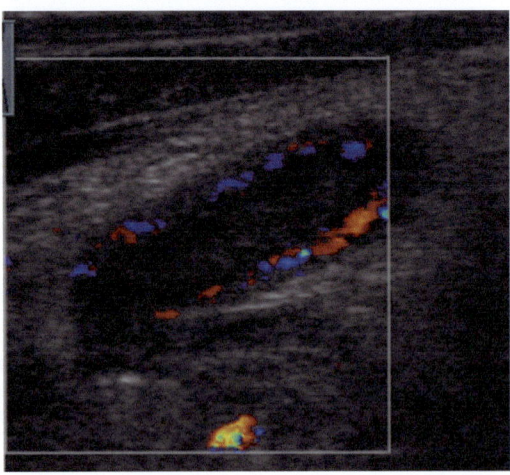

◘ **Abb. 5.1** Appendicitis acuta, sonographischer Längsschnitt. Im Farbdoppler vermehrte Wandperfusion, echoreiches perifokales Fettgewebe

> Sollte eine Röntgenuntersuchung zwingend erforderlich sein, ist die Optimierung der Röntgenverfahren im Sinne des ALARA-Prinzips verpflichtend: die Strahlendosis einer Röntgenuntersuchung sollte *as low as reasonably achievable* für den Patienten sein.

5.5 Techniken zur Untersuchung des kindlichen Abdomens/Gastointestinaltrakts

5.5.1 Ultraschall

Da der Ultraschall (US) eine nichtinvasive Untersuchungsmodalität ohne ionisierende Strahlung darstellt, erfüllt er optimal den Grundsatz des ALARA-Prinzips (Riccabona 2006). Richtig eingesetzt ist er treffsicher und effektiv (Gfrörer et al. 2009) und erreicht inzwischen eine Detailgenauigkeit, die sonst nur von Schnittbildverfahren wie MRT oder CT erwartet wird, bzw. ist er diesen Modalitäten zum Teil sogar überlegen (z. B. Zystenbeurteilung) (◉ Abb. 5.2). Die Verfügbarkeit über 24 h und die Einsatzmöglichkeit auf jeder Frühgeborenenstation am Inkubator, am Krankenbett sowie im Schockraum stellen weitere Vorzüge dar. Im Gegensatz zur MRT besteht beim Ultraschall lediglich in Ausnahmesituationen ein Sedierungsbedarf. Der geringere Fettgehalt, die insgesamt kleineren Verhältnisse mit oberflächlichen Strukturen und noch nicht verknöcherte Skelettanteile sind ideale Voraussetzungen für den US und unterstreichen die zentrale Bedeutung der Sonographie in der pädiatrischen Radiologie. Der US eignet sich ideal für Funktionsbeurteilungen (z. B. Zwerchfellbeweglichkeit), Perfusionsbeurteilungen und Verlaufskontrollen, da er so gut wie risikolos wiederholbar ist.

> Aufgrund der fehlenden Strahlenbelastung, seiner Treffsicherheit, Effektivität und Detailgenauigkeit nimmt der Ultraschall in der pädiatrischen Bildgebung eine zentrale Rolle ein und ist für viele Fragestellungen – insbesondere das kindliche Abdomen betreffend – die primäre und ausschließliche Untersuchungsmodalität.

Ein weiterer Vorteil ist die sog. **Sonopalpation**, bei welcher mit dem Schallkopf während der Untersuchung ein mäßiger Druck ausgeübt wird und so eine gezielte Suche nach der (schmerzverursachenden) Genese möglich ist. Hochfrequente und hochauflösende Schallköpfe mit entsprechend geringerer Eindringtiefe erlauben eine z. T. hervorragende Beurteilung kindlicher Körperabschnitte und deren Pathologie. Hinzu kommen viele moderne Ultraschalltechniken, die heute zumindest in Schwerpunktkrankenhäusern zum Routine-Equipment zählen und es ermöglichen, das Potenzial des US noch besser auszuschöpfen: angeführt seien hier u. a.

– die (Farb-)Dopplersonographie, die Aufschluss über Flussrichtung und Flussgeschwindigkeit gibt,
– der »Power-Doppler« (amplitudenkodierte Farbdopplersonographie – aFDS) (◉ Abb. 5.3) zur Darstellung auch niedriger Flussgeschwindigkeiten (ohne Richtungsinformation),
– das *Harmonic Imaging* (HI) mit schärferen Bildern und weniger Artefakten,
– der Panorama-US (*extended field of view*), der große Übersichtsbilder generiert und dadurch auch die Möglichkeit der Vermessung größerer Strukturen beinhaltet.

Da man es in der pädiatrischen Radiologie mit Patienten zwischen < 500 g (Frühgeborene) und > 100 kg Körpergewicht (adipöse Jugendliche) zu tun hat, müssen Ultraschallgeräte kinderradiologischer Abteilungen mit einer breiten

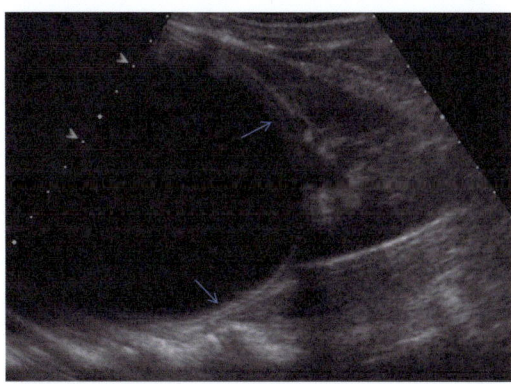

◉ **Abb. 5.2** Echinokokkuszyste. 14-jähriger Knabe mit Oberbauchschmerzen links, sonographischer Längsschnitt. Zystische Läsion mit Dreischichtung (*Pfeile*) der Zystenwand (= Perizyste, Ektozyste, Endozyste) in der linken Niere

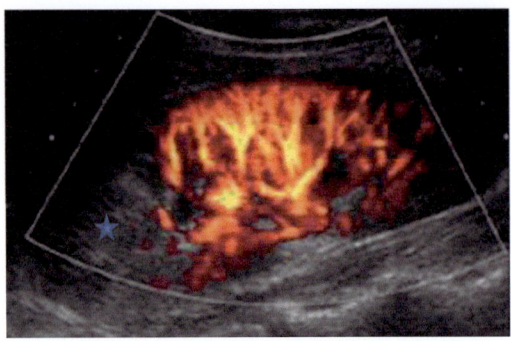

Abb. 5.3 Akute Pyelonephritis. Sonographischer Längsschnitt durch die rechte Niere bei einem 15-jährigen Knaben mit hohem Fieber und Flankenschmerzen rechts. Im »Power-Doppler« deutlicher Perfusionsausfall vornehmlich im Oberpol (*Stern*)

Schallkopfpalette ausgestattet sein, was leider oftmals nicht der Fall ist (Darge et al. 2010).

> Ein gründlich durchgeführter Ultraschall mit genauer Darstellung und Analyse aller Strukturen ist zeitaufwändig! Trotz der geringen Kassenhonorierung ist er daher in Bezug auf die Realkostensituation nicht »billig« (Stundenlohn des Arztes!).

So kann in Anbetracht der immer beschränkteren Ressourcen eine gute US-Qualität nur bei gezielter Indikationsstellung und entsprechend geringerer Gesamtuntersuchungszahl gewährleistet werden – dies sollte auch dem Zuweiser bekannt sein. Leider ist ein standardisierter Untersuchungsvorgang mit standardisierter Dokumentation längst nicht bei allen Anwendern Routine, was die Qualität und den Wert der Sonographie oftmals schmälert sowie Folgeuntersuchungen zum Vergleich erschwert! (Empfehlungen z. B. unter ▶ http://www.oegum.at [Arbeitskreise – Kinderheilkunde – Richtlinie/Standards] oder ▶ http://www.degum.de [Sektionen – Pädiatrie], zuletzt abgerufen am 19.1.2018).

Auch der US hat Grenzen! Diese sind interdisziplinär zu erklären bzw. aufzuzeigen.

Schließlich sei noch auf mögliche Gefahren des US hingewiesen: bei Verwendung zu hoher Schallenergie und zu langer Schallexposition besteht theoretisch die Gefahr einer Gewebsalteration durch mechanische und thermische Effekte. Auch nicht völlig zu vernachlässigen ist die Möglichkeit der Übertragung von Keimen durch mangelnde Hygiene (Schallköpfe reinigen!).

5.5.2 Radiographie

Analoge Systeme mittels Film-Folien-Technik sind heutzutage weitgehend (bzw. werden zunehmend) durch digitale Radiographiesysteme abgelöst, wobei zwischen CR (*computed radiography*; Speicherfoliensysteme/Kassetten) und DR (digitale Direktradiographie; Festkörper- bzw. Flachdetektoren) unterschieden wird (Pärtan 2010; Goske et al. 2011b). Auch hier hat das ALARA-Konzept oberste Priorität (Willis und Slovis 2005).

Die Abdomenübersichtsaufnahme wird zumeist im Liegen a.-p. angefertigt (Abb. 5.4). Je nach Fragestellung und klinischem Zustand kann eine zusätzliche Aufnahme im horizontalen Strahlengang in Rücken- oder Linksseitenlage notwendig sein, etwa bei der Frage nach freier Luft. Allerdings vermögen versierte (Kinder-)Radiologen auch diese Frage zumeist an der a.-p.-Aufnahme zu klären oder bei gezielter

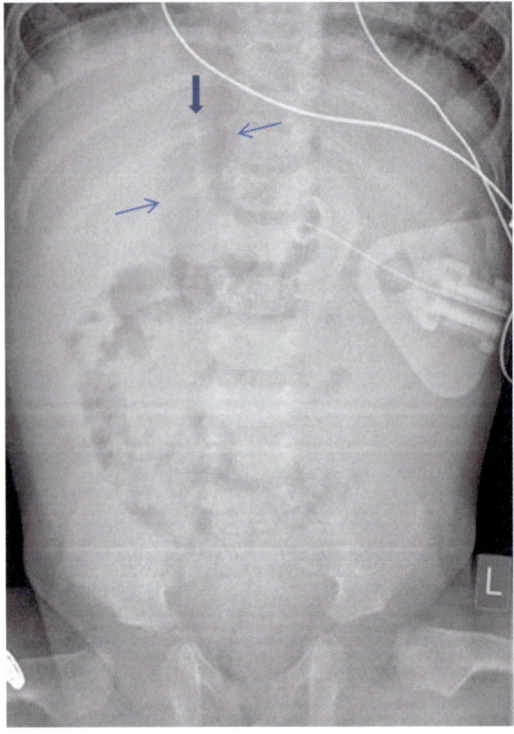

Abb. 5.4 Freies intraperitoneales Gas. Abdomenübersichtsaufnahme im Liegen a.-p. bei einem 6 Monate alten Mädchen. Pneumoperitoneum (*dünne Pfeile*), das Ligamentum falciforme (*dicker Pfeil*) wird von freier Luft umgeben und dadurch im Röntgenbild sichtbar (*football sign*). Der Befund ist eindeutig, eine 2. Ebene nicht indiziert. Ileusbild, liegende PEG-Sonde

Suche auch sonographisch fündig zu werden (◘ Abb. 5.5).

Es kann indiziert sein, Thorax und Abdomen auf einer Aufnahme zu erfassen, ein sog. **Babygramm** anzufertigen (z. B. Frage nach Ösophagusatresie, Zwerchfellhernie). Ein exaktes Einblenden ist nur dann zu erreichen, wenn das Kind adäquat positioniert und immobilisiert wird (Goske et al. 2011b). Dazu stehen Babixhüllen, Kompressorien aus durchsichtigem, strahlendurchlässigem Material, Schaumstoffkissen, Sandsäcke und schließlich auch Haltepersonen zur Verfügung.

> Eine inadäquate Feldgröße ist einer der häufigsten Fehler in der pädiatrischen Röntgendiagnostik!

Die geringere Streustrahlung bei kleineren Kindern macht ein Streustrahlenraster bei Säuglingen und Kleinkindern überflüssig und soll schon aus Strahlenschutzgründen in dieser Altersgruppe nicht eingesetzt werden (ein Streustrahlenraster erhöht die Dosis auf das 2- bis 6-fache!). Deshalb ist auch gesetzlich bei kinderradiologischen Röntgen- und Durchleuchtungsgeräten ein entfernbares Streustrahlenraster gefordert.

Die intraabdominelle Gasverteilung gibt Aufschluss über die Anatomie und Funktion des Intestinums. Gas im Magen ist gewöhnlich 10–15 min post partum nachweisbar und erreicht normalerweise den proximalen Dünndarm innerhalb einer Stunde. Im Alter von 6 h ist üblicherweise der gesamte Dünndarm gasgefüllt, der Dickdarm nach etwa 14 h – oft mit der ersten Mekoniumpassage zu derselben Zeit.

Abdomenübersichtsröntgenaufnahmen sind bei intestinaler Obstruktion (beim Neugeborenen) hilfreich und oft ausreichend für die Diagnose, oder sie geben Hinweise darauf, welcher diagnostische Schritt der nächste sein sollte (Sinzig 2010). Eine Duodenalatresie (*double bubble sign*) oder eine proximale Jejunalatresie haben ein charakteristisches Erscheinungsbild im Röntgen. Je mehr gasgefüllte, dilatierte Darmschlingen vorliegen, umso weiter distal liegt die Obstruktion (Hernanz-Schulman 1999). Da in der Neugeborenenperiode eine Haustrierung des Dickdarms noch nicht vorliegt, ist der Dickdarm vom Dünndarm nicht eindeutig zu unterscheiden. Die Höhe und/oder Ursache der Obstruktion kann suspiziert werden durch assoziierte Zeichen wie dem Seifenblasenmuster bei Mekoniumileus (der Seifenblaseneffekt im Röntgen ist häufig, aber nicht pathognomonisch für einen Mekoniumileus!), Kalzifikationen nach intestinaler Perforation (Mekoniumperitonitis) oder Gas in der Harnblase bei hoher anorektaler Malformation. Auch in der Diagnose der nekrotisierenden Enterokolitis spielt das Röntgen in Kombination mit dem US eine zentrale Rolle (Baird et al. 2013; Muchantev et al. 2013).

> Freies intraperitoneales Gas ist häufig schon in der Abdomenübersichtsaufnahme a.-p. zu erkennen, sodass selten eine zusätzliche Aufnahme im horizontalen Strahlengang erforderlich ist. Auch nach freiem Gas »darf« im Sinne des ALARA-Prinzips sonographisch gesucht werden!

Bei älteren Kindern gibt es nur wenige Indikationen für das Abdomenröntgen wie etwa intestinale Fremdkörper, freies Gas oder Kalzifikationen, da der US hier sehr viele Fragestellungen hinreichend beantworten kann bzw. die MRT zum Einsatz kommt.

5.5.3 Computertomographie

Die technische Entwicklung, die ständig zunehmende Verfügbarkeit, der Wunsch der behandelnden Ärzte sowie der Eltern nach rascher (und sicherer) Diagnose haben die CT-Untersuchungszahlen in den letzten Jahren dramatisch in die Höhe getrieben – trotz

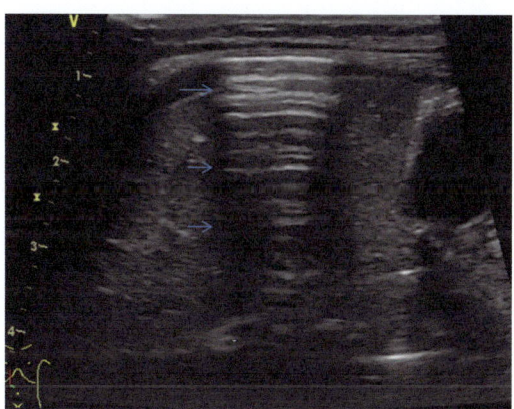

◘ **Abb. 5.5** Freie Luft. Sonographischer Längsschnitt durch den Oberbauch rechts paramedian. Die freie Luft ventral der Leber ist sonographisch deutlich erkennbar, bandförmige Reverberationen (*Pfeile*)

der Tatsache, dass die CT eine Hochdosisuntersuchung darstellt. Es wird geschätzt, dass seit den 1980er Jahren, als der Aufstieg der CT begann, eine bis zu 800 %ige Zunahme der CT-Untersuchungen stattfand: im Jahr 2000 wurde in den USA von 62 Mio. CT-Untersuchungen ausgegangen, davon 4 Mio. bei Kindern (Goske et al. 2008b).

Broder et al. (2007) untersuchten den Einsatz der CT in einem pädiatrischen Notfalldepartment in den USA: Während zwischen 2000 und 2006 die Patientenzahlen weitgehend konstant blieben, erhöhten sich die CT-Untersuchungszahlen für die Halswirbelsäule um 366 %, für den Thorax um 435 % und für das Abdomen um 49 %. Dass die abdominellen CT-Untersuchungen in dieser Studie relativ gering anstiegen, ist dem bereits zuvor üblichen hohen Einsatz der CT in der Abklärung des kindlichen Abdomens geschuldet, da in den USA die Sonographie einen vergleichsweise niedrigen Stellenwert hat (hatte); diesbezüglich ist auch hier ein Umdenken zu verzeichnen (Goske et al. 2008a; Thomas 2011). Larson et al. (2011) berichten von einer 5-fachen Zunahme der kindlichen Notfälle mit CT-Abklärung in einem Notfalldepartment in den USA zwischen 1995 und 2008 (von 0,33 Mio. auf 1,65 Mio.).

Weltweit werden geschätzte 3,6 Mrd. Röntgenuntersuchungen durchgeführt (alle radiologischen, nuklearmedizinischen, Durchleuchtungs- und CT-Untersuchungen eingeschlossen). Zwei Drittel dieser Untersuchungen entfallen auf 25 % der Weltbevölkerung, die in einem Level-I-Land (definiert als > 1 Arzt pro 1000 Einwohner) leben, 8 % davon sind CT-Untersuchungen, welche aber fast die Hälfte (47 %) der totalen Effektivdosis ausmachen. In Level-II-Ländern (1 Arzt pro 1000–2900 Einwohner) entfallen auf CT Untersuchungen nur 2 % mit 15 % totaler Kumulativdosis (Thomas 2011). Was CT-Daten bei Kindern betrifft, sind sie weniger verlässlich; ca. 8–10 % aller CT Untersuchungen in den USA werden bei Kindern durchgeführt, etwa 4,5 % in Japan, 2 % in der Schweiz und 1 % in Deutschland (Thomas 2011).

In der Richtlinie 97/43/EURATOM des Rates der Europäischen Union wurden 1997 Empfehlungen publiziert, um der exzessiven Exposition von Patienten gegenüber ionisierender Strahlung entgegenzuwirken (Thomas 2011; Oikarinen et al. 2009). Diese EU-Direktive – die die Rechtfertigung (*justification*) für eine radiologische Untersuchung in den Mittelpunkt stellte, erscheint in Anbetracht der Untersuchungszahlen kaum oder gar nicht existent. So kommen beispielsweise Oikarinen et al. (2009) zu dem Schluss, dass z. B. 37 % der Abdomen-CTs bei jungen Patienten nicht gerechtfertigt waren. Einige pädiatrische Radiologen gehen sogar davon aus, dass etwa ein Drittel der bei Kindern durchgeführten CT-Untersuchungen unnötig gewesen sei (Slovis und Berdon 2002).

> Das ist alarmierend, zumal mittlerweile klar belegt ist, dass es einen signifikanten Zusammenhang zwischen Strahlenexposition (mittels CT) und Krebsrisiko gibt.

Kumulativdosen z. B. von Schädel-CTs (etwa 60 mGy) bei unter 15-jährigen Patienten können das Risiko für Hirntumore und Leukämie vervielfachen (Pearce et al. 2012; Brenner und Hall 2012). 2001 verstarben Schätzungen zufolge 500 Kinder in den USA an malignen Erkrankungen als Folge einer CT-Strahlenexposition, wobei damals jährlich von 600.000 Abdomen- und Schädel-CTs bei Kindern ausgegangen wurde (Brenner et al. 2001).

Mittlerweile ist ein Umdenken im Gange: 2007 hat sich eine Allianz zum Strahlenschutz in der pädiatrischen Radiologie formiert, die inzwischen aus mehr als 60 nationalen und internationalen wissenschaftlichen Gesellschaften und Organisationen besteht (Goske et al. 2008a, 2011a). Regelmäßige Fortbildung, Implementierung von Leitlinien und vermehrter Einsatz von US und MRT können die Anzahl an unnötigen CT-Untersuchungen dramatisch reduzieren (Tahvonen et al. 2013).

Zweifellos hat die CT auch in der pädiatrischen Radiologie ihren Stellenwert und kann von großem Nutzen für die kleinen Patienten sein, wenn die Indikation für ihren Einsatz gegeben ist. Für abdominelle Fragestellungen gelangt die CT hauptsächlich (und mittlerweile fast ausschließlich) in der Traumadiagnostik zum Einsatz (Abb. 5.6a, b). Für alle anderen Fragestellungen das kindliche Abdomen betreffend, ist gründlich zu prüfen, ob diese mittels alleiniger Sonographie, Sonographie und Radiographie, oder MRT gelöst werden können. Wenn die CT die adäquate Untersuchungsmodalität darstellt, sind die Scan-Parameter dem Kind und der

Kinderradiologie

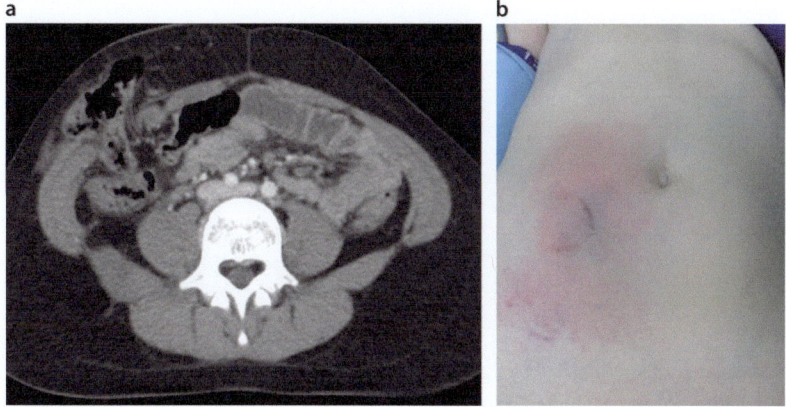

Abb. 5.6 a, b Traumatische Bauchwandhernie rechts nach Fahrradlenkerverletzung. **a** Im CT dargestellt, **b** deutliche Prellmarke im rechten Mittel-/Unterbauch

Fragestellung entsprechend anzupassen (Macias und Sahouria 2011; Goske et al. 2008a; Strauss et al. 2010; Sorantin et al. 2013).

> Die CT ist eine Hochdosisuntersuchungsmodalität und bedarf einer strengen Indikation! Die Scan-Parameter sind dem Kind und der Fragestellung entsprechend anzupassen – *one size does not fit all!*

5.5.4 Magnetresonanztomographie

Da die Magnetresonanztomographie (MRT) eine Schnittbildmodalität ohne ionisierende Strahlung darstellt, gibt es für ihren Einsatz im Kindesalter kaum Indikationsbeschränkungen (Darge et al. 2011). Bewegungsreduzierende Techniken sowie schnellere Sequenzen zur Minimierung von Artefakten ermöglichen effiziente Untersuchungen. Sämtliche parenchymatösen und Hohlorgane, Weichteilprozesse, ossäre Pathologien und neurologische Fragestellungen sind mittels MRT gut untersuchbar. Diffusionsgewichtete Sequenzen spielen eine wichtige Rolle zur Evaluierung neoplastischer Prozesse bzw. sind hilfreich, benigne von malignen Raumforderungen abzugrenzen. So hat die MRT die Untersuchungsmöglichkeiten insbesondere auch kindlicher abdomineller und pelviner Krankheitsprozesse grundlegend verändert (■ Abb. 5.7a, b). Die MR-Cholangiopankreatikographie dient zur Darstellung angeborener und/oder erworbener Pathologien der intra- und extrahepatischen Gallenwege sowie des Pankreas. Mittels MR-Enterographie lassen sich Erkrankungen des Verdauungstrakts gut abklären (Sadigh et al. 2017). Mittlerweile spielt die MRT bei chronisch-entzündlichen Darmerkrankungen (CED), insbesondere bei der Frage nach Größe und Ausdehnung von Abszessen, neben der Sonographie eine zentrale Rolle. In diesem Zusammenhang sei auch die MR-Urographie als effektive Technik zur Evaluation des Harntrakts und der Nierenfunktion angeführt. Ferner erlauben es spezielle Techniken, den Eisen- und Fettgehalt viszeraler Organe zu quantifizieren, etwa bei Kindern mit hämolytischer Anämie oder Adipositas. In der posttraumatischen Notfalldiagnostik besitzt die MRT aufgrund des logistischen Aufwands einen begrenzten Stellenwert: Hier rechtfertigt der Zeitgewinn durch schnelle CT-Untersuchungen die CT-Strahlenexposition.

> Die MRT ist ein Schnittbildverfahren ohne ionisierende Strahlung, für deren Einsatz es im Kindesalter kaum Indikationsbeschränkungen gibt. Die Untersuchungsmöglichkeiten insbesondere auch kindlicher abdomineller und pelviner Krankheitsprozesse haben sich durch die MRT grundlegend verändert.

■ **Nachteile/Nebenwirkungen**
Trotz aller technischen Fortschritte mit der Möglichkeit, schnellere Frequenzen einzusetzen, ist die MRT-Untersuchungszeit für Kinder < 6 Jahre kaum ohne Sedierung oder Narkose tolerabel. Durch die

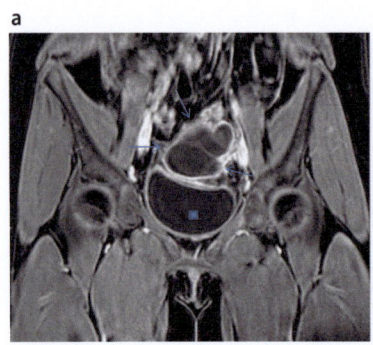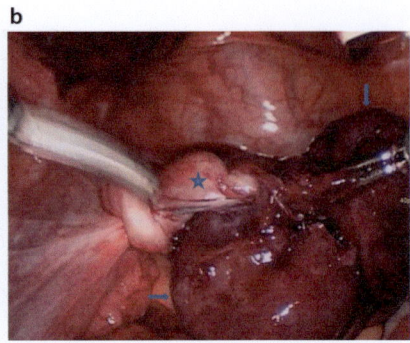

Abb. 5.7 a, b Isolierte Tubentorsion links bei einem 13-jährigen Mädchen. **a** MRT THRIVE SPAIR nach i.v.-Kontrastmittelgabe: kranial der Harnblase gelegene, mäanderförmige, liquide Läsion mit fehlender Perfusion (*Pfeile*), Harnblase (*Quadrat*). Reguläres ipsilaterales Ovar (nicht dargestellt). **b** Intraoperativer Situs: torquierte, hämorrhagisch infarzierte linke Tube (*Pfeile*), unauffälliges linkes Ovar (*Stern*)

Hochfrequenzfelder mit wechselnden Frequenzen (0,1 MHz–10 GHz) erfolgt ein Energieeintrag in den Körper. Somit ist theoretisch eine Erwärmung oder Verbrennung möglich. Hinzuweisen ist auch auf die Lärmbelastung, die durch wechselnde Gradientenfelder verursacht wird (Gehörschutz!).

Da für viele kernspintomographische Untersuchungen der Einsatz von Kontrastmitteln unerlässlich ist, sei hier auch die Gadolinium-getriggerte nephrogene systemische Fibrose (NSF) angeführt. Einzelfälle von NSF sind bei Kindern beschrieben, allerdings nur bei Niereninsuffizienz.

> Für die NSF gibt es derzeit keine Therapieoption, daher ist die Prävention besonders wichtig (Nierenfunktionsbestimmung!).

Dass eine MRT-Untersuchung (noch) eine relativ kostenintensive Modalität darstellt, darf bei adäquater Indikationsstellung für Kinder keine Rolle spielen.

Links
- Informationen zur MRT-Sicherheit: ▶ http://www.mrisafety.com; ▶ http://www.ismrm.org,
- Richtlinien für KM-Gaben: ▶ http://www.ESUR.org (zuletzt abgerufen am 19.1.2018).

Fazit für die Praxis
- Durch die in den vergangenen Jahrzehnten geradezu explosionsartige Entwicklung der radiologischen Diagnostik stehen mittlerweile eine Reihe unterschiedlicher bildgebender Verfahren zur Verfügung.
- Um diese zum Nutzen der Patienten einzusetzen, ist nicht nur der (Kinder-) Radiologe gefordert, sondern auch der Zuweiser.
- Es bedarf einer intensiven interdisziplinären Zusammenarbeit, um dem jeweiligen Kind die optimale, nicht die maximale Diagnostik zukommen zu lassen.
- Kinder unterscheiden sich in vielerlei Hinsicht von Erwachsenen, allem voran weisen sie eine um ein Vielfaches höhere Strahlensensibilität im Vergleich zu Erwachsenen auf.
- Daher besteht im Sinne des ALARA-Prinzips (*as low as reasonably achievable*) die Verpflichtung, schonenden und mit keiner oder möglichst geringer Strahlendosis arbeitenden Techniken den Vorzug zu geben.
- Ultraschall und/oder Magnetresonanztomographie erfüllen diese Voraussetzungen optimal und spielen demzufolge in der pädiatrischen Radiologie eine zentrale Rolle.

Literatur

Baird R, Tessier R, Guilbault MP et al (2013) Imaging, radiation exposure, and attributable cancer risk for neonates with necrotizing enterocolitis. J Ped Surg 48:1000–1005

Brenner JD, Hall EJ (2012) Cancer risks from CT scans: now we have data, what next? Radiol 265:330–331

Brenner DJ, Elliston CD, Hall EJ et al (2001) Estimated risks of radiation-induced fatal cancer from pediatric CT. Am J Roentgenol 176:289–296

Broder J, Fordham LA, Warshauer DM (2007) Increasing utilization of computed tomography in the pediatric emergency department, 2000–2006. Emerg Radiol 14:227–232

Darge K, Anupindi S, Keener H et al (2010) Ultrasound of the bowel in children: how we do it. Pediatr Radiol 40:528–536

Darge K, Anupindi SA, Jaramillo D (2011) MR imaging of the abdomen and pelvis in infants, children, and adolescents. Radiol 261:12–29

Gfrörer S, Fliegel H, Rolle U (2009) Invagination. Monatsschr Kinderheilkd 157:917–924

Goske MJ, Applegate KE, Boylan J et al (2008a) The image gently campaign: working together to change practice. Am J Roentgenol 190:273–274

Goske MJ, Applegate KE, Boylan J et al (2008b) The »Image Gently« campaign: increasing CT radiation dose awareness through a national education and awareness program. Pediatr Radiol 38:265–269

Goske MJ, Applegate KE, Bulas D et al (2011a) Approaches to promotion and implementation of action on radiation protection for children. Radiat Prot Dosim 147:137–141

Goske MJ, Charkot E, Herrmann T et al (2011b) Image gently: challenges for radiologic technologists when performing digital radiography in children. Pediatr Radiol 41:611–619

Hernanz-Schulman M (1999) Imaging of neonatal gastrointestinal obstruction. Radiol Clin North Am 37:1163–1186

Hofmann V, Deeg KH, Hoyer PF (2005) Ultraschalldiagnostik in Pädiatrie und Kinderchirurgie, 3. Aufl. Thieme, Stuttgart

Kotagal M, Richards MK, Chapman T et al (2015) Improving ultrasound quality to reduce computed tomography use in pediatric appendicitis: the safe and sound campaign. Am J Surg 209:896–900

Kuhn JP, Slovis TL, Haller JO (2004) Caffey`s pediatric diagnostic imaging, 10. Aufl. Mosby, Philadelphia, PA, S 3–12

Larson DB, Johnson LW, Schnell BM et al (2011) Rising use of CT in child visits to the emergency department in the United States, 1995–2008. Radiol 259:793–801

Macias CG, Sahouria JJ (2011) The appropriate use of CT: quality improvement and clinical decision-making in pediatric emergency medicine. Pediatr Radiol 41(Suppl 2):S498–S504

Muchantef K, Epelman M, Darge K et al (2013) Sonographic and radiographic imaging features of the neonate with necrotizing enterocolitis: correlating findings with outcomes. Pediatr Radiol 43:1444–1452

Naumann DN, Raven D, Pallan A et al (2014) Radiation exposure during paediatric emergency CT: time we took notice? J Ped Surg 49:305–307

Oikarinen H, Meriläinen S, Pääkkö E et al (2009) Unjustified CT examinations in young patients. Eur Radiol 19:1161–1165

Pärtan G (2010) Besondere Bedeutung des Strahlenschutzes im Kindesalter. In: Riccabona M (Hrsg) Trainer Kinderradiologie. Thieme, Stuttgart, S 2–19

Pearce MS, Salotti JA, Little MP et al (2012) Radiation exposure from CT scans in childhood and subsequent risk of leukaemia and brain tumors: a retrospective cohort study. Lancet 380:499–505

Riccabona M (2006) Modern pediatric ultrasound: potential applications and clinical significance. A Rev Clin Imaging 30:77–86

Sadigh S, Chopra M, Sury MR et al (2017) Pediatric magnetic resonance enteroclysis under general anesthesia – initial experience. Pediatr Radiol 47:877–883

Sinzig M (2010) Bildgebung des kindlichen Gastrointestinaltraktes. In: Riccabona M (Hrsg) Trainer Kinderradiologie. Thieme, Stuttgart, S 85–122

Slovis TL, Berdon WE (2002) Session I: helical CT and cancer risk. panel discussion. Pediatr Radiol 32:242–244

Sorantin E, Weissensteiner S, Hasenburger G et al (2013) CT in children – dose protection and general considerations when planning a CT in a child. Eur J Radiol 82:1091–1097

Strauss KJ, Goske MJ, Kaste SC et al (2010) Image gently: ten steps you can take to optimize image quality and lower CT dose for pediatric patients. Am J Roentgenol 194:868–873

Tahvonen P, Oikarinen H, Pääkkö E et al (2013) Justification of CT examinations in young adults and children can be improved by education, guideline implementation and increased MRI capacity. Br J Radiol 86(1029):20130337

Thomas KE (2011) CT utilization – trends and developments beyond the United States` borders. Pediatr Radiol 41:562–S566

Willis C, Slovis TL (2005) The ALARA concept in pediatric CR and DR: dose reduction in pediatric exams – a white paper conference. Am J Roentgenol 184:373–374

Kommunikation mit Kindern und Jugendlichen

Lilly Damm und Eva-Maria Trapp

6.1 Wozu Kommunikation für (Kinder-)Chirurgen, Pädiater und auch für Notfallmediziner? – 76

6.2 Besondere Patienten: Kinder und Jugendliche – 77
6.2.1 Triade ordnen – 77
6.2.2 Entwicklung des Kindes beachten – 78
6.2.3 Partizipation des Kindes – 79

6.3 Geht es den Eltern gut, geht es auch ihren Kindern gut – 80

6.4 Besondere Situation: Ärzte und das akute Abdomen – 80

6.5 Heikel: der Einstieg – 81

6.6 Die Untersuchung – 81

6.7 Mitteilung der Diagnose und der Therapieentscheidung – 82

6.8 Die Zeit der Operation für die Eltern – 83

6.9 Kurzmitteilung nach der Operation – 83

6.10 Ausführliches (gemeinsames) Gespräch nach der Operation – 84

6.11 Wie geht es weiter? – Der Plan – 84

6.12 Umgang mit Problemen und Konflikten – 84

6.13 Weinende Kinder – 85

6.14 Kindgerechter Abschluss – 85

Literatur – 86

© Springer-Verlag GmbH Deutschland, ein Teil von Springer Nature 2018
J. Mayr, G. Fasching (Hrsg.), *Akutes Abdomen im Kindes- und Jugendalter*,
https://doi.org/10.1007/978-3-662-55995-6_6

Praxisbeispiel

Ein 3-jähriges Mädchen wird abends von seinen Eltern in die überfüllte Ambulanz gebracht. Es hat seit einem Tag zunehmend abdominelle Schmerzen, einmal erbrochen und Temperatur bis 38,2 °C. Das Mädchen, das bisher noch nie in einer Klinik gewesen war, ist blass. Es beantwortet Fragen nur mit ablehnenden Kopfbewegungen und lässt dabei die Hand der Mutter nicht los. Es hat die Beine angezogen und will sich nicht untersuchen lassen. Die Eltern machen einen besorgten, ja ängstlichen Eindruck.

Klinische Überlegung
— Wie kann der aufnehmende Chirurg eine derart angespannte Situation kompetent handhaben?
— Wie kann man mit diesem Mädchen in eine gelungene, altersentsprechende Kommunikation hineinfinden, seine Kooperation gewinnen und damit zu einem guten Untersuchungsergebnis kommen?
— Wie können die aufgeregten Eltern entlastet und zuversichtlich gestimmt werden?
— Wie lässt sich die erste Klinikerfahrung dieses Kindes in ein Erfolgserlebnis umwandeln?

Oft genügt die Anwendung kleiner, aber wirkungsvoller Kommunikations-Tools, um die Situation zu entspannen und sie für alle Beteiligten leichter handhabbar zu machen.

6.1 Wozu Kommunikation für (Kinder-)Chirurgen, Pädiater und auch für Notfallmediziner?

Das Patientengespräch ist ein zentrales Arbeitsinstrument von Ärzten, es ist – bis auf notfallmedizinische Ausnahmesituationen – unerlässlich für Anamnese, Diagnosemitteilung und Therapieentscheidung. Dass die Qualität der Kommunikation zwischen Arzt und Patient das Ergebnis des Behandlungsprozesses wesentlich beeinflusst, ist belegt.

Auch eine gelungene Kommunikation mit dem Kind bzw. Jugendlichen bringt substanziell bessere Informationen, eine bessere Kooperation und damit ein deutlich besseres Behandlungsergebnis. Dennoch wird Kommunikation mit Kindern und Jugendlichen in der medizinischen Versorgung primär durch Versuch-Irrtum und nicht durch spezifische Ausbildung erlernt (Damm et al. 2013).

»Mit Kindern reden kann ich doch« – das ist eine oft gehörte Selbsteinschätzung. Häufig wird jedoch **über** Kinder und nicht **mit** ihnen geredet und nicht **mit**, sondern **über** sie entschieden (Nova et al. 2005; Cahill und Papageorgiou 2007).

> **Daher: Nicht über die Kinder, sondern mit den Kindern reden.**

Der oft zitierte Satz »Kinder sind keine kleinen Erwachsenen« ist besonders für die Kommunikation zutreffend. Es existieren nicht nur anatomisch-physiologische Unterschiede, sondern auch Verschiedenheiten in der Wahrnehmung: Kinder fühlen, hören, sehen und denken anders als Erwachsene. Zwischenmenschliche Kommunikation findet immer auf unterschiedlichen Ebenen statt: verbal, nonverbal, taktil, und es ist nicht nur wichtig, **was** man sagt, sondern **wie** man es sagt.

Gerade bei kleineren Kindern findet Kommunikation im Vergleich zu Erwachsenen prioritär auf anderen Ebenen statt: Stimmlage, Sprechgeschwindigkeit, Gerüche, Berührung, kindgerechte Umgebungsbedingungen, spielerischer Umgang etc.

Im Folgenden wird der Ablauf einer Konsultation im Zusammenhang mit einem akuten Abdomen mit markanten Stationen skizziert, wobei konkrete Praxistipps gegeben werden, die das Vertrauensverhältnis zum Kind und den Eltern fördern. Es sind sinnvolle Investitionen, da sie keine oder nur wenig zusätzliche Zeit kosten, aber die Kooperation des Kindes erleichtern. Im weiteren Behandlungsverlauf kann dadurch sogar Zeit eingespart werden, da eine vertrauensvolle Beziehung zwischen Arzt und kindlichem Patienten entsteht (Stivers 2012). Gegenwehr in Form von Weinen oder Schreien des Kindes wird dadurch deutlich geringer und damit auch die zeitaufwändigen Überredungs- bzw. Beruhigungsaktionen ärztlicherseits.

Auch sind gut informierte, ruhige Eltern letztlich eine größere Hilfe als unsichere ängstliche Eltern.

> **Erfolgreiche Kommunikation erspart letztlich Zeit, darüber besteht Konsens in der wissenschaftlichen Kommunikationsliteratur.**

Wesentliche Elemente der Kommunikation während einer Konsultation
- **Beginn**
  - Blickkontakt auf Augenhöhe – so oft wie möglich
  - Vorstellung mit Namen und Funktion – Kind/Bezugsperson beim Namen nennen
  - Wie kann ich (heute) helfen? Anliegen wiederholen
    - Kleine soziale Frage an das Kind, z. B. »*Wie heißt Dein Bär/Deine Puppe?*« oder »*Gehst Du in den Kindergarten/in die Schule?*«
- **Echter Dialog**
  - Eine Frage pro Satz, Antwort abwarten
  - Kind/Begleitperson ausreden lassen
  - Fragen des Kindes ernst nehmen, zu der Zeit, zu der sie gestellt werden
  - Das Kind und seine Fragen nicht bewerten – schon gar nicht abwerten
  - Auf kleine Signale achten, z. B. akzeptieren, wenn sich das Kind zunächst hinter Mutter/Vater versteckt, und die Anamnese mit dem Elternteil beginnen
  - Aktives Zuhören sprachlich und körpersprachlich
  - Kleine Zusammenfassungen während und am Ende des Gesprächs
  - Nachfragen (als eine Form des Ernstnehmens)
  - Kinder haben ein Recht auf Wahrheit und Respekt
- **Alters-/entwicklungsentsprechendes Vorgehen**
  - s. auch ▶ Abschn. 6.2.2, Übersicht: Meilensteine der kindlichen Entwicklung im medizinischen Kontext
  - Kinder haben andere Vorstellungen vom Körper und seinen Funktionen als Erwachsene; Erklären mit Zeichnung oder Bild, evtl. das Kind zeichnen lassen, was es meint
  - Verständliche Sprache je nach Alter/Entwicklung verwenden
    - (Auch kleine) Leistungen würdigen, z. B. »*Toll, Du schaffst es schon, alleine auf diese große Liege zu klettern!*«
- **Strukturieren: personell–zeitlich–inhaltlich**
  - Was kommt jetzt? Wer macht was?
  - Wie lange dauert es? Was kommt dann?
  - Klarer Anfang – klares Ende
- **Untersuchung**
  - Ankündigen und Erklären der einzelne Schritte/Instrumente für die Untersuchung
  - Einverständnis abwarten
  - *Online commentary* (▶ Abschn. 6.6) während der Untersuchung/Handeln mit Reden begleiten
  - Ruhige Stimme – freundliches Gesicht
- **Setting gestalten**
  - Kindgerechte Materialien bereithalten (Zeichenpapier, Stifte, Bücher, Spielsachen)
  - Kind und Bezugsperson haben einen Sitzplatz
- **Killerphrasen und No-Gos**
  - »*Du brauchst keine Angst zu haben.*«
  - »*Das tut gar nicht weh.*« (vor schmerzhaftem Eingriff, Impfung)
  - Das Kind abwerten (»*… das stimmt ja gar nicht, was Du da sagst.*«)
  - Das Kind/seine Eltern niederreden (besser: nachfragen statt reden)
  - Ratschläge geben (»*Du brauchst doch nur …*« oder »*… das ist doch ganz einfach …*«)
  - Das Gespräch ausschließlich mit dem/den Erwachsenen führen
  - Über das Kind, statt mit ihm sprechen

6.2 Besondere Patienten: Kinder und Jugendliche

6.2.1 Triade ordnen

Kinder und Jugendliche kommen praktisch immer gemeinsam mit den Eltern oder einem Elternteil zur Konsultation.

Das Besondere in der Gesprächssituation mit Kindern ist daher, dass von Anfang an eine komplexe Mehrpersonen-Konstellation besteht und eine sog. Triade, eine Dreiecksbeziehung zwischen dem erkrankten Kind, dessen Eltern und dem Arzt, zu gestalten ist (Tates et al. 2002).

Das bedeutet, Klarheit darüber zu schaffen, wer gefragt wird, wer antworten soll und wer warten muss bzw. ergänzen kann.

> Das ruhige Ordnen der komplexen Situation zu Beginn des Gesprächs kann Zeit und Chaos ersparen.

Beispiel *»Bitte schildern Sie mir das Problem, und dann werde ich Ihrem Kind zuhören; das ist wichtig für die Diagnose.«*

Falls mehrere Personen anwesend sind, sind die Rollen zu klären (wer ist der Vater/die Mutter), Helfer und Begleitpersonen oder weitere Verwandte zu ersuchen, im Wartebereich Platz zu nehmen, Dolmetscher/medizinisches Team kurz vorzustellen. Jeder Anwesende sollte einen (Sitz-)Platz haben, z. B. auch ein Geschwisterkind. Blickkontakt zum Patientenkind sollte ermöglicht werden – nicht »von oben herab« handeln.

6.2.2 Entwicklung des Kindes beachten

Kinder leben in ihrer jeweiligen Entwicklungsphase und verstehen die Welt aus dieser momentanen Situation heraus. Die ärztliche Sprache sollte diesem Entwicklungsstand entsprechen, wozu man ihn allerdings kennen muss.

Die nachfolgende Übersicht gibt einen Überblick über die kindliche Entwicklung im medizinischen Kontext.

Meilensteine der kindlichen Entwicklung im medizinischen Kontext (mod. nach Damm et al. 2014a)

- **Kleinkinder (0–2 Jahre)**
  - Hauptthema: **Trennungsangst**
  - **Schmerz** ist oft damit assoziiert, was unmittelbar davor, während oder danach geschah
  - Lernen aus vergangenen Erfahrungen nicht möglich
  - Keine Vorstellung von zukünftigen Konsequenzen
- **Vorschulkinder (3–6 Jahre)**
  - Kein Verständnis darüber, was es bedeutet, längerfristig krank zu sein, begrenzte Fähigkeit für die Vorstellung künftiger Konsequenzen
  - **Hauptthema ist die Vermeidung von Schmerz,** der im Zusammenhang mit bestimmten Personen, speziellem Geruch oder einem Kleidungsstück assoziiert wird
  - **»Magisches Denken«** – evtl. Ansicht, dass die Krankheit die Bestrafung für schlimmes Verhalten ist
  - Perspektivenübernahme nicht möglich – helfende Absicht wird nicht erkannt
- **Schulkinder (7–11 Jahre)**
  - Kinder denken logisch, aber sehr konkret
  - Lernen aus früheren Erfahrungen und Vorausschau künftiger Konsequenzen möglich
  - Zunehmendes Verständnis von Funktion und Ziel von Untersuchungen, Operationen, kurz- und langfristigen Zielen, Ursachen von Erkrankungen etc.
  - Kinder verstehen die helfende Absicht des medizinischen Personals
  - Kinder wollen aktiv teilnehmen und Verantwortung übernehmen
- **Jugendliche (> 11 Jahre)**
  - Das Denken hängt nicht mehr von konkreten eigenen Erfahrungen ab, Fähigkeit von abstraktem, hypothetischem Denken
  - Alternative Behandlungsmöglichkeiten können als Möglichkeit diskutiert werden
  - Krankheitsursache kann als Zusammenwirken mehrerer Faktoren wahrgenommen werden
  - Bewusstsein, dass der geistige Zustand den körperlichen Zustand beeinflussen kann
  - Kosten-Nutzen-Analysen und Vorausschau künftiger Konsequenzen sind möglich

---

Kinder haben oft keine Vorerfahrungen mit einem Krankenhaus, sie wissen also nicht, was auf sie zukommt, wie die Klinikroutine abläuft, was eine Krankenschwester tut, und auch nicht, was eine Operation ist. Darauf sollten die Ärzte eingehen. Kinder haben auch ein anderes Verständnis von Gesundheit und Krankheit (Lohaus und Ball 2006). Diese Begriffe haben für Kinder zumindest im Vorschulalter keine inhaltliche Bedeutung und sollten deshalb ersetzt werden:

Beispiel »*Damit Dir der Bauch nicht mehr weh tut/Du wieder spielen kannst/es Dir wieder gut geht*« (statt: damit Du wieder gesund wirst).

6.2.3 Partizipation des Kindes

Eine zunehmend patientenorientierte Kommunikation ist in der Erwachsenenmedizin mittlerweile Standard, sie ist aber auch bei Kindern möglich und sinnvoll und stimmt mit dem Recht der Kinder auf Mitsprache überein (UN-Kinderrechts-Konvention Artikel 12; ▶ https://www.kinderrechtskonvention.info/beruecksichtigung-der-meinung-des-kindes-3518/, zuletzt abgerufen am 02. 03. 2018)

In ◻ Tab. 6.1 sind Beispiele aufgeführt, wie Partizipation von Kindern und Jugendlichen im medizinischen Alltag grundsätzlich erfolgen kann.

◻ **Tab. 6.1** Praxistipps für die Mitwirkung von Kindern und Jugendlichen im medizinischen Alltag. (Damm et al. 2014a)

Themenfelder	Möglichkeiten zur Mitwirkung	Beispiele zur Umsetzung
Warten	Wartezeit kindgerecht angenehm verbringen	Zeichen – Malsachen, Spiele, bereithalten
Begrüßung/Eröffnung	Herstellen einer komplexen gleichwürdigen Mehrpersonenbeziehung ohne Allianzen	Aufmerksame Begrüßung, Kontakt herstellen mit einfacher sozialer Frage (Bezugnahme auf Spielzeug, Alter, Schule, Kindergarten); Beginn mit nichtbedrohlichem Thema
Setting für Untersuchung und Behandlung	Mitentscheiden des Kindes, wer anwesend sein soll, wo es sitzen möchte etc.	**Alter:** kleine Kinder wollen oft die Eltern dabeihaben, Jugendliche häufig nicht mehr
Autonomie	Kind als eigenständiges Gegenüber behandeln	Das Kind direkt fragen, Antwort abwarten, evtl. wiederholen, Sichtweise des Kindes einholen, nicht korrigieren, Fragen beantworten
Untersuchungsablauf	Ermöglichen von kleinen Entscheidungen durch das Kind	»*Ist das ok, wenn ich Dich jetzt untersuche? Willst Du zuerst abhorchen oder den Bauch anschauen?*« Wahl des Sessels ermöglichen
Diagnostische Maßnahmen	Beteiligen durch Befähigen, Zutrauen und Ernstnehmen	Schmerzmessung mit Smiley-Skala durch das Kind
Körpersprache Gefühle wahrnehmen	Kinder drücken Gefühle oft mit ihrem Körper aus, daher Körperhaltung und Mimik beachten	Ansprechen, respektieren, aufmerksam zuhören, bestätigen, Ruhe bewahren, Kopfnicken
Mitarbeit	Das Kind kann einfache Handgriffe bei Untersuchung oder Behandlung selbst durchführen	Öffnen einer Tube, Auftragen einer Salbe, Abschneiden von Pflaster, Knopf drücken bei Messgerät
Unterstützung	Viele Kinder können kleine unterstützende Maßnahmen selbst formulieren bzw. auf Angebote positiv reagieren	Bestimmtes Spielzeug wählen lassen, bei Mama sitzen, Belohnung, Hand halten, laut schreien dürfen, »*wenn die Uhr dort steht, dann ist alles vorbei …*«
Rückfragen	Rückfragen klären Missverständnisse, machen offene Fragen oder Probleme sichtbar	**Eltern:** »*Gibt es noch offene Fragen, sind wir aus Ihrer Sicht fertig, gibt es noch etwas?*« **Beim Kind gesondert rückfragen**
Abschluss	Anerkennung, Dank für erbrachte Leistungen des Kindes	Belohnungsritual – kleines Geschenk, Verabschiedung von Eltern und gesondert vom Kind

6.3 Geht es den Eltern gut, geht es auch ihren Kindern gut

Alle Eltern machen sich meist große Sorgen um ihr Kind und erleben Ungewissheit darüber, was mit ihm los ist und was nun geschehen wird. Als medizinische Laien können sie die Situation nicht wirklich einschätzen, zudem trifft sie die neue Situation völlig unerwartet und unvorbereitet.

Eltern haben oft Sorge, etwas nicht richtig oder nicht rechtzeitig gemacht zu haben und so zum Zustand des Kindes beigetragen zu haben. Bei medizinisch (aus-)gebildeten Eltern oder Betreuungspersonen ist die Situation nicht wirklich einfacher, hier belasten zusätzliche Überlegungen zu möglichen Differenzialdiagnosen. Dieses zusätzliche Wissen sollte nicht reflexartig abgewertet, sondern respektvoll angehört, die Diskussion darüber aber, falls nötig, auf einen späteren Zeitpunkt verlegt werden. Ähnliches gilt auch für Vorschläge, die von der Familie, Freunden oder aus dem Internet kommen. Dies könnte wie folgt quittiert werden:

Beispiel »*Ich sehe, Sie haben sich (in der Familie) bereits sehr mit dem Problem beschäftigt, das ist immer gut (wichtig).*«

»*Danke, dass Sie mir Ihre Vermutungen/Hinweise berichten. Wir werden nun unsere Untersuchungen starten und falls nötig – später darauf zurückkommen*«.

> **Was brauchen besorgte Eltern?**
> - Respektvolles Ansprechen ihrer Sorgen:
>   - »*Ich kann mir vorstellen (kann verstehen), dass Sie beunruhigt sind.*«
>   - »*Eine Erkrankung ihres Kindes ist für alle Eltern eine schwierige Situation/Herausforderung.*«
> - Wohltuende Formulierungen:
>   - »*Gut, dass Sie (gleich) gekommen sind!*« (anstelle von Vorwürfen: Warum kommen Sie erst jetzt?)
> - Einfache (kurze) Erklärungen dazu, welche Schritte nun folgen werden:
>   - »*Wir werden zuerst die Blutwerte untersuchen, dann einen Ultraschall/Röntgen machen ... und dann werden wir alles Weitere besprechen.*«
> - Nicht alle Informationen auf einmal geben, sondern nur darauf fokussieren, was unmittelbar folgt und sicher ist
> - Eltern brauchen Zeit, um sich auf die ungewohnte Situation einzustellen; geben Sie ihnen Hinweise, was sie als Eltern beitragen können:
>   - »*Bleiben Sie bei Ihrem Kind, (es braucht Sie jetzt), halten Sie seine Hand, sprechen Sie mit ihm, helfen Sie bitte beim Ausziehen.*«
> - Eltern können in dieser Situation Zuspruch und Trost gut gebrauchen:
>   - »*Wir haben viel Erfahrung hier/wissen, was in einem solchen Fall zu tun ist.*«
>   - »*Wir werden Sie jeweils sorgfältig informieren.*«

6.4 Besondere Situation: Ärzte und das akute Abdomen

Ein akutes Abdomen bedeutet eine stressvolle Situation für alle Beteiligten: Das Kind hat Schmerzen und Angst und erlebt vielleicht zum ersten Mal einen Rettungstransport oder die Klinikatmosphäre. Eltern empfinden Angst, vielleicht Schuldgefühle, und spüren enorme Unsicherheit in Bezug auf alles Kommende.

Ärzte müssen die beiden angstvollen Gegenüber wahrnehmen und damit umgehen. In manchen Fällen löst sich die Aufregung schnell und unkompliziert auf, in vielen anderen Fällen müssen sie aber rasch und zielorientiert untersuchen, notwendige Entscheidungen treffen und die möglicherweise bevorstehende Operation planen. Es herrscht Zeitdruck, es besteht Gefahr und die medizinisch-chirurgische Qualifikation für den bevorstehenden Eingriff muss abrufbar sein.

In der Kombination aller dieser Faktoren entsteht Stress, den auch die behandelnden Ärzte wahrnehmen und bewältigen müssen. Sie sind die Führenden und sollten Qualitäten besitzen, die angespannte Situation und den hohen Erwartungsdruck der Eltern klar zu meistern. Dies erfordert Kraft, Konzentration, ein hohes Maß an Selbstmanagement und auch die Fähigkeit, für sich selbst gut sorgen zu können.

Es ist wichtig, im Auge zu behalten, dass auch Ärzte Menschen sind, mit wechselnden persönlichen Möglichkeiten und Befindlichkeiten, und dass auch sie fallweise Fachinformationen und Unterstützung brauchen, um Belastungssituationen erfolgreich managen zu können. Möglichkeiten wie Supervision, Intervision, kollegiale Beratung oder auch einschlägige Workshops können bemerkenswert stärkend wirken.

6.5 Heikel: der Einstieg

Hilfreiche Tipps für den Erstkontakt mit einem kleinen Patienten
Zuerst:
- Augenhöhe zum Kind
- Blickkontakt und ein freundliches Gesicht
- Das Kind mit seinem Vornamen ansprechen

Anschließend:
- Vorstellen mit Namen und Funktion (»*Ich heiße Erich und bin Dein Arzt.*«)
- Informieren, was jetzt kommt (»*Ich werde Dich jetzt untersuchen und schauen, warum Dir Dein Bauch weh tut.*«)
- Kleine soziale Frage an das Kind: »*Wie heißt denn Dein Bär, den Du da in der Hand hast? Sollen wir den auch untersuchen?*«
- Eventuell im späteren Verlauf tatsächlich am Teddybären zeigen, was jeweils folgen wird.
- Bei Jugendlichen eher eine Frage nach Freizeitbeschäftigung, besondere Neigungen oder Begabung stellen.

> **Im Anamnesegespräch sollte die Fähigkeit der Kinder genutzt werden, sich aktiv mit ihren Informationen einzubringen; ihre Sichtweise auf ihre Erkrankung ist nicht zu unterschätzen.**

Es können bereits Kindergartenkinder (kindgerechte) Schmerzskalen interpretieren bzw. benutzen. Auch wenn es für Erwachsene möglicherweise keinen sichtbaren Zusammenhang zwischen der akuten Erkrankung und der Erzählung des Kindes gibt, so ist es dennoch wirklich wichtig, seine Geschichte anzuhören, sie nicht zu unterbrechen, zu korrigieren oder gar abzuwerten, was im Stress des medizinischen Praxisalltags leider gar nicht so selten vorkommt.

Nach der Anamnese-Erhebung ist eine kurze Erklärung an die Erwachsenen und besonders an den kleinen Patienten in kindgerechter Sprache wichtig. Alle brauchen Klarheit darüber, was nun folgt und wie lange es dauern wird:

Beispiel Für die Eltern: »*Ich werde Ihr Kind nun untersuchen/bei Ihrem Kind muss zuerst ein Röntgen/Einlauf o. ä. gemacht werden. Dies wird nur einige Minuten/eine halbe Stunde/eine Stunde dauern.*«

Für das Kind: »*Es dauert so lange wie das x.y.-Lied, das du kennst/wie eine Folge einer bekannten Kinder-Fernsehsendung.*«

6.6 Die Untersuchung

Zumeist erfolgt eine körperliche Untersuchung. Es ist ratsam, für das Auskleiden ausreichend Zeit zu geben und für Sichtschutz zu sorgen (Vorhang) – es ist auch für ein Kind eine intime Situation. Warme Untersucherhände sind in jedem Fall wichtig und auch eine einfache Information über Instrumente und die Untersuchungsmethode. So kann beispielsweise das Wärmen und Berühren des Stethoskops durch das Kind oder ein zusätzliches Kinder-Stethoskop die Angst bereits sehr mindern.

Hilfreiche Tipps für die Untersuchung des kindlichen Patienten
- **Medizinische Instrumente** zeigen, erklären, berühren lassen, Beispiel: Das Kind nicht sofort zum Hinlegen zwingen … Bei Ultraschall-Untersuchung z. B. ein wenig Gel in die Hand geben, einen Schallkopf halten lassen (»taktile Reise« als wichtige Kommunikationsfaktoren)
- **Handlungen zuvor ankündigen/beschreiben**, bei besonders unangenehmen oder intensiven Ereignissen (Körperteil hochheben, Kälte etc.) die Zustimmung des Kindes einholen. Wenn z. B. vor einer Blutabnahme ein lokalanästhetisches Pflaster (»Emla-Pflaster«) geklebt wird, immer erklären, wozu das gemacht

wird. Erwähnen, dass das Kleben sicher nicht schmerzhaft ist. »Zauberpflaster« mit einem Aufkleber vergleichen = »Zauber-Schutzschild« gegen Spritzen
- **Die Untersuchung nicht unmittelbar mit dem schmerzenden Körperteil beginnen**, z. B. nicht sofort in den Bauch drücken
- *Online Commentary* (Heritage und Stivers 1999): Der untersuchende Arzt beschreibt während der körperlichen Untersuchung alles, was er sieht, fühlt, hört, und er verbalisiert, was gerade geschieht. Es ist dies eine Art begleitendes Kommentieren, im Sinne von »Mitmurmeln«: »*Ich werde jetzt Dein Herz abhorchen, Deinen Bauch anfassen, jetzt kommt der Rücken dran.*« Dadurch fühlen sich Kinder aktiv angesprochen, einbezogen, informiert, auch wenn sie die Worte eventuell noch nicht verstehen. *Online Commentary* wirkt im ungewohnten medizinischen Setting angst- und stressreduzierend, fördert die aktive Mitwirkung des Kindes und kostet keinerlei zusätzliche Zeit.
Als *No Problem Commentary* wird das Mitteilen guter Nachrichten bezeichnet, z. B. »*Ich höre dein Herz – es klingt gesund und gut.*« Gute Nachrichten aussprechen! Sie sind für Mutter und Kind sehr wichtig, auch wenn sie für Ärzte lediglich »ohne Befund« bedeuten. Wiederholen der guten Nachricht sichert ab: »*Wie gesagt, das Herz und die Lungen sind in Ordnung.*«
- Die Signale des Kindes wahrnehmen (schmerzhafter Gesichtsausdruck) und darauf reagieren, z. B. »*Du schaust aus, als würde Dir das sehr weh tun? Stimmt das?*« Die Antwort bestätigen und den daraus entstehenden Dialog fortsetzen: »*Es ist wichtig, dass ich weiß, was Dir wehtut, dann kenne ich mich gut aus, wenn Du mir das sagst.*«

> Das Kind ist kein »Untersuchungsobjekt«, sondern ein Gegenüber, das ernst genommen wird.

Weitere Untersuchungen wie Blutabnahmen, Ultraschall oder andere Maßnahmen sollen angekündigt und auch dem Kind kurz erklärt werden. Wichtig ist es dabei, ehrlich zu bleiben, was mögliche Schmerzen betrifft und dem Kind auch eine Ermutigung auszusprechen.

Beispiel »*Du kannst das sicherlich schon/es dauert nur ganz kurz/wir helfen Dir/Du darfst bei der Mama sitzen.*«

6.7 Mitteilung der Diagnose und der Therapieentscheidung

Nach den Untersuchungen kann meist die Diagnose oder ein Hinweis darauf mitgeteilt werden. Dies soll in einer klaren verständlichen Sprache geschehen, bei der Fremdwörter oder Fachausdrücke vermieden oder zumindest erklärt werden.

Beispiel »Ultraschall« statt »Sono«. »*Wir machen ein Foto von Deinem Bauch.*«

Zeichnungen können die Informationen besser verständlich machen. Ratsam ist es auf die wichtigsten Punkte zu fokussieren und nur jene Information zu geben, die für den Moment wichtig sind. Allzu viele Details verwirren und verunsichern unnötig.

Eltern sind zu diesem Zeitpunkt höchst angespannt, aber durch ihre Angst im kognitiven Verständnis beeinträchtigt. Daher ist das Tempo zu reduzieren, und es sollten Rückfragen (Teach-Back-Methode) und Wiederholungen eingebaut werden (z. B. in Form des aktiven Zuhörens).

Auch das Kind hat ein Recht auf diese Information, allerdings ist es wichtig, sie seinem Entwicklungsstand anzupassen (▶ Abschn. 6.2, Übersicht: Meilensteine der kindlichen Entwicklung im medizinischen Kontext) und darauf zu achten, ob es sie wirklich versteht (Rückfragen).

▪ Entscheidung für eine Operation

Eltern interessiert vorrangig die vermutliche Dauer der Operation, allerdings ist hier Vorsicht geboten, da vielen Eltern Routinevorgänge wie OP-Vorbereitung, Dauer des Eingriffs, Zeit im Aufwachraum und Rücktransport in das Krankenzimmer nicht vertraut sind. Für sie zählt, wann sie ihr Kind wieder sehen können. Manchmal ist auch nicht klar, dass sie ihr Kind nur bis zum, aber nicht in den OP-Bereich begleiten dürfen.

Eltern fühlen sich gut verstanden, wenn ihre Fragen ernst genommen und kurz und klar beantwortet werden. Ihre Aufmerksamkeitsleistung ist durch die hohe Anspannung meist eingeschränkt. Wichtig ist, dass sie ihre Angst aussprechen können, ohne dass dies vom OP-Team als Vorwurf verstanden wird. Es ist auch ratsam, sie darauf vorzubereiten, was bei ihrem Kind erwartungsgemäß zu sehen sein wird an technischen/medizinischen Gegenständen (z. B. Venenzugang, Infusionsflaschen, Maske, Katheter etc.).

Auch mit dem Kind muss die Operation (kurz) besprochen werden. Es spürt, dass nun etwas Besonderes mit ihm geschehen wird und braucht daher eine besonders feinfühlige und ruhige Gesprächssituation.

6.8 Die Zeit der Operation für die Eltern

Diese Zeitspanne ist für die Eltern zweifellos die schwierigste Herausforderung. Dieses direkt anzusprechen, kann schon sehr hilfreich sein. Unterstützend ist auch, wenn sie an einem Ort warten können, wo sie relativ geschützt sind, wo sie sich bewegen oder auch hinsetzen können und mit Getränken etc. versorgt sind und vielleicht auch eine erfahrene Mitarbeiterin der Station gelegentlich nachfragt.

Es gibt viele Möglichkeiten, diese Wartezeit zu verbringen. Meist haben die Eltern aber keine Idee, was sie tun könnten, und sie starren auf ihre Uhr. Hilfreich sind daher konkrete Beschäftigungstipps:

— Einen kleinen Rundgang im Park machen,
— Anrufe im weiteren Familienkreis erledigen,
— Formulare/Unterlagen für einen längeren Aufenthalt ausfüllen oder Utensilien holen,
— sich Notizen machen,
— einen guten Freund oder eine gute Freundin zur Unterstützung in das Krankenhaus bitten,
— nach der langen Wartezeit eine kleine Mahlzeit/ein Getränk einnehmen.

> Eltern sollten wissen, dass nun für eine ganz bestimmte Zeit keine neuen Informationen eintreffen – dieser Zeitraum sollte großzügig bemessen und klar kommuniziert werden.

6.9 Kurzmitteilung nach der Operation

Die ersten Informationen sollen v. a. beinhalten, dass der chirurgische Eingriff (»im Großen und Ganzen« oder »wie erwartet«) gut verlaufen ist und es dem Kind nun entsprechend (gut) geht.

Manche Eltern fragen nach der Länge der OP-Wunde oder der Zahl der Nähte, weil das für sie eine Möglichkeit ist, eine Vorstellung von der Operation zu entwickeln. Und hauptsächlich wollen sie jetzt wissen, wann sie ihr Kind sehen können.

Diese Informationen helfen Eltern, vorerst aufzuatmen, die Anspannung zu reduzieren. Dies kann auch ausdrücklich angesprochen werden:

Beispiel »*Nun können Sie sich erst einmal entspannen.*«

Sofern medizinisch ratsam, kann nun den Eltern die Aufgabe übertragen werden, ihr Kind im Klinikalltag zu begleiten; es sollten Hinweise auf das Pflegepersonal gegeben werden, das hier kompetent unterstützen kann.

Beispiel »*Sie dürfen Ihrem Kind* (Name!) *nun die Lippen eincremen/die Hand halten …*«

Chirurgische Details wie Komplikationen, Besonderheiten oder auch Folgen sollten erst beim ausführlichen Gespräch folgen, wenn die Eltern wieder aufnahmebereit sind.

Auch dem Kind sollte, selbst wenn es noch benommen ist, mehrmals mitgeteilt werden, dass alles vorbei und gut ist und es nun bald seine Eltern/seine Mama sehen wird. Es sollte wissen, dass es sich nun ausschlafen darf, dass »müde sein« völlig in Ordnung ist.

Sobald Eltern und Kind miteinander in Kontakt sind, ist es eine wichtige Aufgabe der Eltern, dem Kind mitzuteilen, dass sie wieder da sind (auch wenn es noch schläft) und Körperkontakt – wenn medizinisch möglich – herzustellen. In dieser Phase sind vertraute Berührungen oder dem Kind bekannte Geräusche (leises Summen eines Kinderliedes) seitens der Eltern wohltuend, Fragen an das Kind sind es eher nicht.

6.10 Ausführliches (gemeinsames) Gespräch nach der Operation

Das ausführliche Aufklärungsgespräch einige Stunden/einen Tag später kann nun Details über den OP-Verlauf enthalten, wobei hier die Blickrichtung auf die Fragen der Eltern eingehalten und nicht so sehr auf möglichst umfangreiche oder komplette chirurgische Schilderungen abgehoben werden sollte.

> Die Fragen der Eltern signalisieren ihre Aufnahmebereitschaft und ihr Verständnis und sollten für den Chirurgen deshalb eine Art »Richtschnur« sein.

Falls ernste Probleme kommuniziert werden müssen (z. B. Komplikationen wie eine Blutung, die Bluttransfusionen erforderlich macht, oder eine Erkrankung, die noch nicht bekannt war), sollten diese klar, aber kurz angesprochen werden und auch beinhalten, welche Maßnahmen deshalb folgen. Wichtig ist es, immer wieder auf Fragen der Eltern zu reagieren und Monologe zu vermeiden.

Die Aufklärung des Kindes kann und soll – entsprechend seiner Aufnahmefähigkeit – wesentlich kürzer und einfacher sein, sie ist deshalb aber nicht weniger wichtig. Sie sollte zu einem Zeitpunkt erfolgen, zu dem das Kind Interesse dafür signalisiert. In der Sprache ist dabei auf den Entwicklungszustand des Kindes und seine möglicherweise fehlenden Vorerfahrungen im medizinischen Bereich zu achten.

Im Vorschulalter sind Begriffe wie Gesundheit/Krankheit und auch Zeiträume (eine Woche) nicht wie für Erwachsene verständlich. Deshalb sind sehr einfache Formulierungen notwendig:

Beispiel »*Damit Dir der Bauch nicht mehr wehtut/Du wieder in den Kindergarten gehen/ mit den anderen Kindern spielen kannst*« (statt: damit Du gesund wirst).

Es sollten keine Vergleiche mit anderen Kindern, die Ähnliches bereits gut bewältigt haben, herangezogen werden – es ist in diesem Alter (noch) keine Perspektiven-Übernahme möglich. Hilfreich können für das Kind einfache Zeichnungen, altersgerechte Informationsbücher sein, die das Gesagte in Bildern veranschaulichen und ihm so ermöglichen, eine Vorstellung von seiner abdominalen Erkrankung zu entwickeln. Dies ist für die weitere Krankheitsverarbeitung notwendig, aber auch Voraussetzung für seine Kooperation bei allen weiteren therapeutischen Maßnahmen (Damm et al. 2014b).

> Das Kind ist beim Schmerzmanagement unbedingt einzubeziehen.

Bereits Kindergartenkinder können (kindgerechte) Schmerzskalen sinnvoll anwenden und so zum Gelingen der Schmerztherapie oder zur Überwachung beitragen (Levetown 2008).

6.11 Wie geht es weiter? – Der Plan

Der Zeitpunkt dafür wird wohl sehr unterschiedlich sein, aber die Bedeutung eines Plans für die weitere Betreuung ist für Eltern immer wichtig.

> Informationen zu Nahtentfernung, Entlassung, Kontrolle, Nachuntersuchungen oder weitere Behandlungen sollen direkt, sehr konkret und verständlich-präzise sein.

Beispiel »*Nicht einige Tage, sondern 6 Tage.*«

Am besten ist eine schriftliche Notiz zur Erinnerung für die Situation daheim, daher den Eltern Schreibmaterial anbieten und rückfragen.

Beispiel »*Es ist mir wichtig, dass Sie alles gut verstehen, bitte wiederholen Sie kurz, was Sie verstanden haben.*«

Auch Hinweise, wer bei unerwarteten Problemen (wie neuerlichen Schmerzen) zuständig und erreichbar ist oder was in einem solchen Fall zu tun ist, sind wichtig (Name, Telefonnummer von Personen und nicht »die Klinik«).

6.12 Umgang mit Problemen und Konflikten

Hier können naturgemäß nur allgemeine Hinweise gegeben werden, da jeder Konflikt seine spezielle Vorgeschichte hat.

Sollten Sie Vorwürfe seitens der Eltern erhalten, sollten Sie keinesfalls mit Gegenvorwürfen oder Verteidigung reagieren, denn so geraten Sie unweigerlich in das unergiebige Angriff-Verteidigungs-Dilemma.

Suchen Sie einen geeigneten Raum auf und hören Sie sich an, was man Ihnen sagt. Lassen Sie

Ihr Gegenüber ausreden und bleiben Sie ruhig und sachlich. Fassen Sie das Gesagte mit Ihren Worten zusammen und versuchen Sie, daraus eine Frage an die Eltern zu formulieren. Finden Sie heraus, was möglicherweise beispielsweise hinter dem Vorwurf einer zu langen Wartezeit steht.

Beispiel »*Sie meinen, dass Sie viel zu lange warten mussten?*«
»*Sind Sie unsicher, ob wirklich alles Notwendige für Ihr Kind geschieht?*«
»*Ich verstehe, Sie wollen das Beste für Ihr Kind.*«

❱ **Schwierige Eltern sind meist Eltern in einer schwierigen Situation. Versuchen Sie, Worte und Fragen für diese schwierige Situation zu finden.**

Sind die Vorwürfe massiv und schwerwiegend, nehmen Sie sich Zeit und holen Sie sich Unterstützung. Sie sind nicht verpflichtet, jedes überfallartige unangenehme Elterngespräch sofort zu führen.

Beispiel »*Das sind schwerwiegende Vorwürfe. Dafür brauchen wir einen eigenen Gesprächstermin.*«
»*Ich bin derzeit im Dienst und muss mich auch um andere Kinder kümmern und möchte deshalb einen Gesprächstermin mit Ihnen vereinbaren, bei dem wir uns das Problem in Ruhe gemeinsam anschauen.*«

Die gesonderte Vereinbarung hat mehrere Vorteile: Es kann zu einem *cooling down* auf beiden Seiten kommen, zudem besteht die Möglichkeit, in Ruhe die Details zu überlegen und sich auf eine Lösung zu konzentrieren. Dazu ist gelegentlich auch professionelle Unterstützung nötig.

6.13 Weinende Kinder

Weinen bei Schmerzen oder Angst ist eine natürliche und angemessene Reaktion des Kindes auf bedrohliche oder schmerzhafte Ereignisse. Im medizinischen Setting alarmiert und belastet das Weinen von Kindern allerdings alle Beteiligten erheblich. Intuitiv werden Versuche unternommen, es abzustellen, teilweise mit Ablenkung, Drohen oder auch Zurechtweisen des Kindes (Damm et al. 2014b).

In guter Absicht wird Kindern im Vorfeld von Untersuchungen oder Eingriffen leider häufig die Unwahrheit gesagt, und zwar werden zu erwartende Schmerzen geleugnet oder auch dramatisiert. Beides erschwert in der Folge die notwendigen medizinischen Kontakte.

❱ **Eine kompetente und ehrliche Reaktion der Erwachsenen wäre hier eine große Hilfe. Das bedeutet das Akzeptieren, Ansprechen und Aushalten von starken, negativen Emotionen und das Anbieten einfacher Unterstützungsmöglichkeiten.**

Beispiel »*Es ist in Ordnung und ganz normal, dass Du schreist/weinst.*«
»*Was brauchst Du, damit Du es besser aushalten kannst?*«

> **Nachfragen statt Reden**
> – »*Wovor fürchtest Du Dich? Was macht Dir jetzt Sorgen?*«
> – »*Wo/was genau ist jetzt Dein Problem?*«
> – »*Erzähl mir, wo es Dir wehtut/was Dir zu schaffen macht…*«
> – »*Was würde es für Dich bedeuten, wenn…*«
> – »*Wer oder was könnte Dir jetzt helfen (diese Untersuchung gut zu überstehen)?*«
> – »*Wie würde…* (ein »Held« oder eine »Heldin« des Kindes) *das machen?*« (Stichwort »magisches Denken« bei Kindergartenkindern)

Weinen dient gelegentlich der Spannungsabfuhr beim Kind und ist ebenso wie Nichtweinen kein Beurteilungskriterium für eine gelungene kindgerechte Behandlung.

❱ **Entscheidend ist das Recht des Kindes auf angemessene Information und Meinungsäußerung, auf gute Vor-und Nachbereitung von Untersuchungen oder Behandlungen.**

6.14 Kindgerechter Abschluss

Am Ende der Behandlung (nach der OP oder bei der Entlassung) ist es ratsam, Kindern eine kleine Belohnung (Tapferkeitsurkunde o. ä.) zu überreichen. Für sie sind derartige Symbole unglaublich wichtig und ein Teil ihrer

Lebenswelt. Sie machen die Leistung, die das Kind erbracht hat, sichtbar und damit handhabbar, es kann stolz sein und hält etwas in Händen, das es herzeigen kann: »*Ich hatte große Schmerzen und Angst, aber ich habe es geschafft.*«

> Das Ereignis, der Krankenhausaufenthalt oder die Operation sollten nach Möglichkeit letztlich positiv attribuiert werden können. Dies wirkt sich positiv auf weitere Kontakte des Kindes in der medizinischen Versorgung und auch auf die Entwicklung seiner Gesundheitskompetenz aus.

Fazit für die Praxis
- Erfolgreiche Kommunikation trägt auch bei Kindern wesentlich zu einer besseren Kooperation und Adhärenz und damit letztendlich zu einem besseren Behandlungsergebnis bei.
- Wichtig ist nicht nur, was man sagt, sondern wie man es sagt.
- Eine Besonderheit im Umgang mit Kindern ist die meist komplexe Mehrpersonensituation zwischen dem erkrankten Kind, dessen Eltern und dem behandelnden Arzt (Triade).
- Kommunikation findet immer auf mehreren Ebenen statt. Gerade im Umgang mit Kindern ist dies zu beachten, denn hier beeinflussen Faktoren wie Stimmlage, Sprechgeschwindigkeit, Gerüche und Berührungen die Gesprächssituation wesentlich.
- Zudem ist es erforderlich, die ärztliche Sprache dem jeweiligen Entwicklungsstand des Kindes anzupassen.
- Gelungene ärztliche Kommunikation hilft im Umgang mit Angst und Stress, erspart Zeit und sichert ein besseres Ergebnis.

Literatur

Cahill P, Papageorgiou A (2007) Triadic communication in the primary care paediatric consultation: a review of the literature. Br J Gen Pract 57:904–911

Damm L, Leiss U, Habeler U, Habeler W (2013) Besonderheiten der Kommunikation mit Kindern. In: Frischenschlager O, Hladschik-Kermer B (Hrsg) Gesprächsführung in der Medizin lernen, lehren, prüfen. Facultas, Wien, S 148–156

Damm L, Leiss U, Habeler W, Habeler U (Hrsg) (2014a) Ärztliche Kommunikation mit Kindern und Jugendlichen. LIT, Wien

Damm L, Habeler U, Habeler W, Leiss U (2014b) Mit Kindern und Jugendlichen reden. Kommunikation als Chance für Partizipation. Pädiatr Pädol 49:36–41

Heritage J, Stivers T (1999) Online commentary in acute medical visits: a method of shaping patient expectations. Soc Sci Med 49:1501–1517

Levetown M (2008) Communicating with children and families: from everyday interactions to skill in conveying distressing information. Pediatrics 121:e1441–e1460

Lohaus A, Ball J (2006) Gesundheit und Krankheit aus der Sicht von Kindern. Hogrefe, Göttingen

Nova C, Vegni E, Moja EA (2005) The physician-patient-parent communication: a qualitative perspective on the child's contribution. Patient Educ Couns 58:327–333

Stivers T (2012) Physician-child interaction: when children answer physicians' questions in routine medical encounters. Patient Educ Couns 87:3–9

Tates K, Elbers E, Meeuvesen L (2002) Doctor-parent-child relationships: a 'pas de trois'. Patient Educ Couns 48:5–14

Perioperative Maßnahmen bei pädiatrischen Patienten

Peter H. Schober

7.1 Physiologische Grundlagen – 88
7.1.1 Herz-Kreislauf-System – 88
7.1.2 Atmungssystem – 88
7.1.3 Sauerstoffverbrauch – 89
7.1.4 Wasser- und Elektrolythaushalt – 90
7.1.5 Wasserumsatz – 91
7.1.6 Physiologische Anpassungsmechanismen – 92
7.1.7 Dehydratationszustände – 92
7.1.8 Thermoregulation – 92

7.2 Bedeutung des Postaggressionsstoffwechsels für pädiatrische Patienten – 94
7.2.1 Eiweißstoffwechsel – 94
7.2.2 Kohlenhydratstoffwechsel – 95
7.2.3 Fettstoffwechsel – 95

7.3 Präoperative Maßnahmen und Untersuchungen – 95

Literatur – 97

© Springer-Verlag GmbH Deutschland, ein Teil von Springer Nature 2018
J. Mayr, G. Fasching (Hrsg.), *Akutes Abdomen im Kindes- und Jugendalter*,
https://doi.org/10.1007/978-3-662-55995-6_7

»Die Therapie des Kindesalters bedeutet nicht lediglich eine Restriktion der Behandlung der Erwachsenen, sondern baut sich auf genaue Kenntnisse der Physiologie und Pathologie dieser Lebensperiode auf.« (Zitat des Pädiaters und Pharmakologen Rudolf Fischl aus dem Jahr 1902; Biedert und Fischl 1902).

Es stellt die Behandlung von Kindern und Jugendlichen mit chirurgischen Erkrankungen eine komplexe Herausforderung für das gesamte Behandlungsteam (Chirurg, Pädiater, Anästhesist) dar. Dabei bestimmen die physiologischen Besonderheiten des wachsenden Organismus das therapeutische Konzept. Veränderungen des Herz-Kreislauf-Systems, der Atmung, aber auch im Wasser- und Elektrolythaushalt sowie die Besonderheiten der durch das Wachstum gesteigerten Stoffwechselvorgänge müssen in der perioperativen Therapie berücksichtigt werden.

Nur standardisierte perioperative Maßnahmen, die eine umfassende Anamnese, das Erfassen von Risikofaktoren und das Indizieren von bedarfsorientierten Laboruntersuchungen beinhalten, sind geeignet, die Patientenversorgung, v. a. aber die Patientensicherheit zu erhöhen.

7.1 Physiologische Grundlagen

7.1.1 Herz-Kreislauf-System

Im Laufe des Wachstums kommt es zu einer markanten Größenzunahme des Herzens. Der linke Ventrikel wird immer mehr zum Systemventrikel und vergrößert sich. Durch die Besonderheit des fetalen Kreislaufs werden die Organe über die fetalen Shunts (Foramen ovale, Ductus arteriosus) mit sauerstoffreichem Blut versorgt. Daher ist beim Feten der rechte Ventrikel dominant und der arterielle Druck in den Lungenarterien höher als in der Aorta. Nach der Geburt sinkt der Druck in der A. pulmonalis durch massive Relaxation des pulmonalen Gefäßsystems. Diese Umstellung ermöglicht den Verschluss der fetalen Shunts.

Im weiteren Verlauf kommt es, bedingt durch die geänderten Druckverhältnisse, zu weiteren Anpassungsvorgängen des Herzens und des Kreislaufs. Der linke Ventrikel wird zum Systemventrikel, und es erfolgt eine Größenzuname beider Herzhöhlen mit deutlicher Bevorzugung des linken Herzens. Durch die Wachstumsvorgänge des Organismus mit Vergrößerung der Organe steigt auch der Bedarf für die Blutversorgung.

Das Schlagvolumen steigert sich allmählich durch die zunehmende Compliance des linken Ventrikels. Es nimmt von 11 ml beim Neugeborenen über 31 ml beim Kleinkind und 85 ml beim Adoleszenten zu. Adäquat dazu verändert sich der Blutdruck mit einer Zunahme der Werte für Systole und Diastole, wobei sich Blutdruck und Herzfrequenz umgekehrt proportional verhalten. Zu beachten ist, dass sich die notwendige Anpassung des Herzminutenvolumens, wie sie bei Stresssituationen (körperliche Belastung, Sauerstoffmangel, Volumenverschiebungen, Schmerz, Stress etc.) mit erhöhtem Blut- und Sauerstoffbedarf erforderlich wird, v. a. über eine Steigerung der Herzfrequenz erfolgen muss (Adams 1977).

> Jüngere Kinder haben höhere Herzfrequenzen und kleinere Schlagvolumina mit einer geringeren Compliance des linken Ventrikels. Eine Anpassung des Herzminutenvolumens in Stresssituationen mit erhöhtem Blut- und Sauerstoffbedarf erfolgt v. a. über die Steigerung der Herzfrequenz. Die anfänglich niedrigen Blutdruckwerte verändern sich im Laufe des Wachstums mit der Zunahme der Werte für Systole und Diastole, wobei sich Blutdruck und Herzfrequenz umgekehrt proportional verhalten.

7.1.2 Atmungssystem

Postnatale Lungenentwicklung

Die Entwicklung der Alveolen beginnt schon in der Fetalzeit, ist aber im Verhältnis zur postnatalen Zeit gering. Die Zahl der Alveolen wird mit dem Wachstum systematisch vermehrt, sodass es zu einer Vergrößerung der inneren Atemoberfläche kommt. Gleichzeitig kommt es zur Abnahme des nicht am Gasaustausch teilnehmenden Gewebes mit Reduktion der bindegewebigen Septen und Vergrößerung der alveolären Atemoberfläche. Zusätzlich ermöglicht die mikrovaskuläre Reifung eine gesteigerte Alveolenbildung. Diese Reifungsvorgänge erreichen bis etwa zum 3. Lebensjahr ihr

Maximum, sodass, mit Ausnahme des Kapillarvolumens, das Lungenvolumen proportional mit dem altersadäquaten Wachstum zunimmt (Schittny und Burri 1999).

> In der postnatalen Lungenentwicklung kommt es durch alveoläre und mikrovaskuläre Reifung bis etwa zum 3. Lebensjahr zu einer gesteigerten Alveolenbildung. Danach nimmt das Lungenvolumen proportional mit dem altersadäquaten Wachstum zu.

Oxygenierung

Die Oxygenierung ist abhängig vom physiologischen Totraum, der sich aus dem alveolären und dem anatomischen Totraum ergibt. Zusätzlich wird die Anreicherung mit Sauerstoff durch die bestehenden, altersbedingten Perfusionsverhältnisse beeinflusst. Vor allem die im jungen Alter bestehenden intrapulmonalen Shunts sind dafür verantwortlich, dass nicht das gesamte Blutvolumen am Gasaustausch teilnimmt. Dadurch ist bei jungen Kindern die Oxygenierung deutlich vermindert. Die Veränderungen der Umstellung der pulmonalen Perfusion vollziehen sich aber nur langsam, sodass das volle Ausmaß der Oxygenierung erst im Alter von 7 Jahren Erwachsenenwerte erreicht (Nicolai 1999).

> Die Oxygenierung wird v. a. im jungen Alter durch die bestehenden intrapulmonalen Shunts bestimmt und ist in dieser Zeit deutlich vermindert. Sie erreicht erst im Alter von 7 Jahren Erwachsenenwerte.

Compliance

Die Compliance der Lungen ist dynamischen, altersbezogenen Veränderungen unterworfen und verhält sich normalerweise proportional zur Körpergröße und zum Lungenvolumen. Der bestimmende Faktor ist die elastische Retraktionskraft, die vom Neugeborenen bis zum Erwachsenen eine Zunahme zeigt. Eine Veränderung der Atemmechanik ist aber auch durch Veränderungen des knöchernen Brustkorbs bedingt. Pathologische Veränderungen der thorakalen Compliance können so zu Atembehinderungen führen und Auswirkungen während der Operation wie auch bei der postoperativen Intensivtherapie haben.

Verantwortlich dafür können schwere Kyphoskoliosen und knöcherne Anomalien sein sowie eine abdominelle Druckerhöhung, wie sie z. B. beim Ileus auftritt.

Funktionelle Residualkapazität

Die funktionelle Residualkapazität (FRC) im Kindesalter ist ebenfalls einem dynamischen Prozess unterworfen. Je jünger das Kind ist, desto geringer ist die FRC. Der Gasaustausch funktioniert trotzdem perfekt und begründet sich im Verhältnis der alveolären Ventilation zur FRC. Dieses Verhältnis beträgt bei jungen Kindern 5:1, beim Erwachsenen 1,5:1, und ist damit im Kindesalter deutlich zugunsten der alveolären Ventilation verschoben. Das bedeutet, dass durch die verminderte »Atemreserve« der geringen FRC das Atemminutenvolumen v. a. über die Steigerung der Atemfrequenz gesteuert werden muss. Aus diesen physiologischen Besonderheiten ergeben sich die höheren Atemfrequenzen im Kindesalter (Hammer 1999). Erkrankungen der Lunge, wie pulmonale Obstruktionen (Asthma), Entzündungen und Atelektasen, oder abdominelle Erkrankungen (Ileus), die einen Zwerchfellhochstand verursachen, führen zu einer Beeinträchtigung der alveolären Ventilation. Dies kann zu einer Zunahme der intrapulmonalen Shunts mit massiver Beeinflussung des Gasaustauschs führen. Aus den geänderten pathologischen Verhältnissen kommt es dann rasch zu einer Gasaustauschstörung, mit Beeinträchtigung der Ventilation, Perfusion und der Oxygenierung.

> Die funktionelle Residualkapazität ist bei Kindern vermindert und wird durch die gesteigerte alveoläre Ventilation kompensiert, sodass für den Gasaustausch höhere Atemfrequenzen notwendig sind.

7.1.3 Sauerstoffverbrauch

Kinder haben gegenüber Erwachsenen einen 2- bis 3-fach erhöhten Sauerstoffverbrauch. Dieser gesteigerte Verbrauch ist durch höhere Atem- und Herzfrequenzen, aber auch durch den gesteigerten Energiebedarf des Stoffwechsels, bedingt durch Organvergrößerung und Wachstum mit einem erhöhten Sauerstoffbedarf, begründet (Tab. 7.1).

Tab. 7.1 Altersabhängige Normwerte wichtiger Vitalparameter (mod. nach Silvermann 2006)

Altersgruppe	Atemfrequenz (pro Minute)	Herzfrequenz (pro Minute)	Blutdruck (mm Hg)	Sauerstoffverbrauch (ml/kg/min)	FRC(ml/kg)
Säugling	20–40	80–160	96/60	9	10
Kleinkind	20–30	80–150	98/64	7	15
Schulkind	16–24	75–110	106/68	6	30
Jugendlicher	12–20	50–100	114/74	3,5	32

FRC funktionelleResidualkapazität

7.1.4 Wasser- und Elektrolythaushalt

Wasser macht den größten Teil der Körpermasse aus. Es ist das Transportmittel für gelöste und ungelöste Bestandteile. Das Gesamtkörperwasser (*total body water*, TBW) verteilt sich auf den Intrazellulärraum (IZR), der 30–40 % des Körpergewichts ausmacht, und den Extrazellulärraum (EZR), der ca. 20 % des Körpergewichts beträgt. Dieser beinhaltet das Plasma und das Interstitium. Dem EZR wird auch der transzelluläre Raum, der aus der zerebrospinalen, der intraokularen, der pleuralen, der peritonealen und der synovialen Flüssigkeit besteht, zugezählt. Normalerweise beträgt dieser Raum lediglich 1 % des Körpergewichts. Unter pathologischen Zuständen, wie sie beim Ileus, bei einer Pankreatitis oder bei Aszites auftreten, kann er jedoch massiv zunehmen. Das Volumen des sog. *third space* ist aber einer Volumenkontrolle leider nicht gut zugänglich. So sind die therapeutischen Möglichkeiten für die Behandlung z. B. mit Diuretika nur begrenzt wirksam.

> Für die Behandlung von Krankheitsbildern, die mit pathologischen Flüssigkeitsverschiebungen einhergehen, sind daher Kenntnisse der Unterschiede in der Verteilung und das Verhältnis der Kompartimente zueinander in den verschiedenen Lebensperioden unbedingt erforderlich.

Das Verhältnis des TBW zum Körpergewicht ist bei Kindern im Unterschied zu Erwachsenen deutlich zugunsten des Körperwassers verschoben. Der altersabhängige Wassergehalt nimmt im Laufe des Wachstums von rund 90 % beim extrem unreifen Frühgeborenen bis zum 1. Lebensjahr auf 70 % und bis zum Erwachsenalter auf ca. 60 % ab. Ursache dieser differenten Zusammensetzung ist die Zunahme der Muskelmasse im Altersgang, die des Körperfettgehalts und die allgemeine Zunahme der gesamten Organmasse. Ab der Pubertät finden sich auch geschlechtsspezifische Unterschiede, die beim weiblichen Geschlecht hormonell bedingt sind und zu einem vermehrten Fettanteil in der Körperzusammensetzung zuungunsten der Muskelmasse führen.

Die Konzentrationsverhältnisse der Flüssigkeiten in den Kompartimenten sind identisch, sie weisen aber in ihrer Zusammensetzung und Konzentration deutliche Unterschiede auf. Diese Konzentrationsunterschiede werden durch aktiven Transport bzw. Transportprozesse entlang den Membranen, die die Kompartimente begrenzen, in entsprechendem Verhältnis gehalten. Dadurch wird die sog. elektrische Neutralität erzielt, sodass die Gesamtzahl der negativen und positiven Ionen trotz der Konzentrationsunterschiede gleich bleibt.

Die wichtigsten Elektrolyte des Extrazellulärraums sind das Kation Natrium (Na^+ – ca. 145 mmol/l) und die Anionen Chlorid (Cl^- – ca. 105 mmol/l) und Bikarbonat (HCO_3^- – ca. 25 mmol/l). Die Flüssigkeit des IZR ähnelt in Bezug auf die Elektrolyte dem Plasma. Diese Flüssigkeit enthält als Kationen Kalium (K^+ – ca. 150 mmol/l) und Magnesium (Mg^{2+} – ca. 19 mmol/l). Proteine und Phosphate sind die wichtigsten Anionen des IZR. Bikarbonat und Chlorid kommen nur in geringer Konzentration vor (Friis-Hansen 1961; Böhles 1983).

> Das Verhältnis des Gesamtkörperwassers zum Gewicht ist bei Kindern deutlich zugunsten des Körperwassers verschoben

und nimmt im Laufe des Wachstums von ca. 90 % beim extrem unreifen Frühgeborenen bis zum 1. Lebensjahr auf 70 % und bis zum Erwachsenalter auf ca. 60 % ab.

7.1.5 Wasserumsatz

Durch den bei Kindern im Verhältnis zum Gewicht prozentual größeren Anteil des TBW muss ein wesentlich höherer Wasseranteil reguliert werden. Daraus ergibt sich, dass ein bis zu 5-mal höherer täglicher, altersabhängiger Wasserumsatz/kg KG notwendig wird. Bedingt wird diese Notwendigkeit v. a. auch durch ein zum Erwachsenen unterschiedliches Thermomodell des Wärmehaushalts. Dies ist gekennzeichnet vom Verhältnis einer großen Körperoberfläche und einem dazu verhältnismäßig geringen Körpergewicht, aber auch durch die Besonderheiten der unreifen Nierenfunktion.

Renale Wasserverluste

Die Unreife der Nieren spielt v. a. bei jüngeren Patienten eine große Rolle. Charakteristisch für diese Altersgruppe ist die verminderte Fähigkeit, den Harn zu konzentrieren. Um für den Abtransport der harnpflichtigen Substanzen zu sorgen, muss daher das dafür benötigte Harnvolumen gesteigert werden (Spitzer 1978).

Durch die Wachstumsprozesse erhöht sich der dafür notwendige Energieumsatz und bedingt einen gesteigerten Sauerstoffverbrauch. Aber auch dieser gesteigerte Energieverbrauch benötigt Wasser und erhöht den Flüssigkeitsbedarf, da für den Metabolismus von Substraten für 100 kcal rund 100 ml Wasser benötigt werden.

> Durch den prozentuell großen Anteil des Gesamtkörperwassers, den gesteigerten Energieumsatz und den durch die unreife Nierenfunktion bedingten renalen Wasserverlust ist ein bis zu 5-mal höherer täglicher Wasserumsatz/kg KG mit gesteigertem Wasserbedarf notwendig.

Wasserbedarf

Als Berechnungsmethode für den Wasserbedarf bei Kindern hat sich das Bezugssystem der Körperoberfläche bei einem Gewicht > 10 kg bewährt. Die Kenngrößen für einen Basisbedarf betragen 1500–1800 ml Wasser/m² Körperoberfläche (KOF). Der Vorteil gegenüber der gewichtsbezogenen Berechnung ist, dass die Berechnung einfacher ist und sich daher der Basisbedarf leichter merken lässt. Für das Verwenden dieser Kenngröße muss zur Berechnung die Formel nach DuBois oder ein Normogramm verwendet werden (DuBois und DuBois 1916).

Da die Berechnung mittels der KOF bei jüngeren Kindern ungenau ist, wird die gewichtsbezogene Berechnungsmethode bei Kindern bis 10 kg angewendet. Der dafür zu berechnende Wasserbedarf liegt bei 100–150 ml/kg KG.

Für eine weitere mögliche Berechnungsmethode wird der tägliche Kalorienverbrauch verwendet. Diese Methode ist zwar die genaueste, sie ist aber durch die notwendige Messung des Energieumsatzes sehr aufwendig und daher außer für wissenschaftliche Fragestellungen für den Alltag nicht geeignet.

Eine vereinfachte Regel, die sich besonders für den Stationsalltag und den Ambulanzdienst eignet, lautet wie folgt:

> **Vereinfachte Regel zu Bestimmung des Wasserbedarfs bei Kindern**
> - Säuglinge: → 1800 ml/m² KOF
> - Kinder < 14 Jahre: → 1500 ml/m² KOF
> - Kinder > 14 Jahre: → 1200 ml/m² KOF

> Zu berücksichtigen ist, dass bei Situationen mit einer gesteigerten Stoffwechselrate wie bei Fieber, Durchfall, Schwitzen, Hyperventilation, hyperkatabolen Zuständen (Verbrennung, Polytrauma etc.) ein erhöhter Wasserbedarf besteht. Ebenso müssen Flüssigkeitsverluste bei verstärkter Diurese z. B. aufgrund einer hohen Osmolarität der zugeführten Flüssigkeit und diverser Medikamente Berücksichtigung finden!

Verminderter Flüssigkeitsbedarf besteht bei allen Erkrankungen, bei denen eine Flüssigkeitsretention auftreten kann, wie Herzinsuffizienz, Hirnödem, SIADH (Syndrom der Inadäquaten ADH-Sekretion), Niereninsuffizienz (Oligurie, Anurie), und nach Gabe diverser Medikamente.

7.1.6 Physiologische Anpassungsmechanismen

Änderungen der Homöostase des Wasser- und Elektrolythaushalts führen zu Anpassungserscheinungen durch Lunge und Niere. Diese Kompensationsmechanismen laufen aber nur langsam ab. Die Lunge reagiert durch Stimulation des Atemzentrums über p_{CO_2}-Anstieg bzw. p_{O_2}- und pH-Abfall. Zur Korrektur von unphysiologischen Verhältnissen benötigt die Lunge Minuten bis Stunden. Die Kompensationsmöglichkeiten der Niere laufen noch langsamer ab und sind bezogen auf die Lunge auch unvollständiger. Die Zeitdauer beträgt Stunden bis Tage. Dabei ist die Plasma-Bikarbonatkonzentration der Haupttrigger für renale Korrekturmaßnahmen. Diese physiologischen Besonderheiten sollten v. a. bei metabolischen Korrekturen einer respiratorischen Azidose in Betracht gezogen werden, um eine unnötige Gabe von Bikarbonat zu vermeiden. Im Vordergrund der Korrekturmaßnahmen der Niere steht das Vermeiden eines Verlusts von Na^+ und K^+. Um den Verlust dieser Elektrolyte zu vermeiden, werden H^+-Ionen ausgeschieden, sodass der Harn messbar sauer wird.

> Ein saurer Harn bei bestehender metabolischer Alkalose im Blut ist immer ein Hinweis für einen Mangel an Na^+ und K^+.

7.1.7 Dehydratationszustände

Das Ausmaß von Dehydratationszuständen durch Wasserverluste oder Flüssigkeitsverschiebungen in den *third space*, die sich auch im Verlauf von chirurgischen Erkrankungen wie z. B einem Ileus ergeben können, ist durch das Verhältnis der Höhe des Salzverlusts (Na^+, K^+, Cl^-) zum Wasserverlust gekennzeichnet. Der Schweregrad der Dehydratation manifestiert sich primär durch die Abnahme des Körpergewichts, was aber durch Flüssigkeitsretention in den Darmschlingen nicht immer konklusiv sein muss. Trotzdem sind die klinischen Parameter sowie die veränderten Laborparameter messbare Funktionsgrößen, die gut geeignet sind, das Ausmaß der Dehydratation zu objektivieren (◘ Tab. 7.2, ◘ Tab. 7.3).

7.1.8 Thermoregulation

Die Thermoregulation ist eine Besonderheit im Kindesalter, die umso differenter zum Erwachsenen ist, je jünger das Kind ist. Sie ist aber v. a. in Situationen mit gesteigerter Stoffwechseltätigkeit von großer Bedeutung.

> Das thermoregulatorische Modell des Kindes ist durch eine verminderte Schweißproduktion stärker von Wärmeabgabe über Konvektion, Leitung

◘ **Tab. 7.2** Dehydratation – diagnostische Parameter (Böhles 1983)

Parameter	Leicht	Mittel	Schwer
Gewichtsverlust			
Säugling	≤ 5 %	5–10 %	10–15 %
Kleinkind	≤ 3 %	3–6 %	6–9 %
Haut			
Turgor	↓	↓↓	↓↓↓
Farbe	Blass	Grau-blass	Marmoriert
Schleimhaut	Trocken	Spröde	Brüchig
Blutdruck	Normal	Fast normal	↓
Puls	(↑)	↑	Tachykard
Urin	Niedriges Volumen	Oligurie	Oligo-/Anurie, Azotämie

☐ **Tab. 7.3** Funktionsstörungen und diagnostische Parameter bei Störungen des Wasser- und Elektrolythaushalts

Funktionsstörung	Diagnostische Parameter
Größe des Volumendefizits	Körpergewicht, Symptome
Störung der Osmolarität	Serum-Natrium, Osmolarität
Störung des Säure-Basen-Haushalts	Säure Basen Haushalt, Anionenlücke[a]
Kaliumveränderung	Serum-Kalium
Störung der Nierenfunktion	Harnstoff, Serum-Kreatinin, Harn-Osmolarität

[a]$([Na^+] + [K+]) - ([Cl^-] + [HCO_3^-])$ Normwert: 3–11

und Strahlung als von Verdunstung gekennzeichnet. Durch diese Besonderheit beeinflussen erhöhte Stoffwechselraten, die Umgebungstemperatur und die Luftfeuchtigkeit den Wärmehaushalt gravierender.

Wärmetoleranz

Obwohl die Körperoberfläche des Kindes absolut gesehen kleiner ist als die des Erwachsenen, ist die relative Oberfläche bezogen auf die Körpermasse um 36 % größer. Diese physiologische Besonderheit ist aber entscheidend für das Regulieren des Wasserhaushalts. Der kindliche Wachstumsprozess ist gekennzeichnet durch eine erhöhte Wärmeproduktion. Verantwortlich dafür ist die größere Stoffwechselarbeit durch erhöhte Atem- bzw. Herzfrequenzen, das Wachstum und die Perspiratio insensibilis. Die gesteigerten Stoffwechselprozesse führen zu einem 2- bis 3-fach erhöhten Sauerstoffverbrauch. Bedingt durch den Stoffwechsel produzieren Kinder mehr metabolische Wärme pro kg KG. Trotz der im Verhältnis zum Gewicht größeren Körperoberfläche ist die Schweißproduktion und damit die Verdunstungskapazität bei Kindern erniedrigt. Obwohl die Schweißdrüsen schon bis zum Ende des 3. Lebensjahres voll entwickelt sind, schwitzen Kinder weniger als Erwachsene. Da einerseits bei Jungen die altersbezogenen Unterschiede deutlicher ausgeprägt sind und die Schweißproduktion erst nach der Pubertät ähnliche Werte wie beim Erwachsenen erreicht, wurde eine Beziehung zwischen Schweißproduktion und Konzentration an zirkulierenden androgenen Hormonen angenommen.

Ökonomisch gesehen wirkt so das thermoregulatorische Modell des Kindes, das stärker von der Wärmeabgabe über Konvektion, Leitung und Strahlung als von Verdunstung gekennzeichnet ist, dem Flüssigkeitsverlust entgegen (Bar-Or 1986). Andererseits kann es unter bestimmten Bedingungen, wie erhöhter Umgebungstemperatur, hoher Luftfeuchtigkeit und isolierender Kleidung, zusätzlich zu einer unzureichenden Verdunstung kommen. Die gestörte Perspiratio insensibilis führt dann zu einer erhöhten Haut- bzw. Kerntemperatur. Der Temperaturgradient zwischen Körperkern und Peripherie, der wichtig für den Wärmetransport zur Oberfläche ist, wird dadurch ungünstig beeinflusst, was v. a. bei hoher Umgebungstemperatur mit hoher Luftfeuchtigkeit von Bedeutung ist.

Ein weiterer Faktor, der die Thermoregulation bei hohen Umgebungstemperaturen, inadäquater Kleidung, Bedeckung/Bettwäsche und Fieber zusätzlich negativ beeinflussen kann, ist das vermehrte subkutane Fettgewebe bei adipösen Kindern (Schober 2000). Da das Fett einen deutlich niedrigeren Wassergehalt als die meisten anderen Gewebe hat, ist der Wassergehalt pro Masseneinheit in der Relation geringer als bei normalgewichtigen Kindern. Erschwert wird die Thermoregulation zudem dadurch, dass die spezifische Wärme des Fetts 0,4 kcal/g/°C (im Vergleich zu 0,8 kcal/g/°C für die fettfreie Körpermasse) beträgt und daher als nicht zu unterschätzende Isolierschicht zum erschwerten Wärmeaustausch beiträgt. Physikalisch lässt sich dieses Phänomen so erklären, dass eine definierte Wärmemenge die Temperatur von 1 g Fett doppelt so hoch ansteigen lässt wie die Temperatur von 1 g fettfreier Körpermasse.

Diese unterschiedliche Thermoregulation im Kindesalter, bedingt durch die altersspezifischen, physiologischen Besonderheiten, ist daher auch beim Auftreten von Temperaturerhöhungen bei fieberhaften Zuständen therapeutisch bedeutsam. Durch die Steigerung des Stoffwechsels von 12 % bei einer Temperaturerhöhung um 1 °C wird zur Aufrechterhaltung der Wasserhomöostase eine Steigerung des Flüssigkeitsbedarfs von 200–600ml/m^2 erforderlich.

> Unter diesen besonderen Voraussetzungen hat sich gerade bei jungen Kindern für die Therapie des Fiebers das Anwenden von physikalischen Maßnahmen mittels Kühlung zur Fiebersenkung bewährt; es sollte daher als zusätzliche therapeutische Maßnahme bei der Behandlung von Fieber in Erwägung gezogen werden.

Kältetoleranz

Die physiologischen Besonderheiten des kindlichen Thermomodells sind nicht nur bei höheren Temperaturen, sondern auch bei Kindern, die einer Kälteexposition ausgesetzt sind, von Bedeutung. Eine kalte Umgebungstemperatur kann zu einer lokalen Hautunterkühlung, aber auch generell zu einem allgemeinen Wärmeverlust mit Absinken der Kerntemperatur führen, wobei lokale Unterkühlungen v. a. in Ruhe auftreten und nur selten unter körperlicher Belastung, da die metabolische Wärmeproduktion i. Allg. den Wärmeverlust über die Haut mehr als ausgleicht (Bar-Or 1986; Schober 2000).

Eine allgemeine Unterkühlung kann aber immer dann problematisch werden, wenn sie in Notfallsituationen, z. B. bei einer Erstversorgung nach Unfall bei tiefen Außentemperaturen, auftritt. Ebenso nicht zu unterschätzen und daher von besonderer Bedeutung ist das Risiko bei Operationen, die bei zu niedrigen Temperaturen im OP ohne suffiziente wärmende Maßnahmen für den Patienten durchgeführt werden.

> Bedingt durch die gesteigerte Wärmeabgabe über Konvektion, Leitung und Strahlung muss der kindliche Organismus die Wärmeproduktion massiv erhöhen. Dadurch kann es zu einer Erhöhung der Energieproduktion auf bis 300 % des Grundbedarfs kommen. Verbunden damit ist dann ein erhöhter Sauerstoffbedarf, der gerade in Stresssituationen (Notfall, OP) absolut kontraproduktiv ist.

7.2 Bedeutung des Postaggressionsstoffwechsels für pädiatrische Patienten

Neben Veränderungen des Wasser- und Elektrolythaushalts sind Stoffwechselveränderungen, wie sie beim akuten Abdomen im Kindesalter stressbedingt auftreten können, von besonders großer Bedeutung und beeinflussen das therapeutische Management. Sie betreffen den gesamten Energiehaushalt und führen zu Veränderungen des Eiweiß-, Kohlenhydrat- und Fettstoffwechsels. Diese metabolischen Veränderungen können je nach Schwere der Erkrankung unterschiedlich ausgeprägt sein und sich v. a. beim septischen Patienten noch deutlich verstärken. Verantwortlich für diese Prozesse sind die hochregulierten katabolen Stresshormone wie Katecholamine, Kortikosteroide und Glukagon. Diese sind in der perioperativen Phase dafür verantwortlich, dass es in diesem Zeitraum zu erheblichen und messbaren Dysbalancen kommt.

> Die im Postaggressionsstoffwechsel hochregulierten Stresshormone beeinflussen den Metabolismus aller Nährstoffe (Fette, Eiweiße und Kohlenhydrate) massiv. Um Imbalancen zu verhindern, muss eine perioperative parenterale Nährstoffzufuhr diese Besonderheiten unbedingt berücksichtigen.

7.2.1 Eiweißstoffwechsel

Durch die im Stress hochregulierten Stresshormone verliert der Stoffwechsel die Fähigkeit zur Anabolie und wird katabol. Verursacht wird dies durch eine Störung des Eiweißstoffwechsels mit einer vermehrten Spaltung von Proteinen. Dieser Mechanismus wird durch eine hochregulierte Proteinhydrolyse bei gleichzeitig verminderter Proteinsynthese verursacht. Eine adäquate, altersentsprechende Substratzufuhr mit pädiatrisch adaptierten Aminosäurelösungen ist zwar in der Lage, die Proteinsynthese zu stimulieren, aber nicht imstande, den Vorgang der Proteinhydrolyse zu unterbinden (James 1981; Schober et al. 1990). Das Ausmaß der katabolen Prozesse verhält sich proportional zur Schwere des Krankheitsbildes und der Operation.

Bei kleinen chirurgischen, abdominellen Eingriffen mit nur mäßig ausgeprägten Stresszuständen kann eine adäquate Nährstoffzufuhr zu einem bilanzierten Ab- und Aufbau führen. Auch diese Behandlung kann jedoch nicht sofort das Herbeiführen einer anabolen Stoffwechsellage bewirken. Bei größeren Eingriffen kann die Katabolie trotz optimaler, bilanzierter, pädiatrisch adaptierter Nährstoffzufuhr etwa bis zum 5. postoperativen Tag nicht gebremst werden.

> In jedem Fall ist eine optimale und für das Kindesalter adäquate enterale oder parenterale Nährstoffzufuhr von essenzieller Bedeutung und kann postoperative Komplikationen und Wundheilungsstörungen verhindern (Axelson et al. 1989; Evans und Butterfield 1951).

7.2.2 Kohlenhydratstoffwechsel

Perioperativ kann es v. a. zu einer deutlichen Imbalance des Kohlenhydratstoffwechsels, bedingt durch eine Glukoseverwertungsstörung, kommen (Evans und Butterfield 1951). Dafür charakteristisch sind erhöhte Blutglukosewerte. Verantwortlich für die Blutzuckererhöhung ist eine gesteigerte Gykogenolyse in der Leber mit dadurch vermehrter Glukosebildung aus dem gespeicherten Glykogen. Zusätzlich kommt es durch die hochregulierten Stresshormone, wie Katecholamine, Kortikosteroide, und Glukagon, zur Stimulation der Glukoneogenese, die v. a. die Substrate Laktat, Pyruvat, aber auch Aminosäuren betrifft. Die dabei zusätzlich auftretende periphere Glukoseverwertungsstörung ist von großer therapeutischer Bedeutung. Diese ist v. a. durch ein vermindertes Ansprechen des Insulinrezeptors gekennzeichnet.

> **Cave**
> Die katabolen Vorgänge des Stressmetabolismus mit einer stimulierten und gesteigerten Glukoneogenese lassen sich in der akuten Phase des Postaggressionsstoffwechsels nicht durch Zufuhr von Glukose verhindern – im Gegenteil erfordern sie je nach Krankheitsbild und Vorhandensein von zusätzlichen Risikofaktoren besondere Vorsicht bei der Gabe von Glukose.

Vor allem große Gewebeschäden, septische Zustandsbilder oder Ateminsuffizienz mit einer Gasaustauschstörung und der Notwendigkeit einer maschinellen Beatmung verstärken die Glukoseverwertungsstörung und können zu beträchtlichen Imbalancen führen (Burke et al. 1979; Louik et al. 1985).

7.2.3 Fettstoffwechsel

Bedingt durch den erhöhten Energiebedarf des Postaggressionssyndroms werden nicht nur der Eiweiß- und der Kohlenhydratstoffwechsel beeinflusst. Der gesteigerte Metabolismus hat auch Auswirkungen auf die Fettoxidation. Es kommt zu einer Stimulation der Lipolyse, die sich durch eine Erhöhung der freien Fettsäuren im Plasma nachweisen lässt. Aber, trotz im Blut erhöhter Triglyzeridwerte, ist die Fett-Clearance deutlich gesteigert.

Diese gesteigerte Clearance ermöglicht, besser indiziert, eine parenterale Fettzufuhr als Energielieferant trotz des hyperkatabolen Zustands und trotz bestehender »Fettstoffwechselstörung«.

> Die parenterale Zufuhr von Fett verbietet sich allerdings in der unmittelbaren postoperativen Phase, bei Kreislaufinstabilität und im Schock (Nordenström 1982).

7.3 Präoperative Maßnahmen und Untersuchungen

Standardisierte präoperative Maßnahmen ermöglichen einerseits eine optimierte Patientenversorgung, anderseits sind sie geeignet, die Patientensicherheit zu erhöhen. Bei Akutoperationen gibt es meist für das Erheben einer optimalen Anamnese mit umfassender Abklärung nur begrenzte Möglichkeiten. Auch das Erfassen von Nebendiagnosen, die ein zusätzliches Risiko für den perioperativen Verlauf darstellen können, ist in der Akutsituation oft schwierig. Daher sollten sowohl für die Anamnese, wie auch für die präoperative Diagnostik, standardisierte Methoden mit problemorientierten, gezielten Fragen und einer adaptierten, zielorientierten Diagnostik verwendet werden. Vor allem bei

Akuteingriffen können so die diagnostischen Möglichkeiten optimal ausgenutzt werden. Dadurch werden auch unnötige und teure Folgeuntersuchungen, die zu Zeitverzögerungen und Fehlern führen können, vermieden.

> Nur eine gute Anamnese in Form einer Checkliste und Laboruntersuchungen, deren Indikation sich an die Akutsymptomatik und den klinischen Befunden orientiert und die somit zielgerichtet sind, sind geeignet, etwaige Risiken optimal zu erfassen.

Umso wichtiger für den Patienten wird dies, wenn unterschiedliche Ärzte in die Betreuungsstruktur eingebunden sind. Auch der Unterstützungsbedarf von Patienten sowie deren Eltern im Rahmen der präoperativen Diagnostik vor einer Operation ist unterschiedlich. Wenn es auch im Gesetz vorgesehen ist, dass die Anamnese von Eltern und Patienten ausführlich und wahrheitsgemäß sein muss, ist dies in der Ausnahmesituation einer Akutoperation nicht immer suffizient möglich. Daher ist gerade für diese Situationen ein standardisiertes Vorgehen für die Anamnese von großer Bedeutung (Schober 1992).

Im Folgenden wird ein Vorschlag für ein einfaches, standardisiertes Vorgehen vorgestellt:

Präoperative Basisuntersuchungen
Anamnese
Eine umfangreiche und strukturierte Anamnese gibt wichtige differenzialdiagnostische Hinweise und vermindert Fehldiagnosen. Sie soll Chirurgen und Anästhesisten vor unerwarteten Komplikationen bewahren.
Besonderes Augenmerk ist zu legen auf:
- Familienanamnese (Pseudocholinesterase-Mangel, maligne Hyperthermie, plötzlicher Herztod < 50 Jahre – mögliche angeborene Herzrhythmusstörungen, Stoffwechselerkrankungen)
- Eigenanamnese (frühere Operationen, Blutungsneigung!, Inkubation mit infektiösen Erkrankungen, saisonale Allergien)
- Allergien auf mögliche Medikation (Antibiotika, Schmerzmittel, Antikonvulsiva etc.)
- Dauermedikation, die womöglich nicht abgesetzt werden soll (Antikonvulsiva, Antibiotika)
- Dauermedikation, die Operation, Narkose und Intensivtherapie beeinflussen kann (Gerinnungs-/Thrombozytenaggregationshemmer, Zytostatika, Antikonvulsiva)
- »Chirurgische« Krankheitsursache (Beginn, Dauer, Beschwerdesymptomatik, Schmerzen – Schmerzscore, Erbrechen, Stuhl-/Harnverhalten)
- Zeitpunkt der letzten Nahrungsaufnahme
- Zeitpunkt des letzten Stuhlabgangs (Eigenschaft)
- Zeitpunkt des letzten Harnabgangs
- Zusätzliche Risikofaktoren: akute/chronische Erkrankungen (Infektionen im HNO-Bereich, »Schnupfen«, Lunge, Herz-Kreislauf, Niere, Leber, Darm, Skelettfehlbildungen/Skoliose –kraniofaziale Fehlbildungen – Fehlbildungen der Atemwege – **cave:** Intubation!)

Klinischer Status
- Anthropometrie-Perzentilen (Länge, Gewicht, Körperoberfläche, BMI)
- Allgemeinzustand
- Ernährungszustand
- Puls: Qualität, Frequenz, Rhythmus (auch Femoralis-Pulse – Coarctatio aortae)
- Blutdruck (Perzentile)
- Auskultation (Herz, Lungen, Abdomen)
- Allgemeiner Befund (Haut: Qualität – trocken, feucht, Effloreszenzen, Petechien! Schleimhäute: Qualität – trocken, feucht; Sinnesorgane, Neurologie)
- Schmerzen: Lokalisation, Ausstrahlung, Schmerzscore!
- Chirurgischer Lokalbefund (allgemeiner Eindruck, Druckschmerz, Distension, Abwehrspannung, Hautfarbe/Rötung)

Laboruntersuchungen
Art und Umfang der Laboruntersuchungen hängen von der Anamnese und dem Schweregrad der Erkrankung ab.
- Blutbild inkl. Thrombozyten (Anämie, Differenzialdiagnosen: virale-bakterielle Infektion, Sepsis, Blutungsneigung)

- C-Reaktives Protein – CRP (bakterielle Infektion, Sepsis, Gewebeschaden)
- Interleukin-6 – IL-6 (bakterielle Infektion, Sepsis-IL-6 reagiert früher als CRP, Gewebeschaden)
- Blutglukose (Hyperglykämie/Stress)
- Blutgasanalyse mit pH, pO_2, pCO_2, HCO_3^- (respiratorische und metabolische Störungen)
- Laktat (Ischämie)
- Elektrolyte mit Na^+, K^+, Cl^-, Ca^{2+} (Volumenverschiebungen/Ileus, Dehydratation, Hypervolämie/SIADH)
- Harnstoff, Kreatinin, Harnsäure (Dehydratation, Hypovolämie, Oligurie, Anurie, Katabolie)
- L-Laktat-Dehydrogenase – LDH (Gewebszerfall, Ischämie)
- Kreatinphosphokinase – CPK (Gewebszerfall, Ischämie)
- Gerinnungsuntersuchungen mit TPZ (Thromboplastinzeit)/Quick, aPTT (aktivierte partielle Thromboplastinzeit), Thrombinzeit, ATIII (Antithrombin III), Fibrinogen (anamnestische bzw. klinische Blutungsneigung, Sepsis, Thrombosen)

Zusätzliche Untersuchungen müssen beschwerde-, befund- und situationsbedingt indiziert werden.

> Die Indikation für das Erheben von Laborbefunden muss mit einer gezielten Fragestellung hinterlegt sein und darf sich nicht an das Motto »alles, was das Labor kann« halten.

Fazit für die Praxis
- Die Vielfalt der Fragestellungen bei Kindern mit chirurgischen Problemen verlangt sowohl vom Kinderchirurgen als auch vom Pädiater eine spezielle Auseinandersetzung mit
  - der Physiologie,
  - der Pathophysiologie,
  - den täglichen fachüberschreitenden Fragestellungen wie:
    - Diagnose und Therapie komplizierter Krankheitsbilder,
    - Indikation und Kontraindikation für chirurgische Eingriffe,
    - perioperative konservative Mitbetreuung,
    - perioperative Notfall- und Intensivtherapie,
    - Fragen des Ernährungszustands und der Ernährung,
    - Prophylaxe und Therapie von Infektionen,
    - spezielle Probleme bei der Betreuung pädiatrischer Grund- oder Nebenerkrankungen sowie Komplikationen.

Literatur

Adams FH (1977) Fetal circulation and alterations at birth. In: Moss AJ, Adams FH, Emanouilides GC (Hrsg) Heart disease in infants, children and adolescents. Williams & Wilkins, Baltimore, S 11–17

Axelsson IE, Ivarsson SA, Raiha NC (1989) Protein intake in early infancy: effects on plasma amino acid concentrations, insulin metabolism, and growth. Pediatr Res 26:614–617

Bar-Or O (1986) Grundbegriffe der Thermoregulation. In: Bar-Or O (Hrsg) Die Praxis der Sportmedizin in der Kinderheilkunde, Physiologische Grundlagen und klinische Anwendung. Springer, Berlin, S 323–337

Biedert P, Fischl R (1902) Lehrbuch der Kinderkrankheiten. Enke, Stuttgart

Böhles H (1983) Physiologie des Wasser und Elektrolythaushaltes. In: Reissigl H (Hrsg) Infusionstherapie und klinische Ernährung in der Kinderheilkunde, Handbuch der Infusionstherapie und klinischen Ernährung. Karger. Karger, Basel, S 1–11

Burke JF, Wolfe RR, Mullany CJ et al (1979) Glucose requirements following burn injury. Parameters of optimal glucose infusion and possible hepatic and respiratory abnormalities following excessive glucose intake. Ann Surg 190:274–285

DuBois D, DuBois EF (1916) A formula to estimate the approximate surface area if height and weight be known. Arch Int Med 17:863–871

Evans EI, Butterfield WJH (1951) The stress response in severely burned. Ann Surg 134:588–613

Friis-Hansen B (1961) Body water compartments in children: changes during growth and related changes in body composition. Pediatrics 28:169–174

Hammer J (1999) Atemmechanik. In: Rieger C, von der Hardt H, Sennhauser FH et al (Hrsg) Pädiatrische Pneumologie. Springer, Berlin, S 38–47

James WPT (1981) Sir David Cuthbertson lecture: protein and energy metabolism after trauma: old concepts and new developments. Acta Chir Scand (Suppl) 507:1–20

Louik C, Mitchell AA, Epstein MF et al (1985) Risk factors for neonatal hyperglycemia associated with 10% dextrose infusion. Am J Dis Child 139:783–786

Nicolai T (1999) Gasaustausch. In: Rieger C, von der Hardt H, Sennhauser FH et al (Hrsg) Pädiatrische Pneumologie. Springer, Berlin, S 32–38

Nordenström J (1982) Utilization of exogenous and endogenous lipids for energy production during parenteral nutrition. Acta Chir Scand 510:1–79

Schittny JC, Burri PH (1999) Anatomie des Respirationstraktes. In: Rieger C, Hardt H von der, Sennhauser FH et al (Hrsg) Pädiatrische Pneumologie. Springer, Berlin, S 17–28

Schober PH (1992) Präoperative Maßnahmen. In: Sauer H, Kurz R, Linhart W, Schober PH (Hrsg) Checkliste Kinderchirurgie. Thieme, Stuttgart, S 1–7

Schober PH (2000) Bedeutung für Prävention – Richtiger Sport für Kinder und Jugendliche. In: Muntean W (Hrsg) Gesundheitserziehung bei Kindern und Jugendlichen – Medizinische Grundlagen. Springer, Wien, S 215–230

Schober PH, Kurz R, Musil HE (1990) Parenterale Ernährung in der Postaggressionsphase bei Kindern. In: List WF, Kröll W (Hrsg) Postaggressionsstoffwechsel und parenterale Ernährung. Wilhelm Maudrich, Wien (Beitr Anaesth Intens Notfallmed 33:82–87)

Silverman BK (2006) Textbook of pediatric emergency medicine. In: Fleisher GR, Ludwig S, Henretig FM (Hrsg) Textbook of pediatric emergency medicine. Lippicott Williams & Wilkins, Philadelphia, S 13–20

Spitzer A (1978) A renal physiology and function development. In: Edelmann CM (Hrsg) The kidney and urinary tract. Little Brown, Boston, S 25–128

Anästhesie beim akuten Abdomen

Brigitte Messerer

8.1 Präoperative Maßnahmen – 100

8.2 Allgemeinanästhesie – 100
8.2.1 Narkoseeinleitung: modifizierte Rapid Sequence Induction im Kindesalter – 101
8.2.2 Zum Einsatz kommende Medikamente – 102
8.2.3 Aufrechterhaltung – 102
8.2.4 PONV-/POV-Prophylaxe – 109
8.2.5 Narkoseausleitung – 109

8.3 Postoperatives Management – 110

Literatur – 110

© Springer-Verlag GmbH Deutschland, ein Teil von Springer Nature 2018
J. Mayr, G. Fasching (Hrsg.), *Akutes Abdomen im Kindes- und Jugendalter*,
https://doi.org/10.1007/978-3-662-55995-6_8

8.1 Präoperative Maßnahmen

Das Leitsymptom »akutes Abdomen« ist im Kindesalter häufig (8 % aller Kinder, die die Notfallambulanz aufsuchen), aber nur 1 % aller Kinder mit akuten Bauchschmerzen benötigt letztlich eine chirurgische Intervention (Balachandran et al. 2013).

Bei der präoperativen Evaluierung steht die Abklärung der Dringlichkeit einer operativen Intervention an erster Stelle. Um eine effiziente und zeitgerechte Versorgung zu gewährleisten, ist ein multiprofessionelles Vorgehen unumgänglich. Das Team besteht aus Kinderchirurg, Anästhesist, Pädiater und Radiologe.

Je dringlicher der Eingriff, desto genauer muss überlegt werden, was für eine präoperative Diagnostik erforderlich ist (Becker et al. 2017):
- Anamneseerhebung
- Körperliche Untersuchung
- Erhebung von Vitalparametern
- Labor zur Diagnosefindung, zur orientierenden Einschätzung, als Ausgangswert für den weiteren Behandlungsverlauf und für therapeutische Schritte:
  - Entzündungswerte
  - Blutbild
  - Leber-, Pankreas- und Nierenwerte, Gerinnung
  - Urinstatus
  - Laktat, Säure-Basen-Haushalt (bei Fieber, Ileus, Diarrhö, Erbrechen kann eine Hypokaliämie vorliegen, die präoperativ unbedingt ausgeglichen werden muss, v. a. dann, wenn der Serumkaliumspiegel < 3 mmol/l liegt)
- Bildgebende Verfahren: Sonographie; Röntgen-Abdomen, ggf. CT-Abdomen/ MRT
- Echokardiographie: bei akut instabiler Hämodynamik – insbesondere bei kardialen Vorerkrankungen und Zeichen einer Rechtsherzbelastung, Neugeborene
- Frühzeitige Bereitstellung von Blut-und Blutprodukten

Neben einer speziellen Therapie erfolgt immer eine **Basistherapie** (Balachandran et al. 2013):

Analgesie
Nach Erhebung des Abdominalbefundes sollte eine suffiziente Schmerztherapie mittels i. v. applizierter Analgetika frühzeitig durchgeführt werden. Analgetika beeinflussen weder die weiteren klinischen Untersuchungen noch das diagnostische Prozedere, und sie verzögern den chirurgischen Eingriff nicht (Manterola et al. 2011). Eine frühzeitige suffiziente Schmerztherapie ermöglicht oft erst eine gründliche klinische und bildgebende Untersuchung eines unkooperativen Patienten (Egger et al. 2010).

Volumentherapie
Flüssigkeitsdefizite sind aufgrund einer mangelnden Zufuhr (lange Nüchternzeiten) oder erhöhter Verluste (z. B. Durchfall, Erbrechen) zu erwarten. Eine Hypovolämie kann bei Kindern oft lange maskiert sein, und die Zeit nach Demaskierung bis zur Dekompensation ist oft sehr kurz. Wenn möglich, sollten Defizite bereits vor Narkosebeginn ausgeglichen werden.

Antibiotikagabe
Bei schwerem Krankheitsbild kann eine Antibiotikatherapie in der Regel früh und großzügig begonnen werden, da sie bei vielen konservativ wie operativ zu behandelten Erkrankungen im Verlauf ohnehin notwendig wird (Grundmann et al. 2010).

Enge klinische Überwachung
- Verschlechterung der Symptomatik/ des AZ?
- Zunahme der Schmerzen/des Lokalbefunds?
- Kreislaufinstabilität?
- Neuauftreten von Symptomen wie Übelkeit/ Erbrechen?

8.2 Allgemeinanästhesie

Bereits 1997 haben Auroy et al. eine Korrelation zwischen der Anzahl der durchgeführten Kinderanästhesien und der Komplikationsrate gesehen (Auroy et al. 1997).

> **Gelegentliche Anästhesie bei einer Hochrisikogruppe ist gefährlich; im Zweifelsfall sollen Kinder in ein entsprechendes Zentrum verlegt werden (Becke et al. 2017).**

Das zeigen auch die Daten einer großen international angelegten multizentrischen Beobachtungsstudie, an der 33 Länder teilnahmen und die unter dem Dach der Europäischen

Fachgesellschaft für Anästhesiologie (*European Society of Anaesthesiology*, ESA) durchgeführt wurde. Dabei wurden 31.127 Anästhesien bei Kindern prospektiv dokumentiert. In 5, 2 % der Fälle kam es zu schweren Komplikationen mit einem schlechten Outcome in 5,4 % der Fälle (Habre et al. 2017).

Neben der individuellen Kompetenz, die sich aus theoretischem Wissen, praktischen Fertigkeiten und der Qualität der Durchführung zusammensetzt, spielt die Struktur der Institution eine wesentliche Rolle (Jöhr 2014):
- Kompetente Kinderanästhesie ist Teamwork.
- Die berufsgruppenübergreifende Interdisziplinarität nimmt dabei einen wichtigen Stellenwert ein.
- Die personelle, räumliche und apparative Ausstattung muss existierenden Vorgaben Folge leisten (Weiss et al. 2015).
- Nur im Zusammenspiel von individueller und institutioneller Kompetenz kann eine hohe Qualität in der Kinderanästhesie erreicht werden (Becke et al. 2014).

8.2.1 Narkoseeinleitung: modifizierte Rapid Sequence Induction im Kindesalter

Bei der hier verwendeten Narkoseeinleitung handelt es sich um eine speziell modifizierte Rapid Sequence Induction (RSI) bei aspirationsgefährdeten Kindern.

> Die klassische RSI hat keinen Platz in der Kinderanästhesie!

> **Besonderheiten der Narkoseeinleitung im Kindesalter**
> - Ein modifiziertes Vorgehen ist erforderlich.
> - Ein umsichtiges, nicht ein besonders rasches Vorgehen ist wichtig.
> - Vordringlich ist es bei der Einleitung, Abwehr, Pressen oder Regurgitation zu vermeiden.
> - Nach Erreichen einer ausreichenden Anästhesietiefe wird das Kind bis zur vollständigen Muskelrelaxierung sorgfältig mit der Maske beatmet und dann intubiert.

Patienten mit der Diagnose »akutes Abdomen« sind als nicht nüchtern anzusehen. Bei **Erwachsenen** zielt das anästhesiologische Management auf eine rasche Atemwegssicherung zur Vermeidung einer pulmonalen Aspiration und Hypoxie (Apfel und Roewer 2005). Unter strikter Vermeidung einer Zwischenbeatmung wird nach Wirkeintritt der Relaxierung der Atemweg gesichert. Wegen physiologischer Besonderheiten kann diese Narkoseeinleitung auf das **Kind** nicht übertragen werden (Becke und Schmidt 2007):

> Der entscheidende Unterschied zwischen Kindern in den ersten Lebensjahren und Erwachsenen ist die geringe Apnoetoleranz.

Kinder sind durch kleine Sauerstoffspeicher (die funktionelle Residualkapazität ist gering und kann in Narkose altersabhängig weiter abnehmen) bei gleichzeitig hohem Sauerstoffverbrauch (Frühgeborene verbrauchen dreimal so viel Sauerstoff und Neugeborene doppelt so viel wie ein Erwachsener) hypoxiegefährdet (Schmidt et al. 2007). Werden Kinder nicht beatmet, so kommt es innerhalb kürzester Zeit zum Abfall der Sauerstoffsättigung. Untersuchungen im Nottingham-Simulator hatten gezeigt, dass ein Neugeborenes ohne Präoxygenierung nach nur 6,6 s Apnoe und ein 8-jähriges Kind nach 33,6 s einen kritischen Sauerstoffpartialdruck < 75 mm Hg aufweisen (Hardman und Wills 2006). Auch nach 3 min suffizienter Präoxygenierung ist die Toleranzzeit bis zu einem paO_2 < 75 mm Hg im Vergleich zu Erwachsenen sehr kurz (Hardman und Wills 2006; Patel et al. 1994). Neugeborene, Säuglinge und Kleinkinder sind darüber hinaus meist nicht zu überzeugen, zum Zwecke der Präoxygenierung zu kooperieren. Die Effektivität ist deshalb gering. Die klassische RSI ohne Zwischenbeatmung würde bei Neugeborenen, Säuglingen und Kleinkindern unvermeidlich zur Hypoxämie führen (Becke und Schmidt 2007).

Ziel im Kindesalter ist somit nicht eine schnellstmögliche Atemwegssicherung um jeden Preis (*time is not the matter*), sondern:
- eine **sichere intravenöse Narkoseeinleitung**,
- eine **optimale Oxygenierung** bis zur vollständigen Muskelrelaxierung; der vollständige Wirkeintritt eines nichtdepolarisierenden Muskelrelaxans kann abgewartet werden, weil die Kinder während dieser Zeit beatmet werden,

- eine **atraumatische Atemwegssicherung** ohne jegliche Gegenwehr (ohne Würgen, Pressen, Husten, Erbrechen bei der trachealen Intubation).

> Die Oxygenierung des Kindes steht immer im Vordergrund.

Die Hypoxie ist bei kleinen Kindern eine viel häufigere und schwerere Komplikation als die Aspiration. Sie ist maßgeblich für die perioperative Morbidität und Mortalität verantwortlich (Schmidt et al. 2007).

Patienten mit intestinaler Obstruktion oder Passagestörung haben ein erhöhtes Aspirationsrisiko. Zur Entlastung und Entleerung des Magens ist, nach Ausschluss eventueller Kontraindikationen (fehlende Schutzreflexe, Ösophagusvarizen, Mittelgesichts- und Schädelbasisfrakturen, erhöhter intrazerebraler Druck) die Einlage einer Magensonde zu empfehlen (z. B. bei Dünndarmileus, hypertropher Pylorusstenose) (Becke und Schmidt 2007).

In britischen Kinderkliniken wird eine Aspirationsinzidenz von 1:4932 angegeben; kein Kind verstarb (Walker 2013). Eine Aspiration ereignet sich häufiger in Notfallsituationen, meist während der Laryngoskopie durch eine inadäquate Narkosetiefe. Kinder husten, würgen, pressen und erbrechen schließlich. Die Morbidität einer Aspiration im Kindesalter ist gering. Mehr als 60 % der Kinder bleiben asymptomatisch. Klinische Symptome (Spastik, Giemen, Sättigungsabfall und Sauerstoffbedarf) treten in der Regel innerhalb von 2 h ein, wobei nur wenige dieser symptomatischen Kinder eine kurzfristige Respiratortherapie bzw. einen Intensivstationsaufenthalt benötigen (Becke und Schmidt 2007).

8.2.2 Zum Einsatz kommende Medikamente

> Jede Medikation bei Kindern erfordert die Kenntnis der altersabhängigen Pharmakodynamik und v. a. der Pharmakokinetik (Jöhr 2012).

Intravenöse Anästhetika

Sie werden zur Narkoseeinleitung und zur Narkoseaufrechterhaltung bei einer totalen intravenösen Anästhesie (TIVA) verwendet. Das am häufigsten benutzte i. v.-Anästhetikum im deutschsprachigen Raum ist **Propofol**, da es bezüglich Wirksamkeit, Steuerbarkeit und Patientensicherheit den Alternativen überlegen ist. Propofol
- ist keine Triggersubstanz der malignen Hyperthermie,
- weist keine Organtoxizität auf,
- hat kaum zirkulatorische Effekte beim kreislaufstabilen Kind,
- führt zu einem angenehmen Erwachen und
- senkt die PONV-Rate (*postoperative nausea and vomiting*).

Muskelrelaxanzien

Ein Relaxans ist unverzichtbarer Bestandteil der RSI im Kindesalter (Schmidt et al. 2007). Am häufigsten wird das nichtdepolarisierende Muskelrelaxans **Rocuronium** eingesetzt. Die Nebenwirkungsrate ist gering, sodass in den klinisch relevanten Dosierungen weder kardiorespiratorische Komplikationen noch Histaminliberationen festgestellt werden konnten (Hudson et al. 1998). Zudem kann mit Sugammadex, einem γ-Cyclodextrinderivat, die Wirkung von Rocuronium innerhalb kürzester Zeit aufgehoben werden (Zoremba et al. 2017). Es stehen bereits Daten für die Anwendung bei Neugeborenen zur Verfügung (Tobias 2017).

Der scheinbare Vorteil der schnell wiederkehrenden Spontanatmung nach Succinylcholingabe (z. B. bei einer *Cannot-ventilate-cannot-intubate*-Situation) existiert im Kindesalter nicht (Becke und Schmidt 2007). Die Wirkdauer einer Dosis von 1 mg/kg KG beträgt etwa 3–5 min. Das kann bei einer *Cannot-ventilate-cannot-intubate*-Situation nicht abgewartet werden (Schmidt et al. 2007). Kontraindikationen für den Einsatz von Succinylcholin sind u. a. Hyperkaliämie, Muskeldystrophie (Muskelerkrankungen werden häufig erst im Kleinkindes- und Schulalter diagnostiziert!) und die Prädisposition zur malignen Hyperthermie (Wappler F 2001).

8.2.3 Aufrechterhaltung

Generell bestehen weder nationale noch internationale Leitlinien zur Anästhesie beim akuten Abdomen, da für einzelne Maßnahmen keine randomisierten und kontrollierten Studien, aus denen sich eine wissenschaftliche Evidenz ableitet, vorliegen. Die Entscheidung für das jeweilige Verfahren bleibt der Erfahrung des Anästhesisten überlassen. Die Narkose wird als totale i. v.-Anästhesie oder als balancierte Anästhesie aufrechterhalten.

Monitoring

Für kleinere Eingriffe ist bei Kindern mit normalem Hydratationszustand ein Basismonitoring ausreichend:

> **Basismonitoring**
> — Pulsoxymetrie
> — Blutdruck
> — EKG
> — Körpertemperatur
> — Kapnographie
> — Relaxometrie: bei Einsatz eines Muskelrelaxans gehört die Verwendung eines Nervenstimulators zur Routine

In Zweifelsfällen können zusätzlich Blutgasanalysen (peripher venös oder kapillär) zur Beurteilung des Säure-Basen-Haushalts (Basenabweichung, Laktat), der Blutglukosekonzentration und der Hämoglobinkonzentration durchgeführt werden.

Bei größeren Eingriffen mit höheren Volumenumsätzen sollte das Monitoring erweitert werden:

> **Erweitertes Monitoring**
> — **Zentraler Venenkatheter:** Bestimmung der zentralvenösen Sättigung, Gabe von vasoaktiven Substanzen, zur Volumentherapie, zur parenteralen Ernährung postoperativ
> — **Arterieller Katheter:** ermöglicht eine kontinuierliche Blutdruckmessung und repetitive Blutabnahmen. Die Einlage sollte erfolgen:
>   – Bei langdauernden Eingriffen
>   – Wenn große Blutverluste zu erwarten sind
>   – Wenn vasoaktive Substanzen eingesetzt werden müssen
>   – Bei Beatmungsproblemen
>   – Wenn eine Nachbeatmung erforderlich ist
> — **Regelmäßige Blutgasanalysen (BGA)** zu Beginn (Ausgangswert) und dann in z. B. stündlichen Abständen, wobei die zentralvenöse Sauerstoffsättigung (ZVS) im Verlauf als schnelle und die Basenabweichung (BE) und Laktatkonzentration als langsame indirekte Parameter für die Gewebeperfusion verwendet werden können. Bei der Beurteilung der BGA sollte insbesondere auf Änderungen im zeitlichen Verlauf geachtet werden, damit bei negativen Trends frühzeitig vor Erreichen von pathologischen Werten gegengesteuert werden kann
> — **Blasenverweilkatheter:** Dieser sollte eingelegt werden, wenn die voraussichtliche Operationszeit 3 h überschreitet oder wenn eine kontinuierliche Überwachung der Diurese erforderlich ist
> — **Magensonde:** Am Operationsende ist mit dem durchführenden Chirurgen zu klären, ob eine liegende Magensonde zu belassen ist
> — **NIRS** (*near infrared spectroscopy*): gibt Hinweise auf die zerebrale Oxygenierung
> — **Bispektral-Index (BIS):** erlaubt es, die Schlaftiefe zu messen und kann ab 1 Jahr eingesetzt werden
> — **LiDCOrapid:** Es handelt sich um einen minimalinvasiven hämodynamischen Monitor, der anhand der arteriellen Blutdruckkurve des Patienten das Schlagvolumen und die Herzfrequenz ermitteln kann

Wahrung der Homöostase

Entscheidend für die Prävention der perioperativen Morbidität ist die konsequente Wahrung der kindlichen Homöostase während der gesamten Behandlung (Weiss et al. 2016). Darauf wird auch explizit im Rahmen der sog. SAFE-TOTS-Initiative (*Safe Anesthesia for Every Tot*) hingewiesen (Weiss et al. 2015).

Es gilt: Aufrechterhaltung einer adäquaten Kreislaufsituation und Gewebeperfusion durch
— Normovolämie, Normonatriämie,
— Normoglykämie,
— normale Hämostase,

- Normotension,
- normale Herzfrequenz,
- Normoventilation/ Normokapnie,
- Normoxämie,
- Normothermie.

Normovolämie, Normonatriämie

Kleine Kinder haben im Verhältnis zum Körpergewicht
- ein größeres extrazelluläres Flüssigkeitsvolumen (EZFV),
- ein größeres Blutvolumen (BV),
- eine höhere Stoffwechselrate und
- einen höheren Flüssigkeitsumsatz als Erwachsene (Steurer und Berger 2011).

Ziel der intraoperativen Infusionstherapie ist die Aufrechterhaltung der normalen physiologischen Verhältnisse (normales EZFV, normales BV, normale Gewebeperfusion, normale Stoffwechselfunktion, normaler Säure-Basen-Elektrolyt-Haushalt).

Perioperativ wird die Wasserausscheidung durch stressbedingte Ausschüttung des antidiuretischen Hormons (ADH) gehemmt. ADH bewirkt an der Niere die Rückresorption von freiem Wasser und kann sogar zur vermehrten Natriumausscheidung führen (Hoorn et al. 2004). Werden in dieser Situation hypotone, natriumarme Infusionslösungen verabreicht, kann sich rasch eine lebensbedrohliche Hyponatriämie einstellen. Die Folgen sind intrazelluläre Wassereinlagerungen mit der Gefahr einer respiratorischen Insuffizienz, einer hyponatriämischen Enzephalopathie, eines Hirnödems verbunden mit einem erhöhten Hirndruck, zerebralen Krampfanfällen, Koma und schließlich Tod (Moritz und Ayus 2003). Milde Hyponatriämien sind möglicherweise für späte neurologische Defizite verantwortlich.

> **! Cave**
> Hyponatriämie ist eine Gefahr in der pädiatrischen Akutmedizin. Perioperativ sollten nur balancierte Vollelektrolytlösungen, mit einem möglichst physiologischen Natriumgehalt, infundiert werden. Bei allen kritisch Kranken muss die Natrium Konzentration im Plasma regelmäßig kontrolliert werden.

In einem *European consensus statement for intraoperative fluid therapy in children* wurde 2011 festgehalten, dass Infusionslösungen für die intraoperative Grundinfusion bei Kindern eine möglichst physiologische Osmolarität und Natriumkonzentration, 1–2,5 % Glukose (geringeres Risiko einer intraoperativen Hyperglykämie bzw. Hypoglykämievermeidung bei Neugeborenen und Säuglingen) und metabolisierbare Anionen (z. B. Azetat, Malat oder Laktat – zur Vermeidung einer Dilutionsazidose, da mit ihrer Metabolisierung Bikarbonat im Extrazellulärraum freigesetzt wird) enthalten sollen (Sümpelmann et al. 2011).

In den allermeisten Fällen sind die Aufrechterhaltung der Kreislauffunktion und die Stabilisierung des Wasser-Säure-Basen-Elektrolyt-Haushalts durch großzügige Infusion von Vollelektrolytlösungen problemlos möglich. Wenn eine Kreislaufstabilisierung mit Kristalloiden alleine jedoch schwierig wird, kann bei großen Volumenumsätzen das Plasmavolumen durch zusätzliche Infusion von Kolloiden effektiver aufrechterhalten werden, sofern noch keine Transfusionsindikation besteht (Marx 2014).

Wenn HES (Hydroxyethylstärke) verwendet wird, sollten die nebenwirkungsärmeren Präparate der dritten Generation (HES 130) bevorzugt werden. Die Anwendung sollte so kurz wie möglich erfolgen (Sümpelmann et al. 2012).

Für die perioperative Infusionstherapie hat sich die 10er-Regel als Anfangsdosierung bewährt (Sümpelmann et al. 2016) (◘ Tab. 8.1).

Im weiteren Verlauf wird die Flüssigkeitsgabe individuell angepasst und optimiert (Sümpelmann et al. 2017). Ziel ist ein normales EZFV.

■ **Überwachung der perioperativen Infusionstherapie**

Folgende Parameter können zur Abschätzung des Volumenstatus herangezogen werden (Byon et al. 2013):
- Rekapillarisierungszeit
- Atemsynchrone Schwankungen einer invasiven Blutdruckkurve oder des Pulsoxymetersignals (systolische Blutdruckvariation – SPV, Pulsdruckvariation – PPV) als Zeichen eines niedrigen Füllungsdrucks
- Metabolische Azidose und steigende Laktatkonzentration sind perioperativ meist Folge einer Hypovolämie mit erniedrigtem Sauerstoffangebot/mit peripherer Minderperfusion
- Zentralvenöse Sauerstoffsättigung (ZVS) als Hinweis auf eine ausreichende globale

Tab. 8.1 Die 10er-Regel als Anfangsdosis für die perioperative Infusionstherapie. (nach Sümpelmann et al. 2016)

Maßnahme	Infusionslösung	Anfangs- bzw. Repetitionsdosis
Grundinfusion	Balancierte Vollelektrolytlösung mit 1–2 % Glukose	10 ml/kg/h
Flüssigkeitstherapie	Balancierte Vollelektrolytlösung	10–20 ml/kg
Volumentherapie	Albumin, Gelatine, HES	5–10 ml/kg
Transfusion	Erythrozytenkonzentrat Gefrierplasma Thrombozytenkonzentrat	10 ml/kg

HES Hydroxyethylstärke

Perfusion: eine niedrige zentralvenöse Sättigung kann ein abnehmendes Sauerstoffangebot an die Gewebe früh anzeigen
– Urinproduktion: Die Urinausscheidung verringert sich intraoperativ regelhaft z. B. aufgrund einer stressbedingten Freisetzung von ADH bzw. einer Verminderung der Nierenperfusion (z. B. bei Eingriffen mit Pneumoperitoneum und erhöhtem intraabdominellem Druck) und ist deshalb kein guter Parameter für die Steuerung einer intraoperativen Infusionstherapie
– Hauttemperatur
– Hautturgor, Hautfarbe
– Stand der Fontanelle
– Der zentrale Venendruck ist zur alleinigen Abschätzung der Volumenreagibilität nicht geeignet

Umsetzung Normovolämie
– Vermeidung einer Dehydratation
– Angepasste Infusionstherapie mit balancierten Vollelektrolytlösungen
– Zielorientierte Flüssigkeits- und Volumentherapie (regelmäßige Blutgasanalysen mit Messung von zentralvenöser Sauerstoffsättigung, Basenabweichung und Laktatkonzentration) auch bei kleinen Kindern mit großen Eingriffen
– Bei Bedarf: Kontrolle von Hämoglobin, Gerinnung

Umsetzung Normonatriämie
– Strikte Vermeidung hypotoner Infusionslösungen
– Gabe von balancierten Vollelektrolytlösungen
– Regelmäßige Kontrolle der Elektrolyte mit dem Ziel eines stabilen Säure-Basen-Haushalts

Normoglykämie

Reife und gesunde Kinder können ihren Glukosebedarf zunächst wie gesunde Erwachsene aus Glykogen- und Fettreserven decken. Die Energiereserven sind aber infolge des höheren Grundumsatzes bei Kindern schneller erschöpft. Ein perioperativer Glukosemangel führt meist zu einer katabolen Stoffwechselreaktion mit niedrig normalen Glukosekonzentrationen, Freisetzung von Ketonkörpern bzw. freien Fettsäuren und abfallenden Basenabweichungen (Ketoazidose) (Dennhardt et al. 2015).

Insofern profitieren Neugeborene und Säuglinge bis zum 6. Lebensmonat von einer Glukosegabe (Vollelektrolytlösungen mit 1–2 % Glukose) – wobei diese Grenze eine willkürliche, nicht eine wissenschaftlich belegte ist (Strauß und Sümpelmann 2007). Bei Kindern, die bereits katabol in den OP kommen (z. B. nach langen Nüchternzeiten) oder die entwicklungs- oder krankheitsbedingt hohe Stoffwechselraten oder geringe Glykogenreserven haben (z. B. Frühgeborene, kleine

Neugeborene, parenterale Ernährung, Lebererkrankung) kann eine Glukosekonzentration von 1 % in der Grundinfusion zu niedrig sein (Hochhold et al. 2014). In diesen Fällen soll die Infusionsrate oder die Glukosekonzentration der Grundinfusion erhöht werden. Um die Verstoffwechselung zu überprüfen, sind regelmäßige Blutzuckerkontrollen unumgänglich (Nishina et al. 1995).

> Leichte Hyperglykämien werden ohne Probleme toleriert. Höhergradige Hyperglykämien führen zur osmotischen Diurese und zu erhöhten Wundinfektionsraten und können ein Hirnödem verstärken.

Umsetzung Normoglykämie
— Vermeidung von Defiziten
— Regelmäßige Blutzuckerkontrollen
— Angepasste Glukosezufuhr: Glukose soll immer wie ein Medikament gehandhabt und exakt dosiert werden

Aufrechterhaltung einer normalen Hämostase

> Blutverluste sind bei kleinen Kindern schwer zu messen. Die Beobachtung des Operationsfeldes und eine gewissenhafte Kreislaufkontrolle sind daher unerlässlich. Gleichzeitig muss die Hämoglobinkonzentration engmaschig kontrolliert werden.

Bei der Therapie von Kindern sind neben der Kenntnis der Normwerte immer gewichts- und altersbezogene Berechnungen durchzuführen.

- **Transfusionsindikatoren für Kinder**

In Tab. 8.2 sind Richtwerte angegeben, die eine grobe Orientierung geben, ab welchem Hämoglobingehalt eine Transfusion unter Berücksichtigung der Gesamtsituation zu erwägen ist (Morley 2009).

Bei Erreichen des kritischen Hämoglobinwertes werden 10–20 ml/kg KG Erythrozytenkonzentrat verabreicht (Baumann und Gutmann 2016).

- **Fresh frozen plasma (FFP)**

Es handelt sich um das »physiologischste« aller Gerinnungsmedikamente, da sämtliche Gerinnungsfaktoren enthalten sind. Zu beachten sind jedoch die immunmodulierenden Eigenschaften, der geringe Gehalt an effektiven Gerinnungsfaktoren (etwa 0,6 IE/ml) und die daraus folgende Volumenbelastung (Baumann und Gutmann 2016).

In der Neugeborenenchirurgie hat sich der zeitgerechte Einsatz jedoch als sehr effektiv erwiesen. Das liegt in der Anwendung von Plasmaprodukten erwachsener Spender, die im Vergleich zu Neugeborenen eine andere Faktorenkonzentration haben.

Dosierung: 10–20 ml/kg KG.

- **Thrombozyten**

Bei der Indikation zur Verabreichung von Thrombozytenkonzentraten (intra-/perioperative

Tab. 8.2 Richtwerte, die eine grobe Orientierung geben, ab welchem Hämoglobingehalt eine Transfusion zu erwägen ist

Patientengruppe	Alter	Hämoglobingehalt (g/dl)
Reife Neugeborene	1.–2. Lebenstag	13
	3. Lebenstag–2. Lebenswoche	11
	3. Lebenswoche	9
	4. Lebenswoche	8
	2. Lebensmonat	7
Säuglinge	> 2. Lebensmonat–1. Lebensjahr	6
Klein-/Schulkinder	> 1. Lebensjahr	6

Blutung < 50.000/µl) besteht grundsätzlich kein Unterschied zum Erwachsenen (Baumann und Gutmann 2016).

Dosierung: initial 10 ml/kg KG.

- **Gerinnung**

Neugeborene haben, im Vergleich zu Erwachsenen, trotz Unterschieden in der Gerinnungs- und Hemmfaktorenkonzentration ein gut funktionierendes Gerinnungssystem. Annähernd die Erwachsenenwerte werden in der Hämostase innerhalb von 1–6 Lebensmonaten erreicht. Bei Unklarheiten in Gerinnungsfragen empfiehlt es sich, Hämostaseologen eines Kinderzentrums heranzuziehen.

Oft werden Gerinnungsstörungen erst intraoperativ relevant. Eine rasche Diagnostik für ein gezieltes Handeln ist angezeigt, um ein negatives Outcome zu verhindern. Auch in der Kinderanästhesie hat sich die Rotationsthrombelastometrie als *point-of-care testing* (POCT) zur zielgerichteten Gerinnungstherapie bewährt: Innerhalb von 10 min kann zwischen einem Fibrinogenmangel, einem Thrombozytenmangel, einem Faktorenmangel und einer Hyperfibrinolyse differenziert werden (Baumann und Gutmann 2016).

Normotension

> Wache Kinder, insbesondere Neugeborene und kleine Säuglinge, können den Blutdruck bei größeren Flüssigkeitsdefiziten durch Vasokonstriktion lange aufrechterhalten, auch wenn bereits eine Schocksituation eingetreten ist.

Bei tief anästhesierten Kindern sind die Regulationsmechanismen teilweise oder sogar vollständig ausgeschaltet, sodass eine Hypotension bei einem reduzierten Blutvolumen eher auftritt (Friesen et al. 2002).

Die Gewebe des Körpers sind primär auf ein ausreichendes Sauerstoffangebot und somit auf eine ausreichende Perfusion angewiesen (Jöhr 2017a). Um v. a. in den Organen mit Autoregulation des Blutflusses (z. B. Gehirn) eine ausreichende Perfusion zu gewährleisten, ist aber ein bestimmter Blutdruck erforderlich (Jöhr 2017a).

Die Normwerte für den Blutdruck sind altersabhängig und nur ungenau definiert. Ein unteres Blutdrucklimit kann nur als Surrogatparameter gelten, sollte aber für alle Altersgruppen definiert werden (Rhondali et al. 2014). Bezüglich der Blutdruckgrenzen bei Kindern gibt es eine Expertenmeinung (Jöhr 2017b) (◘ Tab. 8.3).

> Die Aufrechterhaltung einer suffizienten Organperfusion und Gewebeoxygenierung ist eine essenzielle Forderung an die Narkoseführung. Der Blutdruck ist nur ein Surrogatparameter für die Organperfusion, sollte aber von Anfang an gemessen werden und gewisse Werte nicht unterschreiten.

Umsetzung Normotension
- Regelmäßige und korrekte Blutdruckmessung bei jeder Kindernarkose
- Adäquate Narkoseführung (Anästhetika-Überdosierung?)
- Begleiterkrankungen? z. B. Herzvitien, Anaphylaxie, Spontanpneumothorax, Kortisolmangel, Kreislaufsuppression durch Auto-PEEP (*auto-positive end expiratory pressure*) bei zu hohem intrathorakalem Druck (Nafiu et al. 2009)
- Klinisches Monitoring der Perfusion, z. B. Rekapillarisierungszeit
- Therapie einer klinisch relevanten Hypotension/Hypoperfusion (Volumengabe, Vasopressoren/Inotropika)

◘ **Tab. 8.3** Blutdruckgrenzen bei Kindernarkosen. (Expertenmeinung) (Jöhr 2017b)

MAD-Beurteilung zur Interventionsentscheidung	Termingeborene und Säuglinge	Kleinkinder	Schulkinder
Ziel-MAD	> 40 mm Hg	> 50 mm Hg	> 60 mm Hg
Aggressive Therapie erforderlich	< 30 mm Hg	< 40 mm Hg	< 50 mm Hg

MAD mittlerer arterieller Blutdruck

Normale Herzfrequenz

Das kindliche Myokard (v. a. Neugeborene und Säuglinge) besitzt weniger kontraktile Elemente, und die Compliance der Ventrikel ist gering, sodass das Herzzeitvolumen (HZV) vorwiegend von der Herzfrequenz abhängt und weniger von einer Steigerung der Inotropie.

Maligne tachykarde Rhythmusstörungen treten bei Kindern nur selten auf (Ausnahme: Myokarditis, Hyperkaliämie, hereditäres Long-QT-Syndrom) (Whyte et al. 2014).

> **Umsetzung Normofrequenz**
> − Konsequentes Herzfrequenz-Monitoring
> − Therapie einer klinisch relevanten Bradykardie

Normokapnie

Bei Kindern wird eine druckkontrollierte Beatmung (PCV) angewendet. Die Beatmungsparameter (Druckgrenze, Atemfrequenz, I:E-Verhältnis und PEEP) sind so zu wählen, dass der pa_{CO_2} nicht < 35 mm Hg fällt, da eine prolongierte Hypokapnie zur Abnahme des CBF (zerebraler Blutfluss), zur Mangelperfusion und damit Minderperfusion des ZNS, verbunden mit einem Untergang der weißen Substanz (Leukomalazie), führt (McCann et al. 2014)

▶ Eine Hypokapnie, die zu einer zerebralen Vasokonstriktion führt, ist zu vermeiden.

> **Umsetzung Normokapnie**
> − Kontinuierliche Messung des endtidalen CO_2 durch Kapnographie – evtl. Abgleich mit arteriellen/kapillären Werten
> − Vermeidung von Hyper-/Hypoventilation durch angepasste Beatmungseinstellung

Normoxämie

Wie bereits in ▶ Abschn. 8.2.1 angeführt, haben Kinder einen höheren Sauerstoffbedarf und durch eine geringere funktionelle Residualkapazität weniger Reserven. Respiratorische Komplikationen und damit eine Hypoxämie (führt zur Bradykardie und schließlich zum Herz-Kreislauf-Stillstand) sind umso häufiger, je jünger die Kinder sind (Pignaton et al. 2016; Braz et al. 2006). Im *Perioperative Cardiac Arrest Registry* (POCA-Register), das mehr als 1 Mio. pädiatrische Anästhesien im Hinblick auf Komplikationen untersuchte, fanden sich 55 % aller Herz-Kreislauf-Stillstände bei Kindern im Alter < 1 Jahr (Morray et al. 2000).

> **Umsetzung Normoxämie**
> − Konsequentes Vermeiden von Hypoxie durch kompetentes Risiko- und Komplikationsmanagement
> − Differenzierte Sauerstofftitration: Während der Narkoseeinleitung wird im Sinne der Präoxygenierung die inspiratorische Sauerstoffkonzentration hoch gewählt und nach erfolgter Atemwegssicherung reduziert (Neugeborene 21–25 %, größere Kinder 30–35 %); für die Extubation sind 80–100 % üblich

Wärmehaushalt mit dem Ziel der Normothermie (36,5–37,5 °C)

❗ **Cave**
Kinder kühlen aufgrund ihrer größeren Körperoberfläche und dünneren Haut leichter aus.

Wird ein Neugeborenes bei 23 °C Zimmertemperatur entkleidet, so entspricht das einem Wärmeverlust, den ein Erwachsener bei einer Umgebungstemperatur von 1 °C erleidet (Jöhr 2013). Bei einer Körpertemperatur < 36 °C ist die Gefahr einer Bradykardie und Apnoe erhöht, bei einer Körpertemperatur < 28 °C besteht die Gefahr von Kammerflimmern.

▶ Bei jeder Kindernarkose ist obligat ein Wärmemanagement durchzuführen. Die Körpertemperatur sollte großzügig gemessen und protokolliert werden.

> **Umsetzung Normothermie**
> − Vermeidung von Auskühlung. Kinder sollen nicht unnötig ausgezogen und entblößt werden
> − Temperaturmessung
> − Aktives Wärmemanagement: konvektive Wärmesysteme: Bair-Hugger, Warm-Touch
> − Erhöhung der Saaltemperatur

8.2.4 PONV-/POV-Prophylaxe

Aus Patienten- und auch aus Elternsicht sind sowohl postoperative Schmerzen als auch PONV (*postoperative nausea and vomiting*) die am dringlichsten zu vermeidenden Komplikationen (Eberhart et al. 2002).

Die Inzidenz von POV (*postoperative vomiting*) ist stark altersabhängig. Während Kinder < 3 Jahre nur sehr selten betroffen sind, kommt es ab dem 4. Lebensjahr zu einem dramatischen Anstieg des Risikos. Der Gipfel liegt zwischen 6–10 Jahren, mit Einsetzen der Pubertät sinkt die Rate wieder ab (Eberhart et al. 2004). Die durchschnittliche Inzidenz von POV im Kindesalter liegt bei 19,5 % (Eberhart et al. 2014).

Auf Rezeptorebene sind an der Übertragung emetogener und Übelkeit hervorrufender Impulse eine Vielzahl an Neurotransmittern beteiligt: das Dopamin- (D_2-Rezeptoren), Serotonin- ($5-HT_3$-Rezeptoren), Histamin- (H_1-Rezeptoren), Muskarin- (M_1-Rezeptoren) und Tachykinin-System (NK_1-Rezeptoren) (Becke et al. 2007). Die Mehrzahl der Antiemetika entfaltet über einen der genannten Rezeptoren ihre hauptsächliche Wirkung, und darüber hinaus ist im Rahmen von Kombinationstherapien eine additive Wirkung über eine andere Rezeptorwirkung zu erwarten.

> Aktuelle Empfehlungen rücken vom starren Festhalten an Prophylaxestrategien, die sich auf Risiko-Scores stützen, ab. Ein liberaler, routinemäßiger Einsatz von Antiemetika wird befürwortet (Kranke et al. 2011).

Gewichtsadaptiert können nahezu alle Medikamente, die bei Erwachsenen gegen PONV verwendet werden, auch bei Kindern zum Einsatz kommen (Tab. 8.4). Kortikosteroide sind wegen der zusätzlichen abschwellenden und koanalgetischen Wirkung besonders gut für die PONV-Prophylaxe geeignet und als Grundpfeiler einer routinemäßigen antiemetischen Prophylaxe anzusehen. Sie induzieren keine erhöhte Blutungsneigung und bei Einmalgabe keine erhöhte Infektanfälligkeit oder Wundheilungsstörungen (Eberhart et al. 2011). Alternativ dazu empfiehlt sich eine Kombination mit einem »Setron« (Rüsch et al. 2011).

Bei prolongiertem POV ist rechtzeitig mit einer effektiven intravenösen (Re-)Hydrierung zu beginnen.

8.2.5 Narkoseausleitung

> Eine Extubation sollte erst nach Rückkehr der Schutzreflexe und einer ausreichenden Spontanatmung erfolgen.

Eine Muskelrelaxation muss vollständig abgeklungen sein, da eine Rest-Relaxierung ein vielfach erhöhtes Risiko an postoperativen pulmonalen Komplikationen und einer postoperativen Aspiration birgt (Schmidt et al. 2007).

Nach ausgedehnten abdominalchirurgischen Eingriffen werden, v. a. sehr kleine Kinder, oft nicht »am Tisch« extubiert, sondern zur Nachbeatmung, intubiert, auf die Intensivstation transferinert.

Tab. 8.4 Modifizierte Dosierungsempfehlung für die i. v.-Gabe von Antiemetika. (Nach Eberhart et al. 2014)

Substanz	Pharmakologische Klasse	Dosierung	
		Kinder (mg/kg KG)	Erwachsene (mg)
Dexamethason	Kortikosteroid	0,15	4–8
Ondansetron	$5-HT_3$-Antagonist	0,1	4–8
Dimenhydrinat	H_1-Antihistaminikum	0,5–1	50–100
Droperidol	Butyrophenone	0,01	1,25
Metoclopramid	Benzamid	0,1–0,15	10

5-HT Serotonin, *H* Histamin

8.3 Postoperatives Management

Ziel der postoperativen Therapie ist es, durch Aufrechterhaltung physiologischer oder der Korrektur pathologischer Parameter von Atmung, Kreislauf und Stoffwechsel optimale Bedingungen für die Heilung zu schaffen. Meist ist dafür eine intensivmedizinische Überwachung erforderlich. Im Vordergrund stehen dabei folgende Maßnahmen:

> **Intensivmedizinische Überwachung – Maßnahmen**
> - Analgetische Therapie
>   - Ausnutzung regionalanästhesiologischer Kathetertechniken
>   - Einsatz von Opioiden (kontinuierliche Gabe v. a. bei intubierten Patienten)
>   - Einsatz einer patientenkontrollierten Analgesie
>   - Einsatz peripher wirkender Analgetika
> - Sauerstoffzufuhr/Nachbeatmung: die kontinuierliche Überwachung der Sauerstoffsättigung ist essenziell
> - Adäquater Volumenersatz
> - Eventuell kreislaufunterstützende Maßnahmen
> - Parenterale Ernährung
> - Enteraler Nahrungsaufbau entsprechend der Klinik
> - Adäquate Gerinnung
> - Physiotherapeutische Maßnahmen
> - Diagnostische Funktion: Beobachtung von Vitalparametern, Drainagensekreten, Entzündungsparametern und Keimnachweis

Fazit für die Praxis
- Nur 1 % aller Kinder mit akuten Bauchschmerzen benötigt letztlich eine chirurgische Intervention.
- Diese Patienten sind als nicht nüchtern anzusehen.
- Wegen physiologischer Besonderheiten hat die klassische »Ileuseinleitung« keinen Platz in der Kinderanästhesie! Ein modifiziertes Vorgehen ist erforderlich.
- Ziel ist dabei
  - eine sichere intravenöse Narkoseeinleitung,
  - eine optimale Oxygenierung durch eine suffiziente Beatmung und
  - eine atraumatische Atemwegssicherung ohne jegliche Gegenwehr.
- Das perioperative Vorgehen konzentriert sich auf die konsequente Aufrechterhaltung der kindlichen Homöostase. So ist eine suffiziente Organperfusion und Gewebeoxygenierung eine essenzielle Forderung an die Narkoseführung.
- Hyponatriämie, eine Gefahr in der pädiatrischen Akutmedizin, lässt sich durch den Einsatz balancierter Vollelektrolytlösungen, mit einem möglichst physiologischen Natriumgehalt, vermeiden.
- Bereits intraoperativ sollte das postoperative Management hinsichtlich Analgesie, Dauer einer evtl. Nahrungskarenz und Notwendigkeit einer intensivmedizinischen Betreuung überdacht werden, um optimale Bedingungen für eine rasche Heilung zu schaffen.

Literatur

Apfel CC, Roewer N (2005) Ways to prevent and treat pulmonary aspiration of gastric contents. Curr Opin Anaesthesiol 18:157–162

Auroy Y, Ecoffey C, Messiah A et al (1997) Relationship between complications of pediatric anesthesia and volume of pediatric anesthetics. Anesth Analg 84:234–235

Balachandran B, Singhi S, Lal S (2013) Emergency management of acute abdomen in children. Indian J Pediatr 80(3):226–234

Baumann G, Gutmann A (2016) Gerinnung im klinischen Alltag – Kinder, 7. Aufl. Interdisziplinäre Gerinnungsgruppe, Steiermark

Becke K, Eich C, Höhne C et al (2017) Kinderanästhesie – Was wirklich wichtig ist. Dtsch Ärztebl 114(4):A166–A169

Becke K, Eich C, Höhne C et al (2014) Anästhesie bei Kindern – sicher bei individueller Expertise und institutioneller Kompetenz. Dtsch Ärztebl 111(31-32):A1368–A1369

Becke K, Kranke P, Weiss M et al (2007) Handlungsempfehlung zur Risikoeinschätzung, Prophylaxe und Therapie von postoperativem Erbrechen im Kindesalter. Anästh Intensivmed 48:S95–S98

Becke K, Schmidt J (2007) Das aspirationsgefährdete Kind – Rapid Sequence Induction im Kindesalter. AINS 9:624–630

Becker P, Böttcher KA, Schilling D (2017) Das akute Abdomen. Dtsch Med Wochenschr 142:432–441

Braz LG, Módolo NS, do Nascimento P Jr et al (2006) Perioperative cardiac arrest: a study of 53,718 anaesthestics over 9 yr from a Brazilian teaching hospital. Br J Anaesth 95(5):569–575

Byon HJ, Lim CW, Lee JH et al (2013) Prediction of fluid responsiveness in mechanically ventilated children undergoing neurosurgery. Br J Anaesth 110:586–591

Dennhardt N, Beck C, Huber D et al (2015) Impact of preoperative fasting times on blood glucose concentration, ketone bodies and acid-base balance in children younger than 36 months: A prospective observational study. Eur J Anaesthesiol 32:857–861

Eberhart LH, Geldner G, Kranke P et al (2004) Development and validation of a risk score to predict the probability of postoperative vomiting in pediatric patients. Anesth Analg 99:1630–1637

Eberhart LH, Holdorf S, Albert US et al (2011) Impact of a single perioperative dose of dexamethasone on the incidence of surgical site infections (SSI). A case-control study. J Obstet Gynecol Res 37:1807–1812

Eberhart L, Morin AM, Kranke P (2014) Übelkeit und Erbrechen nach Kindernarkosen – Große Probleme bei kleinen Patienten. AINS 49:24–29

Eberhart LH, Morin AM, Wulf H et al (2002) Patient preferences for immediate postoperative recovery. Br J Anaesth 89:760–761

Egger S, Heinz-Erian P, Fanhauser M et al (2010) Akutes Abdomen aus pädiatrischer Sicht. Monatsschr Kinderheilk 158:695–704

Friesen RH, Wurl JL, Friesen RM (2002) Duration of preoperative fast correlates with arterial blood pressure response to halothane in infants. Anesth Analg 95:1572–1576

Grundmann RT, Petersen M, Lippert H et al (2010) Das akute (chirurgische) Abdomen – Epidemiologie, Diagnostik und allgemeine Prinzipien des Managements. Z Gastroenterol 48:696–706

Hardman JG, Wills JS (2006) The development of hypoxaemia during apnoea in children: a computational modelling investigation. Br J Anaesth 97(4):564–570

Habre W, Disma N, Virag K et al (2017) Incidence of severe critical events in paediatric anaesthesia (APRICOT): a prospective multicentre observational study in 261 hospitals in Europe. Lancet Respir Med 5(5):412–425

Hochhold C, Luckner G, Strohmenger U et al (2014) Intraoperative hypoglycemia and electrolyte imbalance in a child with Apert syndrome during craniosynostosis surgery. Paediatr Anaesth 24:352–354

Hudson ME, Rothfield KP, Tullock WC et al (1998) Hemodynamic effects of rocuronium bromide in adult cardiac surgical patients. Can J Anaesth 45:139–143

Hoorn EJ, Geary D, Robb M et al (2004) Acute hyponatremia related to intravenous fluid administration in hospitalized children: an observational study. Pediatrics 113:1279–1284

Jöhr M (2012) Pharmakotherapie in der Kinderanästhesie. Anästh Intensivmed 53:330–347

Jöhr M (2013) Kinderanästhesie, 8. Aufl. Urban & Fischer, München

Jöhr M (2014) Kompetenz in der Kinderanästhesie. Anästhesist 63:546–547

Jöhr M (2017a) Grundlagen der Kinderanästhesie. Anästh Intensivmed 58:138–152

Jöhr M (2017b) Komplikationen in der Kinderanästhesie. Anästh Intensivmed 58:259–266

Kranke P, Schnabel A, Eberhart LH et al (2011) Providing effective implementation of antiemetic strategies: the postoperative nausea and vomiting-free hospital is a laudable and realistic goal. Eur J Anaesthesiol 28:308–309

Manterola C, Vial M, Moraga J et al (2011) Analgesia in patients with acute abdominal pain. Cochrane Database Syst Rev: CD005660

Marx G (2014) S3-Leitlinie Volumentherapie. AWMF-Register-Nr. 001/020 (► http://www.awmf.org/uploads/tx_szleitlinien/001-020m_S3_Intravasale_Volumentherapie_Erwachsenen_2014-09-abgelaufen.pdf, Zugegriffen: 10. Febr. 2018)

McCann ME, Schouten AN, Dobija N et al (2014) Infantile postoperative encephalopathy: perioperative factors as a cause for concern. Pediatrics 133(3):e751–e757

Moritz ML, Ayus JC (2003) Preventing of hospital-acquired hyponatremia: A case for using isotonic saline. Pediatr 111:227–230

Morley SL (2009) Red blood cell transfusions in acute paediatrics. Arch Dis Child Educ Pract Ed 94(3):65–73

Morray JP, Geiduschek JM, Ramamoorthy C et al (2000) Anesthesia-related cardiac arrest in children: initial findings of the Pediatric Perioperative Cardiac Arrest (POCA) Registry. Anesthesiol 93:6–14

Nafiu OO, Voepel-Lewis T, Morris M et al (2009) How do pediatric anesthesiologists define intraoperative hypotension? Pediatr Anaesth 19:1048–1053

Nishina K, Mikawa K, Maekawa N et al (1995) Effects of exogenous intravenous glucose on plasma glucose and lipid homeostasis in anesthetized infants. Anesthesiol 83:258–263

Patel R, Lenczyk M, Hannallah RS et al (1994) Age and the onset of desaturation in apnoeic children. Can J Anaesth 41(9):771–774

Pignaton W, Braz JR, Kusano PS et al (2016) Perioperative and anesthesia-related mortality: an 8-year observational survey from a tertiary teaching hospital. Medicine (Baltimore) 95(2):e2208

Rhonaldi O, Pouyau A, Mahr A et al (2015) Sevoflurane anesthesia and brain perfusion. Paediatr Anaesth 25:180–185

Rhondali O, Juhel S, Mathews S et al (2014) Impact of sevoflurane anesthesia on brain oxygenation in children younger than 2 years. Pediatr Anaesth 24:734–740

Rüsch D, Becke K, Eberhart LH et al (2011) Übelkeit und Erbrechen nach Operationen in Allgemeinanästhesie. Empfehlungen zur Risikoeinschätzung, Prophylaxe und Therapie. Anasthesiol Intensivmed Notfallmed Schmerzther 46:158–170

Schmidt J, Strauß JM, Becke K et al (2007) Handlungsempfehlung zur Rapid-Sequence-Induction im Kindesalter. Anästh Intensivmed 48:S88–S93

Steurer MA, Berger TM (2011) Infusionstherapie bei Neugeborenen, Säuglingen und Kindern. Anaesthesist 60:10–22

Strauß JM, Sümpelmann R (2007) Perioperative Flüssigkeitstherapie bei Früh- und Neugeborenen, Säuglingen und Kleinkindern. AINS 9:634–640

Sümpelmann R, Becke K, Brenner S et al (2016) S1-Leitlinie Perioperative Infusionstherapie bei Kindern (▶ http://www.awmf.org/uploads/tx_szleitlinien/001-032l_S1_S1_Infusionstherapie_perioperativ_Kinder_2016-02_01.pdf, zuletzt abgerufen am 10.2.2018)

Sümpelmann R, Kretz FJ, Luntzer R et al (2012) Hydroxyethyl starch 130/0.42/6:1 for perioperative plasma volume replacement in 1130 children: results of an European prospective multicenter observational postauthorization safety study (PASS). Paediatr Anaesth 22:371–378

Sümpelmann R, Becke K, Brenner S et al (2017) Perioperative intravenous fluid therapy in children: guidelines from the Association of the Scientific Medical Societies in Germany. Pediatr Anaesth 27(1):10–18

Sümpelmann R, Becke K, Crean P et al (2011) European consensus statement for intraoperative fluid therapy in children. Eur J Anaesthesiol 28:637–639

Tobias JD (2017) Current evidence for the use of sugammadex in children. Pediatr Anaesth 27(2):118–125

Walker RW (2013) Pulmonary aspiration in pediatric anesthetic practice in the UK: a prospective survey of specialist pediatric centers over a one-year period. Paediatr Anaesth 23:702–711

Wappler F (2001) Malignant hyperthermia. Eur J Anaesthesiol 18:632–652

Weiss M, Hansen TG, Engelhardt T (2016) Ensuring safe anaesthesia for neonates, infants and young children: what really matters. Arch Dis Child 101:650–652

Weiss M, Vutskits L, Hansen TG et al (2015) Safe anaesthesia for every tot – The SAFETOTS initiative. Curr Opin Anaesthesiol 28(3):302–307

Whyte SD, Nathan A, Myers D et al (2014) The safety of modern anesthesia for children with long QT syndrome. Anesth Analg 1194:932–938

Zoremba N, Schälte G, Bruells C et al (2017) Update Muskelrelaxation – Was kommt nach Succinylcholin, Rocuronium und Sugammadex? Anaesthesist 66:353–359

Zentralvenöse Katheter bei Kindern

Christian Breschan

9.1 Grundlagen – 114
9.1.1 Indikationen – 114
9.1.2 Verfügbares Material – 114

9.2 Punktionstechniken – 115
9.2.1 Allgemein – 115
9.2.2 Sonographische Punktionstechniken – 115

9.3 Punktionsorte – 115
9.3.1 Allgemein – 115
9.3.2 Punktion der V. jugularis interna – 116
9.3.3 Infraklavikuläre Punktion der V. subclavia – 117
9.3.4 Supraklavikulärer Zugang zur V. brachiocephalica (V. anonyma) (Breschan et al. 2011, 2012, 2015) – 118
9.3.5 Infraklavikuläre Punktion der V. axillaris – 122
9.3.6 Punktion der V. femoralis – 122
9.3.7 Punktion peripherer Venen – 122

9.4 Mögliche Komplikationen – 123
9.4.1 Risikoreduktion von Punktionskomplikationen – 123
9.4.2 Sonographisches Erfassen von Punktionskomplikationen – 124

Literatur – 124

© Springer-Verlag GmbH Deutschland, ein Teil von Springer Nature 2018
J. Mayr, G. Fasching (Hrsg.), *Akutes Abdomen im Kindes- und Jugendalter*,
https://doi.org/10.1007/978-3-662-55995-6_9

9.1 Grundlagen

Zentraler Venenkatheter - Ein Katheter, dessen Spitze in der oberen oder unteren Hohlvene liegt.

Ein solcher Katheter kann eingeführt werden
— über periphere Venen (PICC: *peripherally inserted central venous catheter*),
— von infra- wie supraklavikulär (CICC: *centrally inserted central venous catheter*) und
— über die Femoralvene (FICC: *femorally inserted central venous catheter*).

9.1.1 Indikationen

Zentralvenöse Katheter können bei Kindern aller Altersklassen perioperativ und während intensivmedizinischer Behandlung notwendig werden.

> **Indikationen für die zentralvenöse Katheteranlage bei Kindern**
> — Messung des zentralvenösen Drucks
> — Verabreichung vasoaktiver Wirkstoffe
> — Abnahme zentralvenöser Blutproben
> — Parenterale Ernährung

In einzelnen Fällen stellen zentralvenöse Zugänge bei Kindern mit schlechten oder verbrauchten peripheren Venenverhältnissen die einzige Möglichkeit eines Venenzugangs dar. Bei extremen Frühgeborenen bietet der von infra- oder supraklavikuär gelegte zentralvenöse Katheter intraoperativ oft die einzige Gelegenheit einer Blutabnahme und raschen Substitution großer Flüssigkeitsmengen und beeinflusst somit möglicherweise sogar die perioperative Morbidität und Mortalität (Breschan et al. 2000).

Die zumeist von Neonatologen über periphere Venen applizierten zentralen Venenkatheter bei Neu- und Frühgeborenen sind sehr dünnlumig und eignen sich daher nicht für Blutabnahmen und rasche, große Flüssigkeitsverabreichungen.

> **Mit Ausnahme dieser epikutan applizierten Katheter sollten alle zentralen Venenkatheter heute ausschließlich unter realer Ultraschallsicht gelegt werden, d. h., das Vorschieben der Punktionsnadel wird unter Schallsicht beobachtet und gesteuert** (*World Congress Vascular Access*, Lissabon 2016).

Die Anlage relativ großlumiger zentraler Venenkatheter von infra- und supraklavikulär ist unter Ultraschallsicht bei Frühgeborenen bis 480 g möglich (Montes-Tapia et al. 2016). Die chirurgische Gefäßfreilegung gilt heutzutage als obsolet und ist vermutlich auch mit einem höheren Infektions- und Thromboserisiko verbunden (Blum et al. 2017; Hsu et al. 2016).

Bei chronisch kranken Kindern oder Kindern mit malignen Erkrankungen, die einen zentralvenösen Zugang längerfristig, z. B. für eine Chemotherapie, benötigen, werden zentralvenöse Zugänge häufig auch subkuatan getunnelt (z. B. Port-Systeme, Broviac-Katheter).

9.1.2 Verfügbares Material

Speziell für Kinder sind ein-, zwei- oder dreilumige Kunststoffkatheter von 2–4 Fr, meist aus Polyurethan, die in Seldinger-Technik eingelegt werden, verfügbar. Bei Frühgeborenen < 1,5 kg KG kann der Durchmesser von mindestens 2 mm eines J-förmigen Seldinger-Drahtes zu groß für die punktierte Vene sein. In diesem Fall empfiehlt sich das **weiche Ende eines geraden 0,018 inch (= 0,46 mm) Nitinolführungsdrahts** (Machotta et al. 2005).

Um die katheterbedingte Thrombosegefahr gering zu halten, sollte der Außendurchmesser des Katheters maximal ein Drittel des Gefäßdurchmessers betragen. Der Gefäßdurchmesser sollte mittels Ultraschall vor jeder Punktion bestimmt werden. Bei Neu- und Frühgeborenen verwendet der Autor zur primären Punktion der V. brachiocephalica eine 24 G- oder 22 G-i. v.-Kanüle (Jelco; Smiths Medical International Ltd., Rossendale, Lancashire, UK), zur primären Punktion der V. jugularis interna wegen ihrer Komprimierbarkeit eine 22 G-Punktionsnadel (Seldiflex; Plastimed; Saint-Leu-La-Foret, Frankreich) mit aufgesetzter 2 ml-Spritze.

Zur Punktion sollte ein Ultraschallgerät mit einem kleinen linearen Schallkopf von 1 × 2,5 cm, einer hohen Resolution von mindestens 13–16 MHz und einer Eindringtiefe von 1,9 cm bei Säuglingen und 2,2 cm bei Kindern verwendet werden.

9.2 Punktionstechniken

9.2.1 Allgemein

Um bei der Punktion schmerzbedingte Abwehrreaktionen zu vermeiden, werden zentralvenöse Katheter bei Kindern fast immer in **Allgemeinanästhesie** oder **tiefer Sedierung** gelegt. Das erhöht auch die Erfolgsrate der Punktion (Araujo et al. 2007).

> Eine gute Volumenfüllung des Gefäßsystems vor der Punktion ist wichtig.

Um die Katheterinfektionsgefahr gering zu halten, werden zentrale Venenkatheter nach sorgfältiger Hautdesinfektion angelegt, wobei der punktierende Arzt sterile Handschuhe, einen sterilen Mantel, Kopfhaube und Mundschutz trägt und die Umgebung der Punktionsstelle großflächig mit sterilen Tüchern abgedeckt wird. Der Ultraschallkopf wird zudem mit einer sterilen Folie überzogen. Bei infra- und supraklavikulären Punktionen werden die Schultern des Kindes unterpolstert, der Kopf wird leicht übertreckt und zur Gegenseite gedreht.

9.2.2 Sonographische Punktionstechniken

Gefäße erscheinen im Schallbild hypoechogen, d. h. schwarz. Venen sind im Gegensatz zu Arterien kompressibel, nicht pulsatil, und zumeist sind Venenklappen erkennbar.
Die Punktion erfolgt
- entweder in der **OOP**(Out-of-plane)-Technik, d. h., die Punktionsnadel wird entlang der kurzen Achse des Schallkopfes eingeführt, um das in der Querachse (kurze Achse) dargestellte Gefäß zu punktieren,
- oder in der **IP**(In-plane)-Technik, d. h., die Punktionsnadel wird entlang der langen Achse des Schallkopfes eingeführt, um das in der Längsachse dargestellte Gefäß zu punktieren (Marhofer 2008).

> Der große Vorteil der IP-Technik ist die Sichtbarkeit der Nadel während des Vorschiebens über mehr oder weniger die gesamte Wegstrecke. Somit sind auch angrenzende Strukturen bzw. deren Relation zur Nadelspitze gut erkennbar. Technisch gesehen ist die IP-Technik jedoch schwieriger, weil sie eine exakte Ausrichtung von Schallkopf, Punktionsnadel und Gefäß erfordert (Marhofer 2008). Eine gute Hand-Auge-Koordination und immobile Nadeltechnik sind hierbei unerlässlich.

Die Zielstruktur sollte möglichst zentral am Bildschirm erscheinen. Die Position des Schallgeräts sollte es dem Anästhesisten ermöglichen, sowohl den Bildschirm als auch die geplante Punktionsstelle nahezu gleichzeitig im Blickfeld zu haben.

9.3 Punktionsorte

9.3.1 Allgemein

Zentralvenöse Katheter können bei Kindern über die Vv. jugularis interna und externa, subclavia, brachiocephalica, femoralis und diverse periphere Venen nach zentral vorgeschoben werden. Die **populärste Vene bei Kindern** ist die **V. jugularis interna**, weil sie bei Neugeborenen größer als die V. subclavia und im Ultraschall sehr einfach darzustellen ist.

Bei der **V. jugularis externa** ist es oft sehr **schwierig**, den Seldinger-Draht nach zentral über die fast rechtwinklige Mündungsstelle in die V. subclavia vorzuschieben.

Bei **längerfristiger Liegedauer** wird wegen der stabilen Fixierung an der Schulter, einfacheren Katheterpflege, des höheren Patientenkomforts, fehlender Interferenz mit etwaigen CPAP-Masken und geringerer Katheterinfektionsrate häufig ein **Subklavia-Katheter** bevorzugt (Breschan et al. 2007; Sener 2012).

Der Zugang über die **V. brachiocephalica** dürfte sich bei Neu- und Frühgeborenen sowie bei Säuglingen und Kindern in Zukunft wohl als der gebräuchlichste herausstellen, weil die Vene groß ist, direkt zur V. cava superior führt, sonographisch gut darstellbar und nicht komprimierbar ist (wobei Letzteres auch für die V. subclavia gilt), das Vorschieben der Punktionsnadel in der Längsachsentechnik gut beobachtet werden kann und der Katheter dann im Schulterbereich fixiert wird, was wohl auch mit einer geringen Infektionsrate assoziiert ist (◘ Abb. 9.1). Femoralis-Katheter, deren Anlage unter Schallsicht nicht so

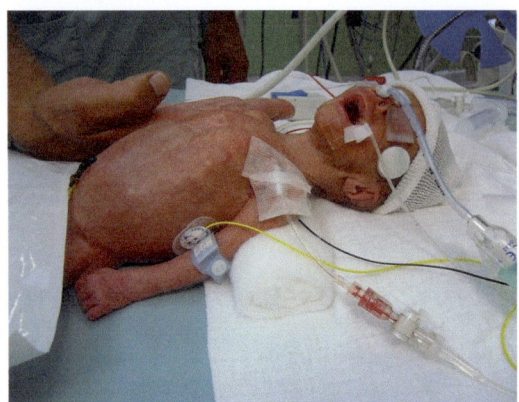

Abb. 9.1 An der Schulter eines 900 g schweren Säuglings fixierter Brachiocephalica-Venenkatheter

einfach ist, weisen eine hohe Infektions- und Katheterobstruktionsrate auf (Almuneef et al. 2006).

In der Literatur wird über ultraschallgesteuerte Anlagen zentraler Venenkatheter bei Kindern für die Vv. jugularis interna, subclavia, femoralis, brachiocephalica, basilica und cephalica berichtet (Alderson et al. 1993; Arul et al. 2009, 2010; Breschan et al. 2011, 2012, 2015; Delarbrea et al. 2014; Iwashima et al. 2008; Pirotte u. Veyckemans 2007; Rhondali et al 2011; Verghese et al. 1999, 2000; Yoshida et al. 2010). Ganz offensichtlich kann die ultraschallgesteuerte Punktion der Vv. jugularis interna und femoralis das Punktionskomplikationsrisiko gegenüber der landmarkengesteuerten Methode reduzieren und die Erfolgsrate erhöhen (Alderson et al. 1993; Iwashima et al. 2008; Verghese et al. 1999, 2000; Yoshida et al. 2010). Keine diesbezüglich vergleichenden Studien gibt es für die Vv. subclavia und brachiocephalica.

9.3.2 Punktion der V. jugularis interna

Die V. jugularis ist bei kleinen Babys größer als die V. subclavia, aber auch sehr mobil. Um eine indirekte Stabilisierung zu erzielen, ist hier besonders auf eine gute Lagerung mit Schulterunterpolsterung, Kopfüberstreckung und zur Gegenseite gedrehtem Kopf zu achten.

■ Ultraschallgesteuerte Technik

In der Höhe des Krikoids mit quer zur Gefäßverlaufsrichtung aufgesetztem Schallkopf ist die V. jugularis interna neben der pulsierenden A. carotis in der Querachse sehr einfach darstellbar und dient letztendlich zur Orientierung aller sonoanatomischen Strukturen für einen supraklavikulär aufgesetzten Schallkopf (Breschan et al. 2011). Eine Hand des Anästhesisten hält den Ultraschallkopf, die andere führt die Punktionsnadel mit aufgesetzter Spritze. Bei der OOP-Technik wird die Nadel entlang der kurzen Achse des Schallkopfes eingeführt und möglichst auf die Mitte des Lumens der inneren Jugularvene zugeführt (Abb. 9.2).

Sonographisch ist bei der OOP-Technik die Spitze der Punktionsnadel nur selten sichtbar. Durch das indirekte Zeichen der Gewebeverdrängung lässt sich aber die Lokalisation der Nadelspitze im Verhältnis zur Vene relativ sicher verfolgen (Hillmann und Döffert 2009). Wenn die Nadelspitze das Gefäß erreicht hat, ist eine zeltförmige Einbuchtung der Vene zu erkennen. Vor allem bei Neugeborenen und Säuglingen kommt es durch die heranführende Nadel zu einem vollständigen Kollaps der Vene, wobei die Vene dann primär bewusst zentral unter Schallsicht durchstochen wird. Der Schallkopf wird beiseitegelegt, und unter kontinuierlicher Aspiration wird die Nadel bis zur erfolgreichen Blutaspiration zurückgezogen. Der Seldinger-Technik entsprechend wird dann ein Führungsdraht über die Punktionsnadel eingeführt. Der Verlauf des Führungsdrahts wird sonographisch kontrolliert (*tip navigation*) und über den Führungsdraht dann der Venenkatheter eingeführt. Die genaue Katheterspitzenplatzierung (*tip location*) im kavoatrialen Übergang erfolgt idealerweise mittels Echokardiographie oder intraarterieller EKG-Ableitung. Am häufigsten wird hierfür aber nach wie vor das Thoraxröntgen angewandt. Um die richtige Katheterlänge zu erreichen, kann die Katheterspitze eines einlumigen Katheters vor ihrer Einführung mit einem Skalpell entsprechend gekürzt werden.

Zentralvenöse Katheter bei Kindern

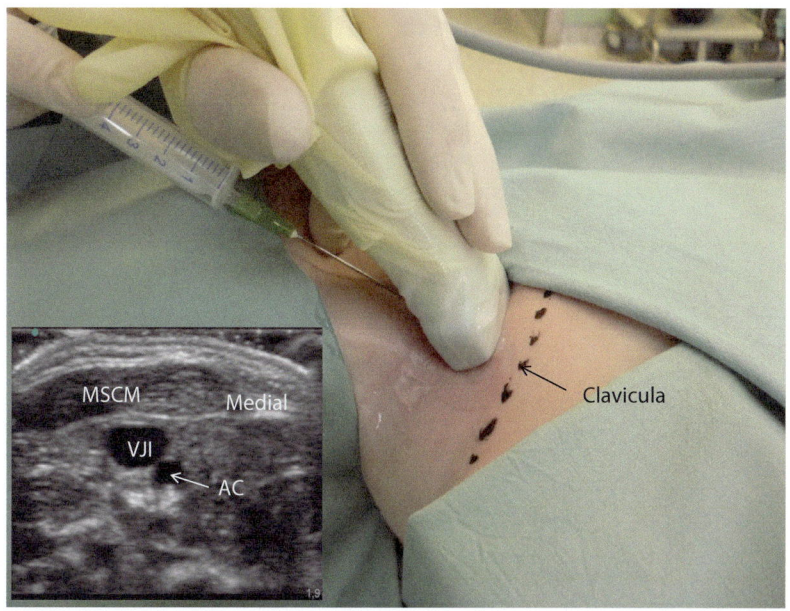

Abb. 9.2 Ultraschallgesteuerte Punktion der V. jugularis interna mit quer zur Gefäßverlaufsrichtung platziertem Schallkopf. Das *kleine Bild* zeigt das dazugehörige Schallblickfeld. *MSCM* M. sternocleidomastoideus, *VJI* V. jugularis interna, *AC* A. carotis

9.3.3 Infraklavikuläre Punktion der V. subclavia

Die V. subclavia kann ebenfalls bei Patienten jeder Altersklasse punktiert werden. Die Punktion ist schwierig, weil sie bei Neugeborenen kleiner als die V. jugularis interna und eine versehentlich punktierte A. subclavia schwierig zu komprimieren ist. Die linke V. subclavia wird bevorzugt, weil die Katheter von dort eher den Weg zum rechten Vorhof nehmen und Fehllagen seltener sind. Die V. subclavia ist an der Fascia clavipectoralis und am Periost der ersten Rippe fixiert, sodass sie beim Kontakt mit der Punktionsnadel nicht kollabiert und auch in Hypovolämie offen bleibt (Pirotte und Veyckemans 2007). Die V. subclavia verläuft bei Säuglingen mehr kranial als bei älteren Kindern. Ihr Verlauf ist nahezu extrathorakal, bevor sie in die V. brachiocephalica mündet (Pirotte und Veyckemans 2007). Darüber hinaus wird die Stelle, an der die V. subclavia die erste Rippe passiert, als ein relativ sicherer Punktionsort angesehen (Cobb et al. 1987). Die erste Rippe bietet hier einen gewissen Schutz vor der akzidentellen Lungenpunktion, und von hier an verläuft die A. subclavia hinter dem M. scalenus anterior, wohingegen die Vene davor bleibt.

Ultraschallgesteuerte Punktion

Typischerweise wird hierfür die IP-Technik verwendet (Pirotte und Veyckemans 2007). Beim Aufsuchen sowohl der V. subclavia als auch der V. brachiocephalica wird zunächst, wie beschrieben, die innere Jugularvene mit quer zur Verlaufsrichtung aufgesetztem Schallkopf in der Höhe des Krikoids dargestellt. Mit dem Schallkopf dem Verlauf der Jugularvene nach kaudal folgend, erscheint im Ultraschallbild als Erstes ein von lateral nach medial verlaufendes Gefäß, die A. subclavia. Weiter kaudal mündet die V. subclavia in die innere Jugularvene. Gemeinsam mit der V. jugularis interna bildet sie die V. brachiocephalica. Zur Darstellung der V. subclavia wird der Schallkopf schließlich leicht nach lateral über die Clavicula geschwenkt, sodass der gesamte Längsachsenverlauf der V. subclavia von der Clavicula bis zum Zusammenfluss mit der V. jugularis interna im Ultraschallbild gesehen wird (Abb. 9.3).

Die Punktion erfolgt in IP-Technik von infraklavikulär bei supraklavikulär aufgesetztem Schallkopf, wobei die Punktionsnadel von lateral nach medial vorgeschoben wird.

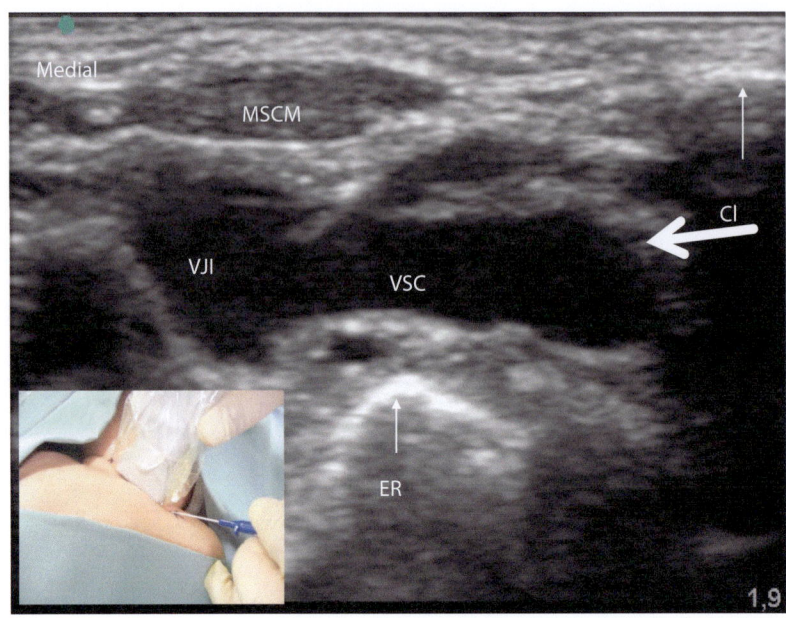

Abb. 9.3 In der Längsachse dargestellte linke V. subclavia im Schallblickfeld. Der *Pfeil* zeigt die angedeutete Verlaufsrichtung der noch einzuführenden Punktionsnadel. Das *kleine Bild* zeigt die infraklavikuläre Punktion der V. subclavia bei supraklavikulär platziertem Schallkopf mit einer 22-G-Venenverweilkanüle. *MSCM* M. sternocleidomastoideus, *VJI* V. jugularis interna, *VSC* V. subclavia, *CL* Clavicula, *ER* 1. Rippe

> Der große Nachteil dieser Technik ist, dass die Passage der Punktionsnadel bzw. Venenverweilkanüle unter der Clavicula, bedingt durch den akustischen Schallschatten des supraklavikulär aufgesetzten Schallkopfes, nicht gesehen wird (Pirotte und Veyckemans 2007). Bei der von supraklavikulär durchgeführten Kanülierung der V. brachiocephalica besteht dieser Nachteil nicht (Breschan et al. 2011; Rhondali et al. 2011).

9.3.4 Supraklavikulärer Zugang zur V. brachiocephalica (V. anonyma) (Breschan et al. 2011, 2012, 2015)

Ebenso wie die V. subclavia ist die V. brachiocephalica am umliegenden Bindegewebe fixiert. Sie ist daher auch weder komprimierbar noch kollabierbar und bleibt bei Hypovolämie offen.

- **Ultraschallgesteuerte Punktion**

Wie bei der Punktion der V. subclavia wird mit dem Schallkopf der Verlauf der V. jugularis interna nach kaudal verfolgt, bis die Konfluenz von Jugular- und Subklaviavene erreicht ist. Dann wird der Schallkopf leicht nach medial und hinter die Clavicula gekippt, bis die V. brachiocephalica in der Längsachse sichtbar ist (Abb. 9.4).

Die Kunststoff-Venenkanüle wird supraklavikulär von lateral nach medial der IP-Technik folgend unter die lange Achse des Schallkopfes vorgeschoben (Abb. 9.4). Sobald die Nadelspitze im Schallblickfeld erscheint, wird sie unter direkter Ultraschallsicht in die Vene eingeführt. Wenn sich die Nadelspitze dann innerhalb der Vene befindet, wird der Schallkopf beiseitegelegt und die Kunststoffkanüle über den fixierten Mandrin in die Vene vorgeschoben (Abb. 9.5). Nach positiver Blutaspiration werden der Seldinger-Technik entsprechend Führungsdraht und Katheter eingeführt. Bei negativer Blutaspiration wird die Vene wiederum im Ultraschall dargestellt und der ganze Punktionsvorgang wiederholt.

> Die linke V. brachiocephalica verläuft nahezu horizontal, während die rechte rasch eine nach kaudal verlaufende Richtung einschlägt (Abb. 9.6, Abb. 9.7).

Zentralvenöse Katheter bei Kindern

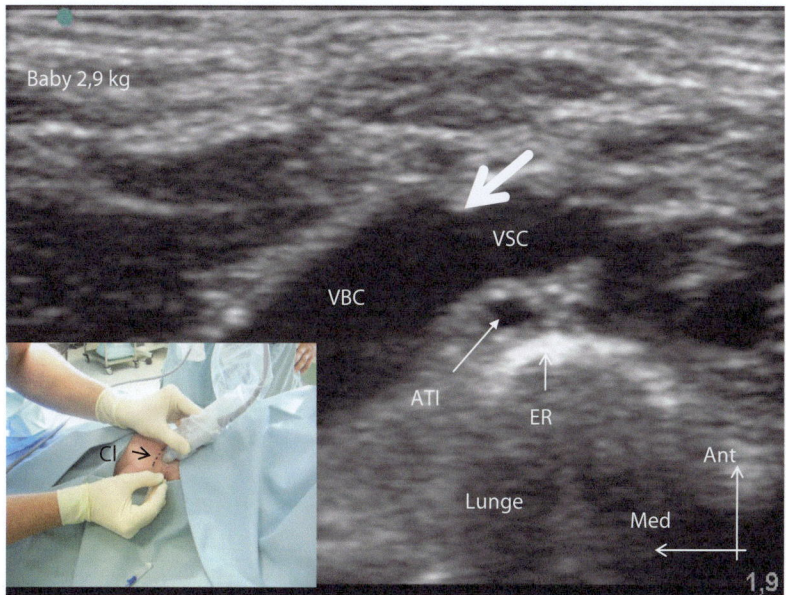

Abb. 9.4 In der Längsachse dargestellte linke V. brachiocephalica im Schallblickfeld. Der *Pfeil* zeigt die angedeutete Verlaufsrichtung der noch einzuführenden Punktionsnadel. Das *kleine Bild* zeigt die angedeutete supraklavikuläre Punktion der V. brachiocephalica mit einer 22-G-Nadel ohne konnektierte Spritze. *VBC* V. brachiocephalica, *VSC* V. subclavia, *ER* 1. Rippe, *ATI* A. thoracica interna, *Cl* Clavicula

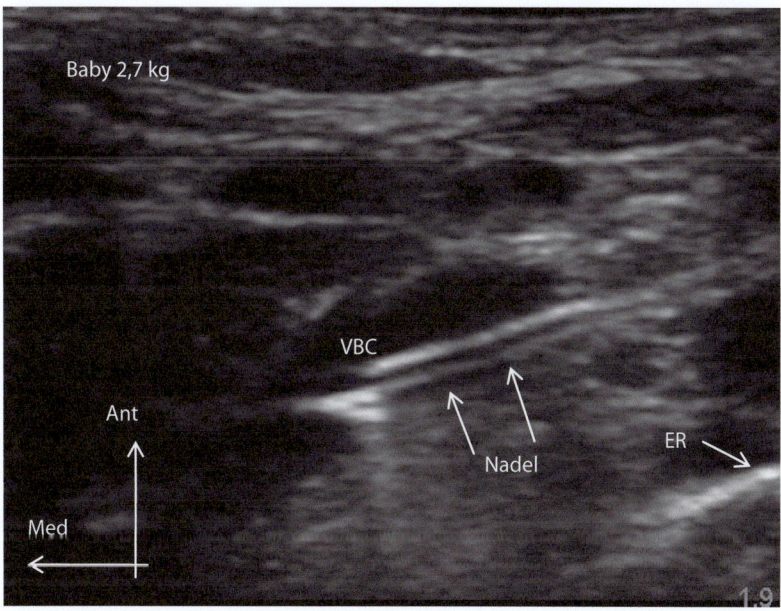

Abb. 9.5 In der linken V. brachiocephalica liegende 22 G-i.v.-Kanüle, in der Längsachse dargestellt. *VBC* V. brachiocephalica, *ER* 1. Rippe

Das macht sowohl die sonographische Darstellung der rechten V. brachiocephalica in der Längsachse als auch deren Kanülierung in IP-Technik schwieriger als links (Breschan et al. 2012).

Bei ca. einem Drittel der Neugeborenen gelingt sonographisch lediglich eine Ansicht des initialen Teils der rechten V. brachiocephalica, weil sie in diesem Fall rasch hinter dem Sternoklavikulargelenk verschwindet und mit einem linearen

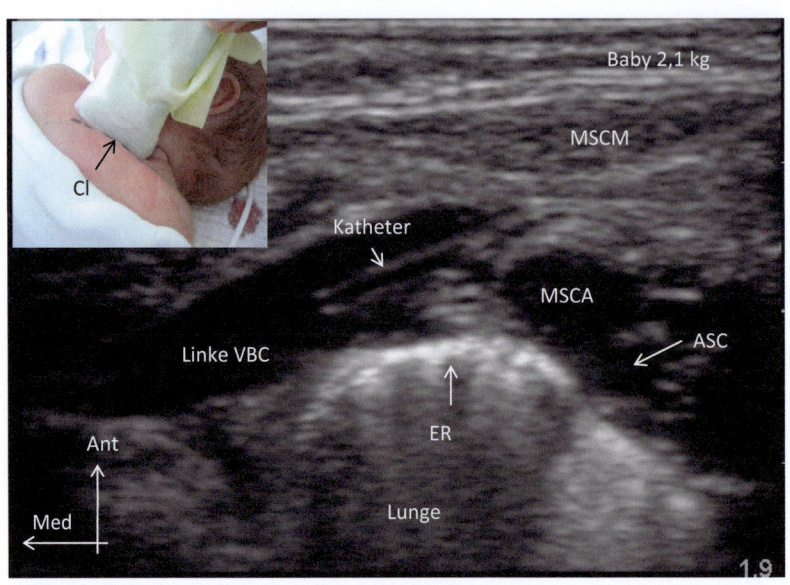

Abb. 9.6 Ultrasonographischer, nahezu horizontaler Verlauf der linken V. brachiocephalica in der Längsachse. Katheter: 22-G-Venenverweilkanüle in linker V. brachiocephalica liegend. Das *kleine Bild* zeigt den supraklavikulär platzierten Schallkopf zur optimalen Längsachsendarstellung der linken V. brachiocephalica. *VBC* V. brachiocephlica, *MSCM* M. sternocleidomastoideus, *MSCA* M. scalenus anterior, *ER* 1. Rippe, *Cl* Clavicula, *ASC* A. subclavia

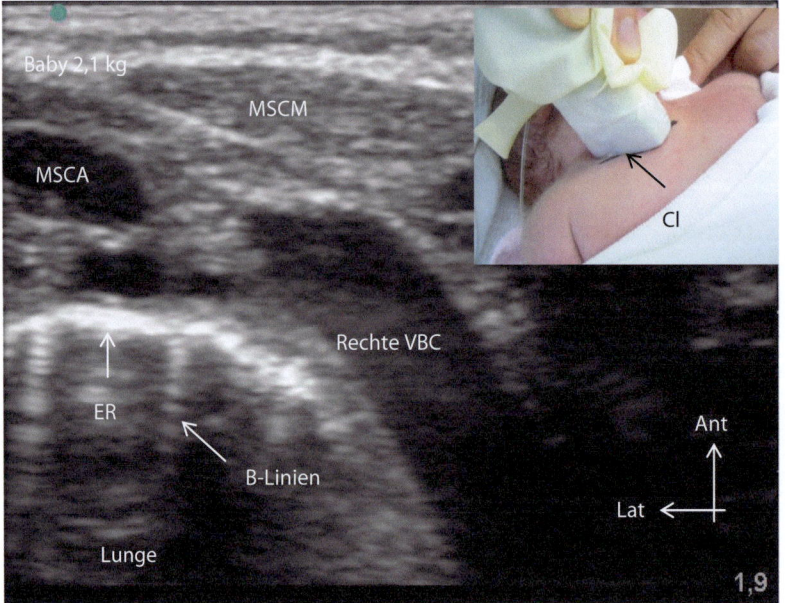

Abb. 9.7 Ultrasonographischer, kaudaler Verlauf der rechten V. brachiocephalica in der Längsachse. Das *kleine Bild* zeigt den supraklavikulär platzierten, mehr kaudalwärts orientierten Schallkopf zur optimalen Längsachsendarstellung der rechten V. brachiocephalica. *VBC* V. brachiocephalica, *MSCM* M. sternocleidomastoideus, *MSCA* M. scalenus anterior, *ER* 1. Rippe, *Cl* Clavicula

Schallkopf nicht mehr erfassbar ist. Das äußert sich sonographisch in einem zirkulären Erscheinungsbild der rechten V. brachiocephalica (Breschan et al. 2015) (Abb. 9.8,   Abb. 9.9). In diesem Fall wird die Kanülierung in IP-Technik besonders schwierig oder gar unmöglich, weshalb dann eventuell gleich die Punktion der V. jugularis interna oder der kontralateralen V. brachiocephalica in

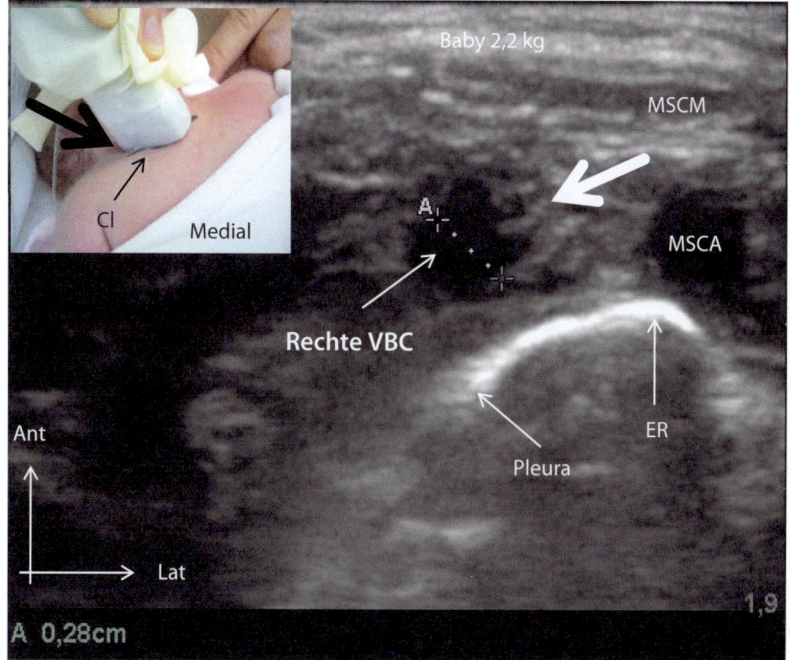

Abb. 9.8 Ultrasonographisch lediglich zirkuläre Erscheinung der rechten V. brachiocephalica bei einem 2,2 kg schweren Baby. *Kleines Bild*: Ultraschallkopf supraklavikulär so platziert, dass eine optimale sonographische Längsachsendarstellung der rechten V. brachiocephalica ermöglicht wird; *schwarzer Pfeil*: angedeutete Punktionsrichtung der einzuführenden Nadel. *Ultraschallbild*: *dicker weißer Pfeil*: angedeutete Punktionsrichtung der einzuführenden Nadel. *MSCA* M. scalenus anterior, *ER* 1. Rippe, *MSCM* M. sternocleidomastoideus, *VBC* V. brachiocephalica, *Cl* Clavicula, *A* Durchmesser der rechten V. brachiocephalica: 2,8 mm

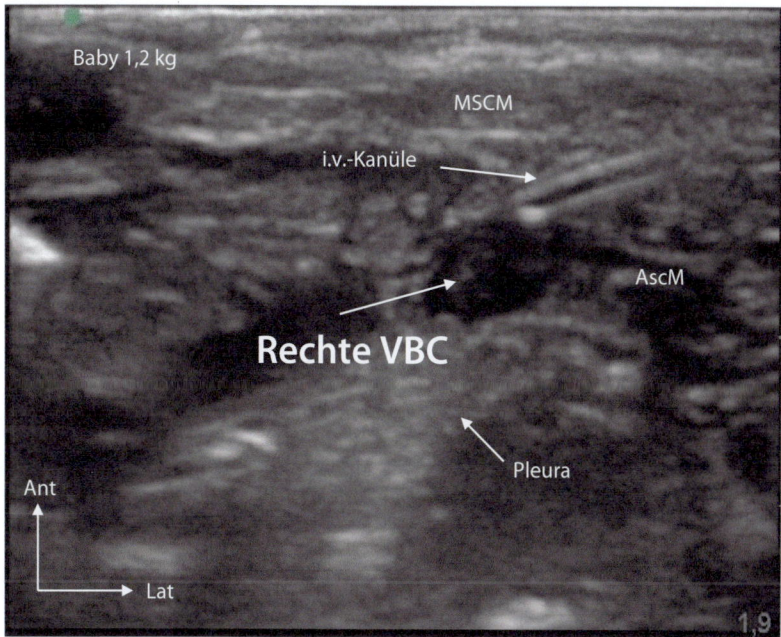

Abb. 9.9 Spitze der 24 G-i. v.-Kanüle, gerade innerhalb der zirkulär erscheinenden rechten V. brachiocephalica liegend, bei einem 1,2 kg schweren Baby. *MSCM* M. sternocleidomastoideus

Erwägung gezogen werden sollte. Es kann also alleine durch das Prescannen der rechten V. brachiocephalica festgestellt werden, ob die Punktion einfach oder schwierig wird.

9.3.5 Infraklavikuläre Punktion der V. axillaris

Die V. axillaris verläuft im Brustbereich medial der A. axillaris, nahe der Pleura.

- **Ultraschallgesteuerte Punktion**

Die Punktion erfolgt von infraklavikulär bei infraklavikulär transversal oder sagittal aufgesetztem Schallkopf zumeist in OOP-Technik. Die Punktion ist schwierig, weil die Vene bei Kindern sonograpisch schwer darstellbar und sehr klein ist und durch die Punktionsnadel immer kollabiert (Kayashima et al. 2011) (Abb. 9.10).

9.3.6 Punktion der V. femoralis

Die V. femoralis liegt im Inguinalbereich medial der A. femoralis. Das Vorschieben des Führungsdrahtes ist durch ihren raschen, tief in das kleine Becken gerichteten Verlauf oftmals sehr schwierig.

- **Ultraschallgesteuerte Punktion**

Die V. femoralis wird typischerweise mit quer zur Gefäßverlaufsrichtung aufgesetztem Schallkopf in OOP-Technik etwa auf Höhe des Lig. inguinale punktiert (Abb. 9.11).

> Hauptnachteile dieser Technik sind auch hier die nur indirekte Sicht der Nadelspitze im Schallblickfeld und der Gefäßkollaps durch die Annäherung der Punktionsnadel bei kleinen Kindern.

9.3.7 Punktion peripherer Venen

Die ultraschallgesteuerte Punktion ermöglicht bei Kindern die Anlage zentraler Venenkatheter über die Vv. basilica und cephalica (Delarbrea et al. 2014). Am gebräuchlichsten ist hierfür die OOP-Punktion der V. basilica im Mittelabschnitt des Oberarms.

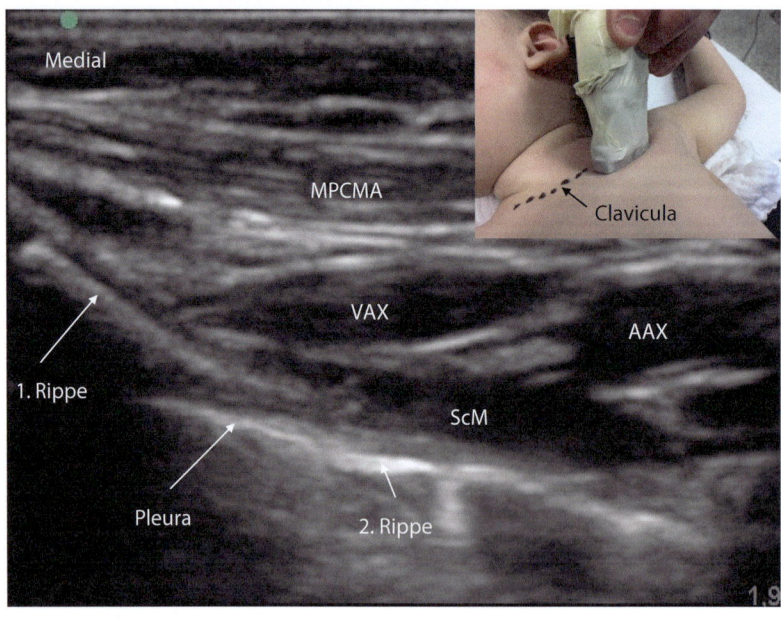

Abb. 9.10 In der Querachse ultrasonographisch dargestellte V. axillaris. Das *kleine Bild* zeigt den parallel zur Clavicula transversal platzierten Schallkopf bei abduziertem Arm. *Ultraschallbild*: *VAX* V. axillaris, *AAX* A. axillaris, *MPCMA* M. pectoralis major

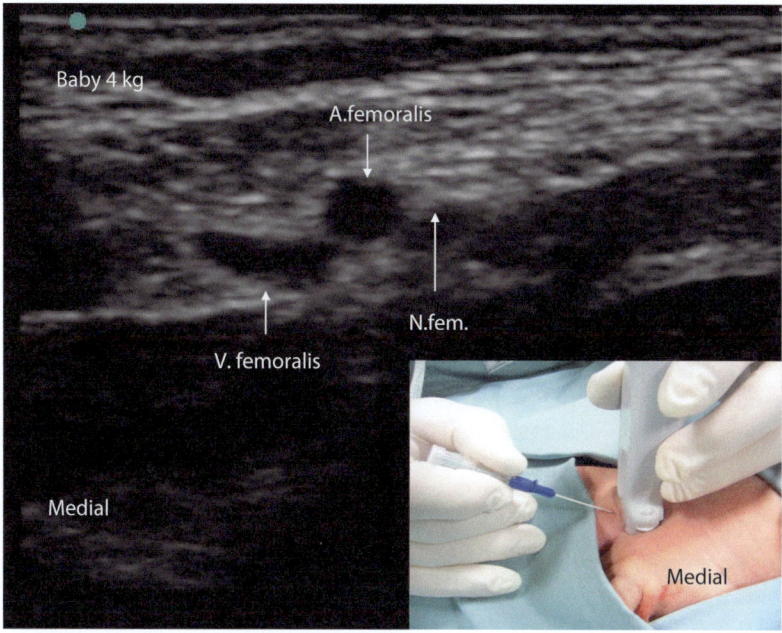

Abb. 9.11 In der Querachse ultrasonographisch dargestellte linke V. femoralis. Das *kleine Bild* zeigt die ultraschallgesteuerte Punktion der V. femoralis mit quer zur Gefäßverlaufsrichtung platziertem Schallkopf

> Die potenziellen Vorteile dieser Punktionsorte sind eine sehr geringe Infektionsrate sowie keine nennenswerten Punktionskomplikationen.

9.4 Mögliche Komplikationen

! Cave
Die häufigste Punktionskomplikation ist die versehentliche arterielle Punktion.

Zumindest 4 Studien demonstrieren eine höhere Pneumothoraxrate nach Subklavia- verglichen mit Jugularvenenpunktionen (3,1 vs. 0,8 %) (Casado-Flores et al. 2001; Iovino et al 2001; Karapinar und Cura 2007; Luyt et al. 1996).

Weitere schwerwiegende Komplikationen sind Hämatothorax (1 %) (Casado-Flores et al. 2001; Bagwell et al. 2000), Myokardperforation, Pneumomediastinum, Arrhythmien, massive retroperitoneale Blutung nach Femoralvenenpunktion (Akata et al. 1998) sowie Chylothorax, zumeist links nach Subklaviavenenpunktionen (Beljaars et al. 2006; Shih et al. 2011).

Häufigste Langzeitkomplikationen sind katheterassoziierte Infektionen, Katheterobstruktionen und Thrombosen, die am häufigsten beim Femoralvenenkatheter, gefolgt vom Jugularvenenkatheter, beobachtet werden (Alumneef et al. 2006).

9.4.1 Risikoreduktion von Punktionskomplikationen

Hauptrangiges Ziel ist die Minimierung der notwendigen Punktionsversuche, einer Zahl, die mit abnehmendem Körpergewicht signifikant ansteigt (Breschan et al. 2011; Cruzeiro et al. 2006; Johnson et al. 1998).

Für jede angepeilte Punktion einer zentralen Vene beim Kind gilt es bereits im Vorfeld, optimale Voraussetzungen für eine erfolgreiche Punktion zu schaffen. Dazu gehören:
- die optimale Lagerung des Patienten,
- die richtige Positionierung des Durchführenden mit entsprechendem Blick auf den Ultraschallbildschirm,
- die Punktion in zumindest tiefer Sedoanalgesie,
- die richtige Wahl der Vene und Punktionskanüle, aber auch des Führungsdrahts und Katheters (Araujo et al. 2007; Janik et al. 2004).

Eine Hypovolämie sollte v. a. bei Neu- und Frühgeborenen vor einer Punktion ausgeglichen werden.

> Auch wenn der Beweis aussteht, scheint die ultraschallgesteuerte Punktion der entscheidende Faktor für die Minimierung der notwendigen Punktionsversuche und damit hauptverantwortlich für die Risikoreduktion bei der Punktion einer zentralen Vene bei Kindern zu sein (Grebenik et al. 2004; Sigaut et al. 2009).

Um die Punktionserfolge insgesamt zu erhöhen und Komplikationen zu vermeiden, gelten folgende Empfehlungen (*World Congress Vascular Access*, Lissabon 2016):

> **Empfehlungen für die zentralvenöse Katheteranlage beim Kind (▶ www.gavecelt.it, zuletzt abgerufen am 10.1.2018)**
> - Vorscannen der angepeilten Vene
> - Durchmesserbestimmung der Vene mittels Ultraschall
> - Punktion/Kanülierung der Vene unter realer Schallsicht
> - *Tip navigation* – Verlaufskontrolle des Führungsdrahts mittels Ultraschall
> - *Tip location* – Platzierung der Katheterspitze im kavoatrialen Übergang mittels Echokardiographie oder intraarterieller EKG-Ableitung
> - Gewebekleber um die Kathetereinstichstelle, z. B. Histoacryl
> - Fixierung des Katheters mittels SecurAcath oder Grip Lok
> - Katheterverschluss bei längerem Nichtgebrauch mit Zitrat oder Taurolidin

Nichtgetunnelte Katheter fixiert der Autor nach wie vor mittels Annaht.

9.4.2 Sonographisches Erfassen von Punktionskomplikationen

Mithilfe des Ultraschalls kann ein Pneumothorax beim Erkennen des *lung sliding*, der B-Linien sowie des *seashore sign* rasch ausgeschlossen werden (Lichtenstein et al. 2005). Die Sonographie ist sogar die sensitivere Methode als das Lungenröntgen, um einen Pneumothorax in Rückenlage auszuschließen (Agricola et al. 2011). Im Fall einer hämodynamischen Instabilität nach zentralvenöser Punktion sollte auch ein Perikarderguss mithilfe der Ultrasonographie ausgeschlossen werden, was aber doch ein gutes Verständnis in der Echokardiographie und zumeist einen Sektorschallkopf erfordert. Im Notfall könnte ein Perikarderguss ultraschallgesteuert entleert werden.

Fazit für die Praxis
- Zentrale Venenkatheter dienen bei schwerkranken Kindern und Neugeborenen sowohl diagnostischen als auch therapeutischen Zwecken.
- Abgesehen von den sehr dünnlumigen und daher für Blutabnahmen und große Flüssigkeitsgaben nicht geeigneten epikutanen Venenkathetern bei Neugeborenen sollten alle zentralvenösen Kanülierungen bei Kindern unter realer Ultraschallsicht durchgeführt werden.
- Die in Zukunft wohl am häufigsten angewandte Technik dürfte die in der Längsachse durchgeführte Punktion der V. brachiocephalica sein.
- Einschränkungen des Ultraschalls sind lediglich die Nichtverfügbarkeit eines Geräts und physikalische Gründe, wie z. B. Luft bei einem Emphysem.

Literatur

Almuneef MA, Memish ZA, Balkhy HH et al (2006) Rate, risk factors and outcomes of catheter-related bloodstream infection in a paediatric intensive care unit in Saudi Arabia. J Hosp Infect 2:207–213

Araujo CL, Lima MC, Talbo GM (2007) Percutaneous subclavian central venous catheterization in children and adolescents: success, complications and related factors. J Pediatr (Rio J) 83:64–70

Agricola E, Arbelot C, Blaivas M et al (2011) Ultrasound performs better than radiographs. Thorax 66:828–829

Alderson PJ, Burrows FA, Stem LI, Holtby HM (1993) Use of ultrasound to evaluate internal jugular vein anatomy and to facilitate central venous cannulation in paediatric patients. Br J Anaesth 70:145–148

Akata T, Nakayama T, Kandabashi T et al (1998) Massive retroperitoneal hemorrhage associated with femoral vein cannulation. J Clin Anaesth 10:321–326

Arul GS, Lewis N, Bromley P, Bennett J (2009) Ultrasound-guided percutaneous insertion of Hickman lines in children. Prospective study of 500 consecutive procedures. J Pediatr Surg 44:1371–1376

Arul GS, Livingstone H, Bromley P, Bennett J (2010) Ultrasound-guided percutaneous insertion of 2.7 Fr tunnelled Broviac lines in neonates and small infants. Pediatr Surg Int 26:815–818

Bagwell CE, Salzberg AM, Sonnino RE, Haynes JH (2000) Potentially lethal complications of central venous catheter placement. J Pediatr Surg 35:709–713

Beljaars GH, Van Shil P, De Weerdt A et al (2006) Chylothorax, an unusual mechanical complication after central venous cannulation in children. Eur J Pediatr 165:646–647

Blum LV, Abdel-Rahman U, Klingebiel T et al (2017) Tunneled central venous catheters in children with malignant and chronic diseases: a comparison of open vs. percutaneous implantation. J Pediatr Surg 52:810–812

Breschan C, Kraschl R, Krenn R et al (2000) Anaesthetic management of liver haemorrhage during laparotomy in a premature infant with necrotizing enterocolitis. Pediatr Anesth 10:425–428

Breschan C, Platzer M, Jost R et al (2007) Comparison of catheter-related infection and tip colonization between internal jugular and subclavian central venous catheters in surgical neonates. Anesthesiology 107:946–953

Breschan C, Platzer M, Jost R et al (2011) Consecutive, prospective case series of a new method for ultrasound-guided supraclavicular approach to the brachiocephalic vein in children. Br J Anaesth 106:732–737

Breschan C, Platzer M, Jost R et al (2012) Ultrasound-guided supraclavicular cannulation of the brachiocephalic vein in infants: a retrospective analysis of a case series. Pediatr Anesth 22:1062–1067

Breschan C, Graf G, Jost R et al (2015) Ultrasound-guided supraclavicular cannulation of the right brachiocephalic vein in small infants: a consecutive, prospective case series. Pediatr Anesth 9:943–949

Casado-Flores J, Barja J, Martino R et al (2001) Complications of central venous catheterization in critically ill children. Pediatr Crit Care Med 2:57–62

Cobb LM, Vincur CD, Wagner CW, Weintraub WH (1987) The central venous anatomy in infants. Surg Gynecol Obstet 165:231–234

Cruzeiro PC, Camargos PA, Miranda ME (2006) Central venous catheter placement in children: a prospective study of complications in a Brazilian public hospital. Pediatr Surg Int 22:536–540

Delarbrea B, Dabadiea A, Stremler-Lebela N et al (2014) Introduction of the use of a pediatric PICC line in a French University Hospital: review of the first 91 procedures. Diagnost Intervent Imag 95:277–281

Grebenik CR, Boyce A, Sinclair ME et al (2004) NICE guidelines for central venous catheterization in children. Is the evidence base sufficient? Br J Anaesth 92:827–830

Hillmann R, Döffert J (2009) Sonografisch gesteuerte Anlage von Gefäßzugängen (Kap. 3). In: Hillmann R, Döffert J (Hrsg) Praxis der anästhesiologischen Sonografie. Interventionelle Verfahren bei Erwachsenen und Kindern, 1. Aufl. Elsevier, Urban & Fischer, München, S 37–53

Hsu CC, Kwan GN, Evans-Barns H et al (2016) Venous cutdown versus the Seldinger technique for placement of totally implantable venous access ports. Cochrane Database Syst Rev 8: CD008942

Iovino F, Pittiruti M, Buononato M, Lo Schiavo F (2001) Central venous catheterization: complications of different placements. Ann Chir 126:1001–1006

Iwashima S, Ishikawa T, Onzeki T (2008) Ultrasound guided venous Landmark-guided femoral vein access in pediatric cardiac catheterization. Pediatr Cardial 29:339–342

Janik JE, Conlon SJ, Janik JS (2004) Percutaneous central access in patients younger than 5 years: size does matter. J Pediatr Surg 39:1252–1256

Johnson EM, Saltzman DA, Suh G et al (1998) Complications and risks of central venous catheter placement in children. Surgery 124:911–916

Karapinar B, Cura A (2007) Complications of central venous catheterization in critically ill children. Pediatr Surg Int 49:593–599

Kayashima K, Yoshino H, Ueki M et al (2011) Pediatric central venous catheterization through the axillary veins using ultrasound guidance. Masui 12:1378–1383

Lichtenstein DA, Meziere G, Lascols N et al (2005) Ultrasound diagnosis of occult pneumothorax. Crit Care Med 33:1231–1238

Luyt DK, Mathivha LR, Litmanovitch M et al (1996) Confirmation of the safety of central venous catheterisation in critically ill infants and children – the Baragwanath experience. S Afr Med J 86(5 Suppl):603–606

Machotta A, Kerner S, Höhne C, Kerner T (2005) Ultrasound guided central venous cannulation in a very small preterm neonate. Paediatr Anaesth 15:325–327

Marhofer P (2008) Needle guidance techniques. In: Marhofer P (Hrsg) Ultrasound guidance for nerve blocks. Principles and practical implementation. Oxford University Press, Oxford, S 45–47

Montes-Tapia F, Rodríguez-Taméz A, Cura-Esquivel I et al (2016) Efficacy and safety of ultrasound-guided internal jugular vein catheterization in low birth weight newborn. J Pediatr Surg 51:1700–1703

Pirotte T, Veyckemans F (2007) Ultrasound-guided subclavian vein cannulation in infants and children: a novel approach. Br J Anaesth 98:509–514

Rhondali O, Attof R, Combet S et al (2011) Ultrasound-guided subclavian vein cannulation in infants: supraclavicular approach. Pediatr Anesth 21:1136–1141

Sener M (2012) Supraclavicular subclavian vein approach for central venous catheterization is a safe and preferable method also in pediatric patients. Pediatr Anesth 22:506–507

Shih YT, Su PH, Chen JY et al (2011) Common etiologies of neonatal pleural effusion. Pediatr Neonatol 52:251–255

Sigaut S, Skhiri A, Stany I et al (2009) Ultrasound guided internal jugular vein access in children and infants: a meta-analysis of published studies. Paediatr Anaesth 19:1199–1206

Verghese ST, McGill WA, Patel RI et al (1999) Ultrasound-guided internal jugular vein cannulation in infants – a prospective comparison with the traditional palpation method. Anesthesiology 91:71–77

Verghese ST, McGill WA, Patel RI et al (2000) Comparison of three techniques for internal vein cannulation in infants. Paediatr Anaesth 10:505–511

Yoshida H, Kushikata T, Kitayama M et al (2010) Time-consumption risk of real-time ultrasound-guided internal jugular vein cannulation in pediatric patients: comparison with two conventional techniques. J Anaesth 24:653–655

Grundlagen des akuten Abdomens bei Kindern

Johannes Mayr und Günter Fasching

10.1 Einführung – 128

10.2 Leitsymptome – 128

10.3 Diagnostik – 128
10.3.1 Anamnese – 128
10.3.2 Allgemeine Untersuchung – 128
10.3.3 Untersuchung des Abdomens – 129
10.3.4 Triage – 129
10.3.5 Laboruntersuchungen – 129

Literatur – 130

© Springer-Verlag GmbH Deutschland, ein Teil von Springer Nature 2018
J. Mayr, G. Fasching (Hrsg.), *Akutes Abdomen im Kindes- und Jugendalter*,
https://doi.org/10.1007/978-3-662-55995-6_10

10.1 Einführung

Das akute Abdomen beim Kind bezeichnet eine intraabdominelle Symptomatik mit diffusen oder umschriebenen peritonealen Schmerzzuständen, die sich innerhalb von wenigen Stunden bis Tagen entwickelt. Nur ein kleiner Teil der Kinder leidet zum Zeitpunkt der Vorstellung mit akuten Bauchschmerzen an schwerwiegenden oder lebensbedrohlichen Erkrankungen (Farion et al. 2008).

> Abklärung und Behandlung akuter Bauchschmerzen im Wachstumsalter erfordern rasches und zielorientiertes Handeln, da Kinder meist geringere physiologische Reserven aufweisen als Erwachsene.

Die chirurgische Hauptaufgabe besteht im Herausfiltern der Kinder, deren abdominelle Schmerzen schwerwiegende oder potenziell lebensbedrohliche Erkrankungen als Ursache haben.

Akutes Abdomen im Kindesalter
- Häufige Erkrankungen mit chirurgischem Notfallcharakter:
  - Appendizitis
  - Ileus
  - Akute Peritonitis
  - Invagination
  - Nekrotisierende Enterokolitis (NEC)
  - Volvulus
  - Inkarzerierte Leistenhernie
  - Hodentorsion
  - Ovarialtorsion
  - Stumpfes Bauchtrauma
- Häufige pädiatrische Erkrankungen:
  - Schwere Gastroenteritis
  - Harnwegsinfektion
  - Pneumonie
  - Zöliakie
  - Meningitis

10.2 Leitsymptome

Die Leitsymptome des akuten Abdomens umfassen:
- Bauchschmerzen,
- Schmerz bei Palpation,
- Erschütterungsschmerz,
- Tonuserhöhung der Bauchwand (Abwehrspannung),
- Störung der Darmperistaltik,
- ggf. Zunahme des Bauchumfangs.

Bei Babys, Kleinkindern und Kindern, die sich nicht gezielt äußern können, fällt das akute Abdomen meist durch Schmerzäußerungen und Nahrungsverweigerung auf. Junge Kinder lokalisieren den Schmerz häufig im Nabelbereich.

Im Kindesalter kommen **extraabdominelle Schmerzursachen** wie bronchopulmonale oder Hals-Nasen-Ohren-Infektionen, zerebrale Erkrankungen und auch Pathologien im muskuloskelettalen Bereich als Differenzialdiagnosen häufig vor.

Mitunter tritt das akute Abdomen auch als **Folge von Infektionskrankheiten oder systemischen Erkrankungen** auf, wie z. B. bei einer Invagination im Rahmen einer viralen (z. B. bei Infektionen mit Rota- oder Adenovirus) oder bakteriellen Magen-Darm-Infektion oder bei Purpura Schönlein-Henoch oder im Rahmen einer Pneumokokkeninfektion (sog. Pneumoniebauch).

10.3 Diagnostik

10.3.1 Anamnese

Die Anamneseerhebung erfolgt überwiegend mit den Eltern oder Betreuungspersonen des Kindes. Wichtig ist die Frage nach Vorerkrankungen, Art und Zeitpunkt von Voroperationen, bekannten Allergien sowie Art und Zeitpunkt der letzten Mahlzeit. Ergänzend sollte die Frage nach Infektionskrankheiten in der Umgebung gestellt werden.

Die Stuhlanamnese beinhaltet auch die Frage nach der letzten Defäkation sowie Fragen zur Konsistenz und Menge des Stuhls und der Häufigkeit des Stuhlgangs in den letzten Tagen.

> Bei Mädchen ab dem Pubertätsalter muss die Frage nach dem Beginn der letzten Regelblutung gestellt werden.

10.3.2 Allgemeine Untersuchung

Die allgemeine Inspektion und Beurteilung des Allgemeinzustands umfasst auch die

Kontrolle der Atmung, eine Inspektion von Haut, Tonsillen, Ohren sowie der Bruchpforten. Die Auskultation der Lunge und des Herzens ist ergänzend notwendig.

> Bei Knaben muss zuletzt auch die Untersuchung des äußeren Genitales zum Ausschluss einer akuten Hodentorsion vorgenommen werden.

10.3.3 Untersuchung des Abdomens

Bei der **Inspektion** ist auf eine Vorwölbung des Abdomens oder auf sichtbare Darmsteifungen zu achten.

Bei der **Palpation** wird die Schmerzlokalisation überprüft und das Abdomen auf Resistenzen sowie das Vorhandensein einer Abwehrspannung und ggf. auf Hautrötungen oder Prellmarken hin untersucht.

Auskultatorisch werden Darmgeräusche (klingende oder metallische Geräusche bei mechanischem Ileus, »Totenstille« bei Darmparalyse und Peritonitis) beurteilt.

Bei Bedarf schließt eine **rektale Untersuchung** den Untersuchungsgang ab, wobei v. a. eine Vorwölbung oder Druckschmerzhaftigkeit im Douglas-Bereich evaluiert wird.

10.3.4 Triage

Obwohl die Mehrzahl der Kinder, die an akuten Bauchschmerzen leiden, benigne, selbstlimitierende Erkrankungen aufweisen, führen Unsicherheiten bei Triage und Erstuntersuchung häufig zu umfassenden zeit- und ressourcenraubenden Befunderhebungen und weiterführenden Untersuchungen. Mobile Notfalltriage-Computer können mithelfen, die Triagierungsvorschläge für Kinder, die wegen akuter Bauchschmerzen in der Notaufnahme vorgestellt werden, zu erstellen (Farion et al. 2008). ◘ Tab. 10.1 zeigt die typischen Ursachen des akuten Abdomens im Wachstumsalter nach Lage des Schmerzmaximums.

10.3.5 Laboruntersuchungen

Während für die Mehrzahl der Kinder mit akutem Abdomen ein Blutbild mit Differenzialblutbild, eine Bestimmung des C-reaktiven Proteins (CRP) und eine Analyse des Urinsediments ausreichen, sind bei rezidivierendem Erbrechen und Durchfall die Blutgasanalyse und die Bestimmung der Serumelektrolyte und des Glukosespiegels wichtig.

Bei Oberbauchschmerzen erfolgt eine **erweiterte »Bauchlabor-Untersuchung«** mit Bestimmung von GOT, GPT, γ-GT, alkalischer Phosphatase, Bilirubin, Amylase, Lipase und Nierenparametern. Ergänzend wird eine Urinuntersuchung auf Eiweiß, Glukose, Azeton, Gallenfarbstoffe, Leukozyten, Erythrozyten und Nitrit empfohlen.

Fazit für die Praxis
- Häufigste Ursachen für das akute Abdomen beim Kind:
  - Erkrankungen mit chirurgischem Notfallcharakter: Appendizitis, inkarzerierte Leistenhernie, Volvulus, Invagination, Hodentorsion, Ovarialtorsion, stumpfes Bauchtrauma.

◘ **Tab. 10.1** Typische Ursachen des akuten Abdomens im Wachstumsalter nach Lage des Schmerzmaximums

Lokalisation des Schmerzmaximums	Mögliche Ursache
Rechter Oberbauch	Appendizitis, Cholezystitis, Invagination, Pankreatitis, Pneumonie, Hepatitis, Pyelonephritis, Ureterolithiasis
Rechter Unterbauch	Appendizitis, Lymphadenitis mesenterialis, Invagination, Meckel-Divertikel, Hodentorsion, Ovarialtorsion, Ureterolithiasis
Linker Oberbauch	Gastritis, Pneumonie, Pyelonephritis, Ureterolithiasis, Pankreatitis
Linker Unterbauch	Akute Obstipation, Kolitis, Meckel-Divertikel, Hodentorsion, Ovarialtorsion, Ureterolithiasis

- Erkrankungen mit pädiatrischem Notfallcharakter: Gastroenteritis, primäre Peritonitis, basale Pneumonie, Harnwegsinfektionen.
- Leitsymptome:
  - Akut aufgetretene Bauchschmerzen,
  - Zunahme des Bauchumfangs,
  - Störungen der Darmperistaltik (Erbrechen, Stuhlverhalt, Diarrhö),
  - Volumenmangelzeichen (Exsikkose, Schockzeichen),
  - Temperaturveränderung (Fieber oder Hypothermie),
  - Schonhaltung mit angezogenen Beinen.
- Klinischer Verlauf:
  - Anhaltende oder zunehmende Bauchschmerzen,
  - starke kolikartige Bauchschmerzen,
  - vegetative Symptome (Übelkeit, Erbrechen),
  - Bewusstseinsveränderung (Agitiertheit, Apathie),
  - Schockzeichen.
- Diagnostikum der Wahl:
  - Fremdanamnese (häufiger nötig als Eigenanamnese),
  - klinische Untersuchung, ggf. wiederholt (vom schmerzarmen hin zum schmerzhaften Bereich),
  - Blutbild mit CRP- und Blutgasanalyse, ggf. zusätzlich »Bauchlabor« und Blutgruppenbestimmung,
  - Ultraschalluntersuchung des Abdomens,
  - Abdomenleerröntgenaufnahme in Rücken- und ggf. in Seitenlage im horizontalen Strahlengang,
  - ggf. Schichtbildverfahren (MRI oder CT).
- Therapie:
  - Offen chirurgisch oder laparoskopisch,
  - gezielte pädiatrische Therapie,
  - ggf. Intensivbehandlung.

Literatur

Farion K, Michalowski W, Rubin S et al (2008) Prospective evaluation of the MET-AP system providing triage plans for acute pediatric abdominal pain. Int J MedInf 77:208–218

Spontane intestinale Perforation

Günter Fasching und Johannes Mayr

11.1 Einführung – 132

11.2 Pathogenese – 132

11.3 Symptomatik – 132

11.4 Diagnostik – 132
11.4.1 Laborbefunde und Blutkulturen bei SIP – 132
11.4.2 Radiologische Untersuchungen – 134

11.5 Therapie – 135
11.5.1 Erstversorgung – 135
11.5.2 Chirurgische Behandlung – 135

11.6 Prognose und Outcome – 135

11.7 Problematik des Krankheitsbildes – 136

Literatur – 136

© Springer-Verlag GmbH Deutschland, ein Teil von Springer Nature 2018
J. Mayr, G. Fasching (Hrsg.), *Akutes Abdomen im Kindes- und Jugendalter*,
https://doi.org/10.1007/978-3-662-55995-6_11

Praxisbeispiel
Ein frühgeborenes Mädchen (geboren in der 25. Schwangerschaftswoche, Geburtsgewicht: 660 g) wird nach Notfallsektio wegen steigender mütterlicher Infektionsparameter auf der Frühgeborenenstation aufgenommen. Am 9. Lebenstag verschlechtert sich die respiratorische Situation des Frühgeborenen, das Abdomen wirkt deutlich gebläht, die verabreichte Sondennahrung wird nicht mehr vertragen, und ein Peritonismus tritt auf.

Klinischer Befund: Das Abdomen wirkt aufgetrieben, dunkel verfärbt, und bei Betasten des Abdomens zeigt das Frühgeborene Schmerzzeichen. Laborchemisch finden sich eine Leukozytose von 28.000/µl, ein Thrombozytenabfall auf 60.000/µl und ein CRP-Wert von 43 mg/l. Abdomenleerröntgenbild in Rückenlage: Es findet sich ein *football sign* als Hinweis auf freie intraperitoneale Luft; Abdomenleerröntgenbild in Linksseitenlage: Subphrenisch und im rechten Abdomen ist freie intraperitoneale Luft nachweisbar.

Klinische Überlegung
Bei plötzlicher Bauchauftreibung, vermehrten Magenresten sowie dunkler Verfärbung des Abdomens, begleitet von Kreislaufinstabilität, erhöhtem Sauerstoffbedarf und Apnoen eines extrem untergewichtigen Frühgeborenen (ELBW; Geburtsgewicht < 1000 g) muss an eine spontane intestinale Perforation (SIP) gedacht werden.

11.1 Einführung

An einer spontanen intestinalen Perforation (SIP) erkranken 3 % aller sehr untergewichtigen Frühgeborenen (*very low birth weight* [VLBW]; Geburtsgewicht < 1500 g) (Mintz und Applebaum 1993). Frühgeborene mit SIP leiden häufig an einem **offenen Ductus arteriosus Botalli** (Chiu et al. 2006). Die Unterscheidung zwischen einer Perforation im Rahmen einer SIP oder einer nekrotisierenden Enterokolitis (NEC) ist mitunter kaum möglich (Rao et al. 2011). Bei Frühgeborenen mit einem Geburtsgewicht von durchschnittlich 1000 g, deren offener Ductus arteriosus Botalli medikamentös verschlossen wurde, betrug die Inzidenz einer SIP 0,8 % und die Inzidenz einer NEC rund 8 % (Sivanandan et al. 2012).

Betroffen von einer SIP sind überwiegend **sehr unreife, extrem untergewichtige Frühgeborene**, wobei häufig antenatal eine akute Chorioamnionitis mit Entzündung der Nabelschnurgefäße (Ducey et al. 2015), ein medikamentöser Duktusverschluss beim Frühgeborenen oder eine Kortisonbehandlung der Mutter in der Schwangerschaft zur Unterstützung der Lungenreifung des Ungeborenen vorangegangen ist (Chan et al. 2012).

11.2 Pathogenese

Eine SIP tritt häufig in den ersten 10 Lebenstagen auf (Chan et al. 2012). Es kommt dabei meist zu einer **isolierten Perforation in einem überdehnten Dünndarmanteil** (meist distales Ileum) (◘ Abb. 11.1) im Bereich einer fokalen Hämorrhagie oder umschriebenen Nekrose (Chan et al. 2012). Nur sehr selten ist der Magen betroffen (◘ Abb. 11.2).

> Eine plötzliche Distension des Abdomens mit begleitender respiratorischer Verschlechterung, dunkler Verfärbung der Bauchdecke, zunehmenden Magenresten sowie beginnenden Entzündungszeichen bei einem Frühgeborenen mit Geburtsgewicht < 1000 g weisen auf eine SIP hin.

11.3 Symptomatik

Initial kommt es zu einer plötzlichen Bauchauftreibung und Dunkelverfärbung der Bauchdecke des sehr unreifen Frühgeborenen (◘ Abb. 11.1a) mit vermehrten Magenresten, begleitet von Kreislaufinstabilität und Apnoen (Kim und Brandt 2015).

11.4 Diagnostik

11.4.1 Laborbefunde und Blutkulturen bei SIP

Bei einer SIP kommt es häufig zu einer Leukozytose und einem Abfall der Thrombozytenwerte. In den Blutkulturen werden mitunter Staphylokokken oder ein *Candida*-Pilzbefall nachgewiesen.

Spontane intestinale Perforation

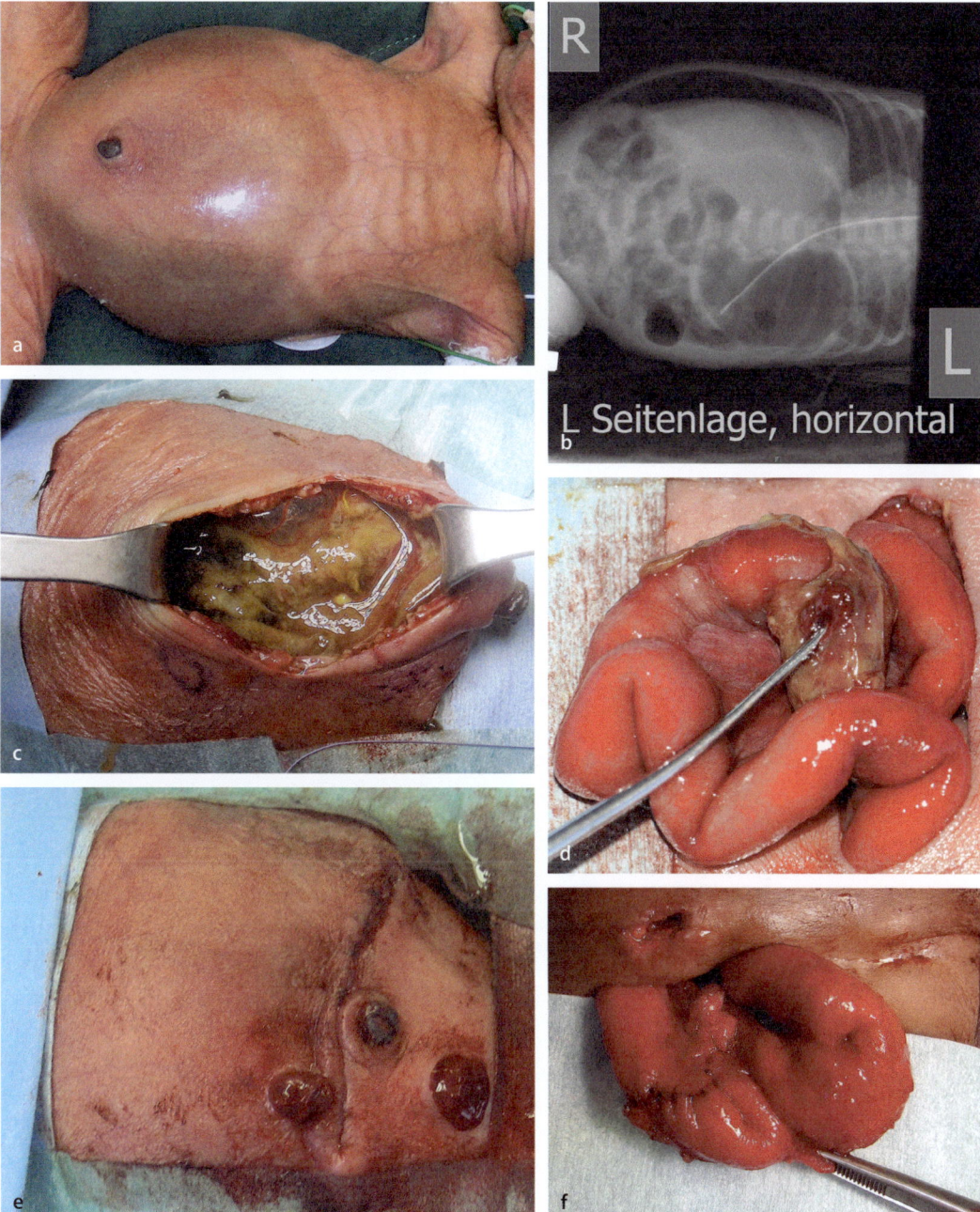

Abb. 11.1 **a** Eine Woche altes, weibliches, ehemals Frühgeborenes der 24. Schwangerschaftswoche (Geburtsgewicht: 660 g) mit aufgetriebenem, schmerzhaftem Abdomen und gelbgrünem Reflux aus der Magensonde; dunkle Verfärbung der Bauchdecke. **b** Abdomenleerröntgenbild in Linkseitenlage: Freie Luft im rechten Abdomen. **c** Nach querer Mittelbauchlaparotomie Entleerung von Stuhl aus der freien Bauchhöhle. Die vorgesehenen Stomiestellen sind an der Haut markiert. **d** Umschriebene Ileumperforation (spontane intestinale Perforation; SIP), mit Sonde dargestellt. **e** Sparsame Resektion des perforierten Dünndarmabschnitts und Anlage endständiger Ileostomien. **f** Dünndarm-End-zu-End-Anastomose im Rahmen der Ileostomierückoperation im 4. Lebensmonat

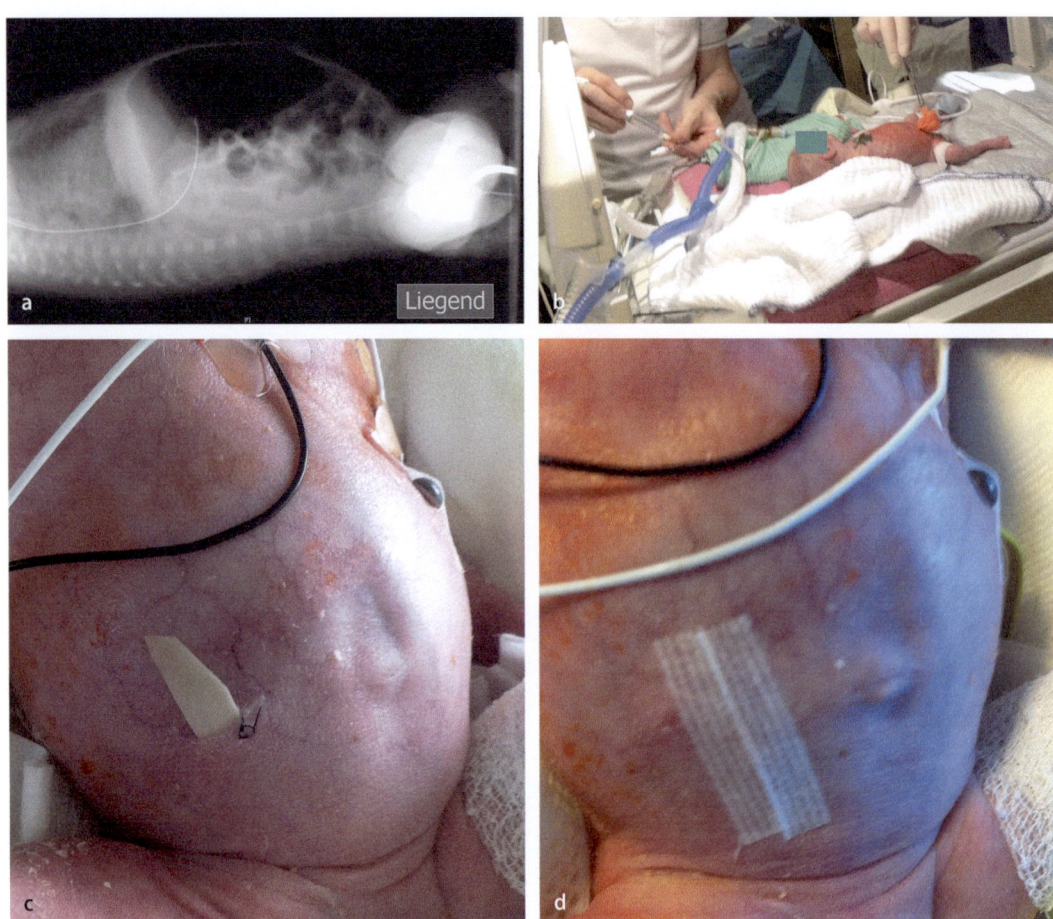

Abb. 11.2 **a** 4 Wochen altes Frühgeborenes der 24. Schwangerschaftswoche (Geburtsgewicht: 660 g) mit respiratorischer Insuffizienz und akut aufgetretener Bauchdistension. Abdomenleerröntgenbild in Rückenlage im seitlichen Strahlengang: Viel freie intraperitoneale Luft. **b** Steriles Abwaschen am Untersuchungstisch auf der Neonatologie-Station. **c** Nach Einlage einer primären peritonealen Drainage (PPD) in Analgesie und Lokalanästhesie im rechten Mittelbauch; darauf Entleerung von schleimigem, blutig tingiertem, klarem Sekret als indirekter Hinweis auf eine Magenperforation. **d** Problemlose Drain-Entfernung und Wundverschluss mit Hautklebestreifen nach 5 Tagen und Beginn der enteralen Ernährung

11.4.2 Radiologische Untersuchungen

Das Abdomenleerröntgenbild zeigt bei SIP oft bereits initial ein **Pneumoperitoneum** (Resch et al. 1998), jedoch keine Pneumatosis intestinalis (Kim und Brandt 2015). In Rückenlage ist eine Dilatation von Dünndarmschlingen erkennbar und evtl. ein *football sign*, d. h. ein röntgenologisch sichtbarer Aufhellungsbereich, bedingt durch freie Luft, die sich in Rückenlage des Neugeborenen annähernd kreisförmig um den Nabel und im Oberbauchbereich ansammelt (▶ Kap. 12, Nekrotisierende Enterokolitis).

Im Ultraschall findet sich mitunter eine umschriebene Darmwandverdickung und freie intraperitoneale, partikelhaltige Flüssigkeit (»komplizierter Aszites«), v. a. im rechten Mittel- und Unterbauch.

- Differenzialdiagnosen

Differenzialdiagnostische Abgrenzung der SIP
– NEC
– Volvulus

11.5 Therapie

11.5.1 Erstversorgung

Die enterale Ernährung wird gestoppt und eine Magensonde eingelegt. Zusätzlich erfolgt eine intravenöse Flüssigkeitszufuhr und ggf. Kreislaufunterstützung und Beatmung. Die intravenöse Antibiose richtet sich gegen aerobe und anaerobe Keime und Pilze.

11.5.2 Chirurgische Behandlung

Praktisch alle Frühgeborenen mit SIP benötigen eine chirurgische Intervention (Tam et al. 2002). Die chirurgische Behandlung erfolgt bei SIP in ähnlicher Weise wie bei NEC (Pierro 2005). Im Rahmen einer explorativen Laparotomie werden meist **endständige Stomien** angelegt (Henry und Moss 2008).

> Bedingt durch die Unreife der Babys und die Zartheit der Darmwand sind Stomakomplikationen häufig, und der postoperative Ernährungsaufbau muss sehr vorsichtig erfolgen (Abb. 11.3).

Die Rückoperation der Stomien erfolgt meist bei Erreichen eines Gewichts von 2000–3000 g, in Abhängigkeit von der Lokalisation und Funktion der Stomien.

Bei sehr schlechtem Allgemeinzustand wird im Inkubator in Lokalanästhesie eine **primäre peritoneale Drainage** (PPD) eingelegt. In einer multizentrischen Studie haben sich die Laparotomie mit Stomaanlage oder die PPD als gleichwertige Behandlungsoptionen erwiesen (Blakely et al. 2005; Moss et al. 2006). Die PPD kann auch als definitive Therapie der SIP angewendet werden, obwohl die Behandlungsdauer bis zur Normalisierung der Darmfunktion oft länger ist als bei primärer oder sekundärer Darmresektion und Anastomose (Chiu et al. 2006).

Eine neuerliche **Laparotomie nach Durchführung einer PPD** ist erforderlich, wenn es zum Wiederauftreten oder zu einer Zunahme des Pneumoperitoneums kommt, sowie bei Auftreten eines neuerlichen Ileus oder wenn sich eine enterokutane Fistel nicht innerhalb von rund 6 Wochen spontan verschließt.

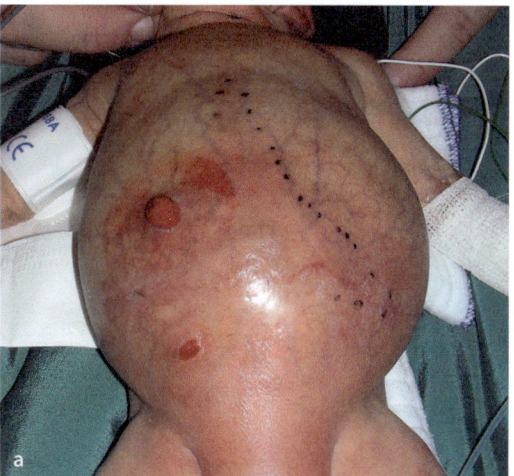
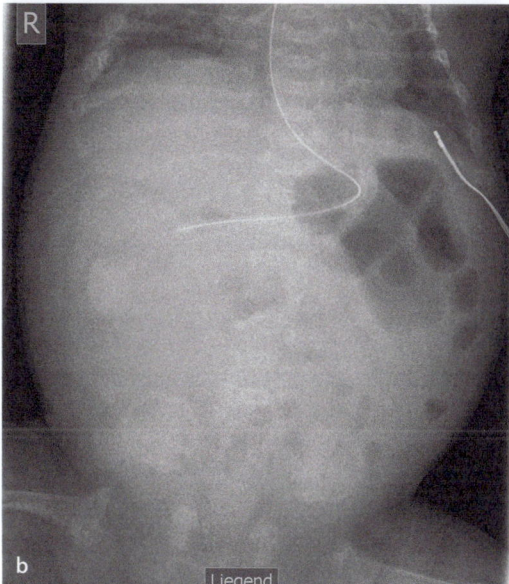

Abb. 11.3 a 2 Monate altes, ehemals Frühgeborenes der 24. Schwangerschaftswoche (Geburtsgewicht: 620 g); Z. n. spontaner intestinaler Perforation (SIP) am 5. Lebenstag, initial behandelt mit primärer peritonealer Drainage (PPD); 3 Wochen später Anlage von endständigen Ileostomien wegen Ileus; nunmehr erneute Bauchdistension und deutliche Rötung im Nabelbereich sowie zunehmend größere Magenreste. **b** Abdomenleerröntgenbild in Rückenlage: Dilatierte Darmschlingen im linken Oberbauch, ansonsten wenig Gas im Abdomen; homogene Verschattung des rechten Abdomens. Intraoperativ zeigt sich eine Nahrungsimpaktierung vor dem oralwärts gelegenen endständigen Ileostoma

11.6 Prognose und Outcome

Heute überleben aufgrund der verbesserten neonatalen Intensivtherapie 69 % aller Frühgeborenen mit SIP, unabhängig von der Art der chirurgischen Behandlung (Rao et al. 2011).

Gastrointestinale Folgekomplikationen wie Adhäsionsileus, Bridenileus, Obstruktion durch eingedickte Nahrungsreste und NEC treten bei rund der Hälfte der Babys nach SIP auf (Drewett und Burge 2007).

Die **psychomotorische Entwicklung** von extrem früh geborenen Babys mit SIP ist offenbar etwas günstiger als bei häufig schwerer erkrankten Babys mit NEC (Hunter et al. 2008). Weitere Folgen der extremen Frühgeburtlichkeit wie schwere bronchopulmonale Dysplasie, Retinopathie der Frühgeborenen (ROP) und kardiale Probleme bestimmen bei SIP das Langzeit-Outcome wesentlich mit. Die Mortalität von Babys mit SIP ist offenbar etwas geringer als bei Babys mit NEC (Chiu et al. 2006).

11.7 Problematik des Krankheitsbildes

Bedingt durch die extreme Frühgeburtlichkeit ist das Risiko für die Entwicklung einer psychomotorischen Entwicklungsverzögerung auf dem Boden einer Zerebralparese, einer Sehbehinderung oder einer schweren bronchopulmonalen Dysplasie meist größer als die abdominelle Problematik.

Fazit für die Praxis
— Häufigste Ursache:
  — Extreme Frühgeburtlichkeit
  — Antenatale akute Infektionen des Fruchtwassers, der Eihäute und der Nabelschnurgefäße
— Leitsymptome:
  — Vermehrte Magenreste
  — Plötzliche Bauchauftreibung mit glänzender Haut
  — Dunkle Verfärbung des Abdomens und ggf. des Skrotums(!)
  — Apnoen und Kreislaufinstabilität
— Klinischer Verlauf:
  — Eine intestinale Perforation stellt häufig die Erstmanifestation der SIP dar
  — Extreme Frühgeburtlichkeit prägt den Verlauf
  — Stomakomplikationen, Ernährungsprobleme und Probleme mit intravenösen Zugängen stellen hohe Anforderungen an das neonatologische Team

— Pulmonale und kardiale Probleme treten häufig begleitend auf
— Diagnostikum der Wahl:
  — Abdomenleerröntgenbild
  — Ultraschall des Abdomens
  — Labor: Blutbild, Blutgasanalyse, Laktatwert im Serum, Serumelektrolyte, Gerinnungsanalyse
— Therapie:
  — Konservativ:
    – Initial ausschließlich parenterale Ernährung, vorzugsweise über Zentralvenenkatheter
    – Antibiotische und antimykotische Therapie
  — Chirurgisch:
    — Wie bei NEC (Laparotomie und Anlage endständiger Stomien, PPD, Darmteilresektion und primäre Anastomose)

Literatur

Blakely M, Lally K, McDonald S et al (2005) Postoperative outcomes of extremely low birth-weight infants with necrotizing enterocolitis or isolated intestinal perforation: a prospective cohort study by the NICHD Neonatal Research Network. Ann Surg 241:984–989

Chan K, Leung F, Lam H et al (2012) Immunoregulatory protein profiles of necrotizing enterocolitis versus spontaneous intestinal perforation in preterm infants. PLoS ONE 7(5)e36977:1–10

Chiu B, Pillai S, Almond P et al (2006) To drain or not to drain: a single institution experience with neonatal intestinal perforation. J Perinat Med 34(4):338–341

Drewett MS, Burge DM (2007) Recurrent neonatal gastrointestinal problems after spontaneous intestinal perforation. Pediatr Surg Int 23:1081–1084

Ducey J, Owen A, Coombs R, Cohen M (2015) Vasculitis as part of the fetal response to acute chorioamnionitis likely plays a role in the development of necrotizing enterocolitis and spontaneous intestinal perforation in premature neonates. Eur J Pediatr Surg 25:284–291

Henry M, Moss R (2008) Neonatal necrotizing enterocolitis. Sem Pediatr Surg 17:98–109

Hunter C, Chokshi N, Ford H (2008) Evidence vs experience in the surgical management of necrotizing enterocolitis and focal intestinal perforation. J Perinatol 28:14–17

Kim ES, Brandt ML (2015) Spontaneous intestinal perforation of the newborn. In: Garcia-Prats JA, Kim MS (Hrsg) UpToDate. Wolters Kluwer Health, Philadelphia, PA

Moss R, Dimmitt R, Barnhart D et al (2006) Laparotomy versus peritoneal drainage for necrotizing enterocolitis and perforation. N Engl J Med 354(21):2225–2234

Mintz A, Applebaum H (1993) Focal gastrointestinal perforations not associated with necrotizing enterocolitis in very low birth weight neonates. J Pediatr Surg 28:857–860

Pierro A (2005) The surgical management of necrotising enterocolitis. Early Hum Develop 81:79–85

Rao S, Basani L, Simmer K et al (2011) Peritoneal drainage versus laparotomy as initial surgical treatment for perforated necrotizing enterocolitis or spontaneous intestinal perforation in preterm low birth weight infants (Review). Cochrane Database Syst Rev 15(6):CD006182

Resch B, Mayr J, Kuttnig-Haim M et al (1998) Spontaneous intestinal perforation in very-low-birth-weight infants – a rare complication in the neonatal intensive care unit. Pediatr Surg Internat 13:165–167

Sivanandan S, Ball V, Soraisham A et al (2012) Effectiveness and safety of indomethacin versus ibuprofen for the treatment of patent ductus arteriosus in preterm infants. Am J Perinatol 30(9):745–750

Tam A, Camberos A, Applebaum H (2002) Surgical decision making in necrotizing enterocolitis and focal intestinal perforation: predictive value of radiologic findings. J Pediatr Surg 37:1688–1691

Nekrotisierende Enterokolitis

Günter Fasching und Johannes Mayr

12.1 Einführung – 140

12.2 Pathogenese – 140

12.3 Symptomatik – 141

12.4 Diagnostik – 141
12.4.1 Laboruntersuchung – 142
12.4.2 Radiologische Untersuchung – 142

12.5 Therapie – 143
12.5.1 Konservative Behandlung – 143
12.5.2 Chirurgische Behandlung – 144
12.5.3 Operationsverfahren bei NEC – 145

12.6 Prognose und Outcome – 147
12.6.1 Mortalität – 147
12.6.2 Folgen der NEC – 147

12.7 Problematik des Krankheitsbildes – 148

Literatur – 149

© Springer-Verlag GmbH Deutschland, ein Teil von Springer Nature 2018
J. Mayr, G. Fasching (Hrsg.), *Akutes Abdomen im Kindes- und Jugendalter*,
https://doi.org/10.1007/978-3-662-55995-6_12

Praxisbeispiel
Ein 3 Tage altes Neugeborenes (Geburtsgewicht: 3280 g), geboren in der 40. Schwangerschaftswoche, wird dem Chirurgen mit mehrfachem, galligem Erbrechen, aufgetriebenem Abdomen und Abgang von blutigem Stuhl vorgestellt. Anamnestisch besteht ein Z. n. Kortisontherapie der Mutter in der Gravidität, und das Baby kam mittels Notfallsektio aufgrund eines pathologischen Kardiotokogramms (CTG) zur Welt. Wegen einer peripartalen Asphyxie mit einem ersten Nabelschnur-pH-Wert von 7,15 und einer ausgeprägten metabolisch-respiratorischen Azidose wurde eine postnatale Maskenbeatmung vorgenommen und anschließend eine Ganzkörperkühlung durchgeführt.

Klinischer Untersuchungsbefund: Deutlich aufgetriebenes, diffus druckdolentes Abdomen. In der Windel findet sich blutiger Stuhl. Die Haut ist grau-marmoriert, und die Herz-Kreislauf-Überwachung zeigt eine hämodynamische Instabilität. Laborchemisch finden sich ein CRP-Wert von 414 mg/l und eine Hypokaliämie von 2,82 mmol/l. Das Abdomenleerröntgenbild im Liegen zeigt eine ausgedehnte Pneumatosis intestinalis sowie dilatierte Darmschlingen.

Klinische Überlegung
Mehr als die Hälfte aller Fälle von nekrotisierender Enterokolitis bei reif geborenen Kindern stehen im Zusammenhang mit vorbestehenden Erkrankungen, v. a. mit Herzfehlern, Sepsis, *infant respiratory distress syndrome* (IRDS), Mekoniumaspirationssyndrom oder Hypoglykämie.

12.1 Einführung

Die nekrotisierende Enterokolitis (NEC) stellt die häufigste Ursache des akuten Abdomens bei **Neu- und Frühgeborenen** dar (Stoll 1994). Die NEC betrifft 3–15 % aller Babys mit sehr niedrigem Geburtsgewicht (*very low birth weight infants* [VLBW]; Geburtsgewicht < 1500 g (Rao et al. 2011; Hall et al. 2013; Horbar et al. 2002; Fitzgibbons et al. 2009). Die Mortalitätsrate liegt zwischen 15 % und 30 % (Yee et al. 2012). Bei extrem früh geborenen Babys (*extremely low birth weight* [ELBW]) ist die Abgrenzung einer NEC zur spontanen intestinalen Perforation (SIP) häufig schwierig.

12.2 Pathogenese

Bei einer NEC kommt es zu einer Entzündung und Nekrose der Schleimhaut des Dünn- oder Dickdarms mit Ausbildung von Gasbläschen in der Darmwand und in der Folge zum Abtransport von Gasbläschen über das portalvenöse Blut in die Leber. Neben einer **Durchwanderungsperitonitis** kommt es zur **Bakterientranslokation** mit nachfolgender **Sepsis**, die zu **Multiorganversagen** und zum **Tod** führen kann.

Bei schweren Verläufen kann es zur ausgedehnten Darmgangrän und Darmperforation kommen. Mittelfristig besteht die Gefahr der Ausbildung von Darmstrikturen. Bei langstreckigen Darmnekrosen besteht die Gefahr der Ausbildung eines KDS.

Die Ursachen für die Entwicklung einer NEC sind multifaktoriell. Als pränatale Faktoren finden sich eine Chorioamnionitis und mütterliche Antibiotikaeinnahme, postnatale Faktoren beinhalten eine Dysregulation des unreifen Immunsystems, eine geänderte Darmmotilität, eine reduzierte Enzymfunktion, geänderte Schleimproduktion und -zusammensetzung, reduzierte unreife Verteidigungsmechanismen, eine rasche Einführung und Steigerung von enteraler Nahrung, Formula-Nahrung und nichthumane Milch sowie Störung der normalen Kolonisation des Neugeborenendarms (Niemarkt et al. 2015). Diese Faktoren können eine inadäquate Entzündungsreaktion auslösen mit Aktivierung von Zytokinen und Schädigung der Schleimhaut durch freie Radikale, die zur NEC führen kann (Niemarkt et al. 2015).

Ernährungsbedingte Risikofaktoren für die NEC-Entwicklung Mehr als 90 % der Kinder, die eine NEC entwickeln, waren zuvor bereits mit meist hyperosmolarer Formula-Milch (Buescher 1994) gefüttert worden.

Herz-Kreislauf-bedingte und hämatologische NEC-Ursachen Auch Kreislaufinstabilität scheint ein Risikofaktor für die Entstehung einer NEC zu sein, und ein Ischämie-Reperfusionsmechanismus im Bereich der Endstrombahn der ileokolischen Arterie wird als mögliche Ursache postuliert (Kastenberg und Sylvester 2013). Kongenitale Herzfehler, ein hämodynamisch wirksamer offener Ductus arteriosus Botalli, Nabelvenenkathetereinlagen, Anämie, Polyzythämie und Erythrozytenkonzentrat-Gaben werden auch als mögliche NEC-Ursachen genannt (Kastenberg und Sylvester 2013).

Respiratorische NEC-Ursachen Perinatale Asphyxie, wiederholte längere Apnoen und Hypoxien bei IRDS sind in der Vorgeschichte von Babys mit NEC häufig (Kastenberg und Sylvester 2013).

> Bei akuter Bauchsymptomatik mit abdomineller Distension in Kombination mit galligem Erbrechen oder gelb-grünen Magenresten und blutigem Stuhl bei einem Früh- oder Neugeborenen nach einer peripartalen Notfallsituation ist in erster Linie an eine NEC zu denken.

12.3 Symptomatik

Nach einer Phase guter Ernährbarkeit entwickelt sich plötzlich eine **akute Bauchsymptomatik** mit Restvolumen im Magen, gelb-grünem Erbrechen, Auftreibung und Berührungsempfindlichkeit des Abdomens, Rötung der Bauchdecke und Durchfall mit Blutbeimengung (Kastenberg und Sylvester 2013). Sehr untergewichtige Frühgeborene entwickeln die NEC häufig erst nach 2–4 Wochen, während bei reif geborenen Kindern eine NEC meist bereits im Alter von 1–2 Wochen auftritt. Ein Häufigkeitsgipfel des Auftretens findet sich in der 32. Woche postmenstruell (Gestationsalter + Lebensalter) (Yee et al. 2012).

Klinisch manifestiert sich die nekrotisierende Enterokolitis mit verzögerter Magenentleerung, geblähtem Bauch und/oder Abwehrspannung, blutigen Stühlen, Lethargie, Apnoen und respiratorischer Insuffizienz. Bei Fortschreiten der Erkrankung kommt es typischerweise zu Abwehrspannung, Bauchwanderythem oder tastbarer stehender Darmschlinge. Die NEC kann langsam über Tage voranschreiten, es sind aber auch fulminante Verläufe mit Schock und Multiorganversagen innerhalb weniger Stunden möglich (Niemarkt et al. 2015).

Allgemeinsymptome begleiten den Beginn der NEC und umfassen eine Verschlechterung der respiratorischen Parameter und der Blutdruckwerte sowie eine Temperaturinstabilität.

Laborchemisch finden sich Blutzuckerschwankungen (Hall et al. 2004), metabolische und respiratorische Azidose, ein Anstieg des Laktatwerts im Serum und eine Gerinnungsstörung mit Leuko- und Thrombopenie sowie Blut im Stuhl (Kastenberg und Sylvester 2013). Eine Verbrauchskoagulopathie kann im Verlauf auftreten.

12.4 Diagnostik

Zur Beurteilung des NEC-Schweregrades können die von Walsh und Kliegman modifizierten **Bell-Kriterien** herangezogen werden, die 3 Stadien der NEC unterscheiden (Bell et al. 1978, Kliegman und Walsh 1987, Gordon et al. 2007).

– NEC-Stadium I: Auftreten von Magenresten, Bauchdistension, Blut im Stuhl, Temperaturinstabilität des Babys, Apnoen, Bradykardien und ein normales Bauchröntgenbild mit ggf. geringer Darmschlingendistension.
– NEC-Stadium IIA: Geringe bis mäßige Krankheitszeichen, fehlende Darmgeräusche, Bauchdistension ± Abwehrspannung. Im Abdomenleerröntgenbild finden sich zudem eine massive Darmschlingendilatation mit Ileuszeichen sowie fokal Gasbläschen in der Darmwand (Pneumatosis intestinalis).
– NEC-Stadium IIB: Leichte metabolische Azidose und Thrombopenie, Darmwandödem und gespannter Bauch ± tastbare Resistenz. Radiologisch Aszites, ausgedehnte Pneumatose ± Pfortadergas.
– NEC-Stadium IIIA: Das Baby präsentiert sich als sehr krank mit einer metabolischen oder kombinierten metabolisch-respiratorischen Azidose, Verbrauchskoagulopathie, Oligurie; Blutdruckabfall, Beatmung. Es zeigt eine massive Bauchdistension, eine Zunahme des Bauchwandödems mit Rötung und Induration; radiologisch ausgedehnter Aszites, stehende Darmschlinge.
– NEC-Stadium IIIB: weitere Verschlechterung und Schock, klinische Zeichen der Perforation (dunkle Verfärbung der Bauchhaut); radiologisch Zeichen einer Darmperforation.

> Zu beachten ist, dass extreme Frühgeborene andere Symptome zeigen. Es finden sich häufig ein Ileus, Erbrechen und ein aufgetriebener Bauch. Ein harter Bauch oder eine Abwehrspannung

können gänzlich fehlen; eine Pneumatose oder Pfortadergas sind selten, ein Pneumoperitoneum ist häufig (Niemarkt et al. 2015).

12.4.1 Laboruntersuchung

Klinische Chemie

In Abhängigkeit vom Krankheitsverlauf können 6- bis 12-stündliche Blutentnahmen erforderlich sein mit Bestimmung von Blutbild, Differenzialblutbild, Thrombozyten, Serumelektrolyten, Blutzucker, Laktat sowie Blutgasanalysen.

Leukozytenzahlen < 1500/µl sind mit einer schlechten Prognose der NEC assoziiert. Auch ein Abfall der Thrombozytenwerte ist als Zeichen einer Verschlechterung der NEC zu werten.

Eine Hyponatriämie mit Natriumwerten < 130 mmol/l, erhöhte oder erniedrigte Blutglukosewerte (Hall et al. 2004) und eine schwere metabolische Azidose deuten auf eine Sepsis oder auf eine fortgeschrittene NEC hin. CRP- und Prokalzitonin-Werte können bei NEC erhöht sein.

Falls makroskopisch kein blutiger Stuhl sichtbar ist, wird eine Untersuchung auf okkultes Blut im Stuhl durchgeführt.

Bakterienspektrum

Bakterienkulturen von Stuhl, Peritonealexsudat und Blutkulturen bei Kindern, die an NEC leiden, ergeben häufig das Wachstum von *Escherichia coli*, *Klebsiella pneumoniae*, *Pseudomonas sp.*, koagulase-negative Staphylokokken, *Staphylococcus aureus*, Enterokokken und *Clostridium difficile* (Kosloske et al. 1985; Bizzarro et al. 2014).

12.4.2 Radiologische Untersuchung

Um die NEC-Zeichen nachzuweisen, werden Abdomenleerröntgenaufnahmen in 2 Ebenen erhoben, (Kastenberg und Sylvester 2013).

Der Nachweis einer intramuralen Gasansammlung (Pneumatosis intestinalis) oder einer **Gasansammlung im Portalvenensystem** (Bohnhorst et al. 2011) ist nur in Kombination mit dem Vorliegen von klinischen Zeichen ein sicherer Hinweis auf eine NEC (Tam 1997). Die Hälfte aller Früh- und Neugeborenen, bei denen ein Pneumoperitoneum auftritt, leiden an einer NEC (Khan et al. 2009).

Abdomenleerröntgenaufnahmen

Der radiologische Nachweis einer **Pneumatose des Dünndarms** (◘ Abb. 12.1a) ist bei reif geborenen Kindern mit NEC die Regel und pathognomonisch, während bei einem Frühgeborenen mit SIP die Pneumatose der Darmwand fehlt.

In der Verlaufs-Abdomenleerröntgenaufnahme können ggf. **Sentinel-Loops** nachgewiesen werden, entsprechend Darmschlingen, die dilatiert an gleicher Stelle verharren und dadurch auf zwei oder mehr hintereinander durchgeführten Röntgenaufnahmen an gleicher Stelle liegend erkennbar sind. Sentinel-Loops sprechen für das Vorliegen eines schwer ischämisch beeinträchtigten oder nekrotischen Darmabschnitts.

Ein **Pneumoperitoneum** ist im Abdomenleerröntgenbild in Rückenlage am sog. *American football sign* zu erkennen (Kastenberg und

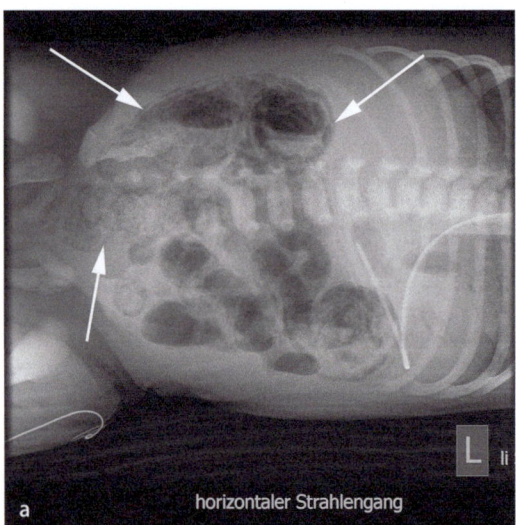

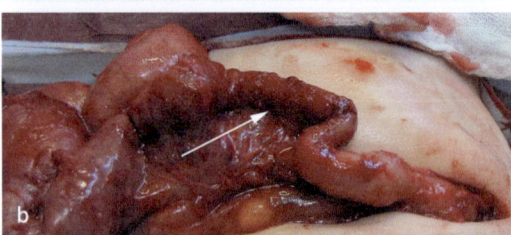

◘ **Abb. 12.1** **a** Nekrotisierende Enterokolitis (NEC) eines 4 Tage alten, am Termin geborenen Babys (Geburtsgewicht: 3300 g) mit ausgeprägter Pneumatose (*Pfeile*) von Dünndarm- und Dickdarmabschnitten (Abdomenleerröntgenbild in Linksseitenlage). **b** Dünndarmstenose nach NEC (*Pfeil*)

Sylvester 2013). Es handelt sich dabei um eine radiologisch erkennbare, vermehrt strahlentransparente, kreisförmige Zone um den Nabel, die sich bis in den Oberbauchbereich erstreckt; typischerweise findet sich auch ein Längsstreifen bedingt durch das Lig. falciforme. Eine kleine Menge freier Luft kann sich als dreieckige Aufhellung außerhalb des Darms zeigen; das Rigler-Zeichen zeigt, dass bei einer Darmschlinge sowohl die innere als auch die äußere Darmwand klar erkennbar sind (Hall et al. 2013).

Im Zweifelsfall kann eine zusätzliche Aufnahme im horizontalen Strahlengang in Rückenlage oder in Linksseitenlage ergänzt werden.

Bei akuter NEC mit fehlendem Perforationsnachweis und nicht gegebener Indikation zur sofortigen Laparotomie werden radiologische Verlaufskontrollen innerhalb von 6 h bis zu 8 h empfohlen. Kommt es bei einem Baby mit NEC im Stadium II zu einer Befundverschlechterung mit Darmperforation, so tritt diese Perforation in der Regel bereits 24–48 h nach Auftreten der ersten NEC-Hinweise auf. Serielle Abdomenleerröntgenaufnahmen im Verlauf einer NEC im Stadium II sind daher nach dem 2. Tag ab Beginn der NEC-Symptome in der Regel nicht nötig (Najaf et al. 2010).

Ultraschalluntersuchung des Abdomens bei V. a. NEC

Im Ultraschall der Leber sind bei manifester NEC häufig **Gasbläschen im Portalvenensystem** und mittransportierte Gasbläschen im fließenden Pfortaderblut erkennbar. Häufig ist Aszites nachweisbar, und auch gangränöse Darmschlingen, hypoperistaltische Darmareale und Pneumatosebezirke sind mitunter zu erkennen (Kastenberg und Sylvester 2013; Faingold et al. 2005; Bohnhorst et al. 2011). Sensitivität und Spezifität des Nachweises von portalvenösen Gasbläschen im Ultraschall sind höher als jene für den radiologischen Nachweis einer Darmwand-Pneumatose (Bohnhorst et al. 2011).

Zusätzlich können sonographisch differenzialdiagnostisch eine Malrotation oder ein Volvulus ausgeschlossen werden.

Diagnostische Laparoskopie

Die Laparoskopie kann gute Auskunft über den Zustand des Darms geben und auch bei Frühgeborenen < 1000 g auf der Intensivstation eingesetzt werden (Pierro et al. 2004). Numanoglu berichtet, dass nekrotische Darmabschnitte mit Fluoreszin-Laparoskopie identifiziert werden konnten (Numanoglu und Millar 2011).

> Kontrasteinläufe und Darmspülungen sind bei V. a. NEC wegen der Gefahr einer Darmperforation kontraindiziert.

- Differenzialdiagnosen

Wichtigste Differenzialdiagnosen der NEC
- SIP bei Frühgeborenen
- Volvulus
- Hirschsprung-assoziierte Enterokolitis (HAEC)
- Enterokolitiden im Rahmen von viralen oder bakteriellen Darminfektionen
- Nahrungsmittelunverträglichkeiten oder Allergien
- Pneumatosis coli, eine meist mild verlaufende Dickdarmentzündung mit Dickdarm-Pneumatose
- Neugeborenen-Appendizitis

12.5 Therapie

12.5.1 Konservative Behandlung

Die konservative Therapie eignet sich zur **initialen Behandlung** bei Babys mit NEC im Bell-Stadium I und II (Bell et al. 1978; Kliegman und Walsh 1987). Initial sind ein Einhalt der oralen und enteralen Ernährung sowie das Einbringen einer nasogastrischen Sonde zur kontinuierlichen Entleerung des Magens notwendig. Parenterale Ernährung, vorzugsweise über Zentralvenenkatheter oder Einschwemmkatheter, mit ausreichendem Flüssigkeitsersatz ist zur Abdeckung des erhöhten Flüssigkeitsbedarfs nötig.

Bei respiratorischer Insuffizienz erfolgen die Intubation und die künstliche Beatmung, bei Hypotension und Schock eine medikamentöse Kreislaufunterstützung und adäquate Flüssigkeitszufuhr sowie die Korrektur von Anämie, Thrombozytopenie und Blutzucker- und Elektrolytentgleisungen.

Bei fehlendem Keimnachweis sollte neben der Abdeckung gegen aerobe und anaerobe Darmkeime auch das hausspezifische Erregerspektrum auf Neugeborenen- und Intensivstationen mit in Betracht gezogen werden (Kastenberg und Sylvester 2013).

Abdomenleerröntgenaufnahmen werden in der Akutphase der NEC je nach klinischer Situation alle 6–8 h erhoben (Kastenberg und Sylvester 2013) (◘ Abb. 12.1a, ◘ Abb. 12.2b).

12.5.2 Chirurgische Behandlung

Wenn möglich, sollten **präoperativ** eine Herzultraschall-Untersuchung zur Abklärung der kardialen Situation und eine Schädelsonographie zum Ausschluss von schweren Hirnblutungen vorgenommen werden. Bei Nachweis einer gleichzeitig bestehenden schweren Hirnblutung, z. B. im Rahmen einer disseminierten, intravasalen Gerinnungsstörung (DIC), sollte – wenn

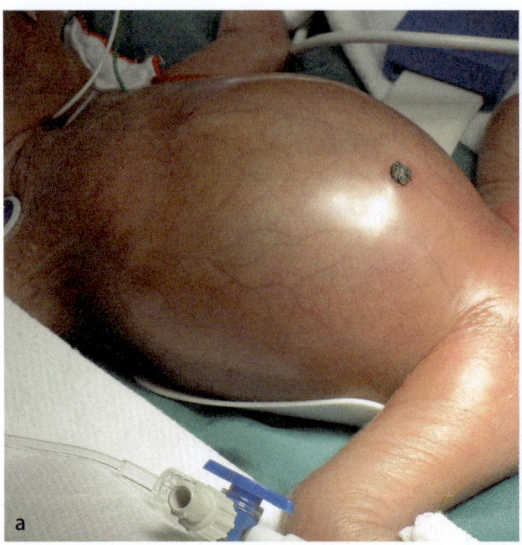

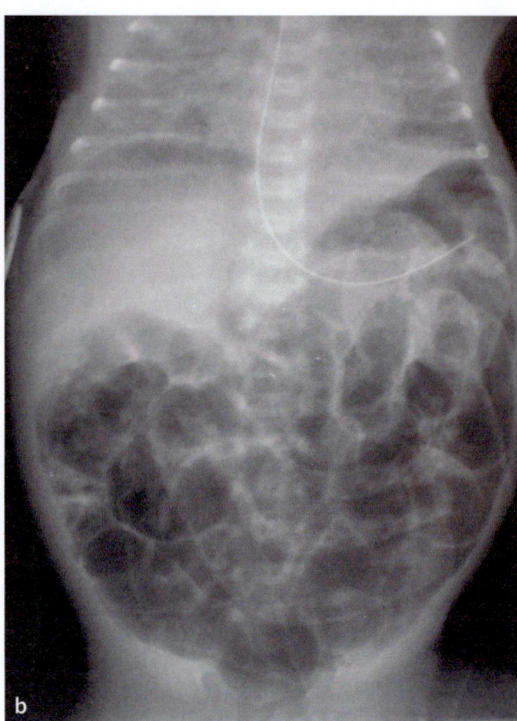

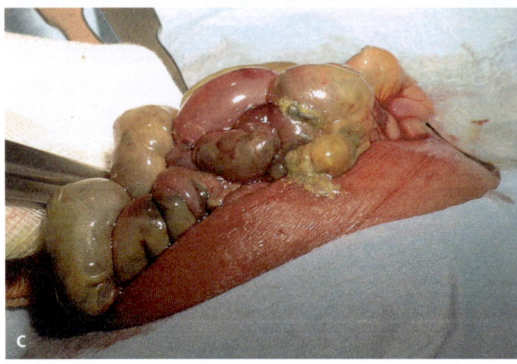

◘ **Abb. 12.2** **a** 12 Tage altes, weibliches Zwillingsfrühgeborenes der 26. Schwangerschaftswoche (Geburtsgewicht: 730 g); am 12. Lebenstag kardiorespiratorische Verschlechterung, Blässe und Entleerung von galligem Restvolumen über die Magensonde. Das Abdomen ist glänzend und deutlich aufgetrieben. **b** Im Abdomenleerröntgenbild zeigen sich dilatierte Darmschlingen sowie diskrete Hinweise auf eine Pneumatose, eine Verbreiterung der Zwischenräume zwischen den Darmschlingen und subphrenische Luft rechts. **c** Es findet sich eine subtotale Darmnekrose im Rahmen einer foudrouyanten NEC mit Mesenterialgefäßthrombosen. Die Laparotomiewunde wird verschlossen, und nach einem Ethikkonsilium wird eine Palliativbehandlung eingeleitet. Das Baby verstirbt notfallmäßig möglich – präoperativ ein ethisches Konsilium durchgeführt werden.

> Die Indikationsstellung zur Operation ist heikel. Eine negative Laparotomie bei einem schwer kranken Frühgeborenen kann für das Kind ähnlich schlimm sein wie eine übersehene Perforation.

Absolute Operationsindikationen bestehen bei Nachweis von freier Luft im Abdomen und Hinweisen auf gangränöse Darmabschnitte oder eine gedeckte Perforation und bei klinischer Verschlechterung (◘ Abb. 12.2a, b) (Kastenberg und Sylvester 2013; Tam 1997). Die Darmperforation kann durch ein Pneumoperitoneum diagnostiziert werden. Eine Darmnekrose kann vermutet werden bei abdomineller Resistenz oder Bauchwanderythem. Bei der Beurteilung des klinischen Verlaufs sind der Verbrauch von inotropen Substanzen, eine hämodynamische Instabilität, eine therapieresistente Azidose, eine persistierende Thrombozytopenie, ein Anstieg der Leukozytenzahl oder eine Zunahme der Leukopenie zu berücksichtigen (Zani und Pierro 2015).

Eine relative Indikation ergibt sich, wenn es unter konservativer Therapie zu keiner Besserung im Verlauf kommt, etwa durch Bestehenbleiben eines Ileus und im Ultraschall des Abdomens zunehmendem komplizierten Aszites, d. h. hyperechogener Aszites-Flüssigkeit mit korpuskulären Beimengungen (Tam 1997). Auch der Nachweis von Sentinel-Loops stellt eine relative Operationsindikation dar (Kastenberg und Sylvester 2013).

12.5.3 Operationsverfahren bei NEC

Das Ausmaß der Darmwandnekrose oder auch das Vorliegen gedeckter Perforationen sind erst intraoperativ beurteilbar. Finden sich intraoperativ bzgl. der Darmwandvitalität nicht sicher beurteilbare Darmabschnitte (◘ Abb. 12.2c), so können ein vorgelagertes Stoma und eine Second-Look-Operation etwa 48 h nach der ersten Operation erforderlich werden.

Als Operationsverfahren stehen im Prinzip 3 Optionen zur Verfügung, wobei heute die **Resektion der gangränösen und perforierten Darmabschnitte mit Anlage endständiger Stomata** favorisiert wird (Kastenberg und Sylvester 2013; Horwitz et al. 1995).

> Intraoperativ werden immer Bauchhöhlenabstriche für mikrobiologische Kulturen (Bakterien und Pilze) entnommen.

Laparotomie mit Stomaanlage

Für den **operativen Zugang** wird eine quere supraumbilikale Inzision gewählt (Tam 1997) (◘ Abb. 12.2).

Je nach intraoperativem Befund wird das betroffene nekrotische Darmstück, wenn seine Grenzen klar erkennbar sind, reseziert, und es werden **endständige Stomien** angelegt. Dabei soll das oral gelegene Stoma nicht in die Wunde eingenäht werden, da sonst im Rahmen einer Wundinfektion auch eine Stomarevision zu erwarten wäre. Das aborale Stoma könnte jedoch als Schleimfistel im Bereich der Hautinzision eingenäht werden, während das proximale Stoma evertierend gestaltet werden soll, um die Stomabeutelapplikation zu erleichtern. Bei der Planung der Lage der Stomien ist auch an einen späteren einfachen Stomaverschluss zu denken.

Bei Stomaanlagen im Bereich von entzündeten Darmabschnitten werden Nähte zwischen Faszie und Darmwand gesetzt, und auf ein Umstülpen des Stomarandes wird verzichtet (Kastenberg und Sylvester 2013). Stomakomplikationen sind dabei häufiger zu erwarten (Kastenberg und Sylvester 2013).

Ist der Dünndarm, und ggf. auch der Dickdarm, über weite Strecken schlecht durchblutet, so wird ein **hohes Jejunostoma** angelegt (Martin und Neblett 1981) und nach 2 Tagen eine **Second-Look-Operation** geplant, um dann nekrotische Darmabschnitte nach weiterer Demarkation zu entfernen (Martin und Neblett 1981; Firor 1982). Distal des oralen Stomas gelegene umschriebene Wandnekrosen können ggf. übernäht werden.

Bei manchen Kindern findet sich eine multifokale nekrotisierende Enterokolitis. Hier würde mit vielen Stomata wertvolle Darmlänge verlorengehen. Man kann in diesen Fällen die Nekrosen resezieren und die Darmenden mit Klips verschließen. Kleine Nekrosen können übernäht werden. Vaughan verzichtet dabei auf ein orales proximales Stoma und favorisiert eine primäre Anastomose nach Second-Look-Operation nach 2–3 Tagen (Vaughan et al. 1996).

Vor der **Rückoperation der endständigen Stomie**, üblicherweise etwa 3 Monate nach deren Anlage, ist vorab eine Kontrastdarstellung des distalen, ausgeschalteten Darmabschnitts durchzuführen, um Darmstrikturstellen erkennen und ggf. resezieren oder tapern zu können (Weber et al. 1995).

Das neuromotorische Outcome ist bei Kindern, die mit Resektion und Stomaanlage behandelt werden mussten, ungünstiger als bei den weniger schwer an NEC erkrankten Kindern, die konservativ behandelt werden konnten (Schulzke et al. 2007). Die psychosoziale und psychomotorische Entwicklung von sehr untergewichtigen Frühgeborenen, welche wegen NEC oder aus anderen Gründen operiert wurden, unterscheidet sich nicht wesentlich, sodass die extreme Frühgeburtlichkeit wahrscheinlich einen größeren prognostischen Einfluss hat als die NEC (Mayr et al. 1994).

Primäres peritoneales Drainageverfahren (PPD)

Dieses Drainage-Behandlungsverfahren kann v. a. bei **extrem untergewichtigen** (< 1000 g) Frühgeborenen (ELBW) mit V. a. Darmperforation zur Behandlung der SIP und NEC zur Anwendung kommen (Janik und Ein 1980; Ein et al. 1990) (◘ Abb. 12.3).

Die Operation wird in Lokalanästhesie unter Schmerzmittelgabe **im Inkubator** durchgeführt (Ein et al. 1990). Es wird dabei eine kleine, quere Inzision am McBurney-Punkt durchgeführt. Die epigastrischen Gefäße werden zur Seite geschoben oder mit bipolarer Pinzette koaguliert und das Peritoneum vorsichtig eröffnet. Ein Penrose-Drain wird in die Bauchhöhle eingelegt und mit einer Naht an der Haut fixiert.

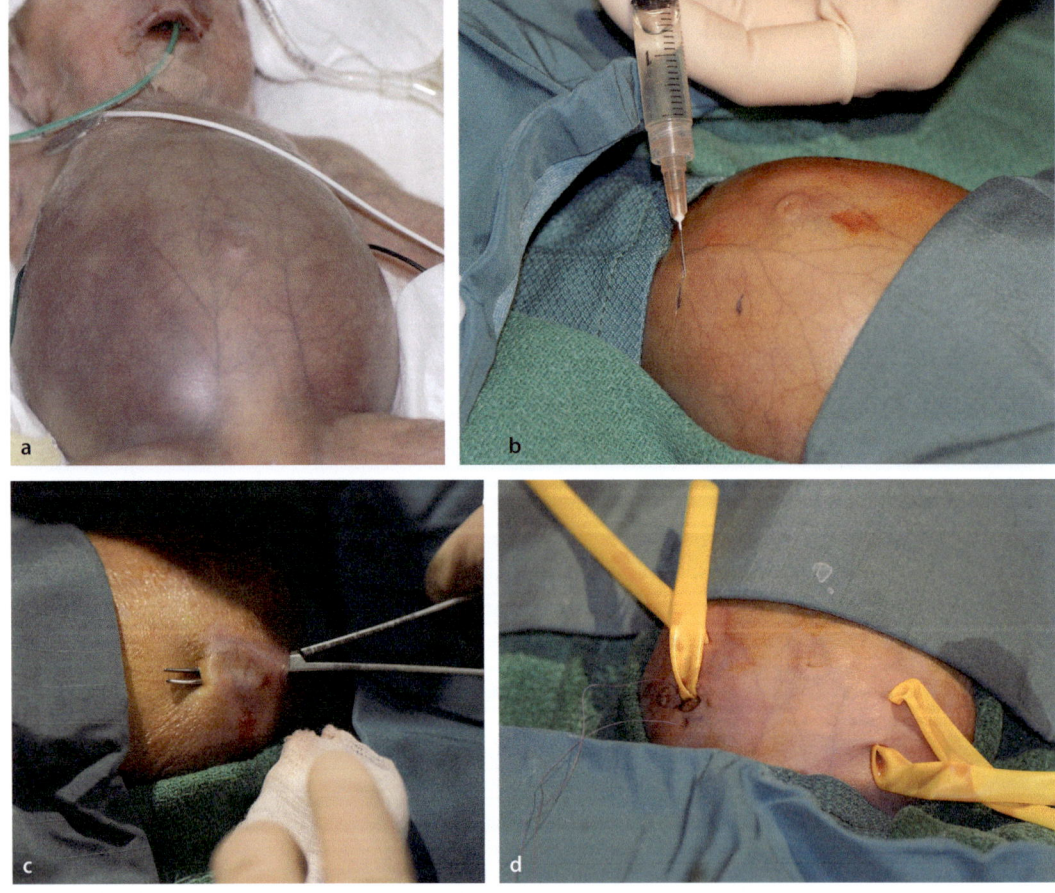

◘ Abb. 12.3 a 3 Wochen altes Frühgeborenes; Gestationsalter 25. Schwangerschaftswoche, Geburtsgewicht 700 g. Geblähtes Abdomen, bräunlich verfärbte Flanken, schwerer septischer Schock. Primäre peritoneale Drainage am 24. Lebenstag im Inkubator. b Infiltration mit Lokalanästhetikum. c Zwei Inzisionen rechts und Einbringen einer Klemme, es zeigen sich nekrotisch bräunliche Darmanteile und Stuhlflüssigkeit in der Bauchhöhle. d 4-Quadranten-Drainage mit weichen Laschen-Drains. Das Baby verstirbt am Folgetag im septischen Schock

Tritt keine Besserung des Zustands innerhalb von 24 h ein, so wird eine **Laparotomie** durchgeführt (Tam 1997; Ein et al. 1990). So lange sich Eiter und Stuhl über die Drainage und die Inzisionsstelle entleeren, wird das Drain belassen, und die Ernährung kann in der Regel nach einigen Tagen im Sinne einer Zottenernährung, z. B. mit 6 × 0,5 ml Muttermilch, begonnen werden, sobald die Darmverschlusszeichen abgeklungen sind.

> Eine Steigerung der Nahrungszufuhr sollte allerdings erst begonnen werden, nachdem mit einer Kontrastmittelpassage die Durchgängigkeit des Magen-Darm-Trakts kontrolliert wurde.

Die Frühergebnisse nach PPD und Laparotomie zur Behandlung der NEC unterscheiden sich nicht signifikant (Moss et al. 2006). Allerdings kann bei ca. 50 % der Kinder mit NEC, die mit PPD behandelt werden, eine größere Laparotomie vermieden werden (Rao et al. 2011).

In einer großen Europäischen Studie wurde bei Frühgeborenen < 1000 g gezeigt, dass 74 % nach primärer peritonealer Drainage eine Laparotomie benötigten (Rees et al. 2008). Es bleibt daher fraglich, ob die PPD wirklich eine Option für Kinder ist, die für eine Laparotomie zu instabil erscheinen (Pierro 2005).

Laparotomie und primäre Anastomose

Ist der von einer NEC betroffene Darmabschnitt nicht allzu lang und gut demarkiert und besteht keine Gefahr eines KDS bei Resektion der betroffenen Darmabschnitte und ist das Baby nicht im Schockzustand (Pokorny et al. 1986), kann eine primäre Anastomose durchgeführt werden (Kiessewetter et al. 1979). Eine primäre Anastomose vermeidet Stomakomplikationen und kürzt den postoperativen Verlauf mitunter erheblich ab.

12.6 Prognose und Outcome

12.6.1 Mortalität

Die Mortalität bei NEC liegt zwischen 17 % und 29 % (Stanford et al. 2002; Gfroerer et al. 2014) und steigt mit zunehmender Länge des nekrotischen Darmabschnitts (Gfroerer et al. 2014).

Bei extrem untergewichtigen, an NEC erkrankten Babys, welche eine chirurgische Intervention benötigten, zeigte sich eine höhere Mortalität während der Hospitalisation (44,7 % vs. 34,7 %) (Hintz et al. 2005; Shah et al. 2012).

12.6.2 Folgen der NEC

Intestinale Strikturen

Intestinale Strikturen und Stenosen (◘ Abb. 12.1b) treten meist 1–6 Monate sowohl nach konservativer wie auch nach operativer Behandlung einer NEC auf (Janik et al. 1981; Tam 1997). Nach Resektion der Ileozäkalklappe und bei Ausbildung von Darmengstellen und dilatierten Darmsegmenten kann es zu einer bakteriellen Überwucherung des Dünndarms (*contaminated small bowel syndrome*) oder einer *Clostridium-difficile*-Enterokolitis kommen, mit abdomineller Distension, wässrigen Durchfällen, Fieberschüben, wiederkehrenden Bauchschmerzen und ausgeprägter Dilatation der den Engstellen vorgeschalteten Darmabschnitte (Youssef et al. 2012). Eine intermittierende, enterale Verabreichung von **Metronidazol** bzw. **Vancomycin** für jeweils 1–2 Wochen bessert meist die Symptomatik.

Stomiekomplikationen

Enterostomien bei sehr untergewichtigen Frühgeborenen weisen eine beträchtliche Komplikationsrate auf, wobei besonders Stomaprolaps, Stomastenosen, Stomanekrosen und Stomaretraktionen auftreten (Musemeche et al. 1987). Je weiter oralwärts das Stoma am Dünndarm liegt, desto höher ist der Flüssigkeitsverlust und desto schwieriger ist der Flüssigkeits- und Elektolytersatz (Tam 1997).

Kurzdarmsyndrom

Das Risiko eines KDS bei NEC wächst mit dem Ausmaß der Dünndarmresektion und der Dysmotilität des verbliebenen Darms, wobei der Verlust von Ileum für die spätere Darmfunktion schwerer wiegt als der Verlust von Jejunum oder Kolon. Bei ca. 10 % der Kinder kommt es nach operativ behandelter NEC zur Ausbildung eines KDS (Horwitz et al. 1995). Je jünger ein Kind zum Zeitpunkt der Dünndarmresektion ist, desto größer ist nach einer NEC das Potenzial für die nachfolgende Dickdarm- und Dünndarmadaptation, sofern Restdarmabschnitte erhalten geblieben sind.

Durch **frühzeitige enterale Ernährung** kann die Dünndarmadaptation gefördert werden. Wegen der lang andauernden Unmöglichkeit, das Kind vollständig enteral zu ernähren, ist die parenterale Ernährung langfristig weiterzuführen (Bram et al. 2011). Auch Spurenelement-, Eisen- und Vitaminmangelzustände sowie Hormon- und Wachstumsstörungen können im Rahmen eines KDS auftreten. Nach ausgedehnten Dünndarmresektionen, v. a. im Ileumbereich, ist nachfolgend primär mit einem Mangel an den Vitaminen A, D, E, K, B_1, B_2, B_{12}, an Selen, Zink, Eisen und Magnesium sowie Eiweiß zu rechnen.

> Ist eine parenterale Ernährung über lange Zeit erforderlich, so sollte diese über einen Zentralvenenkatheter in Form einer heimparenteralen Ernährung verabreicht werden, damit das Kind zu Hause aufwachsen kann.

Für die langfristige parenterale Ernährung haben sich **Omega-3-Fettsäuren-haltige Nährlösungen** aufgrund ihres leberschonenden Effekts bewährt (D'Antiga und Goulet 2013).

Autologe Darmverlängerung

Kommt es im Rahmen der Darmadaptation beim KDS zu einer Plateauphase bei der Steigerung der enteralen Ernährung und hat das Kind ein Alter von annähernd einem Jahr erreicht, kann die Durchführung einer autologen Darmverlängerung die enterale Ernährungssituation verbessern (Jones et al. 2010).

Langzeitergebnisse nach NEC

Obwohl es sich bei der NEC um eine schwerwiegende, akute Darmentzündung im Neugeborenenalter handelt, zeigt sich ein **günstiges Langzeitergebnis** bei der Mehrzahl der überlebenden Kinder (Stanford et al. 2002). Die Hälfte aller Kinder hat nach NEC keine Langzeitfolgen zu erwarten (Stanford et al. 2002). Ungefähr 10 % der Kinder zeigen gastrointestinale Folgezustände wie KDS, Malabsorption und gehäuften Stuhlgang. Extrem untergewichtige Frühgeborene (ELBW; Geburtsgewicht < 1000 g), die einer chirurgischen Behandlung der NEC bedurften, zeigten häufiger eine signifikante Reduktion des Wachstums und eine verzögerte oder beeinträchtigte neuromotorische Entwicklung (Sonntag et al. 2000; Schulzke et al. 2007).

12.7 Problematik des Krankheitsbildes

Kinder mit NEC haben ein erhöhtes Risiko für die Entwicklung von Zerebralparesen sowie für das Auftreten von visuellen und kognitiven Beeinträchtigungen (Stanford et al. 2002; Schulzke et al. 2007).

Fazit für die Praxis
- Häufigste Ursache:
  - Niedriges Geburtsgewicht und Gestationsalter, Formula-Milch-Ernährung, Kreislaufinstabilität, kongenitale Herzfehler, peripartale Asphyxie, Apnoen, IRDS
- Leitsymptome:
  - Akute Bauchsymptomatik mit Restvolumen im Magen, gelb-grünem Erbrechen, Auftreibung und Berührungsempfindlichkeit des Abdomens, Durchfall, z. T. mit Blutbeimengung
- Klinischer Verlauf:
  - Akut einsetzendes, galliges Erbrechen und Restvolumen
  - Berührungsempfindlichkeit des Abdomens
  - Abdominelle Hautrötung und Bauchauftreibung
  - Blutiger Durchfall
  - Kardiorespiratorische Instabilität, vermehrte Apnoen
  - Graues Hautkolorit, Sepsiszeichen
- Diagnostikum der Wahl:
  - Abdomenleerröntgenaufnahme
  - Sonographie und Duplex-Sonographie des Abdomens und der Pfortader (Nachweis von Gasbläschen im Pfortaderblut)
  - Blutbild
  - Blutgasanalyse
  - Elektrolyte, Transaminasen, Harnstoff, Kreatinin im Serum
  - C-reaktives Protein

- Prokalzitoninspiegel im Serum
- Blutzucker
- Laktatanalyse im Serum
- Gerinnungsanalyse
- Mikrobiologische Blutkultur und Stuhlkultur
— Therapie:
  — Konservativ:
  Vollständige parenterale Ernährung, vorzugsweise über Zentralvenen- oder Einschwemmkatheter
  — Chirurgisch:
  Laparotomie, Ausschaltung der entzündeten Darmabschnitte durch ein vorgelagertes Stoma unter Anlage von endständigen Stomien
  Segmentresektion und Anlage von Stomien
  Primäre peritoneale Drainage (PPD) im Inkubator in Lokalanästhesie
  Darmresektion mit primärer Anastomose
  — Vor Rückoperation von Stomien:
  Kontrastdarstellung der ausgeschalteten Darmabschnitte zum Strikturausschluss

Literatur

Bell M, Ternberg J, Feigin R et al (1978) Neonatal necrotizing enterocolitis. Therapeutic decisions based upon clinical staging. Ann Surg 187(1):1–7

Bizzarro MJ, Ehrenkranz RA, Gallagher PG (2014) Concurrent bloodstream infections in infants with necrotizing enterocolitis. J Pediatr 164:61–66

Bohnhorst B, Kuebler J, Rau G et al (2011) Portal venous gas detected by ultrasound differentiates surgical NEC from other acquired neonatal intestinal diseases. Eur J Pediatr Surg 21(1):12–17

Bram PR, Nurka S, Jiang H et al (2011) Cisapride improves enteral tolerance in pediatric short-bowel syndrome with dysmotility. J Pediatr Gastroenterol Nutr 53:590–559

Buescher ES (1994) Host defense mechanisms of human milk and their relations to enteric infections and necrotizing enterocolitis. Clin Perinat 21(2):247–262

D'Antiga L, Goulet O (2013) Intestinal failure in children: the European view. J Pediatr Gastroenterol Nutr 56(2):118–126

Ein S, Shandling B, Wesson D, Filler R (1990) A 13-year experience with peritoneal drainage under local anesthesia for necrotizing enterocolitis perforation. J Pediatr Surg 25(10):1034–1037

Faingold R, Daneman A, Tomlinson G et al (2005) Necrotizing enterocolitis: assessment of bowel viability with color Doppler US. Radiol 235(2):587–594

Firor H (1982) Use of high jejunostomy in extensive NEC. J Pediatr Surg 17:771–772

Fitzgibbons S, Ching Y, Yu D et al (2009) Mortality of necrotizing enterocolitis expressed by birth weight categories. J Pediatr Surg 44:1072–1075

Gfroerer S, Fiegel H, Schloesser RL, Rolle U (2014) Primary laparotomy is effective and safe in the treatment of necrotizing enterocolitis. World J Surg 38:2730–2734

Gordon PV, Swanson JR, Attridge JT, Clark R (2007) Emerging trends in acquired neonatal intestinal disease: is it time to abandon Bell's criteria? J Perinatol 27:661–671

Hall NJ, Peters M, Eaton S, Pierro A (2004) Hyperglycemia is associated with increased morbidity and mortality rates in neonates with necrotizing enterocolitis. J Pediatr Surg 39:898–901

Hall NJ, Eaton S, Pierro A (2013) Royal Australasia of Surgeons Guest Lecture. Necrotizing enterocolitis: prevention, treatment, and outcome. J Pediatr Surg 48:2359–2367

Hintz SR, Kendrick DE, Stoll BJ et al; NICHD Neonatal Research Network (2005) Neurodevelopmental and growth outcomes of extremely low birth weight infants after necrotising enterocolitis. Pediatrics 115:696–703

Horbar J, Badger G, Carpenter J et al (2002) Members of the Vermont Oxford Network. Trends in mortality and morbidity for very low birth weight infants, 1991–1999. Pediatr 110:143–151

Horwitz J, Lally K, Cheu L et al (1995) Complications after surgical intervention for necrotizing enterocolitis: a multicenter review. J Pediatr Surg 30(7):994–999

Janik J, Ein S (1980) Peritoneal drainage under local anaesthesia for necrotizing enterocolitis (NEC) perforation: a second look. J Pediatr Surg 15:565–568

Janik J, Ein S, Mancer K (1981) Intestinal stricture after necrotizing enterocolitis. J Pediatr Surg 16(4):438–443

Jones B, Hull M, Kim H (2010) Autologous intestinal reconstruction surgery for intestinal failure management. Curr Opin Organ Transpl 15:341–345

Kastenberg Z, Sylvester K (2013) The surgical management of necrotizing enterocolitis. Clin Perinatol 40:135–148

Khan T, Rawat J, Ahmed I et al (2009) Neonatal pneumoperitoneum: a critical appraisal of its causes and subsequent management from a developing country. Pediatr Surg Int 25:1093–1097

Kiessewetter W, Taghizadeh F, Bower R (1979) Necrotizing enterocolitis: is there a place for resection and primary anastomosis? J Pediatr Surg 14:360–363

Kliegman R, Walsh M (1987) Neonatal necrotizing enterocolitis: pathogenesis, classification, and spectrum of illness. Curr Probl Pediatr 17(4):213–288

Kosloske A, Ball W, Umland E et al (1985) Clostridial necrotizing enterocolitis. J Pediatr Surg 20:155–159

Mayr J, Fasching G, Höllwarth ME (1994) Psychosocial and psychomotoric development of very low birthweight infants with necrotizing enterocolitis. Acta Paediatr Suppl 396:96–100

Martin L, Neblett W (1981) Early operation with intestinal diversion for necrotizing enterocolitis. J Pediatr Surg 16(3):252–255

Moss R, Dimmitt R, Barnhart D et al (2006) Laparotomy versus peritoneal drainage for necrotizing enterocolitis and perforation. N Engl J Med 354(21):2225–2234

Musemeche C, Kosloske A, Ricketts R (1987) Enterostomy in necrotizing enterocolitis: an analysis of techniques and timing of closure. J Pediatr Surg 22:479–483

Najaf TA, Vachharajani NA, Warner BW, Vachharajani AJ (2010) Interval between clinical presentation of necrotizing enterocolitis and bowel perforation in neonates. Pediatr Surg Int 26:607–609

Niemarkt HJ, de Meij TGJ, van de Velde ME et al (2015) Necrotizing enterocolitis: a clinical review on diagnostic biomarkers and the role of the intestinal microbiota. Inflamm Bowel Dis 21:436–444

Numanoglu A, Millar AJ (2011) Necrotizing enterocolitis: early conventional and fluorescein laparoscopic assessment. J Pediatr Surg 46:348–351

Pierro A (2005) The surgical management of necrotising enterocolitis. Early Hum Develop 81:79–85

Pierro A, Hall N, Ade-Ajayi A et al (2004) Laparoscopy assists surgical decision making in infants with necrotizing enterocolitis. J Pediatr Surg 39:902–906

Pokorny W, Garcia-Prats J, Barry Y (1986) Necrotizing enterocolitis: incidence, operative care, and outcome. J Pediatr Surg 21(12):1149–1154

Rao S, Basani L, Simmer K et al (2011) Peritoneal drainage versus laparotomy as initial surgical treatment for perforated necrotizing enterocolitis or spontaneous intestinal perforation in preterm low birth weight infants (Review). Cochrane Database Syst Rev 15(6): CD006182

Rees C, Eaton S, Kiely E et al (2008) Peritoneal drainage or laparotomy for neonatal bowel perforation? a randomized controlled trial. Ann Surg 248(1):44–51

Schulzke S, Deshpande G, Patole S (2007) Neurodevelopmental outcomes of very low-birth-weight infants with necrotizing enterocolitis: a systematic review of observational studies. Arch Pediatr Adolesc Med 161(6):583–590

Shah TA, Meinzen-Derr J, Gratton T et al (2012) Hospital and neurodevelopmental outcomes of extremely low-birth-weight infants with necrotizing enterocolitis and spontaneous intestinal perforation. J Perinat 32:552–558

Sonntag J, Grimmer I, Scholz T et al (2000) Growth and neurodevelopmental outcome of very low birth-weight infants with necrotizing enterocolitis. Acta Paediatr 89(5):528–532

Stanford A, Upperman JS, Boyle P et al (2002) Long-term follow-up of patients with necrotizing enterocolitis. J Pediatr Surg 37:1048–1050

Stoll B (1994) Epidemiology of necrotizing enterocolitis. Clin Perinatol 21:205–218

Tam PKH (1997) Necrotizing enterocolitis – surgical management. Semin Neonatol 2:297–305

Vaughan WG, Grosfeld JL, West K et al (1996) Avoidance of stomas and delayed anastomosis for bowel necrosis: the ‚clip and drop back' technique. J Pediatr Surg 31(4):542–545

Weber TR, Tracy TR Jr, Silen ML et al (1995) Enterostomy and its closure in newborns. Arch Surg 130(5): 534–537

Yee WH, Soraisham AS, Shah VS et al (2012) Incidence and timing of presentation of necrotizing enterocolitis in preterm infants. Pediatr 129:e298–e304

Youssef N, Mezoff A, Carter B, Cole C (2012) Medical update and potential advances in the treatment of pediatric intestinal failure. Curr Gastroenterol Rep 14:243–252

Zani A, Pierro A (2015) Necrotizing enterocolitis: controversies and challenges. F1000Research, 4(F1000 Faculty Rev):1373

Malrotation und Volvulus

Johannes Mayr und Günter Fasching

13.1 Einführung – 152

13.2 Pathogenese – 152

13.3 Symptomatik – 153

13.4 Diagnostik – 153
13.4.1 Laboruntersuchungen – 153
13.4.2 Radiologische Untersuchungen – 153
13.4.3 Chirurgische, minimalinvasive Diagnostik – 156

13.5 Therapie – 156
13.5.1 Chirurgische Behandlung – 156

13.6 Prognose und Outcome – 157

13.7 Problematik des Krankheitsbildes – 157

Literatur – 158

© Springer-Verlag GmbH Deutschland, ein Teil von Springer Nature 2018
J. Mayr, G. Fasching (Hrsg.), *Akutes Abdomen im Kindes- und Jugendalter*,
https://doi.org/10.1007/978-3-662-55995-6_13

Praxisbeispiel
Ein 2 Wochen altes Kind wird in der Notaufnahme wegen seit 3 Tagen erneut zunehmendem Erbrechen vorgestellt. Initial habe es Nahrung erbrochen, seit einigen Stunden sei gelb-grünes, mitunter schwallartiges Erbrechen beobachtet worden. Anamnestisch war das Neugeborene bereits eine Woche zuvor wegen wiederholtem Erbrechen in der Klinik vorgestellt worden, und das Erbrechen hatte nach Verabreichung von Infusionen sistiert.

Klinischer Untersuchungsbefund: Mäßig dehydrierter Säugling, mit Apathie und Trinkschwäche. Das Abdomen wirkt vorgewölbt und diffus gering druckdolent. Das Hautkolorit ist blass-grau. Herzfrequenz: 130/min, Atemfrequenz 44/min, Temperatur: 36,9 °C. Natrium: 135 mmol/l, Kalium: 4,7 mmol/l, Hämoglobin: 14,8 g/dl, Base Excess: –1,4 mmol/l. Röntgen Abdomen in Seitenlage links: hoher Dünndarmileus mit 3 stehenden, dilatierten Darmschlingen mit Spiegelbildungen im Mittelbauchbereich. Sonographie des Abdomens: »Whirlpool-Zeichen« im Bereich der Mesenterialwurzel.

Klinische Überlegung
Bei jedem Frühgeborenen, Neugeborenen oder jungen Kind mit plötzlich einsetzendem, galligem Erbrechen, v. a. bei gleichzeitigem Vorliegen von Schockzeichen und einem aufgetriebenen Abdomen, muss zuerst an das Vorliegen einer Malrotation mit Volvulus gedacht werden. Bereits nach wenigen Stunden kommt es im Rahmen der fortschreitenden ischämischen Nekrose von Dünndarm- und Dickdarmabschnitten zur Ausbildung eines Multiorganversagens.

13.1 Einführung

Malrotation - Darmlageanomalie bedingt durch eine unvollständige Rotation und unzureichende Fixation des Dünn- und Dickdarms. Sie tritt bei einem von 500 Lebendgeborenen auf.

Volvulus - Verdrehung des unzureichend fixierten Dünn- und Dickdarms im Bereich des schmalbasig ausgebildeten Mesenteriums mit Obstruktion der Darmpassage und drohender Darmnekrose.

Die Manifestation der Malrotation tritt bei mindestens 2 von 3 Patienten in der **Neugeborenenperiode** auf (El-Gohary et al. 2010), und einer von 3 Patienten zeigt einen Volvulus (Torres und Ziegler 1993).

Eine Malrotation kommt typischerweise vor bei
- Zwerchfellhernien,
- Gastroschisis,
- Omphalozele,
- Heterotaxiesyndromen (gekennzeichnet durch Herzfehler, thorakale und intestinale Rotationsanomalien) (Tashjian et al. 2007; El-Gohary et al. 2010; Yu et al. 2009).

Auch bei Kindern mit Dünndarmatresien wird eine Malrotation häufiger beobachtet.

13.2 Pathogenese

Die normale Fixation des Dünndarms besteht entlang einer Linie zwischen dem Treitz-Band und dem Zäkum. Die **Malrotation** bewirkt eine Verschmälerung des Abstands zwischen Duodenum und Zäkum und führt zu einer erhöhten Mobilität von Dünndarm- und Dickdarmabschnitten. Das Zäkum liegt dabei häufig im Bereich der Mittellinie, und die Verbindung zwischen Duodenum und Zäkum ist durch ein Ladd-Band verstärkt. Damit ist eine große Gefahr für eine nachfolgende **spontane Volvulusbildung** durch Torsion des schmalbasigen Dünndarmmesenteriums und des proximalen Mesokolons um diese enge Fixationsstelle herum verbunden. Durch die Ladd-Bänder kann es zu einer Duodenalobstruktion mit Ausweitung des proximalen Duodenums kommen.

Auch beim **Pseudoobstruktionssyndrom** kann eine Malrotation als Ursache vorliegen (Mousa et al. 2002).

> Der akute Volvulus, gekennzeichnet durch ein akutes Abdomen mit galligem Erbrechen, Bauchauftreibung und Schock, stellt aufgrund der akuten Darmischämie eine absolute chirurgische Notfallsituation dar, die einer unverzüglichen chirurgischen Intervention bedarf.

13.3 Symptomatik

Die klassischen Symptome einer intestinalen Malrotation mit der Komplikation eines akuten Volvulus bestehen aus plötzlich einsetzenden Bauchschmerzen und galligem Erbrechen bei einem zuvor gesund wirkenden Säugling. Zeichen einer akuten Duodenalobstruktion, galliges Erbrechen, abdominelle Druckempfindlichkeit und Bauchkrämpfe, Schocksymptome und kardiorespiratorische Instabilität sprechen für einen akuten Volvulus aufgrund einer Malrotation.

Trotz der mitunter sehr ausgeprägten Krankheitszeichen – wie akut einsetzende Bauchschmerzen, heftige Bauchkrämpfe und gallig-grünes Erbrechen – kommt es immer wieder vor, dass die Symptome der akuten Darmischämie von Ärzten, Krankenpflegepersonal und Hebammen nicht erkannt werden und wertvolle Zeit verrinnt, bevor an einen Volvulus gedacht und entsprechend gehandelt wird. Das Wissen um die Bedeutung des akut einsetzenden gelb-grünen Erbrechens ist offenbar beim medizinischen Personal lückenhaft vorhanden, wie dies Fragebogenergebnisse zeigen (Shalaby et al. 2013).

> Die Trias aus plötzlich einsetzenden heftigen Bauchschmerzen, gelb-grün gefärbtem Erbrechen und Schockzeichen bei einem Neugeborenen oder jungen Kind sind klinische Hinweise auf einen akuten Volvulus. Das Abdomen ist beim Volvulus aufgetrieben, wirkt flüssigkeitsgefüllt und druckschmerzhaft, eine Abwehrspannung fehlt häufig.

13.4 Diagnostik

13.4.1 Laboruntersuchungen

Bei Volvulus sind im Serum häufig eine schwere metabolische Azidose, ein Laktatanstieg (Hsiao und Langer 2012) sowie eine Leukozytose zu finden.

Der Urin kann sich in der Spätphase eines Volvulus durch die Hämoglobinfreisetzung beim Blutzerfall in hämorrhagisch infarzierten Darmschlingen rot verfärben.

13.4.2 Radiologische Untersuchungen

Bei hämodynamisch stabilen Kindern kann vor der Operation noch eine rasche duplexsonographische (Abb. 13.1) und/oder röntgenologische Diagnostik erfolgen. Die Abklärung eines Kindes mit V. a. Malrotation oder Volvulus erfordert eine vertrauensvolle und intensive Kooperation zwischen Kinderchirurgen und Radiologen, um eine auf das Kind und die bestehende Situation angepasste Diagnostik auszuwählen (Tackett et al. 2014).

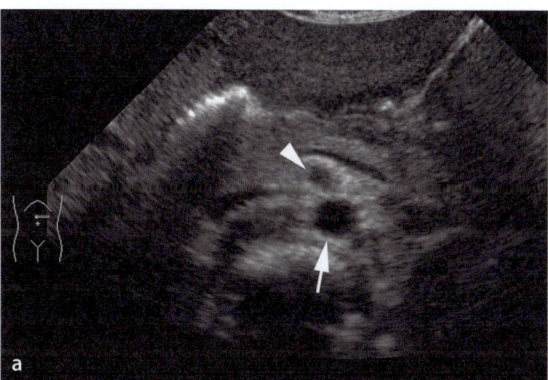
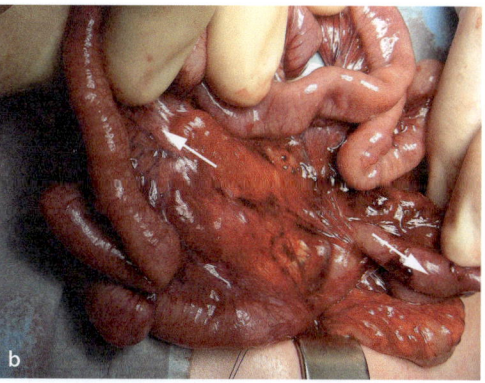

Abb. 13.1 a Ein 2 Wochen altes, in der 41. Schwangerschaftswoche geborenes Baby (Geburtsgewicht: 3100 g) wird mit galligem Erbrechen und leicht reduziertem Allgemeinzustand vorgestellt. Im Abdomen-Ultraschall zeigt sich, dass die Pars 3 des Duodenums nicht dorsal der A. mesenterica superior (AMS; markiert mit *Pfeilspitze*) verläuft. Die AMS verläuft zudem von der Aorta (Aorta markiert mit *Pfeil*) nach rechts. b Laparoskopisch assistierte Ladd-Operation zur Vergrößerung des Abstands zwischen Colon ascendens (*Pfeil*) und Duodenum (*Pfeil*)

Der sicherste Nachweis einer Malrotation erfolgt durch eine obere Magen-Darm-Passage mit Kontrastmittel (Sizemore et al. 2008; Tackett et al. 2014; Torres und Ziegler 1993; Lin et al. 1995; Yanez und Spitz 1986), die den Übergang des Duodenums in das Jejunum darstellt. Die obere Magen-Darm-Passage kann ca. 5–15 % falsch-positive oder falsch-negative Ergebnisse bezüglich einer Malrotation ergeben, v. a. wenn anatomische Varianten des oberen Gastrointestinaltrakts vorliegen (Long et al. 1996; Applegate et al. 2006; Sizemore et al. 2008).

> Die korrekte Rotation des kindlichen Körpers auf dem Untersuchungstisch ist wesentlich. Sie kann durch Aufkleben von Metallmarkern vorne auf der Haut im Bereich der Mittellinie des kindlichen Körpers überprüft werden (Dekker et al. 2012).

Die Darstellung des Dickdarms mit Kontrastmittel kann zum Nachweis einer Malrotation mitunter hilfreich sein. Auch wenn das Zäkum im rechten Unterbauch darstellbar ist, spricht das nicht gegen eine Malrotation, weil bei einem von 5 Kindern mit Malrotation das Zäkum normal liegt (Strouse 2008). Bei Volvulus bricht dabei die Kolonkontrastfüllung typischerweise im Colon transversum ab.

Kann eine Malrotation oder ein Volvulus mittels Duplexsonographie nicht sicher ausgeschlossen werden, sollte der duodenojejunale Übergang im Bereich des Treitz-Bandes unverzüglich mit einer oberen Magen-Darm-Passage dargestellt werden, bei Bedarf auch das proximale Kolon mit einem Kolonkontrasteinlauf.

Abdomenleerröntgenbild

Das Abdomenleerröntgenbild in Linksseitenlage im seitlichen Strahlengang zeigt mitunter einzelne Spiegelbildungen, es hilft jedoch wenig bei der Abklärung eines V. a. Volvulus (Yanez und Spitz 1986) (Abb. 13.2a). Das Abdomenleerröntgenbild bei Kindern mit Malrotation ist in den meisten Fällen unauffällig und nur sehr selten finden sich dabei Hinweiszeichen auf eine duodenale Obstruktion, wie ein gasleerer Dünndarm oder eine *double bubble* (Tackett et al. 2014). Das Abdomen wirkt trotz der klinisch erkennbaren Bauchdistension im Abdomenleerröntgenbild milchglasfarben und auffällig gasarm oder gaslos (El-Gohary et al. 2010).

Ultraschallbefunde bei Malrotation und Volvulus

Bei symptomatischen Patienten mit Volvulus ist häufig ein »**Whirlpool-Zeichen**« im Farbduplex-Ultraschall nachweisbar (Shimanuki et al. 1996).

> Das »Whirlpool-Zeichen« der an der Mesenterialgefäßbasis umeinander torquierten Mesenterialarterie und -vene ist ein typisches Zeichen für Volvulus und stellt eine absolute Indikation für eine Notfalloperation dar (Shimanuki et al. 1996).

Die Dünndarmschlingen wirken bei Volvulus dilatiert, flüssigkeitsgefüllt und wandverdickt und zeigen keine oder nur schwache Peristaltik sowie mitunter einen Perfusionsausfall (Abb. 13.2b, c). Sensitivität und Spezifität des »Whirlpool-Zeichens« für die Bestätigung eines Volvulus werden mit 45 % bzw. 99 %, angegeben (Orzech et al. 2006).

Der dritte Teil des Duodenums verläuft bei einer Malrotation nicht hinter den Mesenterialgefäßen (Abb. 13.1a). Dies stellt das sicherste Zeichen für das Vorliegen einer Malrotation im Ultraschall dar (Yousefzadeh 2009) (Abb. 13.1a). Die A. mesenterica superior verläuft bei einer Malrotation meist rechts von der V. mesenterica superior (Zerin und DiPietro 1992). Sensitivität und Spezifität einer inversen Position der A. mesenterica superior und V. mesenterica superior für den Nachweis einer Malrotation betragen 71 % bzw. 89 % (Orzech et al. 2006).

> **Cave**
> Ein normaler Ultraschallbefund im Bereich der Mesenterialwurzel stellt keinen verlässlichen Ausschluss einer Malrotation dar (Ashley et al. 2001).

Computertomographie

Eine CT-Untersuchung ist bei Malrotation und Volvulus meist nicht hilfreich. Obwohl Taylor (2011) eine Sensitivität von 97,3 % und eine Spezifität von 99 % für die Bestimmung der Lage des unteren Duodenalabschnitts in Relation zur A. mesenterica superior bei Malrotationsverdacht beschrieb, hat sich diese Untersuchung wegen der damit verbundenen Strahlenbelastung nicht zur Malrotationsabklärung etabliert.

Malrotation und Volvulus

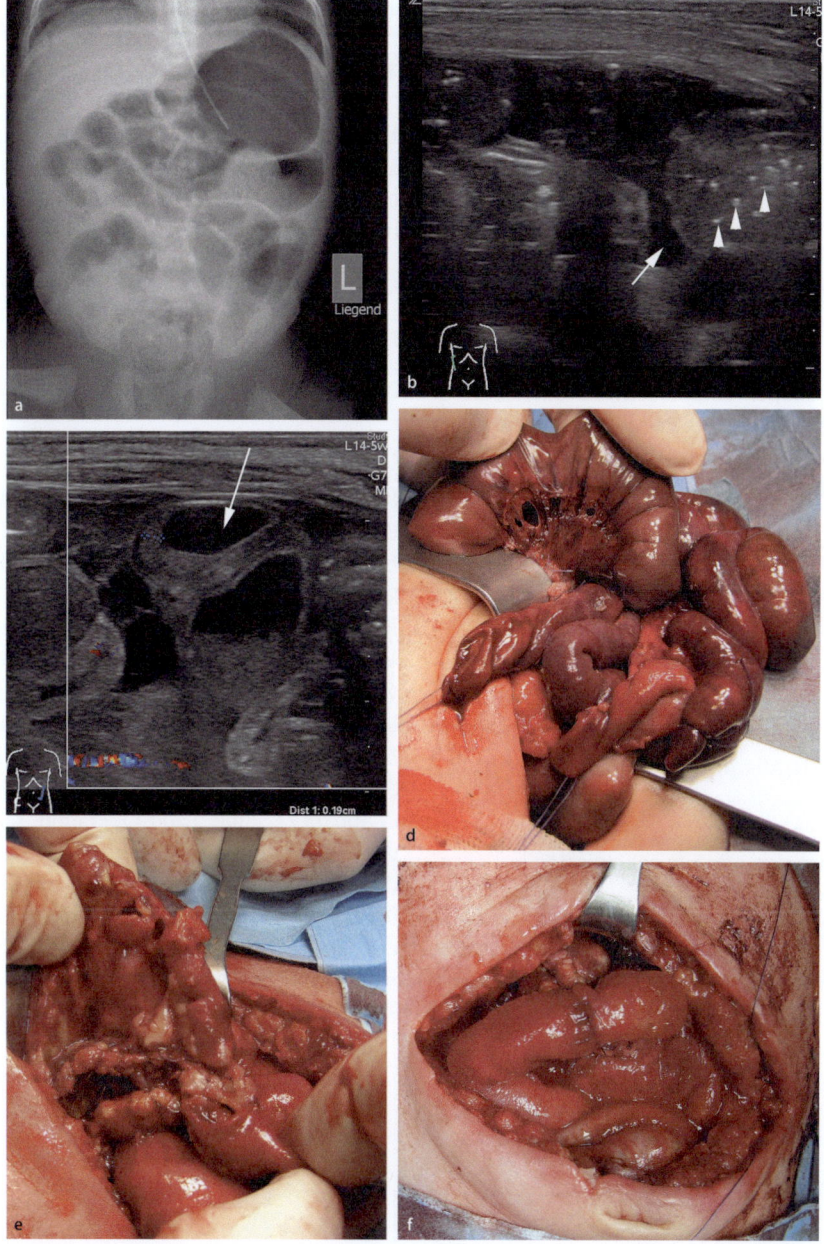

◘ **Abb. 13.2** a Abdomenleerröntgen (in Rückenlage) eines 4 Wochen alten Frühgeborenen der 31. Schwangerschaftswoche (Geburtsgewicht: 1960 g), das wegen akut aufgetretenen Bauchschmerzen und galligem Erbrechen vorgestellt wird. Trotz liegender Magensonde ist der Magen stark mit Luft gefüllt, die Dünndarmschlingen zeigen eine geringe Dilatation. b Im Ultraschall des Abdomens zeigen sich mit hypoechogenem Inhalt gefüllte, stark dilatierte Darmschlingen mit multiplen, kleinen Gasbläschen im Lumen (*Pfeilspitzen*) und vermehrt freie intraperitoneale Flüssigkeit (*Pfeil*). c In der Farbduplexsonographie findet sich keine sichere Durchblutung der auf 2 mm verdickten Darmwand und eine Dilatation der flüssigkeitsgefüllten Darmschlingen als Hinweis auf eine komplette mesenteriale Ischämie bei akutem Volvulus. d Bei der Laparotomie findet sich eine subtotale Dünndarmgangrän, und es wird als erster Schritt nur eine Resektion der sicher avitalen Darmabschnitte mit End-zu-End-Darmadaptation durchgeführt. Eine Second-Look-Operation wird entsprechend dem klinischen Verlauf in den Folgetagen geplant. e Bei der Second-Look-Operation nach 4 Tagen wird eine Nachresektion der demarkierten, z. T. perforierten, ischämischen Darmabschnitte vorgenommen. f Anschließend wird eine End-zu-End-Anastomose durchgeführt. Auf eine Stomaanlage wird beim vorliegenden Kurzdarmsyndrom verzichtet, um die vorhandene Darmlänge zu erhalten. Wegen des Kurzdarmsyndroms wird ein zentralvenöser Broviac-Katheter für die langzeitparenterale Ernährung eingebracht

Eine Kontrastmittelapplikation im Rahmen einer Abdomen-CT-Untersuchung kann zwar zusätzlich mangelperfundierte Darmabschnitte nachweisen, die Kontrastmittelgabe erfordert jedoch eine vorab durchgeführte Bestimmung der Nierenfunktionsparameter (Aidlen et al. 2005).

13.4.3 Chirurgische, minimalinvasive Diagnostik

Die **Laparoskopie** zum Nachweis einer Malrotation stellt zwar ein invasives diagnostisches Verfahren dar, in Anbetracht der Konsequenzen eines verschleppten lebensbedrohlichen Volvulus ist jedoch auch eine Notfall-Laparoskopie indiziert, um bei fraglichen Befunden eine rasche Abklärung und Behandlung herbeiführen zu können.

- Differenzialdiagnosen

> **Differenzialdiagnostische Abgrenzung von Malrotation und Volvulus**
> — Invagination
> — Nekrotisierende Enterokolitis (NEC)
> — Bridenileus
> — Hämolytisch-urämisches Syndrom

13.5 Therapie

13.5.1 Chirurgische Behandlung

Eine »Probelaparotomie« zum Ausschluss eines akuten Volvulus kann lebensrettend sein, und es bedarf in dieser Notfallsituation keiner weiteren bildgebenden Diagnostik vor Operationsbeginn.

> Unverzügliches chirurgisches Handeln ist beim akuten Volvulus notwendig, um eine langstreckige, folgenschwere Darmnekrose zu verhindern.

Ladd-Operation
Kinder mit **nachgewiesener Malrotation und schmaler Mesenterialbasis** sollten einer Ladd-Operation unterzogen werden, da die Risiken einer Ladd-Operation, wie Adhäsions- oder Bridenileus in 5,6–26 % der Fälle oder mögliche Wundheilungsstörungen, insgesamt weniger gravierend sind als ein möglicherweise lebensbedrohlicher akuter Volvulus (Hsiao und Langer 2012; Biko et al. 2011; El-Gohary et al. 2010; Murphy und Sparnon 2006; Spigland et al. 1990) (Abb. 13.1b, Abb. 13.2). Eine Ladd-Operation schützt allerdings nicht in jedem Fall vor einem Volvulus, denn die Rate von Volvulus-Rezidiven wird dabei mit 0,6–4,5 % angegeben (Biko et al. 2011; Tashjian et al. 2007; El-Gohary et al. 2010) (Abb. 13.3).

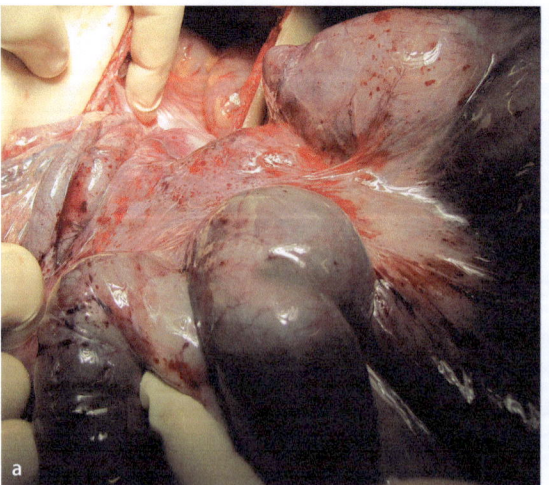 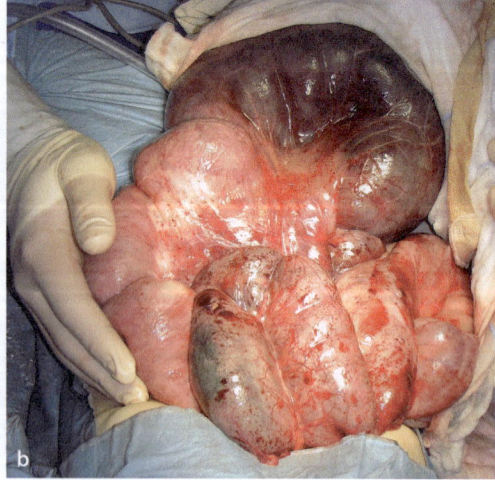

Abb. 13.3 a Rezidivvolvulus bei Pseudoobstruktionssyndrom mit massiv ausgeweiteten Dünndarmschlingen bei einem 5½ Jahre alten Mädchen mit bekannten arteriovenösen Malformationen des Darms. **b** Nach Detorsion des neuerlichen Volvulus Darmresektion der nichtdurchbluteten Darmabschnitte und Einlage eines Jejunal-Buttons zur Dünndarmdekompression. Anschließend Einbringen eines Broviac-Katheters für die langfristige parenterale Ernährung

Ziel der Ladd-Operation ist es, durch eine Verbreiterung des Abstands zwischen dem Duodenum und dem Zäkum eine **breite Fixationsbasis des Dünndarmmesenteriums** herzustellen, indem der Ileozäkalbereich im linken Oberbauch zu liegen kommt und durch die resultierenden Adhäsionen des Dünndarmmesenteriums die Dünndarmmesenterialbasis in dieser Position breitflächig fixiert wird. Eine laparoskopische Operation führt in der Regel zu weniger Adhäsionen als eine Laparotomie und ist deshalb bei der Ladd-Operation nicht von Vorteil gegenüber einer Laparotomie. Von erfahrenen laparoskopischen Chirurgen wird bei V. a. Volvulus bei Neugeborenen eine offene Ladd-Operation und bei älteren Kindern eine laparoskopische Operation empfohlen (Hsiao und Langer 2012).

Die Operationszeiten bei laparoskopischer Operation liegen auch in der Hand erfahrener Kinderchirurgen höher als bei offener Operation (Miyano et al. 2015), und die Konversionsrate in einer Metaanalyse lag bei 25,3 %, hauptsächlich bedingt durch unzureichende Sichtverhältnisse im Abdomen (Catania et al. 2016). Eine offene Operation führt im Vergleich zur laparoskopischen Operation zu einer signifikant höheren Rate an postoperativen Komplikationen, während sich die postoperative Ileusrate zwischen den beiden Therapieverfahren nicht signifikant unterscheidet. Die offene Operation einer Malrotation bietet jedoch einen signifikant besseren Schutz gegen einen Volvulus (Catania et al. 2016).

Second-Look-Operation

Zeigt sich intraoperativ bei einer Volvulusoperation ein Befund von multiplen, langstreckigen fraglich vitalen Darmabschnitten, sollte nach Detorsion eine Second-Look-Operation nach 24–48 h erwogen werden (◘ Abb. 13.2d–f).

13.6 Prognose und Outcome

Prognose und Outcome sind vom Ausmaß der ischämischen Darmwandschädigung und der betroffenen Darmlänge abhängig. Entscheidend ist die schnellstmögliche chirurgische Behebung des Volvulus. Die Mortalität des akuten Volvulus liegt bei 3 % und darüber und betrifft v. a. Kinder, bei denen es zu einer subtotalen intestinalen Nekrose (◘ Abb. 13.2) gekommen ist. Betroffen sind v. a. klinisch schwer beurteilbare Frühgeborene oder Babys mit Begleiterkrankungen (Hsiao und Langer 2012).

Kurzdarmsyndrom nach Volvulus Kommt es nach ausgedehnter Dünndarmresektion wegen eines Volvulus zu einem Kurzdarmsyndrom (KDS) (◘ Abb. 13.2f), so ist die Darmadaptation umso besser zu erwarten, je jünger das Kind zum Operationszeitpunkt ist. Die Ausbildung eines KDS ist nur durch frühzeitige chirurgische Korrektur des Volvulus zu verhindern.

13.7 Problematik des Krankheitsbildes

Mehr als die Hälfte aller Kinder mit Malrotation werden noch in der Neugeborenenperiode mit einem lebensbedrohlichen, akuten Volvulus auffällig. Aus völliger Gesundheit heraus kommt es plötzlich zu galligem Erbrechen, heftigsten Bauchschmerzen und Schockzeichen. Die betroffenen Kinder zeigen ein zunehmend aufgetriebenes, druckdolentes Abdomen (Torres und Ziegler 1993).

Ein Volvulus bei älteren Kindern kann auch intermittierend auftreten oder chronisch bestehen und manifestiert sich dann ggf. unter dem Bild eines Darmverschlusses, chronischer Bauchschmerzen, einer Malabsorption, eines chylösen Aszites, einer Dystrophie mit Gewicht unter der 3. Perzentile (Imamoglu et al. 2005; Spigland et al. 1990; Yanez und Spitz 1986) (◘ Abb. 13.4).

Ein rezidivierender Volvulus kann auch im Rahmen eines **Pseudoobstruktionssyndroms** vorkommen (◘ Abb. 13.3).

Fazit für die Praxis
- Häufigste Ursache:
  - Darmlageanomalie (Malrotation)
  - Malrotation als Begleitfehlbildung bei Zwerchfellhernie, Gastroschisis, Omphalozele oder Dünndarmatresien
  - Heterotaxiesyndrome
- Leitsymptome:
  - Galliges Erbrechen
  - Heftigste Bauchschmerzen

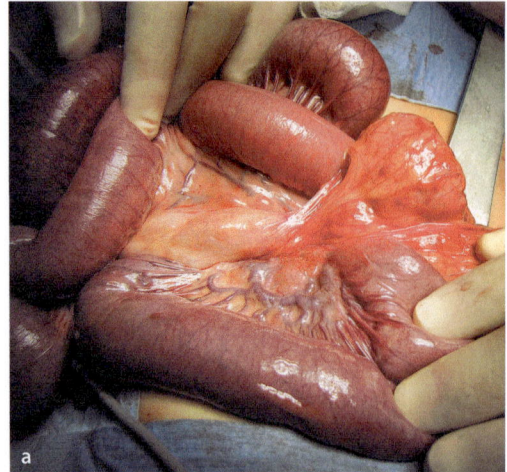
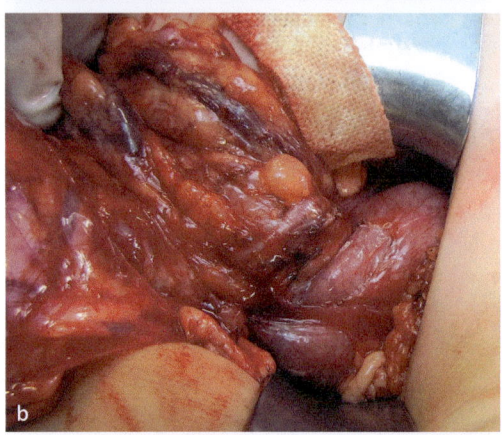
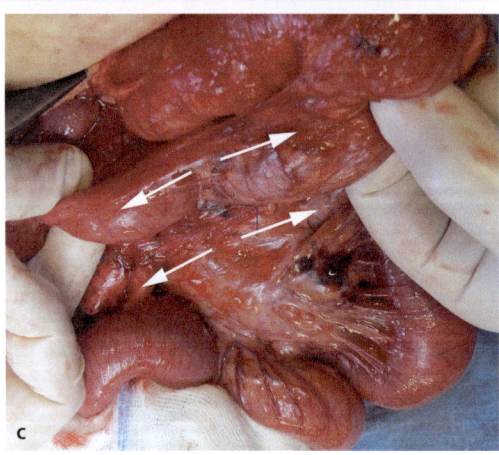

- Schockzeichen
- Aufgetriebenes Abdomen
- Klinischer Verlauf:
  - Aus völliger Gesundheit heraus einsetzende heftige, mitunter krampfartige Bauchschmerzen, galliges Erbrechen; auffallende Blässe und rasch einsetzende Schockzeichen
- Diagnostikum der Wahl (nur bei nichtschockierten Kindern):
  - Ultraschall der Mesenterialwurzel und des Abdomens
  - Obere Magen-Darm-Passage
  - Kolonkontrasteinlauf
  - Diagnostische Laparoskopie
  - »Probelaparotomie«
- Diagnostikum der Wahl (bei schockierten Kindern):
  - »Probelaparotomie«
  - Diagnostische Laparoskopie
- Therapie:
  - Laparotomie oder Laparoskopie und Detorsion des Volvulus
  - Ladd-Operation
  - ggf. Dünndarm- und Dickdarmteilresektion und Anastomose
  - ggf. Second-Look-Operation

◻ **Abb. 13.4** **a** Intraoperatives Bild einer Malrotation mit schmaler Mesenterialwurzel und begleitendem, chronischem Volvulus bei einem 5-jährigen Knaben. Klinisch bestanden ein weit ausladendes, weiches Abdomen und mangelhafte Gewichtszunahme. **b** Nach Detorsion des Volvulus erkennbare Schnürstelle an der Mesenterialwurzel. **c** Chirurgische Verbreiterung der Mesenterialwurzel durch Lösung der Ladd-Bänder und des Peritoneums (*Pfeile*) zwischen Duodenum und Colon ascendens (Ladd-Operation). Das Kolon wird anschließend in das linke Abdomen verlagert

Literatur

Aidlen J, Anupindi S, Jaramillo D, Doody DP (2005) Malrotation with midgut volvulus: CT findings of bowel infarction. Pediatr Radiol 35:529–531

Applegate K, Anderson J, Klatte E (2006) Intestinal malrotation in children: a problem-solving approach to the upper gastrointestinal series. Radiographics 26:1485–1500

Ashley L, Allen S, Teele R (2001) A normal sonogram does not exclude malrotation. Pediatr Radiol 31:354–356

Biko D, Anupindi S, Hanhan S et al (2011) Assessment of recurrent abdominal symptoms after Ladd procedure: clinical and radiographic correlation. J Pediatr Surg 46:1720–1725

Catania VD, Lauriti G, Pierro A, Zani A (2016) Open versus laparoscopic approach for intestinal malrotation in infants and children: a systematic review and meta-analysis. Pediatr Surg Int 32:1157–1164

Dekker G, Andronikou S, Greylin J et al (2012) Contrast meals and malrotation in children – metal markers for improved accuracy. Pediatr Radiol 43(1):115–118

El-Gohary Y, Alagtal M, Gillick J (2010) Long-term complications following operative intervention for intestinal malrotation: a 10-year review. Pediatr Surg Int 26:203–206

Hsiao M, Langer J (2012) Surgery for suspected rotation abnormality: selection of open vs laparoscopic surgery using a rational approach. J Pediatr Surg 47:904–910

Imamoglu M, Cay A, Kosucu P et al (2005) Congenital paraesophageal hiatal hernia: pitfalls in the diagnosis and treatment. J Pediatr Surg 40:1128–1131

Lin J, Lou C, Wang K (1995) Intestinal malrotation and midgut volvulus: a 15-year review. J Formos Med Assoc 94(4):178–181

Long F, Kramer S, Markowitz R et al (1996) Intestinal malrotation in children: tutorial on radiographic diagnosis in difficult cases. Radiol 198(3):775–780

Miyano G, Fukuzawa H, Morita K et al (2015) Laparoscopic repair of malrotation: what are the indications in neonates and children? J Laparoendoscop Adv Surg Tech 25:155–158

Mousa H, Hyman P, Cocjin J et al (2002) Long-term outcome of congenital intestinal pseudoobstruction. Dig Dis Sci 47(10):2298–2305

Murphy F, Sparnon A (2006) Long-term complications following intestinal malrotation and the Ladd's procedure: a 15 year review. Pediatr Surg Int 22:326–329

Orzech N, Navarro O, Langer J (2006) Is ultrasonography a good screening test for intestinal malrotation? J Pediatr Surg 41:1005–1009

Shalaby MS, Kuti K, Walker G (2013) Easily missed? intestinal malrotation and volvulus in infants and children. Br Med J 347:f6949

Shimanuki Y, Aihara T, Takano H et al (1996) Clockwise whirlpool sign at color Doppler US: an objective and definite sign of midgut volvulus. Radiol 199(1):261–264

Sizemore A, Rabbani K, Ladd A, Applegate K (2008) Diagnostic performance of the upper gastrointestinal series in the evaluation of children with clinically suspected malrotation. Pediatr Radiol 38:518–528

Spigland N, Brandt M, Yazbeck S (1990) Malrotation presenting beyond the neonatal period. J Pediatr Surg 25(11):1139–1142

Strouse PJ (2008) Malrotation. Semin Roentgenol 43:7–14

Tackett JJ, Muise ED, Cowles RA (2014) Malrotation: current strategies navigating the radiologic diagnosis of a surgical emergency. World J Radiol 6:730–736

Tashjian D, Wieeks B, Brueckner M, Touloukian R (2007) Outcomes after a Ladd procedure for intestinal malrotation with heterotaxia. J Pediatr Surg 42:528–531

Taylor GA (2011) CT appearance of the duodenum and mesenteric vessels in children with normal and abnormal bowel rotation. Pediatr Radiol 41:1378–1383

Torres A, Ziegler M (1993) Malrotation of the intestine. World J Surg 17(3):326–331

Yanez R, Spitz L (1986) Intestinal malrotation presenting outside the neonatal period. Arch Dis Child 61:682–685

Yousefzadeh D (2009) The position of the duodenojejunal junction: the wrong horse to bet on in diagnosing or excluding malrotation. Pediatr Radiol 39(Suppl 2):172–177

Yu D, Thiagarajan R, Laussen P et al (2009) Outcomes after the Ladd procedure in patients with heterotaxy syndrome, congenital heart disease, and intestinal malrotation. J Pediatr Surg 44:1089–1095

Zerin J, DiPietro M (1992) Superior mesenteric vascular anatomy at US in patients with surgically proved malrotation of the midgut. Radiol 183(3):693–694

Hirschsprung-assoziierte Enterokolitis

Johannes Mayr und Günter Fasching

14.1 Einführung – 162

14.2 Pathogenese – 163

14.3 Symptomatik – 164

14.4 Diagnostik – 164
14.4.1 Laboruntersuchungen – 164
14.4.2 Röntgendiagnostik – 164

14.5 Therapie – 164
14.5.1 Konservative Therapie – 164
14.5.2 Chirurgische Therapie – 165

14.6 Prognose und Outcome – 165

14.7 Problematik des Krankheitsbildes – 165

Literatur – 166

© Springer-Verlag GmbH Deutschland, ein Teil von Springer Nature 2018
J. Mayr, G. Fasching (Hrsg.), *Akutes Abdomen im Kindes- und Jugendalter*,
https://doi.org/10.1007/978-3-662-55995-6_14

Praxisbeispiel
Ein 3 Monate alter Säugling wird wegen Stuhlverhalt und Nahrungsverweigerung sowie aufgrund eines massiv aufgetriebenen Abdomens stationär aufgenommen. Bei ihm war im Alter von einem Monat eine Durchzugsoperation wegen M. Hirschsprung durchgeführt worden, wobei aus der histopathologischen Untersuchung des Rektum-Sigma-Resektats bekannt ist, dass der proximale Absetzungsrand des Kolons Zeichen einer hypoganglionären Übergangszone aufweist.

Klinischer Befund: Stark reduzierter Allgemeinzustand, die Haut wirkt graublass, z. T. marmoriert. Die Herzfrequenz beträgt 218/min, der Blutdruck 112/76 mm Hg, die Atemfrequenz 43/min, und die periphere Sauerstoffsättigung liegt bei 85 %. Das Abdomen wirkt massiv meteoristisch und prall gespannt und ist deutlich diffus druckdolent, jedoch weich eindrückbar. Darmgeräusche sind leise auskultierbar. Laborchemisch zeigen sich eine Leukopenie mit 1700 Leukozyten/µl, eine massive Linksverschiebung der weißen Reihe und ein Quick-Wert von 34 %. Der CRP-Wert beträgt 44 mg/l. Im Thoraxröntgen findet sich ein Zwerchfellhochstand.

Klinische Überlegung
Ein massiv geblähtes, schmerzhaftes Abdomen im Rahmen einer Darmentzündung, begleitet von Fieber, galligem Erbrechen, eine explosive Diarrhö und ggf. Zeichen einer Sepsis mit rascher Verschlechterung des Allgemeinzustands bei einem Baby oder Kleinkind führen zur Arbeitsdiagnose Hirschsprung-assoziierte Enterokolitis (HAEC) (Pastor et al. 2009). Die Bauchdecke kann dabei massiv ausladend und weich eindrückbar sein.

14.1 Einführung

M. Hirschsprung - In einem Darmabschnitt fehlen die Ganglien des Plexus myentericus und des Plexus submucosus, und das betroffene aganglionäre Darmstück ist ständig kontrahiert und zeigt keine Peristaltik. Neben der aganglionären Zone, die ausgehend vom Analbereich unterschiedlich weit nach proximal reicht, findet sich oralwärts anschließend noch ein unterschiedlich langer hypoganglionärer Darmabschnitt, der eine reduzierte Peristaltik aufweist.

HAEC - Eine massive, gering bis mäßig schmerzhafte Bauchdistension, mit ggf. umschriebenen Rötungen der Bauchhaut, begleitet von hohem Fieber und gallig-grünem Erbrechen sowie Gewichtsabnahme weist klinisch auf eine HAEC bei vorbekannter Hirschsprung-Erkrankung hin. Im Blutbild finden sich Zeichen einer Linksverschiebung, mitunter begleitet von einer Leukopenie und Thrombopenie. Im Serum findet sich meist eine Azidose und Elektrolytverschiebung, und in schweren Fällen kommt es zu einer Verbrauchskoagulopathie

Die Hirschsprung-assoziierte Enterokolitis (HAEC) kann sowohl vor als auch nach einer **Durchzugsoperation wegen M. Hirschsprung** auftreten, da auch nach einer Durchzugsoperation ein aganglionäres Darmsegment im Analbereich und mitunter ein Teil der Übergangszone im Bereich proximal der Anastomose verbleiben. Rund 7,5 % aller Kinder mit M. Hirschsprung erkranken bereits präoperativ an einer HAEC (Cheng et al. 2017). Kinder, die bereits präoperativ an einer Hirschsprung-Erkrankung litten, haben auch nach erfolgter Durchzugsoperation eine erhöhtes Risiko, eine HAEC zu entwickeln (Cheng et al. 2017).

Ein Drittel aller Kinder erkrankt in den ersten beiden Jahren nach einer Durchzugsoperation wegen M. Hirschsprung an einer HAEC (Cheng et al. 2017).

Mit zunehmendem Schweregrad der histopathologischen HAEC-Ausprägung im Bereich der im Rahmen der Durchzugsoperation mitresezierten Übergangszone nimmt die Wahrscheinlichkeit zu, an einer postoperativen HAEC zu erkranken (Cheng et al. 2017).

Postoperativ verbliebene Anastomosenstrikturen und -stenosen erhöhen das postoperative HAEC-Risiko um das 9-fache (Haricharan et al. 2008). Eine routinemäßige, regelmäßige Anastomosenbougierung nach Durchzugsoperation wegen M. Hirschsprung reduziert das Risiko für das postoperative Auftreten einer HAEC hingegen nicht (Aworanti et al. 2013). Ein höheres Alter bei Durchzugsoperation ist dagegen mit einem niedrigeren Risiko für das Auftreten einer HAEC-Erkrankung assoziiert (Haricharan et al. 2008).

Kinder, deren Hirschsprung-Erkrankung sich bereits in der 1. Lebenswoche manifestiert, erkranken häufiger an einer HAEC als Kinder, bei denen sich die Hirschsprung-Erkrankung später manifestiert (Haricharan et al. 2008). Jedes zweite Kind mit **M. Hirschsprung und Trisomie 21** erkrankt an einer HAEC (Menezes und Puri 2005). Die HAEC betrifft 24–28 % der operierten Kinder mit M. Hirschsprung, darunter v. a. Kinder, deren Aganglionosezone bis proximal des Sigmas reicht (Elhalaby et al. 1995a; Frykman und Short 2012). Eine *Clostridium-difficile*-Infektion kann v. a. nach vorangegangener Antibiotikagabe eine HAEC verursachen (Morinville und McDonald 2005).

Die HAEC stellt die häufigste Todesursache von an M. Hirschsprung erkrankten und ggf. auch operierten Kindern dar (Sarioğlu et al. 1997; Teitelbaum et al. 1988; Austin 2012; Elhalaby et al. 1995a, b; Suita et al. 2005).

14.2 Pathogenese

Durch die permanente funktionelle Engstellung des aganglionären Darmabschnitts, Anastomosenstrikturen, Stomastenosen (◘ Abb. 14.1) und/oder eine Peristaltikstörung im Bereich der Übergangszone kommt es zu einer **funktionellen Darmobstruktion** (Hackam et al. 1998; Teitelbaum et al. 1988). Dabei spielen Interaktionen zwischen dem autonomen Nervensystem des Darms, dem Immunsystem des Darms, der Schleimhautbarriere des gesamten Gastrointestinaltrakts und der mikrobiologischen Darmflora eine wichtige Rolle (Austin 2012; Jian et al. 2016). Es kommt zu einer massiven Darmdistension und Darmwandentzündung (◘ Abb. 14.2). Diese Vorgänge ermöglichen eine massive Bakterientranslokation vom Darmlumen in die portalvenöse Blutbahn und die Entwicklung der HAEC (Gosain und Brinkman 2015). Unbehandelt entwickelt sich eine mitunter lebensbedrohliche

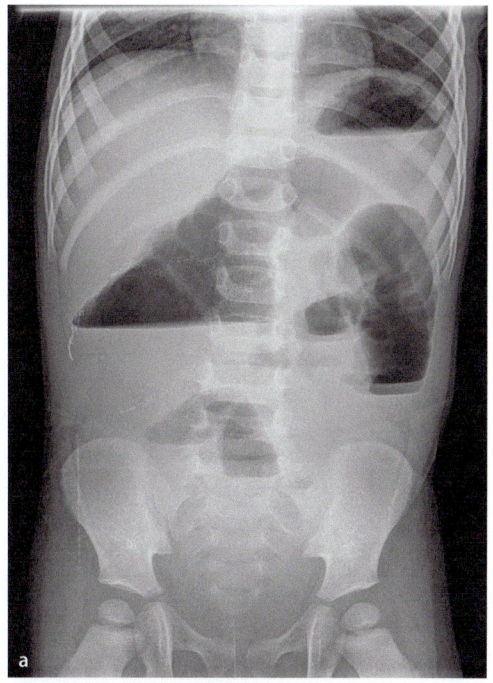

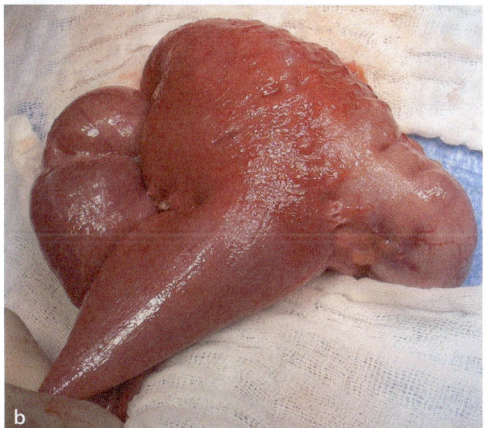

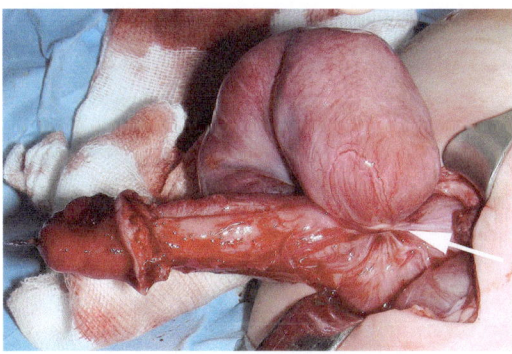

◘ **Abb. 14.1** Obstruktion des zuführenden Schenkels einer endständigen Ileostomie infolge von Bridenbildung (*Pfeil*) bei langstreckigem M. Hirschsprung (4 Monate alter Knabe)

◘ **Abb. 14.2** **a** 7 Jahre altes Mädchen mit totaler Kolonaganglionose und Z. n. ileoanaler Durchzugsoperation. Im Rahmen rezidivierender HAEC kam es zu Gewichtsabnahme, Vitamin-D_3-, Vitamin-A- und Eisenmangel. Das Abdomenleerröntgenbild in linker Seitenlage zeigt eine massive Dilatation von Dünndarmschlingen mit Gas-/Flüssigkeits-Spiegelbildungen und fehlendes Gas im kleinen Becken als Hinweis auf eine Transportstörung der verbliebenen hypoganglionären Übergangszone des durchgezogenen Dünndarmabschnitts. **b** 2½ Jahre alter Knabe mit totaler Kolonaganglionose und einzelnen Subileusepisoden, Durchfall und Meteorismus nach transanaler Durchzugsoperation mit Kolonpatchplastik unter Verwendung eines Colon-ascendens-Patches und ileoanaler Anastomose im Alter von 9 Monaten. Der betroffene Darmabschnitt ist deutlich dilatiert. Der aganglionäre Ascendens-Patch wird zusammen mit einem kurzen Ileumteil entfernt, und eine Ileum-End-zu-End Anastomose wird vorgenommen

Enterokolitis mit Durchwanderungsperitonitis und bakterientranslokationsbedingter Sepsis.

Die V-förmige dorsale Teilresektion und Kürzung des verbleibenden Rektum-Muskelcuffs bei transanalen Durchzugsoperationen reduziert die Inzidenz der HAEC um die Hälfte (Li et al. 2006; Yang et al. 2012).

> Die HAEC kann vor oder nach einer Durchzugsoperation wegen M. Hirschsprung auftreten und stellt die häufigste Todesursache bei M. Hirschsprung dar.

14.3 Symptomatik

Die HAEC ist von einer **massiven abdominellen Distension** mit Dehydratation, explosionsartigem Durchfall, gallig-grünem Erbrechen, Miserere, Fieber und diffusen Bauchschmerzen bei einem Säugling oder Kleinkind geprägt.

> **Cave**
> Unzureichend behandelt, kommt es rasch zur Ausbildung eines septischen Schocks mit Multiorganversagen.

14.4 Diagnostik

Kinder mit M. Hirschsprung zeigen bei der rektalen Untersuchung vor der Durchzugsoperation ein »fingerlingartig« enggestelltes Rektum, wobei sich häufig im Anschluss an die Untersuchung schaumiger, faulig-übelriechender Stuhl unter hohem Druck entleert. Kinder mit **HAEC nach Durchzugsoperation** weisen häufig eine längere verbliebene Übergangszone, eine enge Anastomose oder einen spastisch enggestellten äußeren Analsphinkter auf.

14.4.1 Laboruntersuchungen

Im Blutbild zeigt sich eine Linksverschiebung; ein erhöhter Hämoglobinwert ist als Ausdruck des Flüssigkeitsverlusts anzusehen, und meist bestehen eine Thrombozytopenie und eine Leukopenie. Hypokaliämie und weitere schwere Elektrolyt-Imbalancen kommen häufig vor. Die Blutgasanalyse zeigt eine metabolische und mitunter zusätzliche respiratorische Azidose. In der Blutkultur findet sich mitunter bereits eine Bakteriämie.

Eine mikrobiologische Stuhlkultur und ein *Clostridium-difficile*-Antigennachweis im Stuhl ist ergänzend zu empfehlen (Morinville und McDonald 2005).

14.4.2 Röntgendiagnostik

Das Abdomenleerröntgenbild in Rückenlage zeigt massiv dilatierte Darmschlingen und einen Zwerchfellhochstand. Die Abdomenleerröntgenaufnahme in Seitenlage im seitlichen Strahlengang zeigt zusätzlich Spiegelbildungen, v. a. in den verbliebenen Dickdarmabschnitten (Elhalaby et al. 1995a).

- Differenzialdiagnosen

> **Differenzialdiagnostische Abgrenzung der HAEC**
> - Gastroenteritis
> - Ileus anderer Ursache
> - Volvulus
> - NEC
> - Invagination

14.5 Therapie

14.5.1 Konservative Therapie

Bis zu 81 % aller HAEC-Erkrankungen lassen sich konservativ behandeln (Ruttenstock und Puri 2010).

Probiotikagaben reduzieren die HAEC-Inzidenz nach Durchzugsoperation wegen M. Hirschsprung nicht (El-Sawaf et al. 2013). Ein dickes Darmrohr und regelmäßige Darmspülungen helfen mit, den distendierten, entzündeten Darm zu dekomprimieren (Elhalaby et al. 1995a). Einhalt der enteralen Ernährung, Einlage einer Magensonde und eines Dauerkatheters (zur Ausscheidungsbilanzierung) und Infusionstherapie mit initialer Bolusgabe von isotoner Flüssigkeit ($1–2 \times 20$ ml/kg KG) sind erforderlich.

Eine breite intravenöse **Antibiotikatherapie**, ausgerichtet gegen aerobe und anaerobe Bakterien,

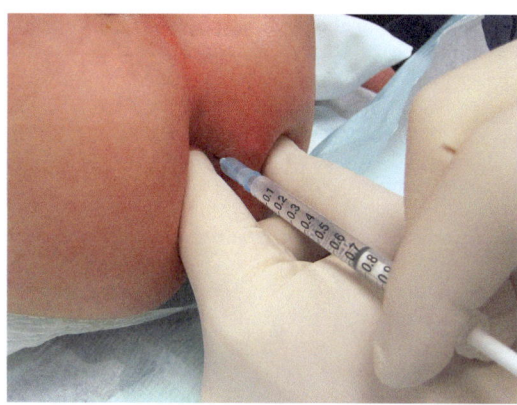

Abb. 14.3 HAEC-Behandlung mit intrasphinkterischer Botulinumtoxin-A-Injektion. Die Injektion erfolgt im Bereich des Analsphinkter-Apparats an 4 verschiedenen Stellen

und ggf. ein Intensivmonitoring, Katecholamingabe und Beatmung bilden die Grundlage der HAEC-Behandlung bei schwer erkrankten Kindern (Melendez et al. 2012).

Intrasphinkterische Injektionen mit **Botulinumtoxin A** können die Frequenz der HAEC-Erkrankungsepisoden reduzieren (Chumpitazi et al. 2009) (Abb. 14.3). Die langfristige Gabe von **Natriumcromoglykat** hilft bei einem Teil der Patienten, die HAEC-Symptome günstig zu beeinflussen (Rintala und Lindahl 2001).

14.5.2 Chirurgische Therapie

Bei fortgeschrittenem Krankheitsbild ist eine notfallmäßige Anlage einer **endständigen Ileostomie** zur Dekompression des Darms nötig (Frykman und Short 2012). Bei wiederkehrenden HAEC-Schüben nach einer Durchzugsoperation wegen M. Hirschsprung ist eine **Anastomosenstenose** auszuschließen und ggf. die Wiederholung der Durchzugsoperation zu erwägen (Pini-Prato et al. 2010; Ralls et al. 2012).

14.6 Prognose und Outcome

Die HAEC stellt die häufigste Todesursache bei Kindern mit M. Hirschsprung dar. Besonders Kinder, deren Hirschsprung-Symptome bereits in der 1. Lebenswoche auftraten, und Kinder, deren Aganglionosezone proximal des Sigmas endet, sowie Kinder mit Trisomie 21 sind besonders gefährdet, an einer HAEC zu erkranken (Menezes und Puri 2005).

Die im Rahmen der Darmresektion wegen M. Hirschsprung mitresezierte Übergangszone sollte histopathologisch auf Anzeichen einer HAEC untersucht werden, wobei sich die histopathologische Klassifikation der HAEC-Schweregrade nach Elhalaby et al. (1995b) bewährt hat.

Eine V-förmige Resektion des ggf. nach einer Durchzugsoperation verbliebenen aganglionären Muskelcuffs (Li et al. 2006; Yang et al. 2012) und die Nachresektion einer verbliebenen Übergangszone stellen elektive chirurgische Therapieoptionen dar.

> In einer Notfallsituation im Rahmen einer HAEC kann neben der intensivmedizinischen Behandlung die Anlage einer Ileostomie lebensrettend sein.

14.7 Problematik des Krankheitsbildes

Der Allgemeinzustand im Rahmen des mitunter lebensbedrohlichen Krankheitsbildes, welches anfänglich einer harmlosen, fieberhaften Gastroenteritis ähnelt, kann sich rasch verschlechtern. Das Abdomen wirkt dabei auffällig distendiert, aber mitunter weich eindrückbar. Eine Abwehrspannung kann fehlen.

Der mit einer HAEC verbundene Flüssigkeitsverlust und das sich mitunter rasch verschlechternde, septische Krankheitsbild erfordert eine unverzügliche intensive Behandlung.

Fazit für die Praxis
- Häufigste Ursache:
  - Unbehandelter, langstreckiger M. Hirschsprung
  - Z. n. M.-Hirschsprung-Durchzugsoperation mit belassenem längerem aganglionärem Segment, enger Darmanastomose oder Belassen einer längeren dysmotilen Übergangszone
- Leitsymptome:
  - Massive abdominelle Distension und diffuse Bauchschmerzen
  - Übelriechender Durchfall oder Stuhlverhalt
  - Gallig-grünes Erbrechen oder Miserere
  - Exsikkose

- Fieber und septisches Zustandsbild
- Tastbar enggestelltes Rektum oder enge Darmanastomose bei M. Hirschsprung
- Klinischer Verlauf:
  - Rasche Verschlechterung des Allgemeinzustands
  - Septischer Schock
  - Multiorganversagen
- Diagnostikum der Wahl:
  - Rektale Untersuchung
  - Abdomenleerröntgen
  - Laboruntersuchung (Blutbild, Serumelektrolyte, Blutgasanalyse, Gerinnungsuntersuchung, Blutkultur und mikrobiologische Untersuchung)
- Therapie:
  - Darmrohreinlage und wiederholte Darmspülungen
  - Infusionstherapie, Einhalt der enteralen Ernährung
  - Intravenöse antibiotische Therapie
  - Intensivbehandlung
  - Chirurgische Therapie:
    ggf. Anlage einer endständigen Stomie am Dünndarm
    bei rezidivierender HAEC Ausschluss einer verbliebenen aganglionären oder hypoganglionären Übergangszone
    Ausschluss einer Anastomosenstenose

Literatur

Austin K (2012) The pathogenesis of Hirschsprung's disease-associated enterocolitis. Semin Pediatr Surg 21(4):319–327

Aworanti O, Hung J, McDowell D et al (2013) Are routine dilatations necessary post pull-through surgery for Hirschsprung disease? Eur J Pediatr Surg 23(5):383–388

Cheng S, Wang J, Pan W et al (2017) Pathologically assessed grade of Hirschsprung-associated enterocolitis in resected colon in children with Hirschsprung's disease predicts postoperative bowel function. J Pediatr Surg 52(11):1776–1781

Chumpitazi B, Fishman S, Nurko S (2009) Long-term clinical outcome after botulinum toxin injection in children with nonrelaxing internal anal sphincter. Am J Gastroenterol 104:976–983

Elhalaby E, Coran A, Blanc C et al (1995a) Enterocolitis associated with Hirschsprung's disease: a clinical-radiological characterization based on 168 patients. J Pediatr Surg 30:76–83

Elhalaby E, Teitelbaum D, Coran A et al (1995b) Enterocolitis associated with Hirschsprung's disease: a clinical histopathological correlative study. J Pediatr Surg 30: 1023–1026; discussion 1026–1027

El-Sawaf M, Siddiqui S, Mahmoud M et al (2013) Probiotic prophylaxis after pullthrough for Hirschsprung disease to reduce incidence of enterocolitis: a prospective, randomized, double-blind, placebo-controlled, multicentre trial. J Pediatr Surg 48:111–117

Frykman P, Short S (2012) Hirschsprung-associated enterocolitis: prevention and therapy. Sem Pediatr Surg 21:328–335

Gosain A, Brinkman AS (2015) Hirschsprung's associated enterocolitis. Curr Opin Pediatr 27(3):364–369

Hackam D, Filler R, Pearl R (1998) Enterocolitis after the surgical treatment of Hirschsprung's disease: risk factors and financial impact. J Pediatr Surg 33:830–833

Haricharan RN, Seo J-M, Kelly D et al (2008) Older age at diagnosis of Hirschsprung disease decreases risk of postoperative enterocolitis, but resection of additional bowel does not. J Pediatr Surg 43:1115–1123

Jian CL, Chen XY, Feng JX (2016) Novel insights into the pathogenesis of Hirschsprung`s associated enterocolitis. Chin Med J 129:1491–1497

Li A, Zhang W, Li F et al (2006) A new modification of transanal Soave pull-through procedure for Hirschsprung's disease. Chin Med J 119(1):37–42

Melendez E, Goldstein A, Sagar P et al (2012) Case records of the Massachusetts General Hospital. Case 3-2012. A newborn boy with vomiting, diarrhea, and abdominal distention. N Engl J Med 366:361–372

Menezes M, Puri P (2005) Long-term clinical outcome in patients with Hirschsprung's disease and associated Down's syndrome. J Pediatr Surg 40:810–812

Morinville V, McDonald J (2005) Clostridium difficile-associated diarrhea in 200 Canadian children. Can J Gastroenterol 19(8):497–501

Pastor A, Osman F, Teitelbaum D et al (2009) Development of a standardized definition for Hirschsprung's-associated enterocolitis: a Delphi analysis. J Pediatr Surg 44:251–256

Pini-Prato A, Mattioli G, Giunta C et al (2010) Redo surgery in Hirschsprung disease: what did we learn? Unicentric experience on 70 patients. J Pediatr Surg 45:747–754

Ralls M, Coran A, Teitelbaum D (2012) Reoperative surgery for Hirschsprung disease. Semin Pediatr Surg 21(4):354–363

Rintala RJ, Lindahl H (2001) Sodium cromoglycate in the management of chronic or recurrent enterocolitis in patients with Hirschsprung's disease. J Pediatr Surg 36:1032–1035

Ruttenstock E, Puri P (2010) Systematic review and meta-analysis of enterocolitis after one-stage transanal pull-through procedure for Hirschsprung's disease. Pediatr Surg Int 26:1101–1105

Sarioğlu A, Tanyel F, Büyükpamukçu N, Hiçsönmez A (1997) Clinical risk factors of Hirschsprung-associated enterocolitis. I: preoperative enterocolitis. Turk J Pediatr 39(1):81–89

Suita S, Taguchi T, Ieiri S et al (2005) Hirschsprung's disease in Japan: analysis of 3852 patients based on a nationwide survey in 30 years. J Pediatr Surg 40: 197–201; discussion 201–192

Teitelbaum D, Qualman S, Caniano D (1988) Hirschsprung's disease. Identification of risk factors for enterocolitis. Ann Surg 207(3):240–244

Yang L, Tang S-T, Cao G-Q et al (2012) Transanal endorectal pull-through for Hirschsprung's disease using long cuff dissection and short V-shaped partially resected cuff anastomosis: early and late outcomes. Pediatr Surg Int 28:515–521

Invagination

Günter Fasching und Johannes Mayr

15.1 Einführung – 170

15.2 Pathogenese – 170

15.3 Symptomatik – 170

15.4 Diagnostik – 171

15.5 Therapie – 171
15.5.1 Nichtchirurgische Reposition einer Invagination – 171
15.5.2 Chirurgische Behandlung – 172

15.6 Prognose und Outcome – 173

15.7 Problematik des Krankheitsbildes – 173

Literatur – 174

© Springer-Verlag GmbH Deutschland, ein Teil von Springer Nature 2018
J. Mayr, G. Fasching (Hrsg.), *Akutes Abdomen im Kindes- und Jugendalter*,
https://doi.org/10.1007/978-3-662-55995-6_15

Praxisbeispiel

Ein 6 Monate alter Knabe wird von seinen Eltern wegen seit einem halben Tag bestehender starker Bauchschmerzen und unstillbarem Schreien in der Notaufnahme vorgestellt. Nach dem Schreien trete meist Erbrechen auf; zuletzt sei eine Blutbeimengung beim Erbrochenen gesehen worden. Einen Tag zuvor habe er weichen Stuhlgang gehabt.

Klinischer Untersuchungsbefund: Mäßig reduzierter Allgemeinzustand, blasses Hautkolorit, leichte Abwehrspannung im rechten Unterbauch, rege, z. T. klingende Darmgeräusche. Laborchemisch zeigen sich eine Leukozytose von 19.010/µl und ein normaler CRP-Wert. Die Blutgasanalyse ergibt einen Base Excess (BE) von −2,7 bei einem pH-Wert von 7,34. Im Ultraschall des Abdomens wird eine Kokardenfigur im rechten Oberbauch gefunden.

Klinische Überlegung

Plötzlich einsetzende, heftige, krampfartige, in regelmäßigen Abständen von wenigen Minuten wiederkehrende Bauchschmerzen bei Kindern zwischen dem 2. Lebensmonat und dem 3. Lebensjahr führen zur Arbeitsdiagnose Invagination.

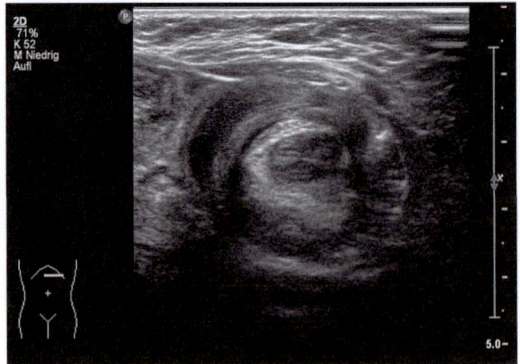

Abb. 15.1 Ultraschallbild einer ileokolischen Invagination eines 5 Monate alten Babys (Invaginatkopfdurchmesser: 3,8 cm, Invaginatkopf im mittleren Oberbauch nachweisbar); typisches »Schießscheibenbild«

15.1 Einführung

Bei einer Darminvagination wird ein Teil des Darms in das Lumen des aboralen Darmabschnitts eingestülpt und durch die Peristaltik mitgenommen und weitertransportiert. Der eingestülpte Darm mit seinem Mesenterium bildet das Invaginat.

Typischerweise tritt eine Invagination besonders häufig im 1. Lebensjahr mit Häufung zwischen dem 4. und 7. Lebensmonat auf (Jiang et al. 2013).

Kinder mit wiederholten Invaginationen weisen häufig eine stumpfwinklige Einmündung des terminalen Ileums in das Zäkum auf.

15.2 Pathogenese

Beim Einstülpen des Darms kommt es dabei zur Blockade des venösen Rückflusses mit ischämischer Durchblutungsstörung mit Stauungsblutungen und hämorrhagischer Infarzierung des invaginierten Darmanteils. Meist geht der Invagination eine **Darminfektion** voraus (Digant et al. 2012). Die durch die Darminfektion angeschwollenen Peyer-Plaques werden als Führungspunkt von der Peristaltik erfasst. Bei Vorliegen eines pathologischen Führungspunktes handelt es sich in erster Linie um die polypöse Magenschleimhaut im Bereich eines Meckel-Divertikels, eine intestinale Duplikatur oder um einen Dünndarmpolypen (Lin et al. 2017).

Bei Kindern treten Invaginationen **meist ohne pathologischen Führungspunkt** auf. Invaginationen treten v. a. im Ileozäkalbereich auf (Abb. 15.1), aber auch ileoileale und postoperative Invaginationen an Darmanastomosen werden beobachtet. Invaginationen treten auch im Rahmen von Erkrankungen, wie z. B. bei Purpura Schönlein-Henoch oder Peutz-Jeghers-Syndrom, auf.

> Die symptomatische Invagination mit Darmischämie stellt eine interdisziplinäre Notfallsituation dar und bedarf einer raschen Ultraschalldiagnostik und Reposition.

15.3 Symptomatik

Die Eltern können den zeitlichen Beginn der krampfartigen Bauchschmerzen in der Regel gut benennen. In der Folge kommt es in Abständen von wenigen Minuten zu heftigen Bauchkrämpfen mit Anziehen der Beine, Blässe des Kindes, Erbrechen und starken Schmerzen.

Zwischenzeitlich treten regelmäßig mehrminütige Intervalle mit Schmerzfreiheit auf. Die Kinder sind anfänglich sehr agitiert und blass und werden bei längerem Fortbestehen der Invagination apathisch. Das Auftreten von blutig-schleimigem Stuhl (»Himbeergeleestuhl«) ist ein klinisches Spätzeichen.

15.4 Diagnostik

Die **Ultraschalluntersuchung** stellt die Abklärungsmethode der Wahl dar. Das klassische Ultraschallbild einer ileokolischen Invagination zeigt das »Schießscheiben-« oder »Springfedernbild« (Digant et al. 2012) (◌ Abb. 15.1).

Bei V. a. Dünndarminvagination mit einem Durchmesser des Invaginats < 2 cm kann die weitere Entwicklung über die nächsten Stunden abgewartet werden (◌ Abb. 15.2). Eine Kontrolluntersuchung mit Ultraschall sollte 4–8 h nach der Erstuntersuchung, je nach klinischer Symptomentwicklung, stattfinden. Meist handelt es sich dabei um passagere Invaginationen, die sich spontan wieder lösen; ggf. kann mit einem Spasmolytikum die Lösung der Dünndarminvagination unterstützt werden.

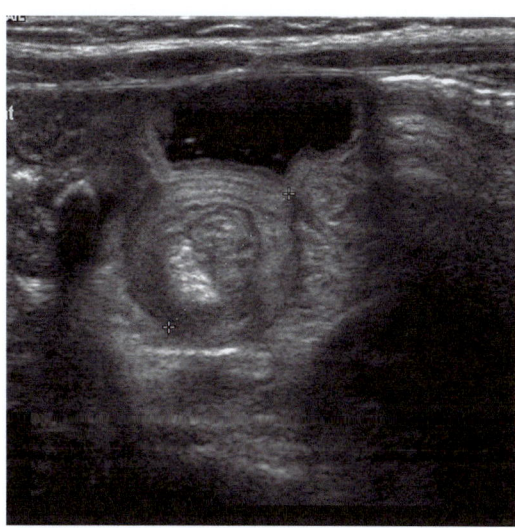

◌ **Abb. 15.2** Ultraschallbild einer im linken Unterbauch nachweisbaren Dünndarminvagination eines 2-jährigen Kindes (Invaginatkopfdurchmesser 1,76 cm); typisches »Schießscheibenbild«

- **Differenzialdiagnosen**

> **Differenzialdiagnostische Abgrenzung einer Invagination**
> – Gastroenteritis
> – Bridenileus
> – Volvulus

15.5 Therapie

15.5.1 Nichtchirurgische Reposition einer Invagination

Mit der Erstbeschreibung der **hydrostatischen Invaginationsbehandlung** im 19. Jahrhundert durch Harald Hirschsprung und der Weiterverbreitung, v. a. durch Ravitch, hat sich die bis dahin infauste Prognose der Invagination massiv verbessert (Ravitch und McCune 1948).

Bei sonographisch nachgewiesener Invagination sollte umgehend eine Reposition in Analgosedierung oder Narkose erfolgen (Purenne et al. 2012), nachdem im Abdomenleerröntgenübersichtsbild eine Darmperforation ausgeschlossen wurde. Auch eine Invaginationsanamnese > 48 h schließt eine erfolgreiche nichtchirurgische Reposition nicht aus (Tareen et al. 2011).

Zeichen einer gastrointestinalen Perforation, einer Peritonitis sowie ein schwerer Schockzustand mit hämodynamischer Instabilität stellen eine **absolute Kontraindikation** für die hydrostatische oder pneumatische Desinvagination dar (Reijnen et al. 1990).

> Dabei ist es vor Einleitung einer Vollnarkose günstig, den Magen mittels einer nasogastrischen Sonde zu dekomprimieren.

Reposition mit Ultraschall- oder Durchleuchtungskontrolle

Nach Legen eines intravenösen Zugangs und Flüssigkeitszufuhr wird die Invagination entweder hydrostatisch **ultraschallgesteuert** oder pneumatisch **durchleuchtungsgesteuert** reponiert. Dabei liegt die Rate erfolgreicher Repositionen in der Hand des Erfahrenen zwischen 80 % und

95 %. Bei Verwendung einer Analgosedierung steigt die Rate an erfolgreichen Repositionen von Invaginationen offenbar mit der Sedationstiefe an (Stenzel et al. 2012).

Reposition mit Ultraschallkontrolle

Eine röntgenstrahlenfreie hydrostatische Reposition kann unter Ultraschallkontrolle erfolgen; dabei ist allerdings die Repositionsrate etwas niedriger als bei pneumatischer Desinvagination (Digant et al. 2012; Stenzel et al. 2012). Als optimale Vorgehensweise wird daher zuerst der Versuch einer Ultraschall-Reposition mit einem Einlauf von steriler, physiologischer Kochsalzlösung aus 1–1,2 m Höhe durchgeführt (Digant et al. 2012). Der Erfolg zeigt sich durch Einströmen von Flüssigkeit über die Bauhin-Klappe. Wurde für die hydrostatische Reposition etwas Kontrastmittel verwendet, kann der Erfolg auch radiologisch mit Kontrastmittel im Dünndarm dokumentiert werden. Gelingt die ultraschallkontrollierte hydrostatische Reposition nicht vollständig, so kann nach wenigen Stunden ein neuer hydrostatischer Repositionsversuch erfolgen. Bei neuerlich unvollständiger Reposition wird eine pneumatische Reposition unter Durchleuchtungskontrolle angeschlossen.

Pneumatische Desinvagination

Bei der Luftinsufflation soll aus Sicherheitsgründen ein **rektaler Katheter ohne Ballon** verwendet werden. Die Luftinsufflationswerte können kurzfristig 90 mm Hg bei Babys < 6 Monaten und 120 mm Hg bei älteren Kindern betragen (Purenne et al. 2012; Kruatrachue et al. 2011). Eine Allgemeinnarkose mit guter Relaxation der Bauchdecke erhöht die Repositionsrate. Gelingt nur eine unvollständige Reposition und ist der Zustand des Kindes gut, so kann ein weiterer Repositionsversuch wenige Stunden später die Reposition vervollständigen, oder es wird die operative Behandlung in gleicher Narkose angeschlossen (Stein et al. 1992).

Die erfolgreiche Reposition zeigt sich bei pneumatischer Reposition unter Röntgen-Bildverstärker durch ein **abruptes Einschießen von Luft** in den Dünndarm.

> Nach Reposition einer Invagination tritt häufig Fieber auf. In dieser Phase ist eine ausreichende postoperative Infusionsbehandlung sicherzustellen, bis das Kind wieder ausreichend trinken kann.

Nach einer erfolgreichen pneumatischen oder hydrostatischen Reposition werden die Kinder 24–48 h in der Klinik beobachtet, und es wird ein schrittweiser oraler Ernährungsaufbau vorgenommen. Das Risiko für das neuerliche Auftreten einer Invagination beträgt innerhalb der ersten 24 h nach Reposition 2,2–3,9 % und innerhalb der ersten 48 h 2,7–6,6 % (Gray et al. 2014).

Eine einmalige Reinvagination wird, wie die erste Invagination, ebenfalls mit pneumatischer oder hydrostatischer Reposition behandelt, denn nur ca. 4 % aller Kinder mit Reinvagination weisen einen pathologischen Invaginationsführungspunkt auf. Bei mehr als zweimaliger ileokolischer Reinvagination wird die laparoskopische Fixation des terminalen Ileums an das Colon ascendens durchgeführt (s. unten).

15.5.2 Chirurgische Behandlung

Die chirurgische Behandlung der Invagination bleibt für Kinder reserviert, bei denen die pneumatische oder hydrostatische Reposition erfolglos verlaufen ist (◘ Abb. 15.3) oder bei denen der Verdacht auf einen pathologischen Führungspunkt im Ultraschall (West et al. 1987), eine Darmperforation oder ein zweites Rezidiv vorliegen (Fallon et al. 2013). Dabei wird heute zunehmend die **laparoskopische Operation** angewendet (Hill et al. 2013; Anand et al. 2007; Fraser et al. 2009; Almaramhy 2011; Apelt et al. 2013), wobei die Reposition unter leichtem Zug nach Art der »chinesischen Fächertechnik« durchgeführt wird (Chui et al. 2007). Finden sich nekrotische Darmwandanteile oder ein Meckel-Divertikel, so wird eine Segmentresektion vorgenommen. Ist es im Rahmen eines Repositionsversuchs zu einer Perforation des Darms unter hohem Druck mit Austritt von viel Luft gekommen, so kann sich die respiratorische Situation rasch verschlechtern und eine Notfall-Entlastungspunktion des Abdomens zur Dekompression erforderlich machen (Fallon et al. 2013). Auch deshalb sollte vor Durchführung einer Reposition immer das chirurgische Team verständigt werden.

Invagination

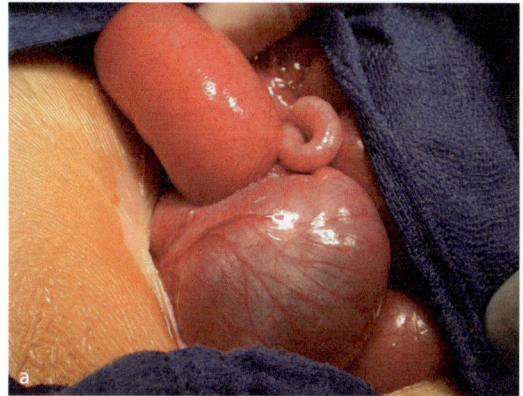
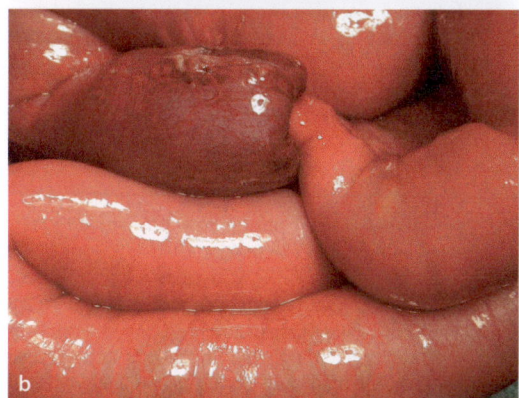
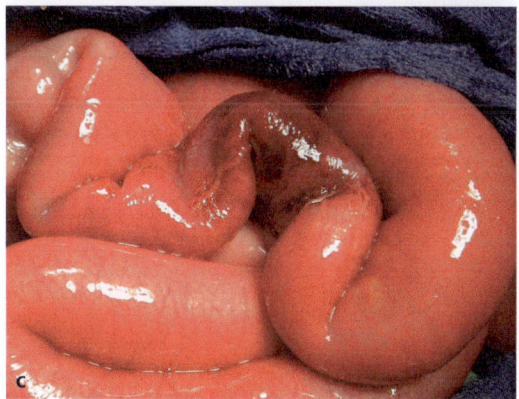

Abb. 15.3 a–c Intraoperatives Bild einer hydrostatisch nicht reponierbaren Invagination bei einem 8 Monate alten Knaben. Anamnestisch bestanden abdominelle Koliken und Erbrechen seit dem Vortag. Der letzte Stuhlgang wurde am Vortag beobachtet, dieser Stuhlgang zeigte keine Blutbeimengungen. **a** Nach Laparotomie erfolgt die manuelle Reposition der Invagination. **b** Invagination teilweise reponiert. **c** Nach vollständiger Reposition der Invagination findet sich eine schlecht durchblutete, fibrinbelegte Dünndarmschlinge. Diese wird reseziert und eine End-zu-End Anastomose durchgeführt

Bei mehr als zweimaliger ileokolischer Reinvagination wird die laparoskopische Fixation des terminalen Ileums an das Colon ascendens durchgeführt (West et al. 1987; Hsu et al. 2012). Dabei wird die stumpfwinklige Einmündung des terminalen Ileums in das Zäkum in eine spitzwinklige Einmündung umgewandelt, indem zwischen der Wand des Colon ascendens und dem terminalen Ileum 2–3 Nähte gesetzt werden (Boehm und Till 2003).

15.6 Prognose und Outcome

Die Prognose der Invagination hängt einerseits von der Dauer der Symptomatik, der Art und der Beschaffenheit des Führungspunktes sowie andererseits vom Durchblutungszustand des invaginierten Darms ab.

15.7 Problematik des Krankheitsbildes

Die regelmäßig wiederkehrenden, krampfartigen Bauchschmerzen werden mitunter für den Beginn einer Gastroenteritis gehalten. Im Rahmen der Invagination kann es innerhalb weniger Stunden zur Ausbildung einer Schocksymptomatik mit begleitender umschriebener Darmischämie und nachfolgender Darmnekrose kommen.

Das Risiko einer Darmperforation ist bei < 6 Monate alten Kindern, bei Bestehen einer Invagination über 2 Tage und bei Vorliegen eines Darmverschlusses erhöht. Trotzdem lohnt sich auch bei einer länger als einen Tag bestehenden Invagination der Versuch einer pneumatischen oder hydrostatischen Reposition, da eine manuelle Invaginationsreposition während einer Laparotomie oder Laparoskopie nicht weniger invasiv ist.

Fazit für die Praxis
- Häufigste Ursache:
  - Darminfektionen
  - Anatomische Besonderheit
  - Ektope Magenschleimhaut in einem Meckel-Divertikel

- Leitsymptome:
  - In Minutenabständen wiederkehrende Bauchkrämpfe
  - Erbrechen
  - Blässe und Schockzeichen
- Klinischer Verlauf:
  - Plötzlich einsetzende, rezidivierende, heftige, krampfartige Bauchschmerzen beim Kleinkind
- Diagnostikum der Wahl:
  - Ultraschall-Untersuchung des Abdomens
- Therapie:
  - Ultraschallgesteuerte und/oder durchleuchtungsgesteuerte Reposition mit transanal applizierter physiologischer Kochsalzlösung oder Luft
  - Chirurgisch/laparoskopische Reposition

Literatur

Almaramhy H (2011) Laparoscopic reduction of intussusception in children: role in primary and revisional reduction after failed non-surgical therapies. Int J Health Sci (Qassim) 5(1):71–78

Anand R, Shah S, Kane T (2007) Laparoscopic management of delayed recurrent intussusception in an older child. JSLS 11:106–108

Apelt N, Featherstone N, Giuliani S (2013) Laparoscopic treatment of intussusception in children: a systematic review. J Pediatr Surg 48:1789–1793

Boehm R, Till H (2003) Recurrent intussusceptions in an infant that were terminated by laparoscopic ileocolonic pexie. Surg Endosc 17(5):831–832

Chui CH, Ong LY, Chua JH, Yap TL (2007) »Chinese fan spread« distraction technique of laparoscopic reduction of intussusception. JSLS 11(2):238–241

Digant S, Rucha S, Eke D (2012) Ultrasound guided reduction of an ileocolic intussusception by a hydrostatic method by using normal saline enema in paediatric patients: A study of 30 cases. J Clin Diagn Res 6(10):1722–1725

Fallon S, Kim E, Naik-Mathuria B et al (2013) Needle decompression to avoid tension pneumoperitoneum and hemodynamic compromise after pneumatic reduction of pediatric intussusception. Pediatr Radiol 43(6):662–667

Fraser J, Aguayo P, Ho B et al (2009) Laparoscopic management of intussusception in pediatric patients. J Laparoendosc Adv Surg Tech 19(4):563–565

Gray MP, Li SH, Hoffmann RG, Gorelick MH (2014) Recurrence rates after intussusception enema reduction: a metaanalysis. Pediatr 134(1):110–119

Hill S, Koontz C, Langness S, Wulkan M (2013) Laparoscopic versus open reduction of intussusception in children: experience over a decade. J Laparoendosc Adv Surg Tech 23(2):166–169

Hsu W, Lee H, Yeung C et al (2012) Recurrent intussusception: when should surgical intervention be performed? Pediatr Neonatol 53:300–303

Jiang J, Jiang B, Parashar U et al (2013) Childhood intussusception: a literature review. PLoS ONE 8(7):e68482

Kruatrachue A, Wongtapradit L, Nithipanya N, Ratanaprakarn W (2011) Result of air enema reduction in 737 cases of intussusception. J Med Assoc Thai 94(Suppl 3):S 22–26

Lin X, Xia Q, Huang X et al (2017) Clinical characteristics of intussusception secondary to pathologic lead points in children: a single-center experience with 65 cases. Pediatr Surg Int 33(7):793–797

Purenne E, Franchi-Abella S, Branchereau S et al (2012) General anesthesia for intussusception reduction by enema. Paediatr Anaesth 22:1211–1215

Ravitch M, McCune R Jr (1948) Reduction of intussusception by barium enema. a clinical and experimental study. Ann Surg 128(5):904–917

Reijnen JA, Festen C, van Roosmalen RP (1990) Intussusception: factors related to treatment. Arch Dis Child 65(8):871–873

Stenzel M, Mentzel HJ, Baier C, Günther K (2012) Hydrostatische Behandlung der ileokolischen Invagination unter besonderer Berücksichtigung der Analgosedierung. Ultraschall Med 33:A1004

Stein M, Alton D, Daneman A (1992) Pneumatic reduction of intussusception: 5-year experience. Radiol 183(3):681–684

Tareen F, Ryan S, Avanzini S et al (2011) Does the length of the history influence the outcome of pneumatic reduction of intussusception in children? Pediatr Surg Int 27:587–589

West K, Stephens B, Vane D, Grosfeld J (1987) Intussusception: current management in infants and children. Surg 102:704–710

Meckel-Divertikel

Günter Fasching und Johannes Mayr

16.1 Einführung – 176

16.2 Pathogenese – 176

16.3 Symptomatik – 177

16.4 Diagnostik – 177

16.5 Therapie – 177

16.6 Prognose und Outcome – 177

16.7 Problematik des Krankheitsbildes – 178

Literatur – 178

© Springer-Verlag GmbH Deutschland, ein Teil von Springer Nature 2018
J. Mayr, G. Fasching (Hrsg.), *Akutes Abdomen im Kindes- und Jugendalter*,
https://doi.org/10.1007/978-3-662-55995-6_16

Praxisbeispiel

Ein 13-jähriger Knabe stellt sich zusammen mit seinen Eltern wegen seit einigen Stunden bestehender ausgeprägter Bauchkrämpfe und dreimaligem Erbrechen in der Notaufnahme vor. Der letzte spontane Stuhlgang liege einen Tag zurück und habe eine normale Konsistenz aufgewiesen.

Klinischer Untersuchungsbefund: Diffuser Druckschmerz über dem gesamten Abdomen, kein Loslassschmerz und kein Fieber. Laborchemisch sind die Leukozyten mit 15.010/µl gering erhöht, es besteht eine Neutrophilie von 80 %, und die Leber- und Pankreasenzyme liegen im Normbereich. Der CRP-Wert ist mit 7,0 mg/l normal. Im Ultraschall des Abdomens kann die Appendix nicht eingesehen werden, und es besteht eine Vergrößerung der mesenterialen Lymphknoten.

Die Laparoskopie ergibt eine akut entzündlich veränderte, retrozäkal gelegene Appendix und ein im Spitzenbereich aufgetriebenes Meckel-Divertikel. Die pathologische Untersuchung ergibt eine akut entzündete Appendix und ein Meckel-Divertikel mit ektoper Magenschleimhaut im Spitzenbereich.

Klinische Überlegung

Die Entzündung eines Meckel-Divertikels führt zu umschriebenen oder diffusen Bauchschmerzen und Zeichen eines akuten Abdomens. Blut im Stuhl kann als Leitsymptom eines Meckel-Divertikels auftreten.

16.1 Einführung

Meckel-Divertikel - Angeborenes, echtes Darmdivertikel, das infolge mangelnder Rückbildung des Ductus omphaloentericus auftritt. Das Meckel-Divertikel liegt im Ileumbereich und trägt häufig im Kuppenbereich ektope Magenschleimhaut. Selten findet sich ektopes Pankreasgewebe im Meckel-Divertikel.

Das Meckel-Divertikel stellt die häufigste Missbildung des Gastrointestinaltrakts dar und kommt bei rund 2 % aller Kinder vor (Mohiuddin et al. 2011; Yoo et al. 2003; Moore 1996; St-Vil et al. 1991).

16.2 Pathogenese

Entzündungen und Komplikationen gehen meist von der **ektopen Magenschleimhaut** im Kuppenbereich des Meckel-Divertikels aus (Meguid et al. 1974; ◘ Abb. 16.1). Ektope Magenschleimhaut findet sich in jedem zweiten klinisch symptomatischen Meckel-Divertikel (Chan et al. 2008; Swaniker et al. 1999).

> Blutiger Stuhlgang und/oder akute Bauchschmerzen im linken oder mittleren Abdomen können auf ein Meckel-Divertikel hinweisen.

Häufigste Komplikationen eines Meckel-Divertikels Anämisierende Blutung, Invagination, Entzündung oder Perforation, meist verursacht durch ektope Magenschleimhaut im Meckel-Divertikel.

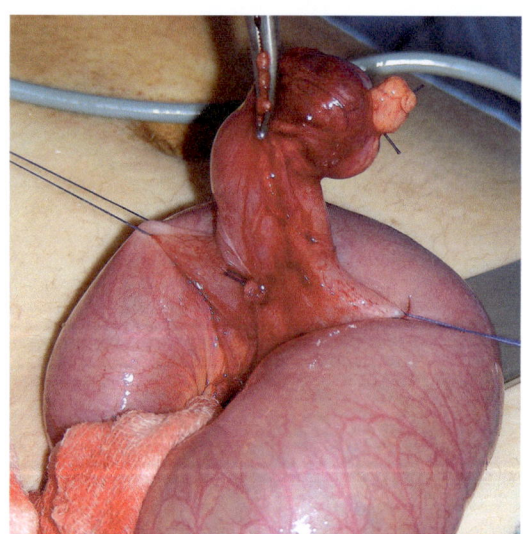

◘ **Abb. 16.1** 15-jähriger Knabe mit anämisierender Blutung *ab ano*. Die Technetium-Szintigraphie zeigt eine Aktivitätsanreicherung an umschriebener Stelle im mittleren Abdomen als indirekten Hinweis auf ein Meckel-Divertikel mit ektoper Magenschleimhaut; Entfernung des Meckel-Divertikels über Wechselschnitt

16.3 Symptomatik

Bei Entzündung eines Meckel-Divertikels mit begleitender Peritonitis stehen im Vordergrund:
- Bauchschmerzen,
- Abwehrspannung,
- Darmparalyse,
- Bauchauftreibung,
- galliges Erbrechen.

Die Säureproduktion im Magenschleimhautareal des Meckel-Divertikels kann zu Ulkusbildung, transmuraler Entzündung und Perforation führen. Ausgehend von einem Meckel-Divertikel, das innen ektope Magenschleimhaut enthält, kann es zu einem massiven Abgang von meist dunkel gefärbtem, z. T. aber auch hellrotem Blut *ab ano* kommen (Esposito et al. 2012; ◘ Abb. 16.2).

Es ist üblich, zufällig im Rahmen eines Baucheingriffs entdeckte, **asymptomatische** Meckel-Divertikel zu entfernen, wenn es die Situation erlaubt, (Shalaby et al. 2005; ◘ Abb. 16.2). Das Entfernen zufällig entdeckter nichtentzündeter Meckel-Divertikel weist eine Komplikationsrate von 2 % auf (Cullen et al. 1994). Es gibt allerdings keine zwingende Evidenz, die die Entfernung eines asymptomatischen Meckel-Divertikels gerechtfertigt (Zani et al. 2008).

> Die routinemäßige intraoperative Suche nach einem Meckel-Divertikel im Rahmen eines Baucheingriffs aus anderer Indikation ist heute nicht mehr obligatorisch, da festgestellt wurde, dass durch das nicht völlig atraumatische Absuchen des Darms Bridenbildungen resultieren können. Das damit verbundene Ileusrisiko übersteigt möglicherweise die potenzielle Gefahr des Belassens eines asymptomatischen, nichtentzündeten Meckel-Divertikels.

16.4 Diagnostik

Bei V. a. Vorliegen eines Meckel-Divertikels mit ektoper Magenschleimhaut kann eine **Technetium-Szintigraphie** zum Nachweis der ektopen Magenschleimhaut eingesetzt werden (Swaniker et al. 1999; Kämpf et al. 2012). Ein Meckel-Divertikel ohne ektope Magenschleimhaut ist damit jedoch nicht nachweisbar.

- Differenzialdiagnosen

Differenzialdiagnostische Abgrenzung des Meckel-Divertikels
- Akute Appendizitis
- Akute Ileitis
- Invagination
- M. Crohn
- Bridenileus
- Gastroenteritis
- Colitis ulcerosa
- Juveniler Dickdarmpolyp

16.5 Therapie

Die operative Entfernung des Meckel-Divertikels erfolgt entweder durch **Ileumkeilresektion** oder durch **Segmentresektion**, wobei die Operation entweder durch den gering erweiterten Nabelzugang, einen Wechselschnitt, laparoskopisch assistiert durch den Nabel oder vollständig laparoskopisch erfolgen kann (Esposito et al. 2012).

16.6 Prognose und Outcome

Prognose und Outcome nach operativer Entfernung eines symptomatischen Meckel-Divertikels sind gut. Nachfolgende Bridenileusbildungen treten danach allerdings in 7–8,5 % der Fälle auf

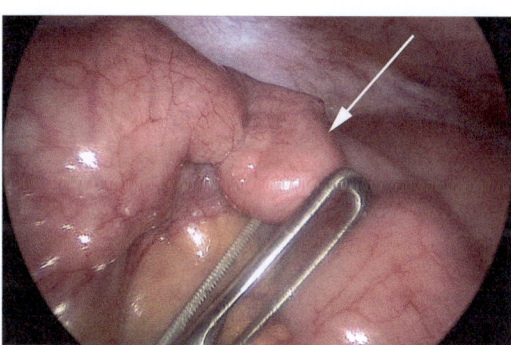

◘ Abb. 16.2 13-jähriger Knabe mit seit 2 Tagen bestehenden, rechtsseitigen Bauchschmerzen. Laparoskopisches Bild eines Meckel-Divertikels (*Pfeil*). Die mikroskopische Untersuchung nach laparoskopisch assistierter Divertikelresektion ergibt ektope Magenschleimhaut im Spitzenbereich des Divertikels

(Sai Prasad et al. 2007; St-Vil et al. 1991). Asymptomatische Meckel-Divertikel müssen nicht aktiv gesucht und auch nicht entfernt werden.

16.7 Problematik des Krankheitsbildes

Komplikationen des Meckel-Divertikels umfassen eine mögliche Blutung in das Darmlumen, die auch als anämisierende Blutung in Erscheinung treten kann, sowie Bridenileusbildungen, Entzündungen und Ulkusperforationen (Mohiuddin et al. 2011; Aguayo et al. 2011; Chan et al. 2008). Das Meckel-Divertikel kann auch als Führungspunkt einer Invagination manifest werden.

Fazit für die Praxis
- Häufigste Ursache:
    - Angeborene Fehlbildung
    - Entzündungen, Blutungen, Ulzera und Invaginationen gehen meist vom ektopen Magenschleimhautgewebe im Meckel-Divertikel aus
- Leitsymptome:
    - Bauchschmerzen, Abwehrspannung, Darmparalyse, Bauchauftreibung und galliges Erbrechen
    - Blut *ab ano*
- Klinischer Verlauf:
    - Akut einsetzende Bauchschmerzen im Mittelbauchbereich, Erbrechen, Peritonitiszeichen und Fieber
    - Anämisierende Blutung möglich
    - Bauchkrämpfe und Ileuszeichen können auf eine durch ein Meckel-Divertikel verursachte Komplikation hinweisen (Invagination, Bridenileus, Volvulus)
- Diagnostikum der Wahl:
    - Sonographie des Abdomens
    - MRT oder Kontrastmittel-CT des Abdomens
    - Technetium-Szintigraphie zum Nachweis von ektoper Magenschleimhaut
    - Laparoskopie
- Therapie:
    - Operative Entfernung des symptomatischen Meckel-Divertikels durch Ileumkeilresektion oder Segmentresektion
    - Behandlung des blutenden Meckel-Divertikels durch Segmentresektion, da sich das blutende Ulkus auch basisnah im an das Meckel-Divertikel angrenzenden Ileum befinden kann

Literatur

Aguayo P, Fraser J, Ilyas S et al (2011) Laparoscopic management of small bowel obstruction in children. J Laparoendosc Adv Surg Tech 21(1):85–88

Chan K, Lee K, Mou J et al (2008) Laparoscopic management of complicated Meckel's diverticulum in children: a 10-year review. Surg Endosc 22:1509–1512

Cullen J, Kelly K, Moir C et al (1994) Surgical management of Meckel's diverticulum. An epidemiologic, population based study. Ann Surg 220:564–569

Esposito C, Giurin I, Savanelli A et al (2012) Meckel's diverticulum causing severe hemorrhage. Eur J Pediatr 171:733–734

Kämpf M, Adam P, Bares R et al (2012) Meckel-Divertikel – eine seltene Differenzialdiagnose des akuten Abdomen. Fortschr Röntgenstr 184:765–768

Meguid M, Canty T, Eraklis A (1974) Complications of Meckel's diverticulum in infants. Surg Gynecol Obstet 139(4):541–544

Mohiuddin S, Gonzalez A, Corpron C (2011) Meckel's diverticulum with small bowel obstruction presenting as appendicitis in a pediatric patient. JSLS 15:558–561

Moore T (1996) Omphalomesenteric duct malformations. Semin Pediatr Surg 5:116–123

Sai Prasad T, Chui C, Singaporewalla F et al (2007) Meckel's diverticular complications in children: is laparoscopy the order of the day? Pediatr Surg Int 23:141–147

Shalaby R, Soliman S, Fawy M, Samaha A (2005) Laparoscopic management of Meckel's diverticulum in children. J Pediatr Surg 40:562–567

St-Vil D, Brandt M, Panic S et al (1991) Meckel's diverticulum in children: a 20-year review. J Pediatr Surg 26(11):1289–1292

Swaniker V, Soldes O, Hirschl R (1999) The utility of technetium 99m pertechnetate scintigraphy in the evaluation of patients with Meckel's diverticulum. J Pediatr Surg 34:760–764

Yoo J, Cerqueira D, Rodrigues A Jr et al (2003) Unusual case of small bowel obstruction: persistence of vitelline artery remnant. Clin Anat 16:173–175

Zani A, Eaton S, Rees CM et al (2008) Incidentally detected Meckel Diverticulum: to resect or not to resect? Ann Surg 247:276–281

Akute Appendizitis

Günter Fasching und Johannes Mayr

17.1 Einführung – 180

17.2 Pathogenese – 180

17.3 Symptomatik – 180

17.4 Diagnostik – 181
17.4.1 Klinische Untersuchung – 181
17.4.2 Laboruntersuchungen – 181
17.4.3 Radiologische Untersuchungen – 182

17.5 Therapie – 185
17.5.1 Erstversorgung in der Notaufnahme: Analgesie und Hydratation – 185
17.5.2 Indikationen zur Appendektomie – 185
17.5.3 Durchführung der Appendektomie – 186
17.5.4 Antibiotische Therapie – 187

17.6 Prognose und Outcome – 187
17.6.1 Postoperative Komplikationen – 187
17.6.2 Chronische Appendizitis und neurogene Appendikopathie – 187

17.7 Problematik des Krankheitsbildes – 188

Literatur – 190

© Springer-Verlag GmbH Deutschland, ein Teil von Springer Nature 2018
J. Mayr, G. Fasching (Hrsg.), *Akutes Abdomen im Kindes- und Jugendalter*,
https://doi.org/10.1007/978-3-662-55995-6_17

Praxisbeispiel

Ein 10-jähriger Knabe sucht zusammen mit seinen Eltern wegen seit 4 Tagen bestehender, anfangs kolikartiger, dann kontinuierlicher Bauchschmerzen im rechten Unterbauch und rezidivierendem Erbrechen die chirurgische Notaufnahme auf. Zuvor bestanden keine Krankheitszeichen.

Klinischer Untersuchungsbefund: Es findet sich eine Druckdolenz im rechten Unterbauchbereich und eine weiß belegte Zunge. Kein Fieber. Laborchemische Untersuchungen: Leukozyten: 13.000/µl, CRP: 28 mg/l. Ultraschallbefund Abdomen: Wandverdickte Darmschlinge im rechten Unterbauch ohne Peristaltik, im Übrigen unauffälliger Ultraschallbefund.

Klinische Überlegung

Es besteht V. a. akute Appendizitis bei Vorhandensein der beiden Hauptzeichen: 1. Schmerzen mit Punctum maximum im rechten Unter- und Mittelbauch, 2. Abwehrspannung oder Klopfschmerz im rechten Unter- oder Mittelbauch.

17.1 Einführung

Die akute Appendizitis ist die bei 5- bis 12-jährigen Kindern am häufigsten auftretende Abdominalerkrankung. Die Inzidenz der akuten Appendizitis liegt bei 1–2 pro 10.000 Kinder bis zum 4. Lebensjahr und bei 19–28 pro 10.000 Kinder zwischen 4 und 14 Jahren. Eine akute Appendizitis kann jedoch auch schon in den ersten Lebenstagen als Säuglingsappendizitis zur Appendixperforation führen.

Definitionsgemäß findet sich bei einer perforierten Appendizitis entweder eine Öffnung in der Appendixwand oder ein Koprolith in der Bauchhöhle (St. Peter et al. 2008). Im Rahmen der Appendixperforation geben die betroffenen Kinder häufig ein vorübergehendes Nachlassen der Schmerzen für mehrere Stunden an, bevor die Zeichen einer lokalisierten oder diffusen Peritonitis in den Vordergrund treten.

> **! Cave**
> Wird ein Kind während dieses symptomarmen Intervalls untersucht, so ist die Gefahr gegeben, die klinische Problematik nicht zu erkennen. Deshalb sollte insbesondere bei V. a. Appendizitis und Entscheidung zur nichtoperativen Behandlung nach wenigen Stunden eine klinische Reevaluation erfolgen.

17.2 Pathogenese

Ursachen der akuten Appendizitis sind wahrscheinlich **mechanische Abflussbehinderungen** aus dem Appendixlumen bei Schwellung der Schleimhaut, z. B. im Rahmen von Infektionen oder allergiebedingten lokalen Schleimhautreaktionen, Vergrößerung von Lymphfollikeln durch Infektionen (z. B. im Rahmen von Magen-Darm-Infektionen) oder obstruierenden Kotsteinen. Der steigende intraluminale Druck führt zu einer Minderdurchblutung der Schleimhaut, und Bakterien können in die Wand eindringen; die Entzündung kann sich auf das Mesenterium fortsetzen, wobei die irritierten Nerven des Peritoneums zum typischen Schmerz im rechten Unterbauch führen. Bei Mitbeteiligung der Appendix im Rahmen von lymphatischen Gewebeschwellungen und Immunsuppression, z. B. bei Masern, Grippe oder Varizellen, kann es rasch zur **Appendixperforation** kommen.

> Die akute Appendizitis stellt die häufigste chirurgisch relevante Abdominalerkrankung im Kindesalter dar. Eine wiederholte klinische Untersuchung und eine Bildgebung mit Ultraschall oder Magnetresonanztomographie (MRT) und ggf. Computertomographie (CT) helfen mit, auch bei uncharakteristischen klinischen Zeichen die Diagnose korrekt und zeitgerecht zu stellen.

17.3 Symptomatik

Zu Beginn der entzündlichen Erkrankung handelt es sich um einen viszeralen Schmerz, der typisch diffus, dumpf und schlecht lokalisierbar ist. Erst mit Erreichen der Serosa kommt es zum Auftreten eines brennenden, stechenden somatischen Schmerzes, der gut lokalisierbar ist. Typisch für eine Appendizitis sind ein Schmerzbeginn im Oberbauch und das Wandern der Schmerzen in Richtung Nabel und dann in den rechten Unterbauch. Begleitend können

Übelkeit, Erbrechen, Appetitlosigkeit, Fieber und Durchfall auftreten.

Während bei retrozäkaler Appendixposition Rückenschmerzen oder ein Psoas-Schmerz auftreten können, kommt es bei retrozäkal-medialer Lage der Appendix zu einer Ausstrahlung der Schmerzen in den Nabelbereich. Bei Lage der Appendix im Douglas-Bereich kann es zu schleimigen Durchfällen, besonders im Rahmen von Abszessbildungen, kommen. Bei Lage der Appendix im linken Abdomen, z. B. bei Zwerchfellhernien, Malrotation, Gastroschisis, Omphalozele und Situs inversus, können Schmerzen primär im linken Abdomen auftreten.

> Kleinkinder geben Bauchschmerzen jeglicher Ursache überwiegend im Nabelbereich an.

Besonders häufig tritt eine freie Appendixperforation bei sehr jungen Kindern ein, bedingt durch die geringe Größe des Omentum majus und die damit verbundene Unmöglichkeit zur Ausbildung einer Netzkappe. Selten kommt es zur Verklebung von Netzsträngen oder Dünndarmschlingen über der entzündeten Appendix oder dem perityphlitischen Abszess mit nachfolgender Ausbildung eines mechanischen Ileus.

- **Begleitsymptome bei Appendizitis**

Auf **Exsikkosezeichen** (Hautfalten gehen nur langsam zurück, trockene Lippen, Zungenbeläge, Fieber, starker Durst, Oligurie, Unruhe, Gereiztheit) soll besonders geachtet werden.

17.4 Diagnostik

17.4.1 Klinische Untersuchung

Hinweise auf eine akute Appendizitis sind (Colvin et al. 2007):
- nach vorne gebeugter, hinkender Gang,
- Abwehrspannung im rechten Mittel- oder Unterbauch,
- Schmerzen beim Springen (Markle-Test).

Schmerzen beim Springen und Husten (Dunphy-Zeichen) werden bei 2 von 3 Kindern mit operativ bestätigter Appendizitis beschrieben (Carley et al. 1998) und weisen eine Sensitivität von 73–93 % und eine Spezifität von 51–100 % auf (Teece 2012; Colvin et al. 2007).

> Bei der Untersuchung des Abdomens sollte das Kind entspannt liegen; es hilft gelegentlich, das Kind zu bitten, den Mund während der Untersuchung zu öffnen und die Zunge herauszustrecken. Die Palpation des Abdomens sollte in den vermutlich weniger schmerzhaften abdominellen Abschnitten beginnen.

Man beginnt z. B. mit der Palpation im linken Unterbauch, prüft, ob ein kontralateraler Loslassschmerz vorhanden ist, und palpiert im Gegenuhrzeigersinn weiter bis zum rechten Unterbauch; hier wird geprüft, ob ein Druckschmerz, eine Abwehrspannung oder ein Klopfschmerz vorliegen.

Typisch für eine Appendizitis sind ein Druckschmerz und eine Abwehrspannung am McBurney- oder Lanz-Punkt. Eine diffuse Defense im gesamten Abdomen weist auf eine Peritonitis als Folge einer Perforation hin.

Die rektale Untersuchung, die eine Druckschmerzhaftigkeit oder Vorwölbung im kleinen Becken und im Douglas-Raum nachweist, ist für die untersuchten Kinder unangenehm und kann meist durch eine transabdominelle Untersuchung des kleinen Beckens mittels Ultraschall ersetzt werden.

Bei Vorliegen einer Obstipation kommt es meist nach Verabreichung eines Enteroklysmas zu einer Besserung der Schmerzen, während das Fortbestehen der Schmerzen im rechten Unterbauch dabei eher für das Vorliegen einer akuten Appendizitis spricht.

Die klinische Diagnosefindung bei V. a. akute Appendizitis kann insbesondere bei ängstlichen Kleinkindern, adipösen Kindern sowie Kindern mit immunologischen oder chronischen Vorerkrankungen (Immundefekte, Chemotherapie, Immunsuppression, zystische Fibrose) oder nach antibiotischer Anbehandlung schwierig sein und erfordert häufig wiederholte klinische Untersuchungen im Abstand von wenigen Stunden.

17.4.2 Laboruntersuchungen

Lediglich die Notwendigkeit zur Erstellung eines **Blutbildes mit Differenzialblutbildbestimmung** für die Diagnosestellung bei V. a. akute Appendizitis ist unbestritten.

> Insgesamt sind Labortests bei Kindern mit Appendizitis nicht spezifisch.

Die Autoren empfehlen
- eine Blutbilduntersuchung mit Leukozytenzahl und Differenzialblutbild,
- eine CRP-Bestimmung,
- eine Urinanalyse (falls Urin zur Verfügung steht),
- bei adoleszenten Mädchen im gebärfähigen Alter einen β-hCG-Test zum Ausschluss einer Gravidität.

Sensitivität und Spezifität von **Leukozytose** und Linksverschiebung für akute Appendizitis liegen bei 19–88 % bzw. 22–100 % (Doraiswamy 1979; Kim et al. 2009; Carley et al. 1998; Kwok et al. 2004). Eine Leukozytose tritt auch häufig bei Gastroenteritis (dort liegen die Leukozyten meist höher als bei Appendizitis), Virusinfektionen, Pneumonien und Angina auf. Eine **CRP-Erhöhung** wird bei Kindern mit perforierter Appendizitis häufiger beobachtet als eine Leukozytose (Rothrock und Pagane 2000; Beltran et al. 2007). Der CRP-Wert hinkt dem klinischen Befund allerdings etwa einen Tag hinterher und kann daher bei < 12 h bestehender akuter Appendizitis im Normalbereich liegen (Kwok et al. 2004).

Vor allem bei einer an der Blasenwand anliegenden, akut entzündeten Appendix kommt es bei einem Teil der Kinder zur Leukozyturie, obwohl im Urinsediment weder granulierte Zylinder noch Bakterien nachweisbar sind. Auch eine Mikrohämaturie kann auftreten.

> **Appendizitis-Risiko-Scores**
> Scoring-Systeme wurden entwickelt, um die Wahrscheinlichkeit für das Vorliegen einer Appendizitis zu bewerten. Durch die Kombination von klinischen Symptomen, klinischen Untersuchungsergebnissen und Labordaten wird versucht, die Voraussagekraft für das Vorliegen einer Appendizitis zu maximieren (Rentea et al. 2017).
> Der **Alvarado-Score** besteht aus einem 10-Punkte-System und ist zur Anwendung bei älteren Kindern geeignet. Ein Score < 5 spricht gegen das Vorliegen einer Appendizitis (Alvarado 1986).
> Der **Pediatric Appendicitis Score** wurde von Samuel für die Altersgruppe von 4–15 Jahren entwickelt (Samuel 2002). Er ist ein 10-Punkte-Score mit 8 Variablen, der Symptome, klinische Untersuchungsergebnisse und weißes Blutbild berücksichtigt. Bei > 7 Punkten ist eine Appendizitis hoch wahrscheinlich, < 4 Punkten unwahrscheinlich.
> Der **Appendicitis Inflammatory Response Score** berücksichtigt 8 Variablen, kann bis 12 Punkte betragen und ist eher für die Beurteilung von kleinen Kindern geeignet (Andersson und Andersson 2008).

> Scoring-Systeme können gut eingesetzt werden, um eine einfache von einer perforierten Appendizitis zu unterscheiden; für die alleinige Diagnose sind die drei Risiko-Scores für Appendizitis als diagnostisches Werkzeug weder ausreichend sensitiv noch ausreichend spezifisch und haben keine breite Akzeptanz gefunden (Rentea et al. 2017).

17.4.3 Radiologische Untersuchungen

Die Bedeutung der Bildgebungsdiagnostik bei Appendizitis ist besonders für die schwer untersuchbaren Altersgruppen der Säuglinge und Kleinkinder gegeben, aber auch bei psychomotorisch retardierten Kindern, die sich nicht adäquat äußern können.

> Bei allen Kindern mit atypischen Appendizitiszeichen sollte unbedingt eine Sonographie durchgeführt werden, ebenso bei allen Mädchen zum Ausschluss einer Pathologie im Bereich der Adnexe.

In den deutschsprachigen Ländern ist die primäre **Kompressions-Sonographie** des Abdomens als bildgebendes Verfahren die radiologische Untersuchungsmethode erster Wahl.

Bei Verwendung des folgenden Untersuchungsprotokolls ergibt sich eine Sensitivität von 99 % und eine Spezifität von 95 % für die korrekte Diagnosestellung bei V. a. akute Appendizitis (Kosloske et al. 2004):

Akute Appendizitis

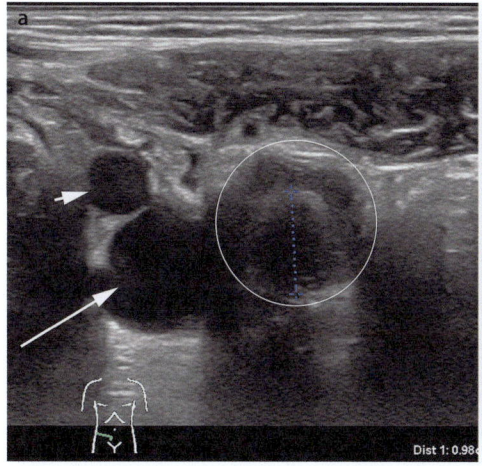 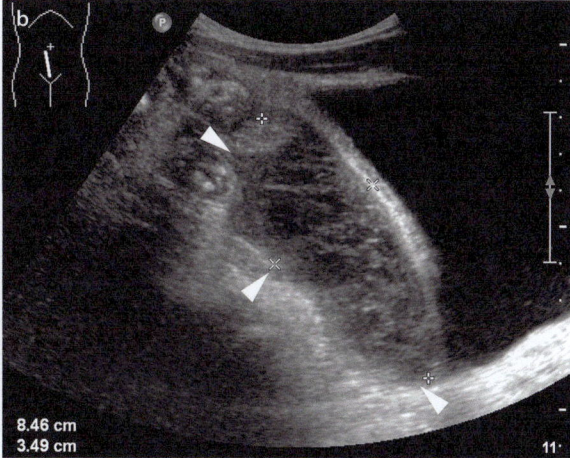

◘ **Abb. 17.1** **a** Ultraschallbild bei akuter Appendizitis. Runde, hypoechogene Struktur im rechten Unterbauch (*mit Kreis markiert*), Durchmesser 0,98 cm, mit umgebendem, echoreichem Gewebe (entsprechend einer »Netzkappe«); Appendix neben den Iliakalgefäßen gelegen (*Pfeile*). **b** Ausbildung eines 8,5 × 3,5 cm großen Douglas-Abszesses nach laparoskopischer Appendektomie wegen perforierter Appendizitis und antibiotischer Therapie. Das Ultraschallbild 10 Tage nach Appendektomie zeigt einen ovalen Abszess (*Pfeilspitzen*) mit unregelmäßig hypoechogener Binnenstruktur

Untersuchungsprotokoll bei V. a. akute Appendizitis
- Anamneseerhebung
- Chirurgische Untersuchung
- Blutbild und Differenzialblutbild
- Urinanalyse
- Ultraschalluntersuchung
- ggf. Durchführung einer klinischen Reevaluation nach 4–6 h mit zwischenzeitlicher i. v.-Gabe von Flüssigkeit

Lässt sich der V. a. akute Appendizitis mit klinischer Untersuchung, Blutbild und Kompressionsultraschalluntersuchung nicht abklären, so wird die Durchführung einer **Magnetresonanztomographie-Untersuchung** (MRT) oder einer **Kontrastmittel-CT** des Abdomens empfohlen (Thirumoorthi et al. 2012; Doria 2009; Wan et al. 2008; Moore et al. 2012; Johnson et al. 2012). Im angloamerikanischen Raum dominiert als Bildgebungsdiagnostik bei akuter Appendizitis die Abdomen-CT-Untersuchung mit Kontrastmittel, wobei sich die Rate der CT-Untersuchungen in den letzten Jahren halbiert und die Zahl der Ultraschalluntersuchungen verdoppelt hat (Martin et al. 2004; Bachur et al. 2015).

Abdomen-Sonographie und Kompressions-Ultraschall

Bei V. a. Appendizitis sollte immer der Abdomen-Sonographie und der Kompressions-Sonographie der Appendix (Puylaert 1986) (◘ Abb. 17.1a) gegenüber der CT der Vorzug gegeben werden.

Eine rasche Untersuchung durch einen kinderchirurgisch versierten Arzt und eine Kompressions-Ultraschalluntersuchung sowie die nachfolgende, regelmäßige Bauchuntersuchung bei konservativer Behandlung beeinflussen die Rate von negativen Appendektomien und Perforationen günstig.

> Die Kompressions-Sonographie der Appendix wird von den Kindern in der Regel ohne Sedierung gut toleriert.

Die sonographischen Appendizitiszeichen (s. unten, Übersicht) haben eine Sensitivität von 74–94 % und eine Spezifität von 92–96 % für die Diagnose einer akuten Appendizitis (Karakas et al. 2000; Kaiser et al. 2002; Kaneko und Tsuda 2004) (◘ Abb. 17.1a). Liegt die Appendix jedoch retrozäkal oder hinter luftgefüllten Darmschlingen, so kann die Beurteilung der Appendix mittels Kompressions-Sonographie unmöglich sein. In 25–60 % der Fälle ist es nicht möglich, die gesamte Appendix einzusehen (Nielsen et al. 2015; Wiersma et al. 2009). Bei adipösen Kindern zeigt sich, dass mit Zunahme des BMI das Auffinden und Abgrenzen der Appendix schwieriger wird (Kutasy und Puri 2013).

> **Sonographische Befunde bei akuter Appendizitis (Jeffrey et al. 1988; Kaneko und Tsuda 2004; Reddan et al. 2016)**
> - Appendix-Außendurchmesser > 6 mm
> - Verstärkte oder verminderte Wandperfusion
> - Verbreiterte, hypoechogene Appendixwand im Vergleich zu anderen Darmschlingen
> - Fehlende Komprimierbarkeit der Appendix
> - Nachweis eines Fäkolithen
> - Nachweis einer echoreichen Netzkappe um die hypoechogene Appendixwand
> - Sekundäre sonographische Zeichen:
>   - Freie Flüssigkeit um die Appendix
>   - Echoreiches mesenteriales Fettgewebe
>   - Vergrößerte mesenteriale Lymphknoten
>   - Verdickte angrenzende Darmwände
>   - Echogener Sludge in der Harnblase

Computertomographie

Die CT mit intravenöser und/oder rektaler Kontrastmittelgabe erlaubt die Erhebung von verschiedenen **Zusatzbefunden** im Abdomen (Peña et al. 1999, 2002; Birnbaum und Wilson 2000; Kaiser et al. 2002; Friedland und Siegel 1997) (◘ Abb. 17.2).

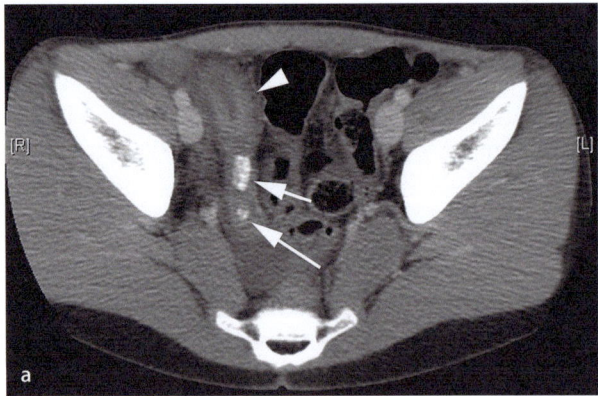
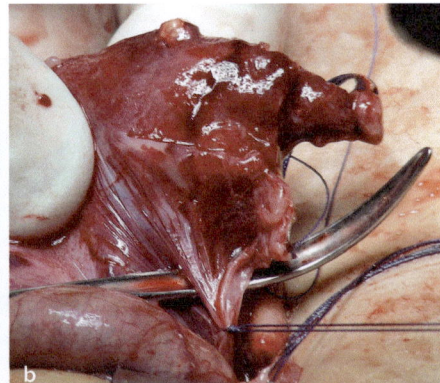
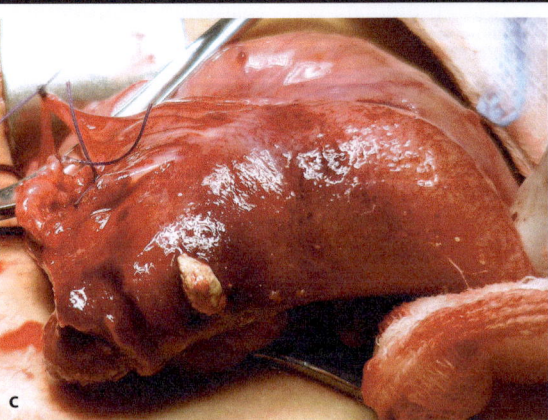
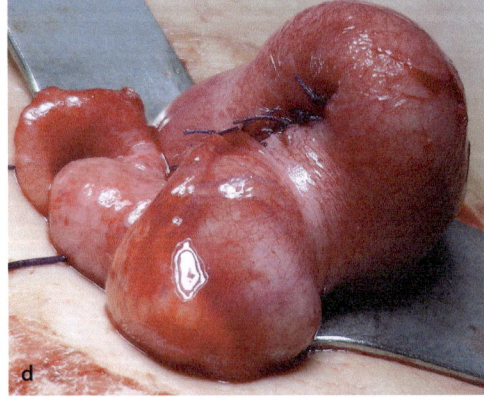

◘ **Abb. 17.2** a Kontrastmittel-CT des Unterbauchs bei einem 10-jährigen Knaben mit akutem Abdomen. Die von Flüssigkeit umgebene Appendix ist deutlich wandverdickt im kleinen Becken rechts gelegen erkennbar (*Pfeilspitze*) und weist zwei basisnahe Kotsteine auf (*Pfeile*). b Ligatur des Appendixstumpfs bei basisnaher Appendixperforation ohne Einstülpen des Appendixstumpfs. c Begleitende Perforation des Zäkums mit Stuhlaustritt. d Versorgung der Zäkumperforation durch Übernähung

Die Abdomen-CT-Untersuchung mit Kontrastmittel zeigt bei akuter Appendizitis eine Sensitivität zwischen 84 % und 100 % und eine Spezifität von 93–97 % (Karakas et al. 2000; Kaiser et al. 2002; Bendeck et al. 2002). Nachteile sind die höheren Untersuchungskosten, die Verwendung von i. v.-Kontrastmittel und die Applikation von ionisierender Strahlung; das Risiko, an einem durch ein Abdominal-CT verursachten strahleninduzierten Karzinom zu versterben, beträgt für ein einjähriges Kind ca. 0,18 % (Ware et al. 1999; Brenner et al. 2001). Die Kombination von präoperativem Ultraschall und CT zeigt eine Sensitivität von 75–99 % und eine Spezifität von 89–100 % (Karakas et al. 2000; Kaiser et al. 2002).

Magnetresonanztomographie der Appendixregion

Die Magnetresonanzuntersuchung hat eine etwas höhere positive Vorhersagekraft als die Ultraschalluntersuchung bei sonst gleicher diagnostischer Sicherheit (Orth et al. 2014).

Magnetresonanztomographien der Appendixregion lassen sich auch bei 3- bis 5-jährigen Kindern ohne Sedation und Kontrastmittelgabe durchführen und weisen eine Sensitivität von 97–100 % und eine Spezifität von 92–97 % auf (Moore et al. 2012; Johnson et al. 2012).

Auch **intraabdominelle Begleitpathologien** lassen sich ähnlich sicher wie mittels CT darstellen. Die Scan-Zeiten liegen dabei je nach Protokoll und Gerätetyp zwischen 5 min und 15 min. Allerdings sind die Untersuchungskosten sehr viel höher als bei einer Ultraschalluntersuchung und auch beträchtlich höher als bei einer CT-Untersuchung der Appendixregion (Johnson et al. 2012).

Wegen eingeschränkter Verfügbarkeit, Untersuchungsdauer, Bewegungsempfindlichkeit und Kosten wird die MR-Untersuchung beim Kind selten durchgeführt.

> Die Ultraschalluntersuchung ist die radiologische Untersuchung erster Wahl. Bei unklarem Ultraschall- und klinischem Befund sollte eine MR-Untersuchung durchgeführt werden; eine CT-Untersuchung ist nur bei weiter bestehenden Unklarheiten vertretbar.

- **Differenzialdiagnosen**

Differenzialdiagnostische Abgrenzung der akuten Appendizitis
– Akute Gastroenteritis
– Akute Obstipation
– Lymphadenitis mesenterialis – Yersinien-Infektion
– Entzündung, Blutung oder Perforation eines Meckel-Divertikels
– Pyelonephritis
– Uretersteinkolik
– Ektope Schwangerschaft
– Ruptur eines Graaf-Follikels oder einer Corpus-luteum-Zyste
– M. Crohn
– Primäre bakterielle Peritonitis (PBP)

17.5 Therapie

17.5.1 Erstversorgung in der Notaufnahme: Analgesie und Hydratation

Für Kinder mit akuten Bauchschmerzen wird eine ausreichende intravenöse Flüssigkeitszufuhr und Analgesie in der Notaufnahme empfohlen. Es wurde gezeigt, dass die Gabe von Analgetika und Morphinderivaten an Kinder mit heftigen Bauchschmerzen nicht zu einer Verschleierung der Appendizitis-Diagnose oder zur Verzögerung der Operation beiträgt (Green et al. 2005).

17.5.2 Indikationen zur Appendektomie

Die Indikation zur Appendektomie wird heute **zurückhaltender** als in den letzten Jahrzehnten gestellt. Der Senkung der Rate an »negativen« Appendektomien zur Vermeidung unnötiger Operationen und deren möglicher Komplikationen und der Erhaltung der Appendix für ggf. später einmal notwendige Harnwegs-(»Mitrofanoff-Stoma«) oder Gallenwegsrekonstruktionen, wird heute größere Bedeutung zugemessen. Studien belegen, dass eine spontane Heilung einer

Appendizitis nicht ungewöhnlich ist und dass eine Perforation meist vor der stationären Aufnahme eintritt und selten verhindert werden kann. Ein Zuwarten im Krankenhaus stellt für die Patienten keinen Nachteil dar. Dadurch konnte die negative Appendektomierate gesenkt werden, ohne dass die Perforations- oder Morbiditätsrate anstieg (Anderson 2007).

Nur die Hälfte aller von niedergelassenen Kinderärzten wegen Appendicitis acuta in die Klinik eingewiesenen Kinder werden auch tatsächlich operativ behandelt; bei den übrigen Patienten klingen die Beschwerden spontan ab. Von den nichtoperierten Kindern werden in den anschließenden 4 Jahren lediglich 10 % appendektomiert. Trotzdem wird eine negative Appendektomierate von 1,8–15,3 % gefunden (Kosloske et al. 2004; Flum und Koepsell 2002; Kaiser et al. 2002; Thirumoorthi et al. 2012), wobei diese mit und ohne präoperativen Ultraschall und/oder CT bei Mädchen höher liegt als bei Knaben (Bendeck et al. 2002). Die negative Appendektomierate wird auch durch eine liberalere Anwendung von CT-Untersuchungen der Appendixregion bei V. a. Appendizitis nicht signifikant reduziert (Martin et al. 2004).

Bei sehr jungen Kindern wird von vielen Chirurgen eine **großzügigere** Operationsindikation wegen der höheren Perforationsrate in dieser Altersgruppe gestellt, ebenso bei adipösen Kindern wegen der schwierigen Differenzialdiagnostik oder bei an Masern oder Varizellen erkrankten Kindern wegen der raschen Krankheitsverläufe im Rahmen der Virusinfektion. Auch Kinder nach vorangegangener Antibiotikatherapie sowie Kinder mit erhöhter familiärer Perforationsrate sollten im Zweifelsfall eher appendektomiert werden. Die Verwendung von *Standard Operating Procedures* (SOP) bei V. a. akute Appendizitis in Kindernotaufnahmen senkt die Behandlungskosten und trägt dazu bei, die Behandlungsdauer zu reduzieren (Warner et al. 1998).

In den letzten Jahren wurde die Appendektomie als alleinige Therapie der Appendizitis angezweifelt, und es findet möglicherweise ein Paradigmenwechsel statt. Einige Studien zeigen, dass die Behandlung einer unkomplizierten Appendizitis mit Antibiotika sicher ist (Georgiou et al. 2017). Bei einer unkomplizierten Appendizitis findet sich keine Perforation, kein Abszess oder entzündlicher Tumor. In keiner Studie kam es unter konservativer Behandlung zu einer Perforation. Bei 97 % der Kinder mit unkomplizierter akuter Appendizitis war die konservative Therapie erfolgreich, die Rezidivrate für eine Appendizitis lag bei 14 %. Die Evidenz für die konservative Behandlung der unkomplizierten Appendizitis ist noch ungenügend. Die bisherigen Studien zeigen, dass innerhalb eines Jahres der Prozentsatz der Patienten mit Komplikationen nach konservativer Behandlung mit dem der operierten Patienten vergleichbar ist; der konservative Ansatz erspart allerdings dem Großteil der Kinder einen chirurgischen Eingriff (Gorter et al. 2017).

17.5.3 Durchführung der Appendektomie

Die Appendektomie erfolgt entweder mit klassischem Wechselschnitt, laparoskopisch oder laparoskopisch assistiert (◘ Abb. 17.3), wobei die laparoskopisch assistierte »**Single-port-Appendektomie**« eine kosmetisch sehr gute, technisch einfache und kostengünstige Operationstechnik darstellt (Stylianos et al. 2011; Visnjic 2008).

Die Operation erfolgt in der Regel **mit verzögerter Dringlichkeit**, wenn keine Zeichen einer diffusen Peritonitis oder Ileuszeichen vorliegen, sodass Kinder, die zwischen 22 Uhr und 7 Uhr in die Klinik eintreten, überwiegend nicht mehr während der Nachtzeit appendektomiert werden, sondern nach Möglichkeit vor Beginn des Elektiv-Operationsprogramms am nächsten Morgen (Surana et al. 1993).

> **Appendektomie mit verzögerter Dringlichkeit – Voraussetzungen**
> - Ausreichende Infusionsbehandlung
> - Suffiziente Schmerztherapie
> - Parenterale Antibiotikagabe gegen aerobe und anaerobe Darmkeime

Die Operation mit verzögerter Dringlichkeit weist **keine höhere Komplikationsrate** auf (Surana et al. 1993; Warner et al. 1998).

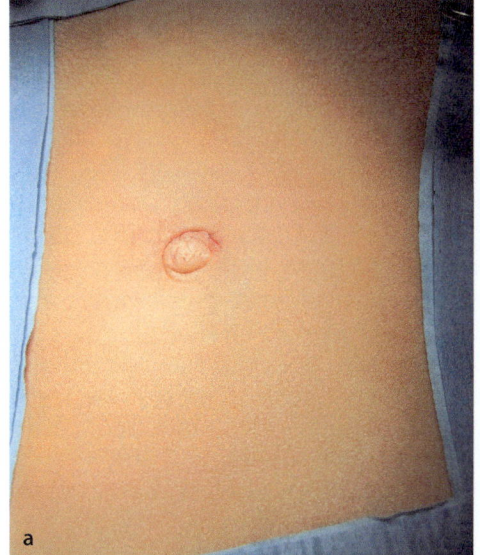
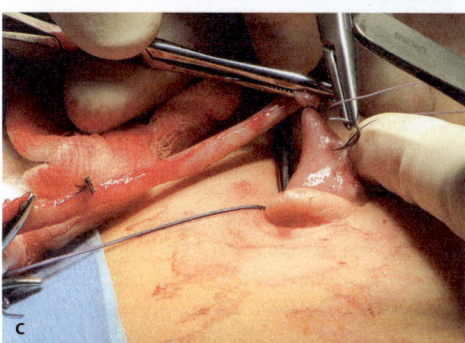
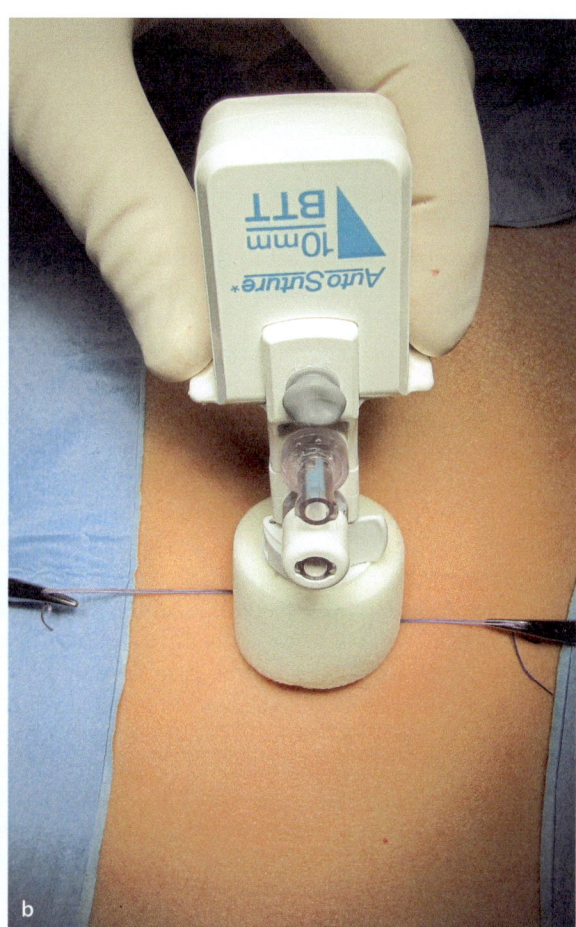

Abb. 17.3 **a** Nabelinzision für die laparoskopisch assistierte »Single-port-Appendektomie«. **b** Einführung des 10-mm-Ballontrokars für die Einführung des Geräteschafts mit integriertem Optik- und Arbeitskanal. **c** Nach dem Vorziehen der Appendix durch die Nabelinzision wird eine Appendektomie in offener Technik angeschlossen

17.5.4 Antibiotische Therapie

Bei **phlegmonöser oder perforierter Appendizitis** werden in Abstrichen überwiegend Keime der Stuhlflora wie *Escherichia coli*, *Bacteroides fragilis* und eine Reihe weiterer aerober und anaerober Keime nachgewiesen. Dementsprechend richtet sich die antibiotische Primärtherapie gegen dieses Keimspektrum.

17.6 Prognose und Outcome

17.6.1 Postoperative Komplikationen

Die postoperative Komplikationsrate nach Appendektomie bei Kindern liegt **sehr niedrig**. Douglas-Abszesse (Abb. 17.1b), Wundinfektionen, und Bridenileus stellen typische Komplikationen dar. Bestehen die Schmerzen nach einer Appendektomie weiter, so muss auch an das Vorliegen einer chronischen entzündlichen Darmerkrankung, z. B. eines M. Crohn im Ileozäkalbereich, gedacht werden. Auch aus diesem Grund sollte die entfernte Appendix histopathologisch untersucht werden.

17.6.2 Chronische Appendizitis und neurogene Appendikopathie

Chronische Appendizitis und neurogene Appendikopathie (Sesia et al. 2013) stellen seltene Erkrankungen im Kindesalter dar. Die dabei auftretenden Schmerzen rezidivieren meist über mehrere Tage bis Wochen. Mitunter führt dabei die Appendektomie zur Beschwerdefreiheit.

17.7 Problematik des Krankheitsbildes

Eine **verspätete Diagnose** bei Appendicitis acuta kommt besonders bei Kindern < 6 Jahre (Nance et al. 2000) sowie bei psychomotorisch retardierten Kindern häufiger vor (◘ Abb. 17.4). In dieser Altersgruppe ist die Kompressionssonographie meist besonders hilfreich. Ein perityphlitischer Abszess (◘ Abb. 17.5), ein palpabler Abdominaltumor oder ein Ileusbild können auftreten, wenn die Appendixperforation länger zurückliegt. Wird im Ultraschall, CT oder MRT ein **perityphlitisches Infiltrat** (◘ Abb. 17.5) oder eine **Abszessbildung** bei V. a. Appendicitis perforata (◘ Abb. 17.4) nachgewiesen, so obliegt es dem behandelnden Chirurgen zu entscheiden, ob primär eine konservative Therapie mit Infusionsgabe und Antibiotikatherapie, ggf. mit perkutaner interventionell-radiologischer Drainagebehandlung des Abszesses, oder eine primäre Appendektomie als Behandlungsoption gewählt wird.

An vielen Kliniken werden heute Kinder mit V. a. perityphlitisches Infiltrat im Hinblick auf eine laparoskopisch einfacher durchzuführende und weniger komplikationsreiche **Intervall-Appendektomie** rund 6 Wochen nach Behandlungsbeginn initial mit einer mindestens 10 Tage bis 6 Wochen dauernden Antibiotikatherapie, mit oder ohne perkutane Abszessdrainage (◘ Abb. 17.4c–d), behandelt (Fishman et al. 2000; Tsao et al. 2008; Gillick et al. 2001; Janik et al. 1980). Ist eine perkutane Abszessdrainage notwendig, so ist häufig ein komplizierter Verlauf und bei 13–19 % der Fälle ein Nichtansprechen auf die konservative antibiotische Therapie zu erwarten (Nadler et al. 2004, Otake et al. 2014). Kommt es nach einer Appendektomie zum Wiederauftreten eines intraabdominellen Abszesses infolge eines zurückgelassenen Fäkolithen, so sollte dieser laparoskopisch entfernt werden (Abularrage et al. 2008).

Die **primäre, nichtoperative** Appendizitis-Behandlung erfordert eine höhere Anzahl bildgebender Untersuchungen im Verlauf. In einer klinischen Studie wurden 3,5 CT-Untersuchungen pro konservativ behandeltem Kind durchgeführt (Peter et al. 2010). Auch die Behandlungskosten und die Hospitalisationszeit liegen bei primär konservativer Behandlung und Intervall-Appendektomie höher als bei primär durchgeführter Appendektomie (Dennett et al. 2012).

6 Wochen später kann die Intervall-Appendektomie laparoskopisch vorgenommen werden (Nadler et al. 2004; Gillick et al. 2008). Mehr als die Hälfte der später entfernten Appendices zeigten starke histopathologische Veränderungen (Otake et al. 2014).

Die Appendektomie muss jedoch im Fall von vollständiger Beschwerdefreiheit **nicht zwingend** durchgeführt werden (Willemsen et al. 2002; Eryilmaz et al. 2004; Puapong et al. 2007).

Erste Erfahrungen mit der **konservativen Therapie** der perforierten Appendizitis mit Infusionsgabe und Antibiotikatherapie unter chirurgischer Kontrolle ohne nachfolgende Intervall-Appendektomie scheinen teilweise Erfolg versprechend zu sein (Willemsen et al. 2002; Eryilmaz et al. 2004; Visnjic 2008).

Eine Metaanalyse zeigt, dass bei Kindern mit einer perforierten Appendizitis ohne Abszess die notfallmäßige Appendektomie das Komplikationsrisiko signifikant reduziert im Vergleich zur Intervall-Appendektomie (Duggan et al. 2016). Bei Kindern mit perforierter Appendix mit Abszess fand sich bei den zwei Behandlungsoptionen kein signifikanter Unterschied bzgl. Komplikationen.

> **Voraussetzung für eine erfolgreiche und rasche Entzündungsrückbildung scheint das Fehlen eines Kotsteins zu sein.**

> **Cave**
> Das Belassen eines längeren Appendixstumpfs birgt die Gefahr einer nachfolgenden Stumpfappendizitis (◘ Abb. 17.4e).

Bei Vorliegen eines großen perityphlitischen Abszesses kommt es häufiger zu einem komplizierten Verlauf und zu einer sehr langsamen Rückbildung des Abszesses, sodass die Autoren in dieser Situation ein **primär chirurgisches Vorgehen** vorziehen (◘ Abb. 17.5). Die interventionell-radiologische Drainageeinlage bei Vorliegen von großen Abszessen kürzt die Behandlungszeit mitunter ab (Tsao et al. 2008).

Beim prospektiv randomisierten Vergleich zwischen primär durchgeführter laparoskopischer Appendektomie und primär nichtoperativer

Akute Appendizitis

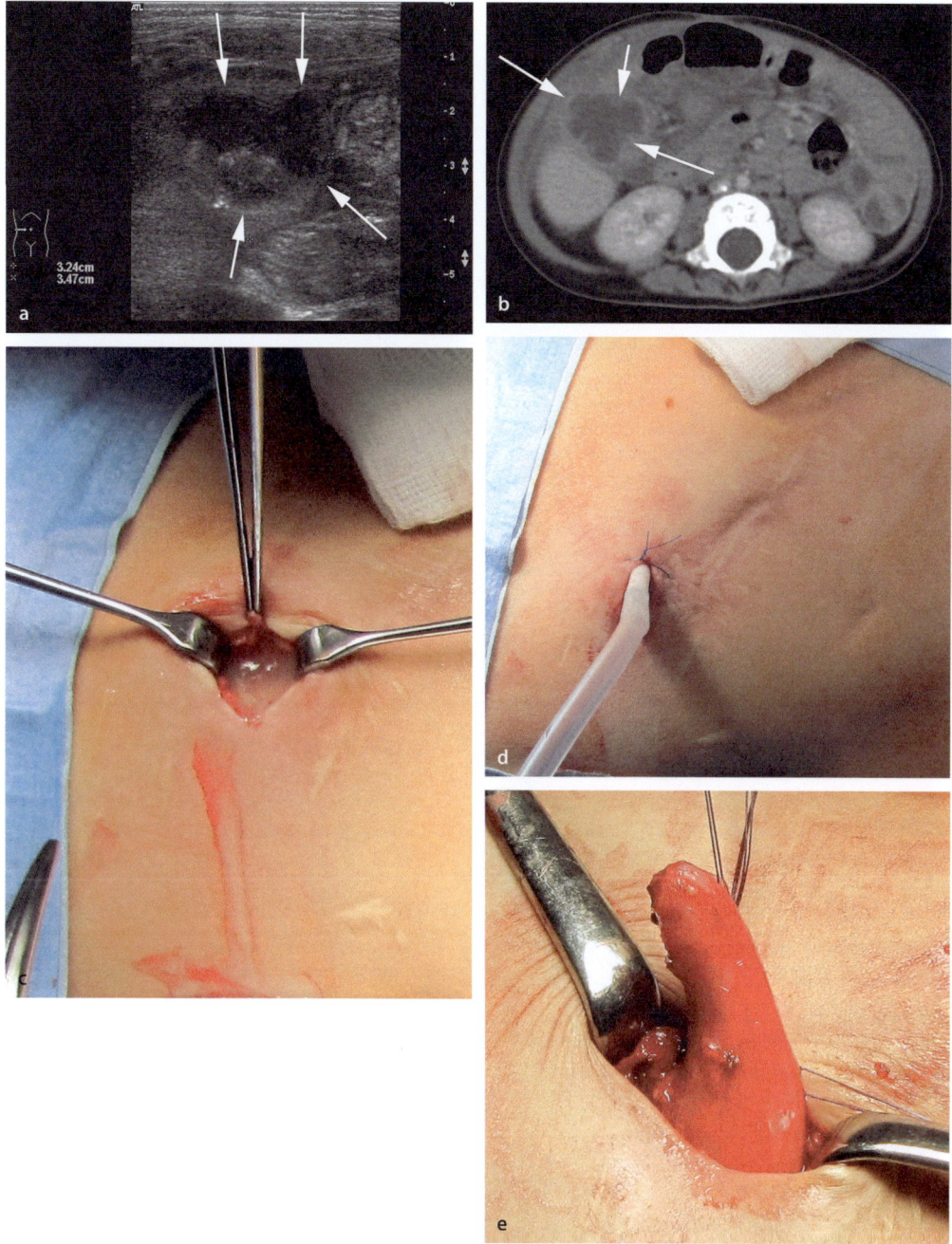

Abb. 17.4 **a** 2½ Jahre alter Knabe mit Z. n. Appendicitis perforata inveterata im Alter von 1½ Jahren bei Trisomie 21 und Z. n. Durchzugsoperation wegen M. Hirschsprung. Vorstellung wegen akuter rechtsseitiger Oberbauchschmerzen, Erbrechen und Fieber. Im Rahmen einer Appendektomie waren ein großer, subhepatisch gelegener Abszess ausgeräumt und nekrotische Reste der Appendix entfernt worden. Der offene Appendixstumpf wurde ligiert, eine weitere Appendixstumpfpräparation war im massiv entzündlich veränderten Abszessmembrangewebe nicht möglich. In den folgenden 2 Jahren kam es zu zwei Abszessbildungen, die sonographisch im rechten Oberbauch nachgewiesen wurden (*Pfeile*). **b** Im CT mit Kontrastmittelgabe subhepatisch gelegene, abszesstypische, liquide Formation mit geringer Kontrastaufnahme im Randbereich (*Pfeile*). **c** Sonographisch assistierte Abszessdrainage. **d** Über eine kleine Inzision wurde ein Drain in die sonographisch lokalisierte intraabdominelle Abszesshöhle eingelegt, sodass eine umfangreiche Adhäsiolyse vermieden werden konnte. **e** Als Abszessursache fand sich sonographisch in der Folge ein 3 cm langer Appendixstumpf. Nach Entfernung dieses Appendixstumpfs kam es zu keinen weiteren intraabdominellen Infektionen

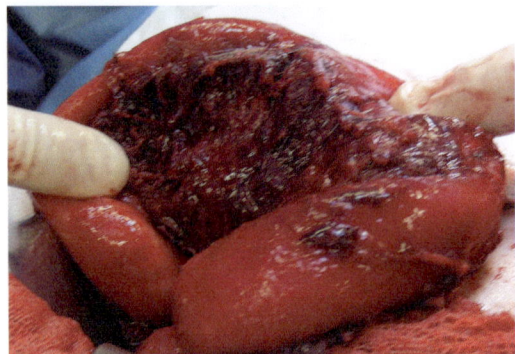

Abb. 17.5 9-jähriger Knabe mit Unterbauchschmerzen, Fieber und Erbrechen seit 7 Tagen. Im Ultraschall und klinisch zeigt sich bei Eintritt ein perityphlitischer Abszess bei Appendicitis perforata. Keine Befundbesserung trotz antibiotischer Therapie und Infusionsbehandlung während 48 h, daher Entschluss zur offenen Lösung der Adhäsionen und Abszessausräumung im Rahmen einer offenen Appendektomie mittels rechtsseitiger querer Unterbauchlaparotomie

Behandlung und nachfolgender Intervall-Appendektomie wegen perforierter Appendizitis mit Abszess fanden sich keine Unterschiede hinsichtlich Hospitalisationszeit, Abszessrezidivhäufigkeit und Behandlungskosten (Peter et al. 2010).

Fazit für die Praxis
- Häufigste Ursache:
  - Wahrscheinlich mechanisch bedingte Sekretabflussbehinderung aus dem Appendixlumen bei Anschwellung der Schleimhaut
- Leitsymptome:
  - Typische Appendixposition: Druckschmerz am McBurney-Punkt oder Lanz-Punkt
  - Retrozäkale Appendixposition: Psoas-Schmerz, Flankenschmerz
  - Retrozäkal-mediale Appendixposition: Ausstrahlung der Schmerzen in den Nabelbereich
  - Appendixlage im Douglas-Bereich: schleimige Durchfälle, häufiger Harndrang (Urge-Symptomatik)
  - Appendixlage im linken Abdomen (z. B. bei Zwerchfellhernien, Malrotation, Gastroschisis, Omphalozele sowie Situs inversus): Schmerzen im linken Abdomen
- Klinischer Verlauf:
  - Nach vorangegangener Gastroenteritis oder aus völliger Gesundheit heraus kommt es zu Schmerzen im mittleren Oberbauch, die sich im Verlauf von Stunden in den rechten Unterbauchbereich verlagern
  - Übelkeit und Erbrechen treten begleitend auf
- Diagnostikum der Wahl:
  - Labor: weißes Blutbild und Differenzialblutbild
  - Bei Mädchen nach der Menarche β-hCG-Test
  - CRP-Untersuchung
  - Wenn möglich: Urinsediment
  - Radiologie: Sonographie, MRT der Appendixregion, ggf. CT mit Kontrastmittel
- Therapie:
  - In der Notaufnahme i.v.-Gabe von kristalloider Flüssigkeit und Antibiotika entsprechend dem Schema bei akuter Appendizitis
  - Bei heftigen Bauchschmerzen rasche Schmerzmittelgabe und umgehende chirurgische Konsultation noch vor Erhalt der Laborergebnisse
  - Falls chirurgische Therapie mit verzögerter Dringlichkeit vorgesehen: Schmerzmittelgabe, Antibiotika- und Infusionstherapie

Literatur

Abularrage C, Bloom S, Bruno D et al (2008) Laparoscopic drainage of postappendectomy-retained fecalith and intra-abdominal abscess in the pediatric population. J Laparoendosc Advan Surg Tech 18(4):644–650

Alvarado A (1986) A practical score for the early diagnosis of acute appendicitis. Ann Emerg Med 15(5):557–564

Anderson RE (2007) The natural history and traditional management of appendicitis revisited: spontaneous resolution and predominance of prehospital perforations imply that a correct diagnosis is more important than an early diagnosis. World J Surg 31:86–92

Andersson M, Andersson RE (2008) The appendicitis inflammatory response score: a tool for the diagnosis of acute appendicitis that outperforms the Alvarado score. World J Surg 32(8):1843–1849

Bachur RG, Levy JA, Callahan MJ et al (2015) Effect of reduction in the use of computed tomography on clinical outcomes of appendicitis. JAMA Pediatr 169(8):755–760

Beltran M, Almonacid J, Vicencio A et al (2007) Predictive value of white blood cell count and C-reactive protein in children with appendicitis. J Pediatr Surg 42(7):1208–1214

Bendeck S, Nino-Murcia M, Berry G, Jeffrey R Jr (2002) Imaging for suspected appendicitis: negative appendectomy and perforation rates. Radiol 235(1):131–136

Birnbaum B, Wilson S (2000) Appendicitis at the millennium. Radiol 215:337–348

Brenner D, Elliston C, Hall E et al (2001) Estimated risks of radiation-induced fatal cancer from pediatric CT. Am J Radiol 176:289–296

Carley S, Mackway-Jones K, Jones A et al (1998) Moving towards evidence based emergency medicine: use of a structured critical appraisal journal club. J Accid Emerg Med 15:220–222

Colvin J, Bachur R, Kharbanda A (2007) The presentation of appendicitis in preadolescent children. Pediatr Emerg Care 23:849–855

Dennett K, Tracy S, Fisher S et al (2012) Treatment of perforated appendicitis in children: what is the cost? J Pediatr Surg 47:1177–1184

Doraiswamy N (1979) Leucocyte counts in the diagnosis and prognosis of acute appendicitis in children. Br J Surg 66(11):782–784

Doria A (2009) Optimizing the role of imaging in appendicitis. Pediatr Radiol 39:144–148

Duggan EM, Marshall AP, Weaver KL et al (2016) A systematic review and individual patient data meta-analysis of published randomized clinical trials comparing early versus interval appendectomy for children with perforated appendicitis. Pediatr Surg Int 32:649–655

Eryilmaz R, Sahin M, Savas M (2004) Is interval appendectomy necessary after conservative treatment of appendiceal masses? Ulus Travma Derg 10(3):185–188

Fishman S, Pelosi L, Klavon S, O'Rourke E (2000) Perforated appendicitis: prospective outcome analysis for 150 children. J Pediatr Surg 35:923–926

Flum D, Koepsell T (2002) The clinical and economic correlates of misdiagnosed appendicitis: nationwide analysis. Arch Surg 137:799–804

Friedland J, Siegel M (1997) CT appearance of acute appendicitis in childhood. Am J Roentgenol 168:439–442

Georgiou R, Eaton S, Stanton MP et al (2017) Efficacy and safety of nonoperative treatment for acute appendicitis: a meta-analysis. Pediatr 139(3):e20163003

Gorter RR, The SML, Gorter-Stam MAW et al (2017) Systematic review of nonoperative versus operative treatment of uncomplicated appendicitis. J Pediatr Surg 52(8):1219–1227

Gillick J, Velaydham M, Puri P (2001) Conservative management of appendix mass in children. Br J Surg 88:1539–1542

Gillick J, Mohanan N, Das L, Puri P (2008) Laparoscopic appendectomy after conservative management of appendix mass. Pediatr Surg Int 24:299–301

Green R, Bulloch B, Kabani A et al (2005) Early analgesia for children with acute abdominal pain. Pediatr 116:978–983

Janik J, Ein S, Shandling B et al (1980) Nonsurgical management of appendiceal mass in late presenting children. J Pediatr Surg 15:574–576

Jeffrey RB Jr, Laing FC, Townsend RR (1988) Acute appendicitis: sonographic criteria based on 250 cases. Radiol 167:327–329

Johnson AK, Filippi CG, Andrews T et al (2012) Ultrafast 3-T MRI in the evaluation of children with acute lower abdominal pain for the detection of appendicitis. Am J Roentenol 198:1424–1430

Kaiser S, Frenckner B, Jorulf H (2002) Suspected appendicitis in children: US and CT – a prospective randomized study. Radiol 223(3):633–638

Kaneko K, Tsuda M (2004) Ultrasound based decision making in the treatment of acute appendicitis in children. J Pediatr Surg 39:1316–1320

Karakas S, Guelfguat M, Leonidas J et al (2000) Acute appendicitis in children: comparison of clinical diagnosis with ultrasound and CT imaging. Pediatr Radiol 30(2):94–98

Kim E, Subhas G, Mittal V, Golladay E (2009) C-reactive protein estimation does not improve accuracy in the diagnosis of acute appendicitis in pediatric patients. Int J Surg 7:74–77

Kosloske A, Love C, Rohrer J et al (2004) The diagnosis of appendicitis in children: outcomes of a strategy based on pediatric surgical evaluation. Pediatrics 113:9–34

Kutasy B, Puri P (2013) Appendicitis in obese children. Pediatr Surg Int 29:537–544

Kwok M, Kim M, Gorelick M (2004) Evidence-based approach to the diagnosis of appendicitis in children. Pediatr Emerg Care 20(10):690–698

Martin A, Vollman D, Adler B, Caniano D (2004) CT scans may not reduce the negative appendectomy rate in children. J Pediatr Surg 39(6):886–890

Moore MM, Gustas CN, Choudhary AK et al (2012) MRI for clinically suspected pediatric appendicitis: an implemented program. Pediatr Radiol 42:1056–1063

Nadler E, Reblock K, Vaughan K et al (2004) Predictors of outcome for children with perforated appendicitis initially treated with non-operative management. Surg Infect 5(4):349–356

Nance M, Adamson W, Hedrick H (2000) Appendicitis in the young child: a continuing diagnostic challenge. Pediatr Emerg Care 16(3):160–162

Nielsen JW, Boomer L, Kurtovic K et al (2015) Reducing computed tomography scans for appendicitis by introduction of a standardized and validated ultrasound report template. J Pediatr Surg 50(1):144–148

Orth RC, Guillerman RP, Zhang W et al (2014) Prospective comparison of MR imaging and US for the diagnosis of pediatric appendicitis. Radiol 272(1):233–240

Otake S, Suzuki N, Takahashi A et al (2014) Histological analysis of appendices removed during interval appendectomy after conservative management of pediatric patients with acute appendicitis with an inflammatory mass or abscess. Surg Today 44:1400–1405

Peña B, Mandl K, Kraus S et al (1999) Ultrasonography and limited computed tomography in the diagnosis and management of appendicitis in children. JAMA 282:1041–1046

Peña B, Taylor G, Fishman S, Mandl K (2002) Effect of an imaging protocol on clinical outcomes among pediatric patients with appendicitis. Pediatr 110:1088–1093

Peter S, Aguayo P, Fraser J et al (2010) Initial laparoscopic appendectomy versus initial nonoperative management and interval appendectomy for perforated appendicitis with abscess: a prospective, randomized trial. J Pediatr Surg 45:236–240

Puapong D, Lee S, Haigh P et al (2007) Routine interval appendectomy in children is not indicated. J Pediatr Surg 42(9):1500–1503

Puylaert J (1986) Acute appendicitis: US evaluation using graded compression sonography. Radiol 158:355–360

Reddan T, Corness J, Mengersen K et al (2016) Ultrasound of paediatric appendicitis and its secondary sonographic signs: providing a more meaningful finding. J Med Radiat Sci 63:59–66

Rentea RM, Peter SDS, Snyder CL (2017) Pediatric appendicitis: state of the art review. Pediatr Surg Int 33:269–283

Rothrock S, Pagane J (2000) Acute appendicitis in children: emergency department diagnosis and management. Ann Emerg Med 36(1):39–51

Samuel M (2002) Pediatric appendicitis score. J Pediatr Surg 37:877–881

Sesia SB, Mayr J, Bruder E, Häcker FM (2013) Neurogenic appendicopathy: clinical, macroscopic, histopathological presentation in pediatric patients. Eur J Pediatr Surg 23(3):238–242

St Peter SD, Sharp SW, Holcomb GW 3rd, Ostlie DJ (2008) An evidence-based definition for perforated appendicitis derived from a prospective randomized trial. J Pediatr Surg 43:2242–2245

Stylianos S, Nichols L, Ventura N et al (2011) The »all-in-one« appendectomy: quick, scarless, and less costly. J Pediatr Surg 46:2336–2341

Surana R, Quinn F, Puri P (1993) Is it necessary to perform appendicectomy in the middle of the night in children? BMJ 306:1168

Teece S (2012) Towards evidence-based emergency medicine: best BETs from the Manchester Royal Infirmary. Emerg Med J 29:422–423

Thirumoorthi A, Fefferman N, Ginsburg H et al (2012) Managing radiation exposure in children – reexamining the role of ultrasound in the diagnosis of appendicitis. J Pediatr Surg 47:2268–2272

Tsao K, Peter S, Valusek P et al (2008) Management of pediatric acute appendicitis in the computed tomographic era. J Surg Res 147:221–224

Visnjic S (2008) Transumbilical laparoscopically assisted appendectomy in children. High-tech low-budget surgery. Surg Endosc 22:1667–1671

Wan M, Krahn M, Ungar W et al (2008) Acute appendicitis in young children: cost-effectiveness of US versus CT in diagnosis – a Markov decision analytic model. Radiology 250:378–386

Ware D, Huda W, Mergo P et al (1999) Radiation effective doses to patients undergoing abdominal CT examinations. Radiol 210:645–650

Warner B, Kulick R, Stoops M et al (1998) An evidenced-based clinical pathway for acute appendicitis decreases hospital duration and cost. J Pediatr Surg 33(9):1371–1375

Wiersma F, Toorenvliet BR, Bloem JL et al (2009) US examination of the appendix in children with suspected appendicitis: the additional value of secondary signs. Eur Radiol 19(2):455–461

Willemsen P, Hoorntje L, Eddes E et al (2002) The need for interval appendectomy after resolution of an appendiceal mass questioned. Dig Surg 19(3):216–220 (discussion 221)

Dünndarmileus

Günter Fasching und Johannes Mayr

18.1 Einführung – 194

18.2 Pathogenese – 194

18.3 Symptomatik – 195
18.3.1 Bridenileus und Adhäsionsileus – 195
18.3.2 Paralytischer Ileus – 196
18.3.3 Alimentärer Ileus – 196
18.3.4 Bezoare – 196

18.4 Diagnostik – 196
18.4.1 Klinische Untersuchung – 196
18.4.2 Laboruntersuchungen – 197
18.4.3 Bildgebung – 197

18.5 Therapie – 198
18.5.1 Nichtoperative Behandlung – 198
18.5.2 Gabe von wasserlöslichem Kontrastmittel – 198
18.5.3 Ileusbehandlung bei Patienten mit malignen Baucherkrankungen – 198
18.5.4 Operationsindikationen – 199
18.5.5 Operative Intervention bei Dünndarmileus – 200
18.5.6 Postoperative Adhäsionsvermeidung – 202

18.6 Prognose und Outcome – 202

18.7 Problematik des Krankheitsbildes – 202

Literatur – 203

© Springer-Verlag GmbH Deutschland, ein Teil von Springer Nature 2018
J. Mayr, G. Fasching (Hrsg.), *Akutes Abdomen im Kindes- und Jugendalter*,
https://doi.org/10.1007/978-3-662-55995-6_18

Praxisbeispiel
Ein 14-jähriger Knabe stellt sich am 2. Tag nach seiner Entlassung aus dem Krankenhaus, in dem er vor 12 Tagen wegen einer perforierten Appendizitis operiert worden war, wegen krampfartiger Unterbauchschmerzen und mehrfachem, galligem Erbrechen in der Notaufnahme vor.

Klinischer Untersuchungsbefund: Stark geblähtes Abdomen mit Druckschmerz im gesamten Unterbauchbereich. Auskultatorisch sind klingende Darmgeräusche hörbar. Laborchemisch besteht eine Leukozytose mit 11.800 Leukozyten/μl; der CRP-Wert beträgt 20 mg/l. Sonographie des Abdomens: Abszessverdächtige Flüssigkeitskollektion im rechten Unterbauch. Abdomenleerröntgen in Linksseitenlage: Mehrere Spiegelbildungen im Unter- und Mittelbauchbereich, fehlendes Gas im Rektum.

Klinische Überlegung
Kolikartige Bauchschmerzen, rezidivierendes, galliges Erbrechen, Zunahme des Bauchumfangs und Schockzeichen nach Voroperation im Bauchbereich weisen auf einen möglichen Bridenileus mit Durchblutungsstörung des Darms hin. Es bedarf einer raschen Abklärung und ggf. einer unverzüglichen operativen Intervention zur Wiederherstellung der Durchblutung des strangulierten Darmabschnitts.

18.1 Einführung

Ein akuter Dünndarmileus wird in der **Neugeborenenperiode** v. a. verursacht durch:

- nekrotisierende Enterokolitis (NEC),
- Dünndarmatresien,
- Mekoniumileus (◘ Abb. 18.1, ◘ Abb. 18.2),
- (langstreckigen) M. Hirschsprung.

Bei Kindern **nach der Neonatalperiode** sind die häufigsten Ursachen für einen Dünndarmileus:
- Briden und adhäsionsbedingte Darmobstruktion,
- Invagination,
- Volvulus,
- abdominelles Lymphangiom (◘ Abb. 18.3),
- Dünndarmduplikatur (◘ Abb. 18.4),
- entzündungsbedingte Striktur.

Eine inkarzerierte Leistenhernie und eine Trokarhernie stellen weitere Ursachen für einen akuten Dünndarmileus dar.

18.2 Pathogenese

Das höchste Risiko für einen Bridenileus besteht im 1. Jahr nach einer Bauchoperation (Grant et al. 2008). Das Adhäsionsrisiko nach offenen Operationen ist höher als nach laparoskopischen, minimalinvasiven Eingriffen, wobei unter den Voroperationen Appendektomien und Duodenaleingriffe überwiegen (Eeson et al. 2010).

> Der akute Dünndarmileus im Wachstumsalter ist meist durch postoperative Briden bedingt. Krampfartige Bauchschmerzen, galliges Erbrechen

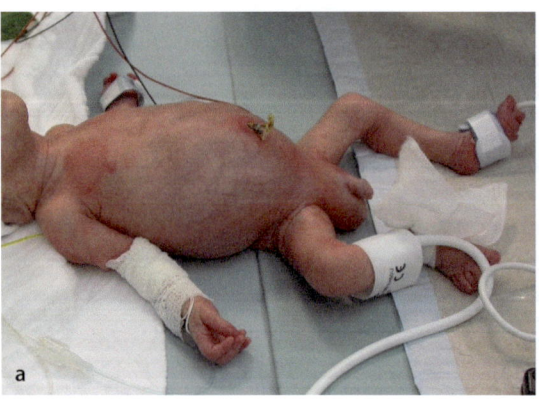
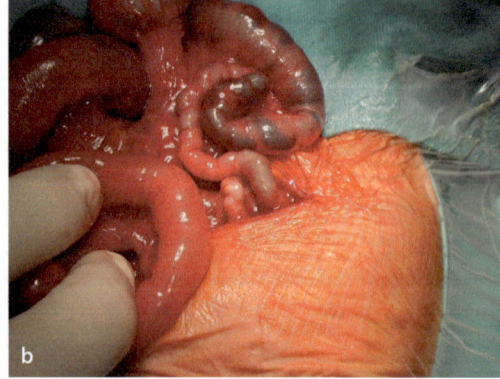

◘ **Abb. 18.1** a Männliches Neugeborenes mit Gestationsalter 32. Schwangerschaftswoche, Geburtsgewicht 1055 g, postnatal kein Mekoniumabgang, zunehmend geblähtes Abdomen. b Laparotomie am 4. Lebenstag: typischer Befund bei Mekoniumileus: geblähte proximale und perlschnurartig kontrahierte distale Dünndarmschlingen

Dünndarmileus

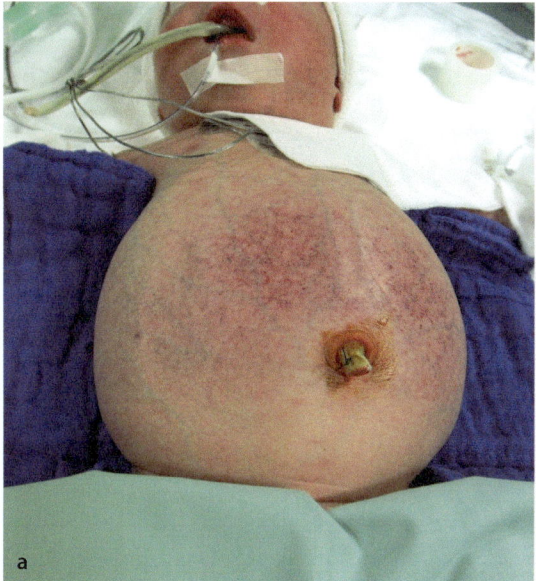

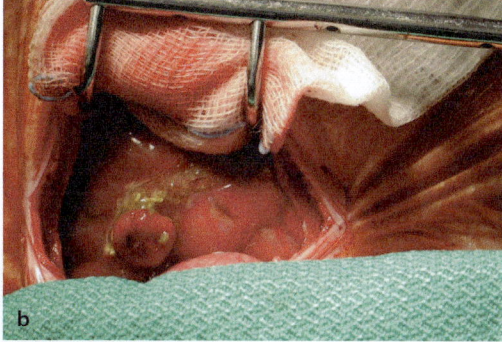

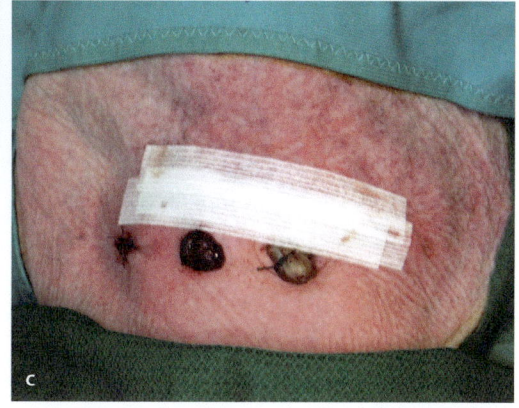

Abb. 18.2 **a** Weibliches Neugeborenes, Geburtsgewicht 3150 g, Länge 46 cm, APGAR 2/7/7. Seit der 24. Schwangerschaftswoche massiver Aszites bekannt. Präpartal Punktion von 600 ml dunkelgrüner Aszitesflüssigkeit. Wegen Dezelerationen im Kardiotokogramm (CTG) erfolgte die Geburt per sectionem. **b** Intraoperativ: zystischer Typ eines Mekoniumileus; es entleeren sich 500 ml dunkelgrüne Flüssigkeit; es findet sich ein intestinales Konvolut mit Ileumperforation 5 cm vor der Bauhin-Klappe; intraluminal zähes Mekonium; **c** Postoperativ: endständige Ileostomien

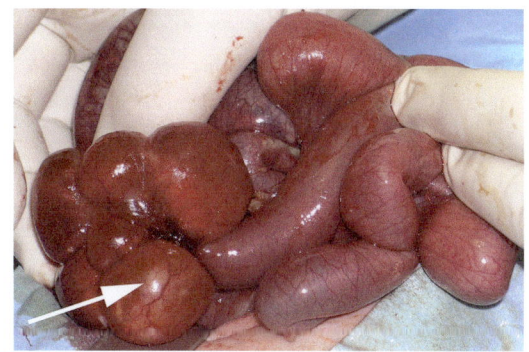

Abb. 18.3 Subileus bei einem 10 Tage alten, termingerecht geborenen Baby (Geburtsgewicht: 3100 g), verursacht durch ein Lymphangiom im Ileumbereich (*Pfeil*); Behandlung mit Ileumteilresektion und End-zu-End-Anastomose

und Schockzeichen deuten auf eine strangulationsbedingte Darmischämie hin, die einer raschen Diagnostik und therapeutischen Intervention bedarf.

18.3 Symptomatik

18.3.1 Bridenileus und Adhäsionsileus

Nach Voroperation im Bauchbereich weisen kolikartige Bauchschmerzen, rezidivierendes galliges Erbrechen und Schockzeichen auf einen möglichen **Bridenileus** mit Durchblutungsstörung des strangulierten Darms hin (Abb. 18.5, Abb. 18.6).

Beim **Adhäsionsileus** ist der Beginn der krampfartigen Bauchschmerzen meist weniger akut und geht mit Erbrechen, zunehmender Bauchauftreibung und Stuhl- und Windverhaltung einher (Abb. 18.7). Ein weich eindrückbares Abdomen beim Adhäsionsileus spricht nicht gegen das Vorliegen einer mechanischen Obstruktion, auch eine Abwehrspannung kann fehlen.

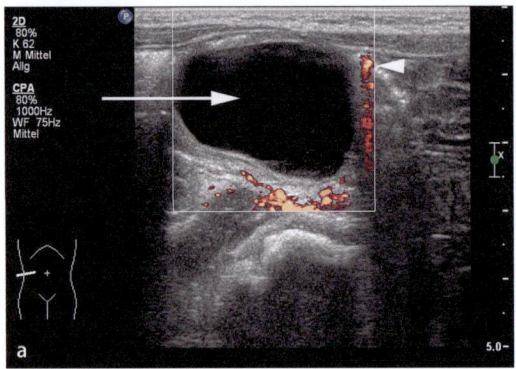
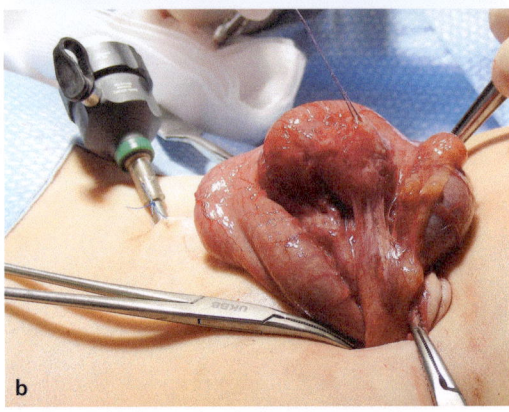
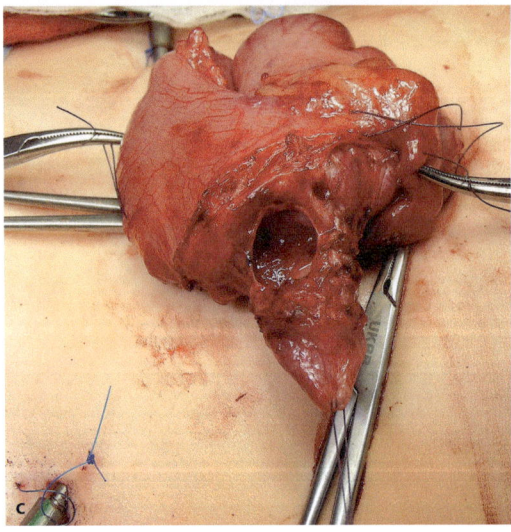

Abb. 18.4 **a** Sonographisches Bild einer zystischen Struktur im rechten Unterbauch (*Pfeil*). Klinisch bestanden bei diesem 16 Monate alten Kleinkind rezidivierende Bauchschmerzen. Die Zystenwand wirkt in der Power-Doppler-Sonographie nur gering vaskularisiert (*Pfeilspitze*). **b** Nach laparoskopisch kontrollierter Punktion und Entleerung der Zyste Hervorluxieren der Zyste über den Zugang im Nabel. **c** Ausschälung der Zyste. Die mikroskopische Untersuchung ergibt eine Dünndarmduplikatur

18.3.2 Paralytischer Ileus

Eine Darmparalyse entsteht am häufigsten bei Vorliegen von Entzündungen in der Bauchhöhle oder in den ersten Tagen nach abdominalchirurgischen Eingriffen. Es sind keine Darmaktivitäten feststellbar.

18.3.3 Alimentärer Ileus

Bei Frühgeborenen kann durch Eindickung der Milch oder Anreicherung der Milchnahrung mit Kalzium oder Zusatznährstoffen eine Verstopfung des Dünndarmlumens eintreten. Bei Zufuhr großer Mengen von aufquellenden oder stopfenden Nahrungsmitteln, wie z. B. Maiskörnern, Weintrauben, Sauerkraut, Pilzen, Bananen oder Karotten, kann es v. a. bei Kleinkindern zur Ausbildung eines alimentären Ileus kommen.

18.3.4 Bezoare

Bezoare werden v. a. bei psychiatrisch auffälligen Kindern oder psychomotorisch retardierten Kindern beobachtet, die ihre Haare verschlucken. Bezoare können sowohl einen Dünndarmileus auslösen als auch eine Verstopfung des Magens bewirken. Eine endoskopische Zerkleinerung der zugänglichen Magenbezoare ist mitunter möglich, doch häufig ist die Entfernung mittels Gastrotomie nicht zu umgehen (Singh et al. 2012; Mehta und Patel 1992).

18.4 Diagnostik

18.4.1 Klinische Untersuchung

Inspektion Die Bauchwand ist oft vorgewölbt, auf Operationsnarben muss geachtet werden.

Palpation Es finden sich häufig eine prallelastische federnde Resistenz sowie eine Abwehrspannung; wichtig ist eine Untersuchung der Bruchpforten zum Ausschluss einer inkarzerierten Hernie.

Dünndarmileus

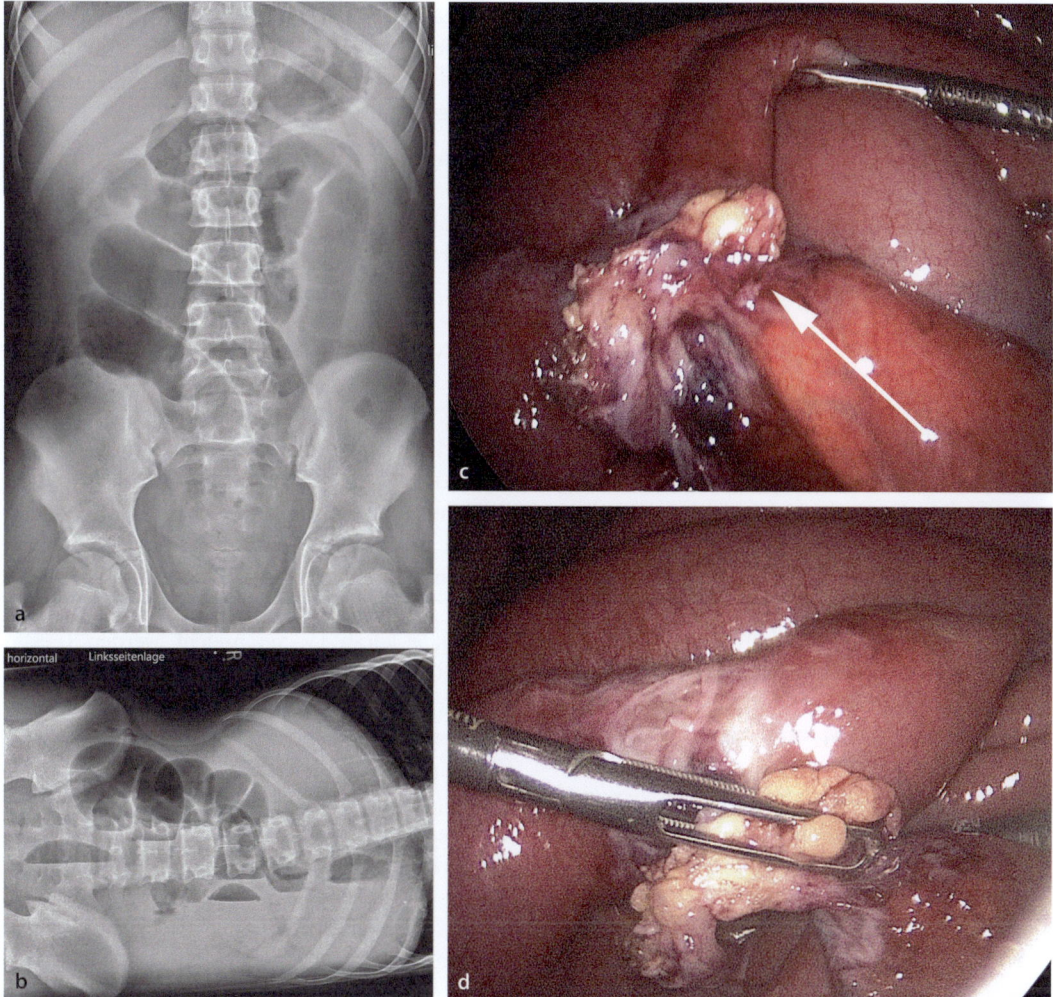

Abb. 18.5 **a** 2 Wochen nach laparoskopischer Appendektomie wegen Appendicitis perforata und nachfolgender Entwicklung eines Douglas-Abszesses weist der 12-jährige Knabe Ileuszeichen auf. Das Abdomenleerröntgenbild (in Rückenlage) zeigt deutlich dilatierte Dünndarmschlingen als Zeichen eines Dünndarmileus. **b** Im Abdomenleerröntgenbild in Linksseitenlage sind mehrere Spiegelbildungen erkennbar. **c** Laparoskopische Darstellung einer entzündlichen Bridenbildung im distalen Ileum (*Pfeil*) als Ileusursache. **d** Laparoskopische Bridenlösung

Auskultation Beim mechanischen Ileus sind eine gesteigerte Peristaltik, im Stenosebereich hell klingende, spritzende, metallische Darmgeräusche zu hören. Beim paralytischen Ileus herrscht »Totenstille« im Abdomen.

18.4.2 Laboruntersuchungen

Die Bestimmung von Blutbild, Gerinnung, Elektrolyten, Leberenzymen, Blutzucker, Harnstoff, Kreatinin, Amylase, Lipase, Blutgasanalyse und Blutgruppe ist im Hinblick auf eine evtl. bevorstehende längere Operation empfehlenswert.

18.4.3 Bildgebung

Die Abgrenzung eines frühen postoperativen Ileus von einer postoperativen Darmparalyse kann mitunter sehr schwierig sein.

Bei V. a. Ileus ergibt die Abdominalsonographie wertvolle Hinweise. Ein mechanischer Ileus zeigt im Ultraschallbild dilatierte Darmschlingen mit Pendelperistaltik vor einer Stenose, meist in Kombination mit vermehrter freier intraperitonealer Flüssigkeit. Es lassen sich prästenotisch dilatierte flüssigkeitsgefüllte Darmschlingen und poststenotisch nicht gefüllte Darmschlingen gut darstellen.

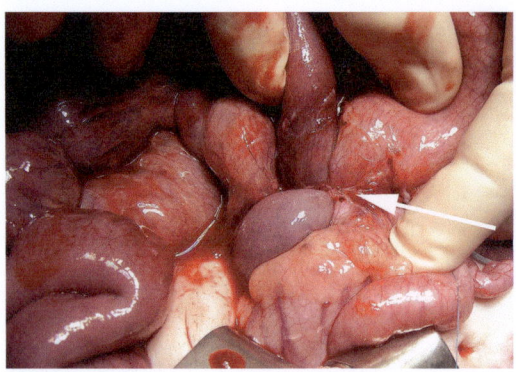

◘ Abb. 18.6 Obstruierende Bride (*Pfeil*) im Bereich einer Jejunalsonden-Einbringungsstelle bei einem 3-jährigen, psychomotorisch retardierten Kind

Im Abdomenleerröntgenbild in Rückenlage oder ggf. in Linksseitenlage im horizontalen Strahlengang zeigen sich dysproportionale Darmschlingen mit einer Dilatation von Darmabschnitten proximal einer Stenose und ein enggestellter »Hungerdarm« distal der Stenose. Wenige Dünndarmspiegel weisen auf einen hohen Verschluss hin.

Präoperative MRT- oder CT-Untersuchungen mit Kontrastmittel geben häufig zusätzliche Hinweise auf die Ursache eines unklaren Ileus und sind seriellen Abdomenleerröntgenaufnahmen vorzuziehen.

- Differenzialdiagnosen

> Differenzialdiagnostische Abgrenzung des akuten Dünndarmileus
> - Invagination
> - Volvulus
> - Paralytischer Ileus bei Peritonitis
> - Medikamentös oder durch Elektrolyt-Imbalance induzierter paralytischer Ileus
> - Langstreckiger M. Hirschsprung

18.5 Therapie

18.5.1 Nichtoperative Behandlung

Eine **Dehydratation**, bedingt durch Erbrechen, intraluminale Flüssigkeitsverluste sowie Flüssigkeitsverluste in den dritten Raum muss umgehend durch adäquate und rasche intravenöse Flüssigkeits- und Elektrolytzufuhr korrigiert werden. Die Einlage einer nasogastrischen Sonde zur Magen- und Dünndarmleerung ist günstig.

> Chirurgische Kontrolluntersuchungen in kurzen Abständen sind wichtig, um keine strangulationsbedingte Ischämie eines Darmabschnitts zu verpassen.

18.5.2 Gabe von wasserlöslichem Kontrastmittel

Wasserlösliches Kontrastmittel eignet sich mitunter zur Lösung einer **partiellen Darmobstruktion** (Joyce et al. 1992; Bonnard et al. 2011). Es handelt sich in der Regel um eine hypertone Flüssigkeit, die einen Flüssigkeitseinstrom von der Darmwand in das Darmlumen bewirkt. Zusätzliche Flüssigkeit sollte vorab i.v. verabreicht werden (Eeson et al. 2010). 20–50 ml Gastrografin bei Kindern < 5 Jahre bzw. 100 ml bei Kindern > 5 Jahre werden oral oder über eine Magensonde appliziert (Bonnard et al. 2011; Joyce et al. 1992).

Zeigt das nach 4–6 h durchgeführte Abdomenleerröntgenbild, dass sich das Kontrastmittel bereits im Zäkum befindet, kann ein vorsichtiger oraler Ernährungsaufbau eingeleitet werden (Bonnard et al. 2011). Zeigt sich das wasserlösliche Kontrastmittel nach 4–24 h bereits im Kolon, so ist dies ein Hinweis darauf, dass die Obstruktion weitgehend behoben ist.

18.5.3 Ileusbehandlung bei Patienten mit malignen Baucherkrankungen

Intraabdominelle Tumore oder Lymphome verursachen im Wachstumsalter seltener als bei Erwachsenen einen Darmverschluss (◘ Abb. 18.8, ◘ Abb. 18.9). Bei einem Ileus nach einer Tumoroperation im Rahmen einer gastrointestinalen Tumorerkrankung ist die **präoperative Durchführung einer Schichtbildgebung** mit MRT, Kontrastmittel-CT oder ggf. PET-CT erforderlich, um entscheiden zu können, ob eine medikamentöse Behandlung oder eine konservative Therapie, beispielsweise bei akuter Kolonpseudoobstruktion, erfolgversprechender erscheint oder ob eine erneute

Dünndarmileus

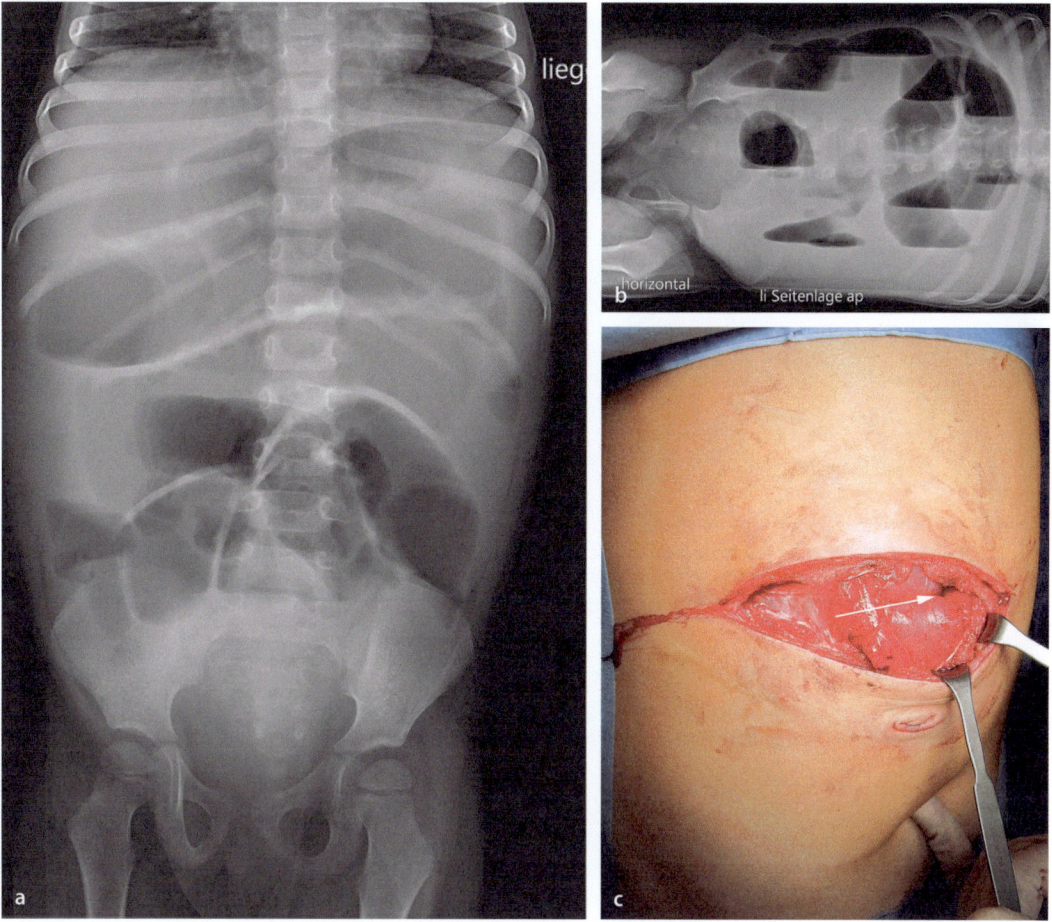

Abb. 18.7 **a** Abdomenleerröntgenbild (in Rückenlage) eines 3-jährigen Mädchens mit Ileussymptomatik 2 Jahre nach Durchzugsoperation mit Resektion von Rektum und Sigma wegen M. Hirschsprung. Es zeigen sich mehrere stark dilatierte Darmschlingen und fehlendes Gas im kleinen Becken. **b** Im Abdomenleerröntgen (in linker Seitenlage) zeigen sich zusätzlich multiple Spiegelbildungen in den dilatierten Darmschlingen als Zeichen eines Ileus. **c** Die Darmschlingen sind zur vorderen Bauchwand stark adhärent, im Laparotomie-Randbereich findet sich eine Stelle mit weniger stark ausgeprägten Verwachsungen (*Pfeil*). An dieser Stelle wird die Präparation zwischen den Darmschlingen begonnen. Das intraoperative histopathologische Mapping von seromuskulären Dünndarm- und Dickdarmbiopsien ergab eine totale Kolonaganglionose. Es wurde eine Ileostomie am proximalen Ileum im Bereich der bioptisch gesicherten proximalen Übergangszone angelegt

Operation nötig ist (Lee et al. 2012; Ladino-Torres und Strouse 2011) (◻ Abb. 18.8, ◻ Abb. 18.9).

> Patienten, deren Ileusbild sich nicht rasch löst, benötigen eine totale parenterale Ernährung und ggf. eine Magensonde.

Durchleuchtungsuntersuchungen des Gastrointestinaltrakts werden bei der Abklärung von Darmobstruktionen im Rahmen von Neoplasien selten verwendet (Ladino-Torres und Strouse 2011). Bei länger zurückliegenden Tumorerkrankungen ohne Hinweise auf ein Tumorrezidiv muss bei Auftreten eines Ileus eher von einer Bridenbildung ausgegangen werden. Hierbei empfiehlt sich die rasche chirurgische Intervention.

18.5.4 Operationsindikationen

Eine operative Therapie ist in der Regel indiziert bei
— ausbleibender Besserung innerhalb von 48 h (Lautz et al. 2011),
— zunehmenden Bauchschmerzen,
— lokaler Abwehrspannung,

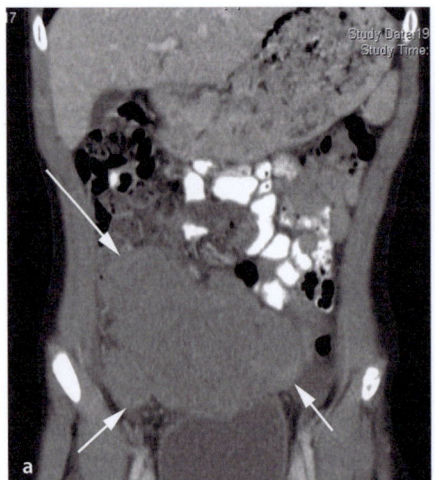 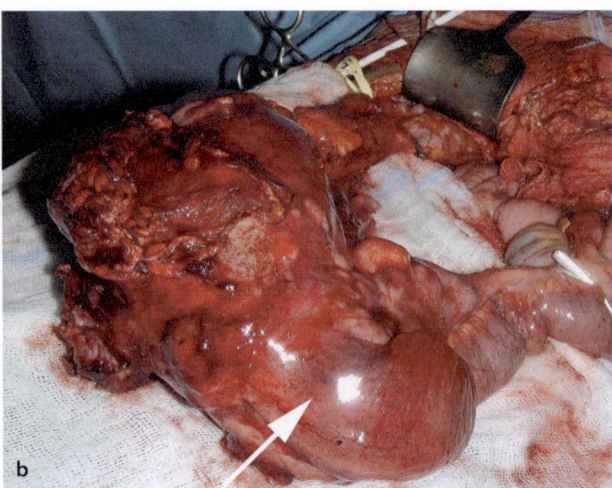

Abb. 18.8 **a** 13 Jahre alter Knabe mit akuten Bauchschmerzen, Gewichtsabnahme und tastbarer Resistenz im rechten Unterbauchbereich. Im Kontrastmittel-CT des Abdomens findet sich eine ausgedehnte, weichteildichte Raumforderung im Mittel- und Unterbauchbereich (*Pfeile*). **b** Intraoperativ zeigt sich ein subtotal das Darmlumen obstruierender Tumor im Ileozäkalbereich. Die Untersuchung des Gewebes ergibt ein atypisches Burkitt-Lymphom

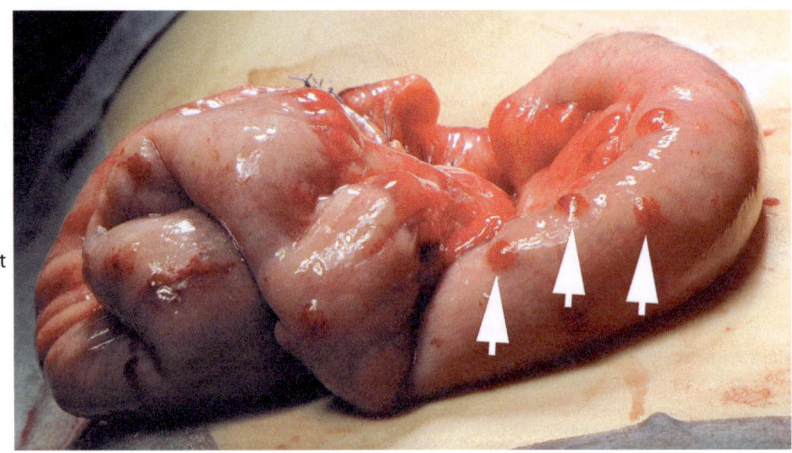

Abb. 18.9 5-jähriger Knabe mit subtotal obstruierendem Lymphom im terminalen Ileum (*Pfeil*). Nach Entfernung des Lymphomhauptknotens zeigen sich noch kleine subseröse umschriebene Lymphomherde im angrenzenden Ileumabschnitt (*Pfeilspitzen*)

- Entwicklung von Peritonitiszeichen,
- zunehmendem Fieber (Akgür et al. 1991),
- Nachweis von *sentinel loops* oder zunehmend dilatierten Dünndarmschlingen auf konsekutiven Röntgenaufnahmen (Akgür et al. 1991) (◘ Abb. 18.7a, b) oder
- einer zunehmenden abdominellen Distension sowie
- zunehmender Dunkelverfärbung des Magensondeninhalts oder Zunahme der stündlichen Sondenfördermenge über die Magensonde – außer es besteht eine medikamentöse Ileusursache (z. B. nach hochdosierter Morphinverabreichung) oder eine ursächliche Elektrolytentgleisung (z. B. bei schwerer Hypokaliämie).

Lediglich 14,5–16,0 % aller Ileusfälle im Kindesalter sind konservativ zu behandeln, v. a. bei älteren Kindern (Lautz et al. 2011; Eeson et al. 2010).

18.5.5 Operative Intervention bei Dünndarmileus

Unverzüglich abgeklärt und ggf. rasch chirurgisch behandelt werden müssen Kinder mit folgenden Symptomen:

Dünndarmileus

> **Gründe für eine schnelle operative Intervention**
> - Akute krampfartige abdominelle Schmerzen
> - Metabolische Azidose
> - Laktaterhöhung
> - Tachykardie
> - Schockzeichen
> - Peritonitiszeichen
> - Gelb-grünes rezidivierendes Erbrechen oder
> - Gespanntes Abdomen

Eine präoperative **Antibiotikaprophylaxe** mit Abdeckung gegen Infektionen durch aerobe und anaerobe Keime ist empfehlenswert.

Da häufig die Lokalisation der Obstruktion nicht exakt vorherzusagen ist, lohnt es sich, wenn möglich, mit einer **Laparoskopie** zu beginnen, sofern es sich nicht um ein mehrfach voroperiertes Abdomen mit zu erwartenden dichten Adhäsionen, ein prall gespanntes Abdomen oder ein drohendes abdominelles Kompartmentsyndrom handelt (Abb. 18.10).

Die laparoskopische Versorgung eines Dünndarmileus ist besonders dann Erfolg versprechend, wenn folgende Faktoren vorliegen (Aguayo et al. 2011; Catena et al. 2016):
- einzelne Briden oder partielle oder umschriebene Obstruktionen,
- weniger als 3 Laparotomien,
- keine mediane Laparotomie,
- Z. n. Appendektomie,
- Eingriff innerhalb von 24 h nach Beschwerdebeginn,
- keine klinischen Peritonitiszeichen,
- Erfahrung des Chirurgen.

Dabei kann eine frühe chirurgische Intervention noch vor Dekompression des oberen Gastrointestinaltrakts mittels Magensonde günstig sein, um den Kalibersprung und damit die Lage des Passagehindernisses besser beurteilen zu können.

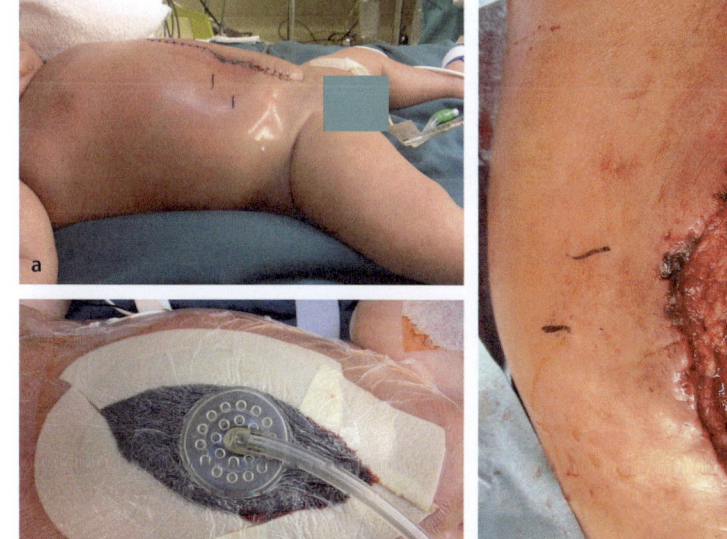
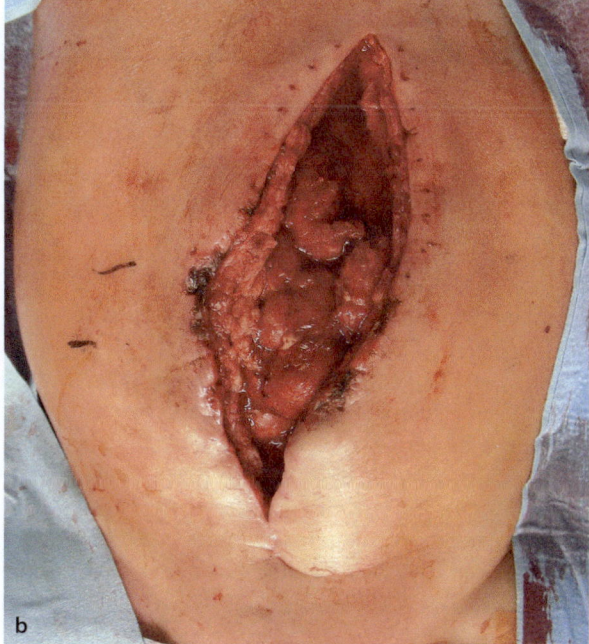

Abb. 18.10 **a** 3 Monate altes Mädchen nach Gastroschisis mit Dünndarmteilnekrose und nachfolgendem Adhäsionsileus; gespannte, glänzende Abdominalhaut und generalisierte Ödeme im Rahmen eines beginnenden abdominellen Kompartmentsyndroms. **b** Wiedereröffnung der Laparotomiewunde zur intraabdominellen Druckentlastung. **c** Vorübergehender Verschluss der Laparotomiewunde mit VAC-Verband und Dauersog von 50 mm Hg. Dabei ist es wichtig, dass als Schutz gegen eine Darmfistelbildung zwischen dem VAC-Schaumstoff und den Darmschlingen eine perforierte, dünne sterile Kunststofffolie eingelegt wird

Frühe postoperative Ileuszeichen nach laparoskopischen Eingriffen benötigen fast ausnahmslos eine operative Reintervention. Als Hauptursache eines frühen postoperativen Ileus kommen nach laparoskopischen Eingriffen Dünndarminkarzerationen in Peritonealdefekten, z. B. im Bereich von Trokar-Einbringungsstellen, vor.

Die operative Behandlung innerer **Hernien** umfasst die Reposition der Hernie, ggf. die Resektion infarzierter Darmabschnitte, und den Verschluss des Mesenterialdefekts oder der Bruchpforte.

18.5.6 Postoperative Adhäsionsvermeidung

Weder die Gabe von Dextranlösung in die Bauchhöhle noch die Einlage von adhäsionsvermindernden Membranen hat bei Kindern bisher signifikante Minderungen von Rezidiv-Adhäsionen bewirkt.

18.6 Prognose und Outcome

> **! Cave**
> Die konservative Behandlung eines Ileus im Wachstumsalter ist nur bei ca. 15 % der Kinder möglich und birgt die Gefahr eines darmischämiebedingten Darmteilverlusts bei zu spät durchgeführter Operation (Lautz et al. 2011; Eeson et al. 2010).

Ein Abwarten über 48 h bei Vorliegen eines Ileus im Wachstumsalter erhöht die Rate an Darmresektionen (Lautz et al. 2011). Lediglich bei mehrfachen Ileus-Voroperationen mit bereits bekannten flächenhaften Adhäsionen lohnt sich mitunter der Versuch einer konservativen Ileusbehandlung.

Die Erfolgsraten **laparoskopischer Adhäsiolysen** oder Ileusbehandlungen werden mit 68 % angegeben (Aguayo et al. 2011). Gelingt die laparoskopische Adhäsiolyse, so erholen sich die Patienten in der Regel rascher als nach offener Operation. Bestehen jedoch flächenhafte Adhäsionen, so kann die laparoskopische Operation zu sehr langen Operationszeiten führen, und es kann dabei – bedingt durch das lediglich zweidimensionale Bild und das Handling des Darms mit kleinen Instrumenten – leichter zu Darmwandverletzungen kommen als bei offener Operation (Aguayo et al. 2011).

Bei Vorliegen eines Volvulus, bei engen Raumverhältnissen im Abdomen bedingt durch stark dilatierte Darmschlingen und bei Problemen, die Obstruktionsstelle aufzufinden, wird eine **Konversion zur offenen Operation** empfohlen (Aguayo et al. 2011).

Beim Mekoniumileus (Abb. 18.1, ◘ Abb. 18.2) wird die längerfristige Prognose durch den Verlauf der Cystischen Fibrose (CF) geprägt.

18.7 Problematik des Krankheitsbildes

Akute krampfartige Bauchschmerzen mit Schocksymptomen und galligem Erbrechen weisen auf eine akute Darmischämie hin, die eine rasche radiologische Abklärung und eine laparoskopische oder offene Intervention erfordert.

Fazit für die Praxis
- Häufigste Ursache:
  - Postoperative Briden und Adhäsionen
- Leitsymptome:
  - Kolikartige Bauchschmerzen
  - Rezidivierendes gelb-grünes Erbrechen
  - Zunahme des Bauchumfangs
  - Schockzeichen
- Klinischer Verlauf:
  - Krampfartige, plötzlich einsetzende Bauchschmerzen
  - Galliges Erbrechen
  - Peritonitiszeichen
- Diagnostikum der Wahl:
  - Abdomenleerröntgenbild in Rückenlage und ggf. in Linksseitenlage im seitlichen Strahlengang
  - Sonographie des Abdomens
  - ggf. MRT oder CT des Abdomens mit Kontrastmittel
  - Laparoskopie
- Therapie:
  - Nichtchirurgisch: Flüssigkeitssubstitution, Gabe von Kontrastmittel über Magensonde
  - Chirurgisch: laparoskopische Adhäsiolyse oder Bridenlösung, Laparotomie und Adhäsiolyse oder Darmteilresektion mit oder ohne Stomaanlage

Literatur

Aguayo P, Fraser J, Ilyas S et al (2011) Laparoscopic management of small bowel obstruction in children. J Laparoendosc Adv Surg Tech 21(1):85–88

Akgür FM, Tanyel FC, Büyükpamuçu N, Hiçsönmez A (1991) Adhesive small bowel obstruction in children: the place and predictors of success for conservative treatment. J Ped Surg 26:37–41

Bonnard A, Kohaut J, Sieurin A et al (2011) Gastrografin for uncomplicated adhesive small bowel obstruction in children. Pediatr Surg Int 27:1277–1281

Catena F, Di Saverio S, Coccolini F et al (2016) Adhesive small bowel adhesions obstruction: evolutions in diagnosis, management and prevention. World J Gastrointest Surg 8(3):222–231

Eeson G, Wales P, Murphy J (2010) Adhesive small bowel obstruction in children: should we still operate? J Pediatr Surg 45:969–974

Grant H, Parker M, Wilson M et al (2008) Adhesions after abdominal surgery in children. J Pediatr Surg 43:152–156

Joyce W, Delaney P, Gorey T, Fitzpatrick J (1992) The value of water-soluble contrast radiology in the management of acute small bowel obstruction. Ann R Coll Surg Engl 74:422–425

Ladino-Torres M, Strouse P (2011) Gastrointestinal tumors in children. Radiol Clin North Am 49:665–677

Lautz T, Raval M, Reynolds M, Barsness K (2011) Adhesive small bowel obstruction in children and adolescents: operative utilization and factors associated with bowel loss. J Am Coll Surg 212(5):855–861

Lee GE, Lim G-Y, Lee J-W, Cho B (2012) Acute colonic pseudo-obstruction complicating chemotherapy in paediatric oncohaematological patients: clinical and imaging features. Br J Rad 85:377–381

Mehta M, Patel R (1992) Intussusception and intestinal perforations caused by multiple trichobezoars. J Pediatr Surg 27(9):1234–1235

Singh A, Ganesan S, Pande S, Sridhar A (2012) Unusual cause of small bowel obstruction in an autistic child. BMJ Case Reports 2012. pii: bcr2012006400

Inkarzerierte Hernien, Hoden- und Adnextorsionen

Johannes Mayr und Günter Fasching

19.1 Einführung – 207
19.1.1 Inkarzerierte Leistenhernie – 207
19.1.2 Hodentorsion – 207
19.1.3 Adnextorsion – 207

19.2 Pathogenese – 208
19.2.1 Inkarzerierte Leistenhernie – 208
19.2.2 Hodentorsion – 208
19.2.3 Adnextorsion – 208

19.3 Symptomatik – 209
19.3.1 Inkarzerierte Leistenhernie – 209
19.3.2 Hodentorsion – 209
19.3.3 Adnextorsion – 210

19.4 Diagnostik – 211
19.4.1 Laboruntersuchungen – 211
19.4.2 Bildgebung – 211

19.5 Therapie – 213
19.5.1 Inkarzerierte Leistenhernie – 213
19.5.2 Hodentorsion – 213
19.5.3 Adnextorsion – 213

19.6 Prognose und Outcome – 214
19.6.1 Inkarzerierte Leistenhernie – 214
19.6.2 Hodentorsion – 214
19.6.3 Adnextorsion – 214

© Springer-Verlag GmbH Deutschland, ein Teil von Springer Nature 2018
J. Mayr, G. Fasching (Hrsg.), *Akutes Abdomen im Kindes- und Jugendalter*,
https://doi.org/10.1007/978-3-662-55995-6_19

19.7	Problematik des Krankheitsbildes – 215
19.7.1	Inkarzerierte Leistenhernie – 215
19.7.2	Hodentorsion – 215
19.7.3	Adnextorsion – 215
	Literatur – 216

Praxisbeispiel

Ein 12-jähriges Mädchen stellt sich in der Notaufnahme wegen seit 2 Tagen bestehender starker linksseitiger Unterbauchschmerzen und dreimaligem Erbrechen vor. Am Tag zuvor sei beim Kinderarzt ein Klistier verabreicht worden, dies habe jedoch zu keiner Linderung der Schmerzen geführt. Die letzte Stuhlentleerung sei am Morgen des Aufnahmetages erfolgt. Derzeit bestehe die 2. Menstruationsblutung.

Klinischer Untersuchungsbefund: Guter Allgemeinzustand, Temperatur 37,8 °C, Abdomen weich eindrückbar, ohne pathologische Resistenz. Im Unterbauchbereich besteht links eine stärker ausgeprägte Druckdolenz als rechts. Eine Abwehrspannung ist nicht nachweisbar. Auskultatorisch sind normale Darmgeräusche feststellbar. Laborchemisch zeigen sich die Leukozyten mit 6300/µl im Normalbereich, das CRP ist mit 29 mg/l gering erhöht.

Im Abdomen-Ultraschall findet sich links im kleinen Becken eine 7 × 5 × 7 cm große, hypoechogene Struktur mit einem weichteildichten Anteil. CT des Unterbauchs: Zystische Struktur im linken Unterbauch, 7 cm durchmessend, angrenzendes Peritoneum wandverdickt, das linke Ovar nicht sicher abgrenzbar. Rechts findet sich eine dünnwandige Ovarialzyste neben normal wirkendem Ovarialgewebe.

Klinische Überlegung

Inkarzerierte Leistenhernie: Säuglinge und Kleinkinder mit akut eingeklemmten Leistenbrüchen sind wegen der damit verbundenen Schmerzen in der Regel nur schwer zu beruhigen. Es kommt zum Erbrechen, die Beine werden angezogen, und eine ipsilaterale Hydrozele kann sich akut ausbilden. Inkarzerierte Leistenbrüche treten überwiegend im 1. Lebensjahr auf, v. a. im 1. Lebensmonat. Mehr als die Hälfte der Inkarzerationen kommen bereits im Rahmen der ersten Hernienmanifestation vor.

Hodentorsion: Die Hodentorsion führt zu akut einsetzenden Schmerzen im Skrotum, einer Rötung und Verhärtung sowie einem Höhertreten des betroffenen Hodens. Ipsilaterale Unterbauchschmerzen, Übelkeit und Erbrechen treten begleitend auf.

Adnextorsion: Die Adnextorsion führt zu plötzlich einsetzenden, anfänglich meist krampfartigen, später kontinuierlichen Unterbauchschmerzen, lokaler Abwehrspannung, Erbrechen und Übelkeit.

19.1 Einführung

19.1.1 Inkarzerierte Leistenhernie

Leistenbrucheinklemmungen treten besonders häufig bei **Frühgeborenen mit engen Bruchpforten** auf. Eine akute Hydrocele testis kann begleitend auftreten.

Inkarzerierte Leistenhernie – Inkarzerierte Leistenhernien treten häufiger bei unreifen Frühgeborenen und Säuglingen mitunter als Erstmanifestation einer Leistenhernie auf. Untypische Schmerzäußerungen, Erbrechen und eine charakteristische harte, schmerzhafte Schwellung im Leisten- oder Skrotalbereich weisen auf die inkarzerierte Hernie hin. Durch die Leistenhernieninkarzeration kommt es wesentlich häufiger zur ischämischen Schädigung der ipsilateralen Gonade als der eingeklemmten Darmschlinge

19.1.2 Hodentorsion

Die Hodentorsion weist zwei Altersgipfel auf: das **Neugeborenenalter** und die **Adoleszenz** (Kutikov et al. 2008; Sorensen et al. 2003). In beiden Altersgruppen ist die Erkrankung oft schwer zu diagnostizieren. Das Vorliegen einer »Glockenschwengel-Deformität« mit quer im Skrotum liegenden Hoden begünstigt das Auftreten einer Hodentorsion (Caesar und Kaplan 1994). Unbehandelt kommt es nach einer 4–6 h dauernden Hodenischämie zu einer nachfolgenden Hodenatrophie oder Hodennekrose, wobei die Entwicklung eines **testikulären Kompartmentsyndroms** eine entscheidende Rolle zu spielen scheint (Kutikov et al. 2008).

Hodentorsion – Plötzlich einsetzende heftige Hodenschmerzen in Verbindung mit einer dunklen Rötung und harten Anschwellung der betroffenen Gonade, in den Unterbauchbereich ausstrahlende Schmerzen, Übelkeit und Erbrechen weisen auf eine akute Hodentorsion hin. Nur eine sehr rasch durchgeführte Detorsion hilft, die Hodendurchblutung wiederherzustellen

19.1.3 Adnextorsion

Adnextorsionen kommen bei Kindern in jedem Alter, aber v. a. im Zeitraum um die Pubertät vor. Vorbestehende Ovarialzysten oder Ovarialtumore begünstigen das Auftreten einer Adnextorsion (Cass 2005).

Adnextorsion - Akut einsetzende mitunter krampfartige Unterbauchschmerzen, Erbrechen, und fehlende oder sehr gering ausgeprägte Entzündungszeichen weisen bei einem Mädchen auf eine mögliche Adnextorsion hin. Mitunter finden sich im Serum eine Laktaterhöhung und eine Leukozytose. Eine rasche Abklärung mittels Duplexsonographie und ggf. die Durchführung einer MRI mit Kontrastmittel bestätigt ggf. die Diagnose Adnextorsion. Im Zweifelsfall hilft eine Laparoskopie, die Diagnose rasch zu verifizieren und die Detorsion auszuführen

> Babys mit bereits pränatal im Ultraschall nachgewiesenen Ovarialzysten haben ein erhöhtes Risiko, in der frühen Kindheit eine Ovarial- oder Adnextorsion zu erleiden. Die Eltern sollten daher rechtzeitig über die Symptomatik einer Adnextorsion wie Erbrechen, Unruhe, vermehrtes und rezidivierendes Weinen, Nahrungsverweigerung und Bauchauftreibung informiert werden.

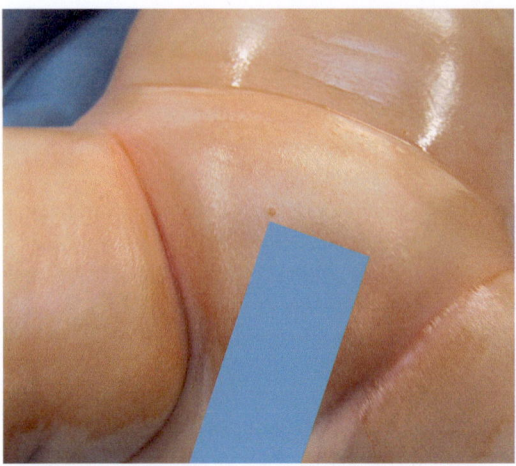

Abb. 19.1 7 Wochen altes Mädchen mit einseitiger Leistenvorwölbung entsprechend einer indirekten Leistenhernie mit intraoperativ bestätigtem Ovarvorfall

Gegebenenfalls zugrunde liegende Ovarialtumore sind meist gutartig (Cass 2005; Rousseau et al. 2008). Adnextorsionen können jedoch auch bei nichtvergrößerten Ovarien auftreten.

19.2 Pathogenese

19.2.1 Inkarzerierte Leistenhernie

Durch Darmeinklemmung oder Einklemmung eines Ovars bei weiblichen Säuglingen (Abb. 19.1) mit sehr engen Bruchpforten kommt es zu Durchblutungsstörungen der Gonaden oder des eingeklemmten Darms. Im Rahmen einer länger bestehenden Einklemmung der Leistenhernie kommt es bei Knaben zu einer **Perfusionsstörung des Hodens** (Abb. 19.2) und bei Mädchen mitunter auch zu einer hämorrhagischen Infarzierung eines eingeklemmten Ovars. Darmverschlusszeichen wie galliges Erbrechen treten zwar früh auf, ischämiebedingte Darmwandläsionen oder ischämiebedingte Schädigungen des Ovars kommen jedoch wesentlich seltener vor als Ischämieschäden des Hodens.

19.2.2 Hodentorsion

Mitunter wird ein Kind bereits mit einer intrauterin eingetretenen Hodentorsion geboren (Sorensen et al. 2003). In der Perinatalperiode treten 10 % der Hodentorsionen auf (Sangüesa Nebot et al. 2017). Bedingt durch die einsetzende Entzündung im Bereich der Hodenhüllen kann es bei spät diagnostizierten Hodentorsionen zu einer **Hypervaskularisation** im Bereich der Hodenhüllen und der Hodenkapsel kommen, während die Perfusion von Parenchymgefäßen des betroffenen Hodens fehlt. Dieses Phänomen sollte nicht als Zeichen für eine intakte Hodendurchblutung gewertet werden (Roth et al. 2011; Lin et al. 2007).

19.2.3 Adnextorsion

Durch die Adnextorsion kommt es zu einem gestörten venösen Abfluss und einer hämorrhagischen Infarzierung des Ovars. Nach 2–3 Tagen ist die ischämische Schädigung des Ovars meist irreversibel (Aziz et al. 2004; Chen et al. 2001).

> Akute Unterbauchschmerzen können als Folge von Durchblutungsstörungen der

Inkarzerierte Hernien, Hoden- und Adnextorsionen

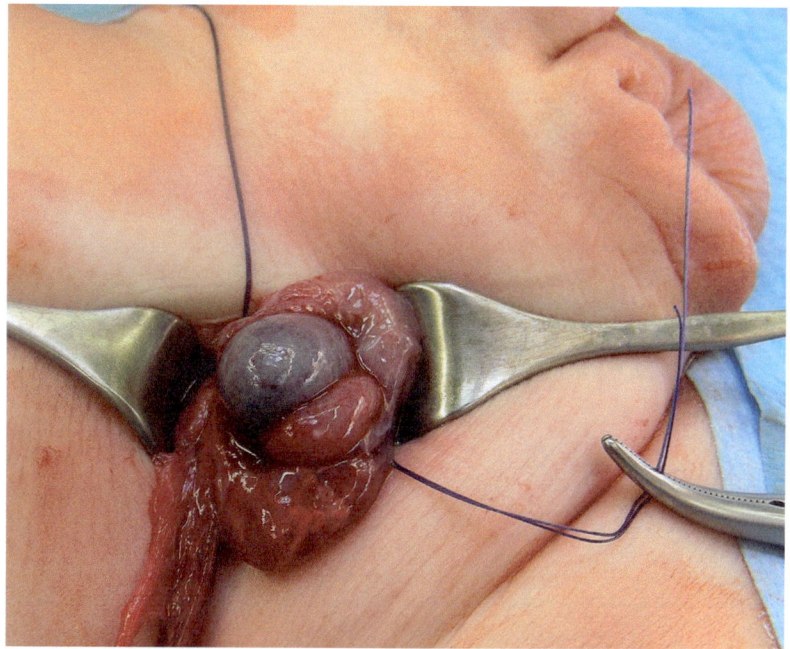

Abb. 19.2 7 Wochen alter, am Termin geborener Knabe mit inkarzerierter Leistenhernie rechts. Nach Notfallsreposition der Hernie elektive Leistenbruchoperation 2 Tage später; blaue Verfärbung des Hodens, während der Nebenhoden bereits wieder gut durchblutet erscheint

Gonaden, z. B. im Rahmen von Torsionen, auftreten. Die begleitende abdominelle Schmerzsymptomatik und vegetative Symptome wie Erbrechen sollten nicht dazu verleiten, ausschließlich an eine gastrointestinale Schmerzursache zu denken.

19.3 Symptomatik

19.3.1 Inkarzerierte Leistenhernie

Bei inkarzerierten Leistenhernien fällt in der klinischen Untersuchung eine harte, pralle, schmerzhafte, mitunter etwas rot oder bläulich schimmernde **Leistenvorwölbung** auf, wobei bei Knaben die Vorwölbung bis in das Skrotum reichen kann. Eine **Hydrocele testis** kann dabei akut stauungsbedingt auftreten, mit gleichzeitiger dunkler Verfärbung des Skrotalinhalts.

Bei Mädchen findet sich im Rahmen einer Leistenhernien-Inkarzeration im Säuglingsalter mit Ovareinklemmung häufig eine gut tastbare, subkutane, 2–3 cm durchmessende ovale Resistenz, die vor dem äußeren Leistenring in der Subkutis palpabel ist (Abb. 19.1).

Ileuszeichen, Apathie und Lethargie können bei längerem Fortbestehen der Leistenhernien-Einklemmung eintreten.

19.3.2 Hodentorsion

Auf eine Hodentorsion weisen folgende Symptome hin (Abb. 19.3b):
— schmerzhafte Hodenverhärtung,
— dunkel verfärbte Skrotalhälfte (Abb. 19.3),
— akut aufgetretene Hydrozele (Sorensen et al. 2003),
— akut aufgetretene Hodenvergrößerung,
— Höhertreten des betroffenen Hodens und/oder
— blau-rote Verfärbung der Skrotalhaut.

Die Hodenschmerzen können auch intermittierend auftreten, z. B. im Rahmen eines Torsions-Detorsions-Syndroms (Lin et al. 2007). Unterbauchschmerzen werden dabei von größeren Kindern häufig angegeben, und auch Übelkeit und Erbrechen treten frühzeitig auf. Bei allen männlichen Kindern mit akuten Bauchschmerzen sollte eine obligate, rasche klinische

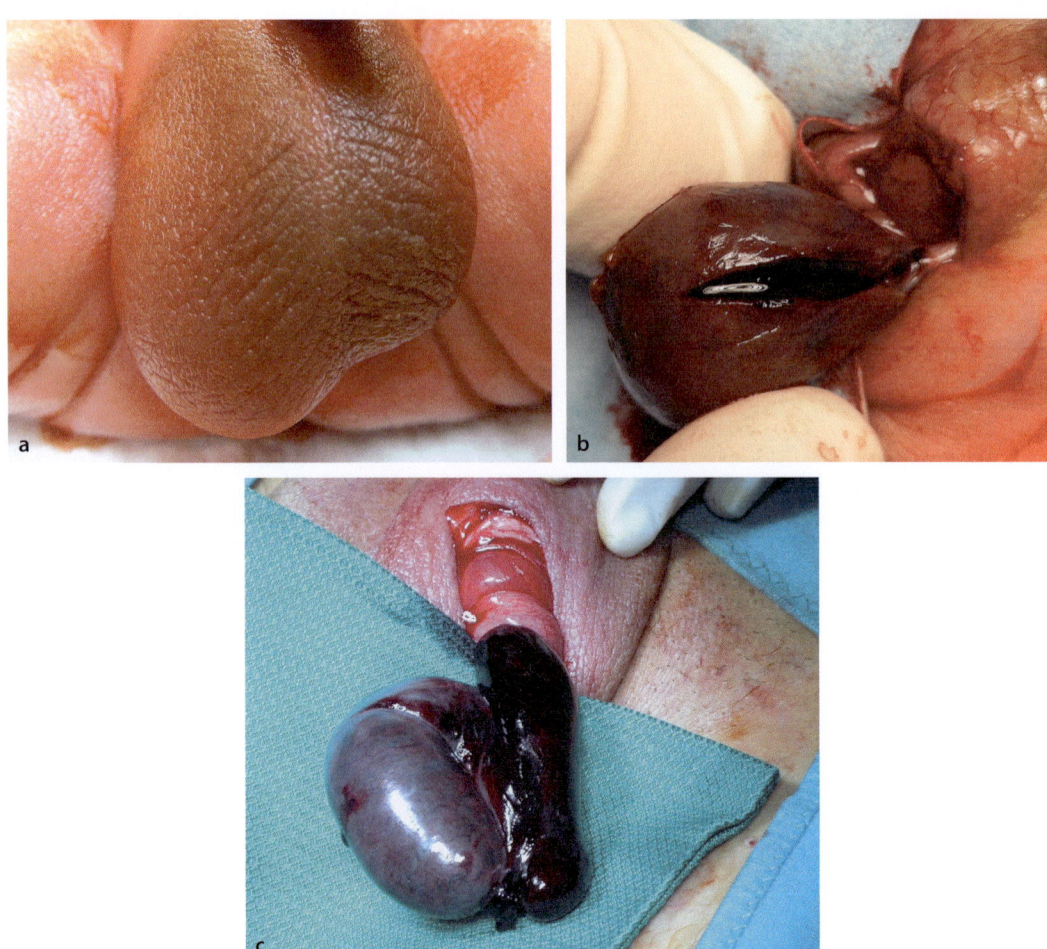

Abb. 19.3 **a** Dunkle Verfärbung der linken Skrotalhälfte bei einem eine Woche alten, am Termin geborenen Neugeborenen. **b** Intravaginale Hodentorsion, keine Restdurchblutung des Hodenparenchyms trotz Längsspaltung der Tunica albuginea zur Druckentlastung im intratestikulären Kompartiment. Auch nach längerem Zuwarten kommt es zu keiner Blutung aus dem Hodenparenchym, sodass eine Semikastration links vorgenommen werden muss. **c** 13-jähriger Knabe, Anamnese: vor 3 Tagen Schmerzen in der linken Leiste, seit 2 Tagen starke Schmerzen in der linken Skrotalhälfte. Bei der Revisionsoperation findet sich eine intravaginale Hodentorsion von 360 ° im Gegenuhrzeigersinn. Nach Detorsion keine Durchblutung des linken Hodens, es erfolgt die Semikastration links und Pexie des rechten Hodens

Untersuchung des Skrotums erfolgen, um eine Hodenpathologie auszuschließen (Pogorelic et al. 2016).

Bei der Mehrheit der Neugeborenen präsentiert sich eine Hodentorsion als solide, schmerzlose, tumorartige skrotale Raumforderung, und da viele Hodentorsionen in dieser Altersgruppe bereits intrauterin eingetreten sind, ist die Hodenerhaltungsrate nach operativer Detorsion entsprechend gering (Mano et al. 2013).

19.3.3 Adnextorsion

Eine Adnextorsion (Abb. 19.4) oder die Ruptur vorbestehender Ovarialzysten können heftige Unterbauchschmerzen verursachen. Die Schmerzen sind dabei anfangs meist kolikartig und werden von vegetativen Symptomen wie Erbrechen und Übelkeit begleitet (Rousseau et al. 2008). Auch Schockzeichen können eintreten. In der Folge kommt es zu einem Dauerschmerz im Unterbauchbereich und ggf. zu Peritonitiszeichen.

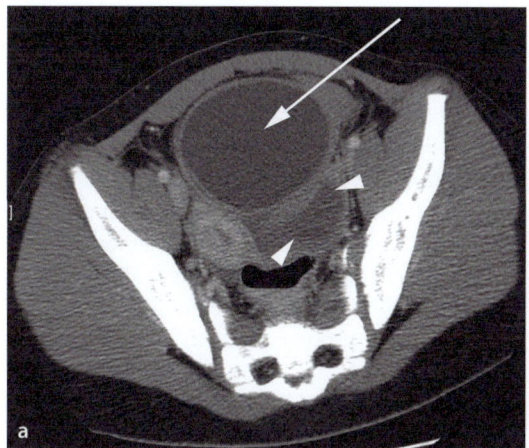
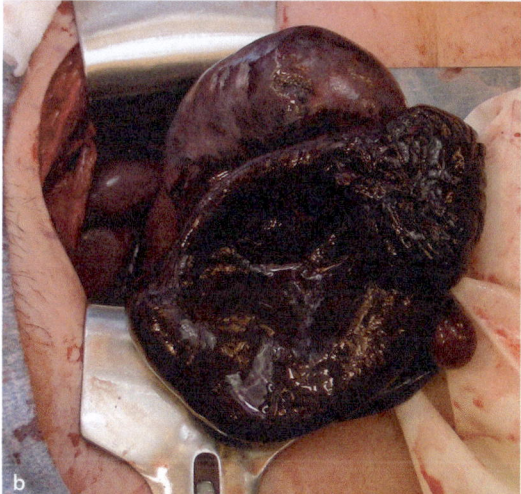
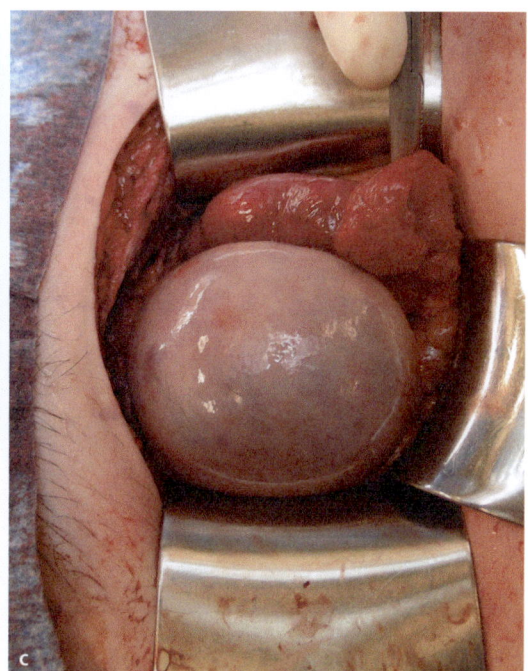

Abb. 19.4 **a** 12-jähriges Mädchen mit seit 2 Tagen bestehenden, linksseitigen Unterbauchschmerzen. Im CT beidseitig große zystische Strukturen im Unterbauch im Bereich der Adnexe erkennbar; rechtes Ovar: mit *Pfeil* markiert, linkes mit *Pfeilspitze*. **b** Linke Adnexe mit hämorrhagischer Infarzierung infolge einer Adnextorsion, ohne Zeichen einer Restdurchblutung nach Detorsion. **c** Ovarialzyste im Bereich der kontralateralen Adnexe

19.4 Diagnostik

19.4.1 Laboruntersuchungen

Eine Bestimmung von β-hCG, α-1-Fetoprotein, Blutbild und CRP-Wert ist nur im Rahmen der Abklärung einer vermuteten Adnex-Pathologie erforderlich.

19.4.2 Bildgebung

- **Inkarzerierte Leistenhernie**

Die Diagnosestellung einer inkarzerierten Leistenhernie erfolgt klinisch, mitunter hilft eine Ultraschalluntersuchung der Leiste zur Abgrenzung gegenüber anderen Pathologien (Dogra und Bhatt 2004). Inkarzerierte Darmschlingen und begleitende Ileuszeichen sind sonographisch gut darstellbar (Dogra und Bhatt 2004).

- **Hodentorsion**

Bei V. a. »akutes Skrotum« erfolgt eine Farbduplex-Sonographie des Skrotums. In der Altersgruppe der Säuglinge und Kleinkinder ist die Power-Doppler-Ultraschalluntersuchung und Farbduplex-Sonographie des Hodens, bedingt durch die Zartheit der Parenchymgefäße, nicht immer aussagekräftig, und es ist daher jederzeit gerechtfertigt, bei V. a. Hodentorsion eine notfallmäßige chirurgische Hodenfreilegung durchzuführen (Roth et al. 2011).

Die ultraschallbasierte Berechnung des Heterogenitäts-Index (HI; *heterogeneity index*) als Unterschied zwischen dem von der Torsion betroffenen Hoden und dem gesunden Hoden der Gegenseite erlaubt es, zukünftig wahrscheinlich präoperativ eine Prognose hinsichtlich der Erhaltungsmöglichkeit für den torquierten Hoden zu erstellen (Samson et al. 2016).

> **Cave**
> Keinesfalls sollte die Wartezeit auf eine Duplexsonographie den Operationsbeginn verzögern (Sorensen et al. 2003; Preece et al. 2017).

- **Adnextorsion**

Bei V. a. akute Adnex-Pathologie sollte rasch ein transabdominaler Ultraschall mit Duplexsonographie des Abdomens und des kleinen Beckens durchgeführt werden (Poonai et al. 2013; Azurah et al. 2014). Bei der Interpretation der duplexsonographischen Ergebnisse muss bedacht werden, dass es durch die Adnextorsion zu einer hämorrhagischen Infarzierung kommt und der arterielle Blutfluss im Zentrum der Gonade in der Mehrzahl der Frühfälle noch erhalten ist (Chang et al. 2008). Bei Vorliegen von Ovarialzysten mit einem Durchmesser > 5 cm scheint das Risiko für eine nachfolgende Adnextorsion erhöht, sodass solche Ovarialzysten behandelt werden sollten. Bei V. a. Vorliegen eines Ovarialtumors sollte präoperativ eine Schichtbildgebung mittels MRT oder Kontrastmittel-CT erfolgen (Heo et al. 2014). Diese Untersuchungen sollten jedoch den Beginn der operativen Intervention nicht unnötig verzögern (Rousseau et al. 2008). Bei V. a. Vorliegen eines Ovarialteratoms kann mitunter ein Abdomenleerröntgenbild Verkalkungen nachweisen (Rousseau et al. 2008). Im Zweifelsfall erfolgt eine notfallmäßige Laparoskopie (Rousseau et al. 2008) (◘ Abb. 19.5).

Der häufigste epitheliale Ovarialtumor im Kindesalter ist das seröse oder muzinöse benigne Zystadenom, charakterisiert durch eine oder mehrere zystische Strukturen mit dünnwandigen Septen (Heo et al. 2014).

- **Differenzialdiagnosen**

> **Differenzialdiagnostische Abgrenzung**
> — Inkarzerierte Leistenhernie:
>   – Hydrocele funiculi spermatici
>   – Inguinale Lymphadenitis
>   – Kryptorchismus
> — Hodentorsion:
>   – Torsion einer Morgagni-Hydatide
>   – Akute Epididymitis
>   – Pyozele
>   – Hodentumor

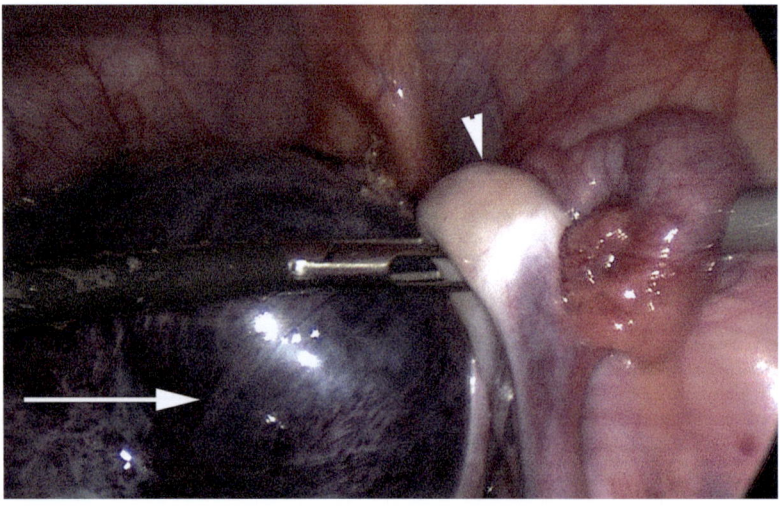

◘ Abb. 19.5 Laparoskopischer Befund einer einseitigen Adnextorsion mit blauschwarzer Verfärbung des betroffenen Ovars (*Pfeil*); unauffällige kontralaterale Adnexe (*Pfeilspitze*) (12-jähriges Mädchen)

- Adnextorsion:
    - Rupturierte Ovarialzyste
    - Akute Appendizitis
    - Akute Obstipation
    - Bridenileus
    - Ovarialtumor
    - Adnexitis
    - Extrauteringravidität
    - Uretersteinkolik

19.5 Therapie

19.5.1 Inkarzerierte Leistenhernie

Eine **manuelle Reposition** sollte nach Schmerztherapie und ggf. Gabe von Sedativa bereits in der Notaufnahme erfolgen. Nach erfolgreicher Reposition sollte die Operation in den darauffolgenden Tagen vorgenommen werden, um die Wahrscheinlichkeit einer neuerlichen Inkarzeration gering zu halten. Gelingt die manuelle Reposition nicht, so wird eine **notfallmäßige Leistenbruchoperation** vorgenommen. Inkarzerierte Leistenbrüche werden zunehmend laparoskopisch versorgt, mit niedriger Komplikationsrate und verkürzter Verweildauer in der Klinik im Vergleich zur offenen Operation (Yin et al. 2016). Bei sehr enger Bruchpforte wird der Inkarzerationsring am Peritoneum im Bereich der inneren Bruchpforte laparoskopisch dargestellt, mit einer gebogenen Klemme unterfahren und etwas eingekerbt, um die Reposition zu ermöglichen. Inkarzerierte, nekrotische Darmschlingen werden nach Schnitterweiterung im Nabelzugangsbereich und Vorverlagerung der nekrotischen Darmschlinge mit Darmteilresektion und Anastomosierung behandelt, und der anastomosierte Darmteil wird anschließend wieder in die Bauchhöhle zurückverlagert (Yin et al. 2016). Nach Wiederherstellung des Kapnoperitoneums wird der Bruchsack laparoskopisch verschlossen.

Ob bei Operation einer einseitig aufgetretenen Leistenhernie die zweite Seite prophylaktisch mit exploriert werden soll, wird kontrovers diskutiert. Bei laparoskopischem Leistenbruchverschluss kann die Gegenseite einfach abgeklärt und ggf. mitversorgt werden. Dazu ist es empfehlenswert, die Familie im Rahmen der Operationsaufklärung für einseitige Leistenbrüche vorab darauf hinzuweisen, dass bei intraoperativem Nachweis eines kontralateralen offenen Processus vaginalis dieser in gleicher Narkose mitverschlossen würde. Ansonsten müsste die Familie intraoperativ konsultiert werden, um die Einwilligung zur Operation des kontralateralen offenen Processus vaginalis einzuholen (Yin et al. 2016).

19.5.2 Hodentorsion

Bei Vorliegen klinischer Zeichen einer akuten Hodentorsion (◘ Abb. 19.3a), insbesondere bei Nachweis einer Perfusionsstörung der Hodenblutgefäße im Duplex-Ultraschall, ist eine **notfallmäßige Probefreilegung und Detorsion** des betroffenen Hodens erforderlich. Kommt es nach Detorsion zu keiner Verbesserung der Hodendurchblutung, so sollte eine Längsinzision der Tunica albuginea im Sinne einer **Fasziotomie** durchgeführt werden (◘ Abb. 19.3b), die dann mit einem Tunica-albuginea-Flap gedeckt wird. Der Hoden wird danach im Skrotum fixiert (Kutikov et al. 2008). Bei Hodennekrose ohne nachweisbare Restdurchblutung des Hodenparenchyms an einer Inzisionsstelle der Hodenkapsel ist eine **Semikastration** vorzunehmen (◘ Abb. 19.3c).

Bei nachgewiesener Hodentorsion ist eine **Pexie** des betroffenen Hodens notwendig, und eine Pexie des kontralateralen Hodens sollte zum Schutz vor einer Torsion des kontralateralen Hodens durchgeführt werden, da auch bereits in der Perinatalzeit asynchrone Hodentorsionen beobachtet werden (Roth et al. 2011).

> **Die chirurgische Hodenfreilegung und -pexie stellt den Goldstandard für Diagnostik und Therapie bei V. a. Hodentorsion dar (Samson et al. 2016).**

19.5.3 Adnextorsion

Bei V. a. Adnextorsion wird eine **notfallmäßige Laparoskopie** (◘ Abb. 19.5) und bei Nachweis einer Adnextorsion eine laparoskopische **Detorsion der torquierten Adnexe** durchgeführt (Azurah et al. 2014; Geimanaite und Trainavicius 2013; Parelkar et al. 2014). Eine Pexie des betroffenen Ovars mit nichtresorbierbarem Nahtmaterial wird kontrovers diskutiert (Poonai et al. 2013; Cass 2005; Rousseau et al. 2008; Aziz et al. 2004; Azurah et al. 2014; Çelik et al. 2005; Bertozzi et al. 2017). Eine Pexie des detorquierten Ovars erscheint besonders bei nicht oder nur gering vergrößerten Ovarien ohne Raumforderung (Zyste oder andere Raumforderungen) günstig, da diese Ovarien eine deutlich erhöhte Rezidivtorsionsrate aufweisen im Vergleich zu vergrößerten Ovarien (Bertozzi et al. 2017; Comeau et al. 2017). Eine Pexie des torquierten Ovars und evtl. auch des kontralateralen Ovars ist zudem überlegenswert, wenn es sich um eine Rezidivtorsion oder um eine bilaterale Torsion handelt und wenn das Ovar sehr lose fixiert erscheint oder eine einseitige Ovarentfernung erfolgt ist (Comeau et al. 2017).

> Bei einer Adnextorsion ist auch bei schwarz verfärbten Ovarien bis zu 3 Tage nach Eintritt der ersten Torsionssymptome ein Erhalt des detorquierten Ovars anzustreben, besonders bei jungen Kindern (Cass 2005; Rousseau et al. 2008).

Die Pexie des betroffenen Ovars nach Detorsion wird häufig durchgeführt, besonders dann, wenn das 2. Ovar nicht vorhanden ist. Detorquierte Ovarien, die im Rahmen der ersten Detorsion keine Raumforderung oder Zystenbildung aufweisen, zeigen eine signifikant höhere Rezidivtorsionsrate im Vergleich zu durch Zystenbildung oder Raumforderungen vergrößerten Ovarien (Bertozzi et al. 2017). Eine Pexierung des detorquierten Ovars kann die Rezidivtorsionsrate von 12 % auf 5,2 % vermindern, ohne dass in den Einjahreskontrollen mit Ultraschall eine Auffälligkeit zwischen pexierten und nichtpexierten Ovarien nachgewiesen werden konnte (Bertozzi et al. 2017).

19.6 Prognose und Outcome

19.6.1 Inkarzerierte Leistenhernie

Nach Leistenhernieninkarzeration erholt sich die inkarzerierte Darmschlinge oder das Ovar in der Regel gut. Eine länger bestehende Leistenhernieneinklemmung, besonders bei Neugeborenen und < 2 Monate alten Frühgeborenen, kann zur **Hodenatrophie** führen (Fasching und Höllwarth 1989). Bei Babys, welche zum Operationszeitpunkt weniger als 5 kg wiegen, beträgt die Hodenatrophierate 2,7 % (Nagraj et al. 2006). Nach einer Leistenbruchoperation im Kindesalter kommt es langfristig in 5 % der Fälle zum Auftreten einer Rezidivhernie. Ob eine (inkarzerierte) Inguinalhernie beim Kind besser laparoskopisch oder offen chirurgisch versorgt werden soll, ist gegenwärtig noch nicht hinreichend geklärt. Eine empfehlenswerte Vorgehensweise ist es, sowohl das laparoskopische als auch das offen chirurgische Operationsverfahren mit den Eltern zu besprechen und die Auswahl des Operationsverfahrens gemeinsam zu treffen (Esposito et al. 2016).

19.6.2 Hodentorsion

Die Prognose bei rechtzeitiger operativer Behandlung ist sehr gut. Bei Hodentorsion ist eine Detorsion innerhalb von maximal 4–6 h anzustreben; darüber hinaus kommt es mit höherer Wahrscheinlichkeit zur Hodenatrophie. Eine Verzögerung der Operation, um z. B. das betroffene Kind präoperativ an ein besser ausgestattetes kinderchirurgisches oder -urologisches Zentrum für diese technisch einfache Detorsionsoperation zu verlegen, kann eine höhere Orchiektomierate zur Folge haben (Preece et al. 2017). Bei Kindern, die innerhalb von 24 h nach Einsetzen der Beschwerden operiert wurden, korrelierte die präoperativ angegebene Beschwerdedauer mit der Rate an Hodenverlusten (Preece et al. 2017).

19.6.3 Adnextorsion

Bei hämorrhagischer Infarzierung eines Ovars sollte das Ovar nach Detorsion erhalten werden (Parelkar et al. 2014; Poonai et al. 2013), wenn das Torsionsintervall weniger als 3 Tage beträgt. Eine Nachkontrolle mit Bestimmung von α_1-Fetoprotein und β-hCG, Sonographie und ggf. MRT ist zu empfehlen, bis sich Größe und Struktur des Ovars normalisiert haben (Cass 2005).

Bei torquierten Ovarien im Wachstumsalter finden sich funktionelle Ovarveränderungen in 57 %, normal imponierende Ovarien in 23 % und benigne, ovarielle Raumforderungen in 20 % der Fälle (Spinelli et al. 2013). Das Risiko, dass im Wachstumsalter bei einer Adnextorsion ein Ovarialtumor zugrunde liegt, ist außerordentlich gering (Geimanaite und Trainavicius 2013).

19.7 Problematik des Krankheitsbildes

19.7.1 Inkarzerierte Leistenhernie

Die inkarzerierte Leistenhernie stellt die häufigste Ursache einer erworbenen Hodenatrophie im Kindesalter dar.

19.7.2 Hodentorsion

Von Jugendlichen wird, bedingt durch die in der Pubertät häufig besonders stark ausgeprägten Schamgefühle, das Vorhandensein von Hodenschmerzen mitunter verschwiegen. Wenn dann bei einer klinischen Untersuchung wegen akuter Bauchschmerzen auf die Untersuchung des Genitales verzichtet wird, kann es zum Nichterkennen der Hodentorsion kommen.

> Die Wartezeit zwischen Notfalltriage und Operation korreliert dabei positiv mit der Hodenverlustrate, deshalb ist die chirurgische Detorsionsoperation bei V. a. Vorliegen einer Hodentorsion als hochdringlich anzusehen (Castañeda-Sanchez et al. 2017).

19.7.3 Adnextorsion

Die Schmerzlokalisation bei Adnextorsion kann durch die torsionsbedingte Verkürzung des Adnexstiels zu einer Verlagerung der Adnexe in Richtung Körpermitte führen, und der Schmerz kann dadurch zur Mitte hin verlagert sein, und dort kann auch eine Raumforderung, bedingt durch die vergrößerte Adnexe, tastbar sein (Naffaa et al. 2017).

Die akute Adnextorsion oder eine rupturierte Ovarialzyste sind wichtige Differenzialdiagnosen der akuten Appendizitis (Poonai et al. 2013).

Bei jungen Frauen nach der Menarche stellt eine ektope Schwangerschaft eine lebensbedrohliche Erkrankung dar. Deshalb sollte bei Mädchen nach der Menarche im Rahmen der Abklärung von Unterbauchschmerzen auch eine Ultraschalluntersuchung des kleinen Beckens und ggf. ein β-hCG-Test durchgeführt werden.

Fazit für die Praxis
- **Häufigste Ursache**
  - Inkarzerierte Leistenhernie:
    - Angeborene laterale Leistenhernie
    - Frühgeburtlichkeit
    - Junges Alter
  - Hodentorsion:
    - »Glockenschwengel-Deformität« (quere Lage des Hodens im Skrotum)
    - Neugeborenenalter
    - Postpubertäres Alter
  - Adnextorsion:
    - Vergrößertes Ovar (Zystenformation beispielsweise im Rahmen funktioneller Follikelbildung, Ovarialteratom)

Leitsymptome
- Inkarzerierte Leistenhernie:
  - Harte, schmerzhafte Resistenz im Leistenbereich
  - Schmerzäußerungen, Unruhe, Erbrechen, Nahrungsverweigerung
  - Bei Knaben: gleichseitige Skrotalschwellung
  - Bei Mädchen: tastbare, harte, ovale subkutane Resistenz vor dem äußeren Leistenring
- Hodentorsion:
  - Höhertreten eines verhärteten, vergrößerten Hodens
  - Akut aufgetretene Hydrocele testis mit Skrotalhautrötung
  - Dunkle Verfärbung einer Skrotalhälfte
  - Akute, krampfartige Unterbauchschmerzen
  - Erbrechen
- Adnextorsion:
  - Krampfartige Unterbauchschmerzen
  - Erbrechen
  - Abwehrspannung und Peritonitiszeichen im Unterbauchbereich

Klinischer Verlauf
- Inkarzerierte Leistenhernie:
  - Akut einsetzender Leistenschmerz
  - Ungewöhnlich lang andauernde Schreiphasen
  - Anziehen der Beinchen und Unruhe (Frühzeichen)
  - Harte, schmerzhafte Resistenz in Leiste
  - Erbrechen, Nahrungsverweigerung
  - Hodenschwellung oder akute Hydrozelenbildung

- Bauchauftreibung, Apathie und Lethargie (Spätzeichen)
- Hodentorsion:
  - Plötzlich einsetzende Hodenschmerzen
  - Höhertreten des betroffenen, verhärteten Hodens
  - Erbrechen
  - Gerötete oder dunkel verfärbte Skrotalhälfte
  - Zunehmendes Anschwellen des Skrotums
  - Harte, druckdolente Schwellung im Leistenbereich bei Hodenhochstand und Hodentorsion
- Adnextorsion:
  - Akut einsetzende Unterbauchschmerzen
  - Erbrechen
  - Blässe
  - Peritonitiszeichen

Diagnostikum der Wahl
- Inkarzerierte Leistenhernie:
  - Klinische Diagnose
  - ggf. Ultraschall zum Ausschluss von Differenzialdiagnosen
- Hodentorsion:
  - Klinische Diagnose
  - Sonographie und Duplexsonographie
- Adnextorsion:
  - Transabdomineller Power-Doppler-Ultraschall, Farbduplex-Sonographie der Adnexe
  - Bestimmung von α_1-Fetoprotein, β-hCG
  - Unterbauch-MRT bei V. a. Adnextorsion im Rahmen einer ovariellen Raumforderung
  - Diagnostische Laparoskopie bei Verdacht auf Ovar- oder Adnextorsion

Therapie:
- Inkarzerierte Leistenhernie:
  - Manuelle Reposition bei männlichen Neugeborenen, dann Operation mit verzögerter Dringlichkeit
  - Vorsichtiger Repositionsversuch, ggf. notfallmäßige Leistenbruchoperation bei Mädchen
- Hodentorsion:
  - Offene Detorsion und beidseitige Orchidopexie bei Wiederkehr der Hodendurchblutung nach Detorsion
  - Offene Detorsion, wenn danach keine Wiederkehr der Hodendurchblutung eintritt, Längsspaltung der Tunica albuginea; falls Blutung von der Schnittstelle einsetzt, Defektdeckung im Bereich der Hodenkapsel mit gestieltem Tunica-vaginalis-testis-Flap
  - Semikastration bei irreversibler Hodendurchblutungsstörung, zusätzlich Pexie des kontralateralen Hodens
- Adnextorsion:
  - Laparoskopische Detorsion
  - ggf. chirurgische Behandlung der zugrunde liegenden Pathologie
  - Postoperative Ultraschallnachkontrollen bis zur Normalisierung des Befundes

Literatur

Aziz D, Davis V, Allen L, Langer J (2004) Ovarian torsion in children: is oophorectomy necessary? J Pediatr Surg 39:750–753

Azurah AG, Zainol ZW, Zainuddin AA et al (2014) Update on the management of ovarial torsion in children and adolescents. World J Pediatr 11(1):35–40

Bertozzi M, Esposito C, Vella C et al (2017) Pediatric ovarian torsion and its recurrence: a multicenter study. J Pediatr Adolesc Gynecol 30:413–417

Caesar R, Kaplan G (1994) Incidence of the bell-clapper deformity in an autopsy series. Urology 44:114–116

Cass D (2005) Ovarian torsion. Semin Pediatr Surg 14(2):86–92

Castañeda-Sanchez I, Tully B, Shipman M et al (2017) Testicular torsion: a retrospective investigation of predictors of surgical outcomes and of remaining controversies. J Pediatr Urol 13(5):516.e1–516.e4

Çelik A, Ergün O, Aldemir H et al (2005) Long-term results of conservative management of adnexal torsion in children. J Pediatr Surg 40:704–708

Chang HC, Bhatt S, Dogra VS (2008) Pearls and pitfalls in cases of ovarian torsion. Radiographics 28:1355–1368

Chen M, Chen C, Yang Y (2001) Torsion of the previously normal uterine adnexa. Evaluation of the correlation between the pathological changes and the clinical characteristics. Acta Obstet Gynecol Scand 80:58–61

Comeau IM, Hubner N, Kives SL, Allen LM (2017) Rates and technique for oophoropexy in pediatric ovarian torsion: a single-institution case series. J Pediatr Adolesc Gynecol 30:418–421

Dogra V, Bhatt S (2004) Acute painful scrotum. Radiol Clin North Am 42:349–363

Esposito C, Escolino M, Turrà F et al (2016) Current concepts in the management of inguinal hernia and hydrocele in pediatric patients in laparoscopic area. Sem Pediatr Surg 25:232–234

Fasching G, Höllwarth ME (1989) Risk of testicular lesions following incarcerated inguinal hernia in infants. Pediatr Surg Int 4:265–268

Geimanaite L, Trainavicius K (2013) Ovarian torsion in children: management and outcome. J Pediatr Surg 48:1946–1953

Heo SH, Kim JW, Shin SS et al (2014) Review of ovarian tumors in children and adolescents: radiologic-pathologic correlation. Radiographics 14:2039–2055

Kutikov A, Casale P, White M et al (2008) Testicular compartment syndrome: a new approach to conceptualizing and managing testicular torsion. Urology 72(4):786–789

Lin E, Bhatt S, Rubens D, Dogra V (2007) Testicular torsion: twists and turns. Semin Ultrasound CT MRI 28:317–328

Mano R, Livne PM, Nevo A et al (2013) Testicular torsion in the first year of life – Characteristics and treatment outcome. Urology 82:1132–1137

Naffaa L, Deshmukh T, Tumu S et al (2017) Imaging of acute pelvic pain in girls: ovarian torsion and beyond. Curr Probl Diagn Radiol 46(4):317–329

Nagraj S, Sinha S, Grant H et al (2006) The incidence of complications following primary inguinal herniotomy in babies weighing 5 kg or less. Pediatr Surg Int 22:500–502

Parelkar SV, Mundada D, Sanghvi BV et al (2014) Should the ovary always be conserved in torsion? A tertiary care institute experience. J Pediatr Surg 49:465–468

Pogorelic Z, Mustapic K, Jukic M et al (2016) Management of acute scrotum in children: a 25-year single center experience on 558 pediatric patients. Can J Urol 23(6):8594–8601

Poonai N, Poonai C, Lim R, Lynch T (2013) Pediatric ovarian torsion: case series and review of the literature. Can J Surg 56(2):103–108

Preece J, Ching C, Yackey K et al (2017) Indicators and outcomes of transfer to tertiary pediatric hospitals for patients with testicular torsion. J Pediatr Urol 13(4):388.e1–388.e6

Roth C, Mingin G, Ortenberg J (2011) Salvage of bilateral asynchronous perinatal testicular torsion. J Urol 185:2464–2468

Rousseau V, Massicot R, Darwish A et al (2008) Emergency management and conservative surgery of ovarian torsion in children: a report of 40 cases. J Pediatr Adolesc Gynecol 21:201–206

Samson P, Hartman C, Palmerola R et al (2016) Ultrasonographic assessment of testicular viability using heterogeneity levels in torsed testicles. J Urol 197:925–930

Sangüesa Nebot C, Llorens Salvador R, Pico Alaiga S (2017) Perinatal testicular torsion: ultrasound assessment and differential diagnosis. Radiologia 59(5):391–400

Sorensen M, Galansky S, Striegl A et al (2003) Perinatal extravaginal torsion of the testis in the first month of life is a salvageable event. Urology 62:132–134

Spinelli C, Buti I, Pucci V et al (2013) Adnexal torsion in children and adolescents: new trends to conservative surgical approach – our experience and review of literature. Gynecol Endocrinol 29:54–58

Yin Y, Zhang H, Zhang X et al (2016) Laparoscopic surgery in the treatment of incarcerated inguinal hernia in children. Exp Therap Med 12:3553–3556

Abdominaltrauma

Johannes Mayr und Günter Fasching

20.1 Einführung – 220

20.2 Pathogenese – 221

20.3 Symptomatik – 221

20.4 Diagnostik – 222
20.4.1 Erstuntersuchung bei stumpfem Bauchtrauma – 222
20.4.2 Bedeutung von Begleitverletzungen – 222
20.4.3 Laboruntersuchungen – 222
20.4.4 Radiologische Untersuchungen – 223
20.4.5 FAST-Untersuchung – 223
20.4.6 Abdomen- und Thoraxsonographie – 224
20.4.7 Abdomen-CT mit intravenösem Kontrastmittel beim hämodynamisch stabilen Patienten – 224
20.4.8 Abdomenleerröntgenaufnahmen und Beckenübersichtsröntgen – 224
20.4.9 Peritoneallavage – 225
20.5 Therapie – 225
20.5.1 Erstversorgung von Kindern mit intraabdominellen Verletzungen im Schockraum – 225
20.5.2 Behandlung des schwer polytraumatisierten Kindes im Schockraum – 225
20.5.3 Konservative Behandlung des Kindes mit stumpfem Bauchtrauma – 226
20.5.4 Chirurgische Therapie – 227

20.6 Prognose und Outcome – 229

20.7 Problematik des Krankheitsbildes – 229

Literatur – 232

© Springer-Verlag GmbH Deutschland, ein Teil von Springer Nature 2018
J. Mayr, G. Fasching (Hrsg.), *Akutes Abdomen im Kindes- und Jugendalter*,
https://doi.org/10.1007/978-3-662-55995-6_20

Praxisbeispiel
Ein 15-jähriger Junge wird vom Rettungsdienst in die Notaufnahme gebracht, nachdem er bei einem Fußballspiel mit einem Gegenspieler zusammengeprallt war und dabei einen Tritt in das Abdomen erhalten hatte. Er habe sofort starke Oberbauchschmerzen verspürt und sei blass geworden.

Klinischer Untersuchungsbefund in der Notaufnahme: Leicht reduzierter Allgemeinzustand, Herzfrequenz 86/min; Blutdruck: 130/63 mm Hg. Eine Prellmarke am Abdomen ist nicht nachweisbar. Der Junge wirkt auffallend blass. Auskultatorisch bestehen normale Darmgeräusche, und es findet sich eine Druckdolenz im linken Oberbauchbereich sowie im Bereich der linken Flanke. Die Körpertemperatur beträgt 37,5 °C. Laborchemisch zeigen sich ein Hämoglobinwert von 12,7 g/dl; 11.500 Leukozyten/µl und eine INR von 1,11. Im Abdomen-Ultraschall finden sich eine Milzparenchymlazeration am Unterpol und viel freie intraperitoneale Flüssigkeit in allen Abdominalquadranten.

Hinweise auf Verletzungen weiterer parenchymatöser Bauchorgane liegen nicht vor.

Klinische Überlegung
Bauchschmerzen, die nach einem stumpfen Bauchtrauma auftreten, abdominelle Prellmarken oder Gurtabdrücke, abdominelle Lenkstangenabdrücke oder ein hinweisender Verletzungsmechanismus erfordern eine rasche Abklärung zum Ausschluss einer intraabdominellen Verletzung.

Bewusstseinsgetrübte oder klinisch nicht hinreichend beurteilbare Kinder nach Unfällen müssen rasch und effizient im Hinblick auf eine mögliche Bauchverletzung abgeklärt werden, besonders bei Vorliegen einer unklaren Anämie, Tachykardie oder Hypotension.

20.1 Einführung

Bedingt durch die Zartheit der kindlichen Bauchdecken treten stumpfe Bauchtraumen bei Kindern leichter auf als bei Erwachsenen (Bruny und Bensard 2004). Bei Verletzung einzelner parenchymatöser Organe ist die Mortalität zwar sehr gering, jedoch nicht Null. Verletzungen großer intraabdomineller Gefäße weisen auch bei Kindern eine hohe Mortalität auf (Cox et al. 1998; Klein et al. 1994; Sirinek et al. 1983; Allison et al. 2009).

Beim stumpfen Bauchtrauma bei Kindern wird die initiale Untersuchung nach dem **ABCDE-Schema** durchgeführt und im Anschluss daran die weitere Bauchabklärung vorgenommen. Das ADCDE-Schema beinhaltet die Beurteilung der Atemwegsituation zusammen mit der Immobilisation der Wirbelsäule, die ggf. notwendige Beatmung, Beurteilung der Zirkulation und Blutungskontrolle, die Beurteilung einer Dysfunktion des zentralen Nervensystems und die Entkleidung mit Rundumbeurteilung, ohne eine Unterkühlung zu erlauben (Driscoll und Skinner 1990). Kinder mit stumpfem Bauchtrauma und **Kreislaufinstabilität**, deren Kreislaufsituation sich trotz Gabe von bis zu 20 ml kristalloider Flüssigkeit pro kg Körpergewicht nicht stabilisiert, sollten mit Substitution von Blut und Blutprodukten wie Erythrozytenkonzentraten, Fresh-frozen-Plasma (FFP) und Thrombozytenkonzentraten behandelt werden und bei Fortbestehen des Schockzustandes rasch einer Damage-Control(DC)-Operation unterzogen werden. Die präoperative Versorgung entspricht dabei einer Damage-Control-Resuscitation(DCR)-Strategie (Burch et al. 1992; Mayr et al. 2012; Meredith et al. 2012; Shapiro et al. 2000).

> **Bei schwerem Abdominaltrauma mit Schock möglichst wenig Zeit am Unfallort verlieren** (*scoop and run*) **und wenig kristalloide Flüssigkeit vor Ort oder auf dem Transport verabreichen** (*damage control resuscitation*).

Kreislaufstabile Kinder mit intraabdominellen Verletzungen sollten ohne unnötige Tests und Behandlungen an geeignete Kindertraumazentren verlegt werden (Potoka und Saladino 2005).

Die Behandlung von schwerst bauchverletzten, instabilen Kindern sollte nach initialer Stabilisation möglichst an Kindertraumazentren erfolgen, da dort die niedrigsten Mortalitätsraten und die besten Ergebnisse in der Behandlung von Leber-, Milz- und Kopfverletzungen erzielt werden (Potoka et al. 2000).

> **Bei V. a. Vorliegen einer akuten traumatischen intraabdominellen Verletzung immer Klinikeinweisung veranlassen zur diagnostischen Abklärung und ggf. Überwachung und Therapie.**

20.2 Pathogenese

Der Abfall des mittleren arteriellen Drucks im Rahmen einer intraabdominellen Blutung erfolgt beim Kind infolge einer ausgeprägten Zentralisationsfähigkeit des kindlichen Kreislaufsystems spät, sodass die verletzten Kinder relativ lange in einem Zustand der Tachykardie verbleiben. Häufig bildet sich dabei eine **metabolisch-respiratorische Azidose** und **Koagulopathie** aus. Eine **Hypothermie** (Kerntemperatur < 36 °C) hat prognostische Relevanz und verstärkt eine Koagulopathie (Meredith et al. 2012; Moore 1996; Sundberg et al. 2011).

> Der V. a. stumpfes Bauchtrauma ergibt sich aus der Anamnese des Unfallmechanismus und der klinischen Untersuchung. Bei einem erniedrigten Hämoglobinwert oder einer auffallenden Blässe des Kindes nach einem Unfall muss rasch eine intraabdominelle Blutung ausgeschlossen werden. Bei bewusstseinsgetrübten Kindern und Kindern, die sich verbal unzureichend äußern können, ist eine intraabdominelle Verletzung am schnellsten und sichersten mit einer FAST-Ultraschalluntersuchung (▶ Abschn. 20.4) und einem Kontrastmittel-CT abzuklären.

20.3 Symptomatik

Zeichen einer intraabdominellen Blutung beim ansprechbaren Kind sind klinisch schwerer zu erfassen als beim ansprechbaren Erwachsenen. Der V. a. stumpfes Bauchtrauma ergibt sich aus der Anamnese des Unfallmechanismus und der klinischen Untersuchung, wobei Abschürfungen, Reifenspuren, Prellmarken durch Sicherheitsgurte (Albanese et al. 1996; Jerby et al. 1997; Newman et al. 1990; Santschi et al. 2005) oder Fahrradlenkstangen, Hämatome, Bauchauftreibung, Druck- und Klopfschmerz im Abdomen oder Ausstrahlung der Schmerzen in die linke Schulter (bei Verletzungen im linken Oberbauch) oder die rechte Schulter (bei Verletzungen im rechten Oberbauch) hinweisend sind.

Eine quere, über das Abdomen verlaufende Beckengurt-Prellmarke kann der äußere Ausdruck eines **Seat-belt-Komplexes** sein, wobei im Rahmen der intraabdominellen Verletzung meist eine Jejunumruptur, kombiniert mit einer Flexionsfraktur der LWS vorliegt, mitunter mit begleitender Querschnittlähmung (Jerby et al. 1997; Bruny und Bensard 2004; Newman et al. 1990). Sichtbare abdominelle Sicherheitsgurt-Hämatome sind ein wichtiger Hinweis auf das mögliche Vorliegen einer Hohlorganperforation (Albanese et al. 1996; Newman et al. 1990; Santschi et al. 2005).

- **Besonderheiten bei Kindern**

Im Unterschied zu Erwachsenen werden bei kleinen Kindern und Babys Leber und Milz leichter verletzt, da sie durch die z. T. knorpelig angelegten, leicht verformbaren Rippen weniger gut geschützt sind.

> Der Blutdruck bei Kindern ist niedriger als bei Erwachsenen (Neuhauser et al. 2011); als Merkregel gilt für den systolischen Blutdruckwert: 90 mm Hg plus Alter in Jahren × 2.

Temperaturregulation Kinder sind aufgrund der größeren Relation von Körperoberfläche zu Körpervolumen stärker hypothermiegefährdet als Erwachsene, und auch die Flüssigkeitsverluste über die Haut sind, relativ gesehen, höher als bei Erwachsenen (Sundberg et al. 2011). Eine Hypothermie kann zusammen mit einer Azidose und Gerinnungsstörung die Situation eines schwerst verletzten Kindes massiv gefährden: Diese Trias wird deshalb »letale Trias« genannt (Moore 1996).

Die Rate operativer Interventionen bei Milzverletzungen (4,8 %), Leberverletzungen (5,8 %) und Nierenverletzungen (6,1 %) ist bei Kindern sehr niedrig (Tataria et al. 2007). Bei Kindern mit schweren Pankreasverletzungen liegt die Rate operativer Behandlungen hingegen zwischen 10 % und 57 % (Tataria et al. 2007; Mattix et al. 2007; De Blaauw et al. 2008). Kinder, deren nichtoperative Behandlung abgebrochen werden musste, zeigen keine schlechteren Behandlungsergebnisse als primär operativ behandelte Kinder (Tataria et al. 2007).

20.4 Diagnostik

20.4.1 Erstuntersuchung bei stumpfem Bauchtrauma

> Bei Kindern mit Kreislaufstabilität nach stumpfem Bauchtrauma und konservativer Behandlung der Verletzung sind regelmäßige chirurgische Kontrollen während der Beobachtungsphase im Schockraum und auf der Kinderintensivstation erforderlich.

Stumpfe intestinale Verletzungen kommen sehr selten vor und sind schwer zu diagnostizieren (Kurkchubasche et al. 1997). Am sichersten sind stumpfe intestinale Verletzungen klinisch bei der Erstuntersuchung des Abdomens durch eine kindertraumatologisch erfahrene Fachperson in der Notaufnahme festzustellen (Jerby et al. 1997; Bruny und Bensard 2004, Meredith et al. 2012; Kurkchubasche et al. 1997).

Besonders schwierig ist die klinische Beurteilung des Abdomens bei Kindern, die sich nicht gezielt äußern können, wie Kleinkinder oder psychomotorisch retardierte Kinder sowie Kinder mit schwerem Schädel-Hirn-Trauma.

Im Verlauf einer **Kindesmisshandlung** zugefügte intraabdominelle Verletzungen sind aufgrund der Verletzungsschwere, der oft irreführenden Anamnese, des meist sehr jungen Alters der betroffenen Kinder sowie der häufig verspäteten Vorstellung in der Klinik schwer zu erkennen und zu behandeln (Kondolot et al. 2011). Die Verletzungen durch gezielte Schläge oder Tritte, meist zentral in das Abdomen, führen zu Pankreaskorpusläsionen, zentralen Leberrupturen und Duodenal- oder Jejunalverletzungen (Kondolot et al. 2011).

20.4.2 Bedeutung von Begleitverletzungen

Frakturen der Rippen 7–9 links bzw. rechts sind ein indirekter Hinweis auf **Milz- bzw. Leberverletzungen**. Quere abdominelle Ekchymosen durch Kraftfahrzeug-Sicherheitsgurte sind wichtige Hinweise auf **Hohlorganverletzungen**, Lazerationen solider Bauchorgane und **Wirbelsäulenverletzungen** (Newman et al. 1990). Dabei reicht ein Kontrastmittel-CT meist nicht als Bildgebung aus. Zusätzlich sind häufig laterale Röntgenaufnahmen der Wirbelsäule und ggf. eine diagnostische Laparotomie nötig, um alle Verletzungen früh erkennen und behandeln zu können (Newman et al. 1990).

20.4.3 Laboruntersuchungen

> **Prognostisch wichtigste Laborparameter bei schwerem Abdominaltrauma**
> - Hämoglobinwert
> - Gerinnungsglobaltests (INR)
> - Blutgasanalyse
> - Laktatwert im Serum

Zudem sollte eine Blutgruppenbestimmung und, bei Bedarf, eine Blutentnahme für die Bereitstellung von Erythrozytenkonzentraten erfolgen.

Bei Kindern mit stumpfem Bauchtrauma sollten bei Klinikaufnahme ein »Standardlabor« bestehend aus komplettem Blutbild, Bestimmung von Blutgerinnung, Natrium, Kalium, Chlorid, Kalzium, Transaminasen (GOT, GPT, γ-GT), Serum-Amylase, und -Lipase, Harnstoff und Kreatinin sowie eine Blutgasanalyse und eine Glukosebestimmung durchgeführt werden.

Pankreasenzyme Eine Erhöhung der Serumamylase kann auf eine Pankreasverletzung hindeuten; die Amylase-Erhöhung muss jedoch nicht spezifisch durch eine Pankreasläsion bedingt sein, sondern kann auch z. B. durch ein Schädel-Hirn-Trauma (Vitale et al. 1987), eine Verletzung des Gastrointestinaltrakts (Kumar et al. 2012), eine Speicheldrüsenquetschung oder eine idiopathische Hyperamylasämie verursacht sein (Jones 1985; Takishima et al. 1997). Auch die Lipase-Erhöhung im Serum ist nicht als spezifisch für eine Pankreasverletzung zu werten. Die Serumamylase sollte frühestens 3 h nach dem Unfall bestimmt werden, da bei zu früher Bestimmung falsch negative Befunde resultieren können (Takishima et al. 1997). Die Autoren führen in Übereinstimmung mit de Blaauw (De Blaauw et al. 2008) zur Abklärung von Pankreasverletzungen eine Amylase-Bestimmung im Serum durch, während andere die Verwendung der Pankreasamylase-Bestimmung im akuten Traumasetting nicht empfehlen. Serumamylase-Werte > 1800 U/l sind hinweisend auf eine Pankreastransektion (Nadler et al. 1999). Bei klinischen Hinweisen auf eine Leber- oder Pankreasläsion wird eine Kontrastmittel-CT auch bei normalen oder gering erhöhten Leber- oder Pankreasenzymen vorgenommen (Potoka und Saladino 2005).

Urinbefund Im Urin sollte im Rahmen der Urinsedimentuntersuchung eine Kontrolluntersuchung auf Mikrohämaturie durchgeführt werden. Wenn keine augenscheinliche Makrohämaturie vorliegt, ist zumindest eine Labstix-Untersuchung indiziert.

20.4.4 Radiologische Untersuchungen

> **Hinweise auf eine mittelschwere oder schwere intraabdominelle Verletzung (Holmes et al. 1999)**
> - Abdominelle Druckschmerzhaftigkeit
> - Auffallende Blässe
> - Quer über das Abdomen verlaufende Beckengurt-Hämatome und Hautabschürfungen
> - V. a. Bauchverletzung bei mehrfach verletzten Kindern
> - GOT(AST)-Wert > 200 U/l oder GP(ALT)-Wert > 125 IU/l (Holmes et al. 1999, 2002)
> - Makro- oder Mikrohämaturie mit ≥ 5 Erythrozyten pro Gesichtsfeld
> - Sinkender oder unerklärbar niedriger Hämoglobin-Wert (weniger als 70 % vom Altersnormwert) oder hoher oder steigender Bedarf an Flüssigkeits- und Blutersatzmengen

Diese Befunde stellen neben den klinischen Befunden häufige **Indikationen zur Notfallbildgebung** mit Ultraschall und ggf. Kontrastmittel-CT des Abdomens dar. Als Indikation für diese Bildgebung gilt auch die Abklärung einer Bauchverletzung im Rahmen eines Unfalls mit hoher Energie, wie z. B. bei
- Stürzen aus großer Höhe (> 3 m),
- Herausgeschleudertwerden aus Kraftfahrzeugen,
- Seitenanprall oder Weggeschleudertwerden über mehrere Meter im Rahmen von Fußgänger-Kraftfahrzeug-Kollisionen,
- Überrollverletzungen im Abdominal- oder Beckenbereich,
- lebensbedrohlichen Verletzungen weiterer Fahrzeuginsassen im selben Fahrzeug,
- Eingeklemmtwerden in Kraftfahrzeugen.

20.4.5 FAST-Untersuchung

Die FAST-Ultraschalluntersuchung (*Focussed Assessment Sonography for Trauma*) dient dem **Nachweis eines Hämoperitoneums oder Hämoperikards** und stellt eine rasch durchzuführende Ultraschall-Erstuntersuchung im Schockraum dar (Holmes et al. 2001; Soudack et al. 2004). Trotz mäßiger Treffsicherheit für den intraabdominellen Flüssigkeitsnachweis ist die initial durchgeführte FAST-Untersuchung (Holmes et al. 2001) oder die notfallmäßig durchgeführte abdominelle Ultraschalluntersuchung von Kindern im Schockzustand von großem klinischem Wert bei der Beurteilung dieser Kinder. Die FAST-Untersuchung hilft mit, ggf. die **Reihenfolge der Notfalleingriffe** festzulegen, sie ersetzt in der Regel aber nicht ein CT mit Kontrastmittelgabe (Vlies et al. 2011).

Die FAST-Untersuchung umfasst den rechten und linken Oberbauch, die Region um das Xiphoid (Perikard) und das kleine Becken, untersucht auf freie Flüssigkeit und klärt das Vorliegen eines Hämoperikards ab. Bei positivem intraabdominellem Flüssigkeitsnachweis wird bei stabilen Patienten ggf. eine komplette Abdomen-Ultraschalluntersuchung oder ein CT mit intravenös verabreichtem Kontrastmittel angeschlossen (Potoka und Saladino 2005).

> Die FAST-Untersuchung erlaubt es, bei instabilen, polytraumatisierten Kindern abzuwägen, ob nicht die Behandlung einer intraabdominellen Blutung gegenüber der Abklärung oder ggf. Behandlung anderer Verletzungen Vorrang hat (Potoka und Saladino 2005; Holmes et al. 2001).

Bei hämodynamisch stabilen Kindern mit stumpfem Bauch- oder Thoraxtrauma hat die Durchführung einer FAST-Untersuchung zusätzlich zu den Routineuntersuchungen und -behandlungen jedoch keinen Einfluss auf das Behandlungsergebnis (Holmes et al. 2017).

20.4.6 Abdomen- und Thoraxsonographie

Zeigt sich bei einem hämodynamisch stabilen Kind keine Indikation zur Durchführung einer CT-Untersuchung des Abdomens, so sollte eine komplette Sonographie des Abdomens und eine orientierende Untersuchung des Pleuraraums an die FAST-Untersuchung angeschlossen werden.

20.4.7 Abdomen-CT mit intravenösem Kontrastmittel beim hämodynamisch stabilen Patienten

Die CT-Untersuchung mit intravenösem Kontrastmittel ist heute beim kindlichen schweren stumpfen Bauchtrauma die Schichtbildgebungsmethode der Wahl (◘ Abb. 20.1a). Am schwierigsten sind dabei Hohlorganperforationen nachzuweisen, die sich mitunter nur mit indirekten Verletzungszeichen wie Darmwandverdickungen oder kleinen Flüssigkeitsspiegeln in Darmschlingen in der Nähe einer Perforationsstelle manifestieren (Donohue et al. 1987). Eine als unauffällig befundete Kontrast-CT-Untersuchung des Abdomens schließt eine operationsbedürftige stumpfe intestinale Verletzung nicht aus (Jerby et al. 1997).

Bei Blut am Meatus urethrae und gleichzeitigem Vorliegen einer Beckenverletzung ist eine Urethraverletzung mit Urethrographie und Kontrast-CT-Untersuchung auszuschließen.

> **Cave**
> Das vorherige Einlegen eines Blasenkatheters verbietet sich in dieser Situation.

Bei Kindern mit Überrollverletzung im Beckenbereich ist auch an das Vorhandensein von Rektum- oder Vaginalverletzungen sowie Zwerchfellrupturen, aber auch an die Möglichkeit begleitender Blasen- und Nierenbeckenverletzungen zu denken.

20.4.8 Abdomenleerröntgenaufnahmen und Beckenübersichtsröntgen

Abdomenleerröntgenaufnahmen bei schwerem stumpfem Bauchtrauma sind weitgehend durch das Abdomen-CT ersetzt worden. Lediglich bei V. a. Beckenfraktur bei einem hämodynamisch grenzwertig stabilen Patienten wird im Schockraum noch ein Beckenübersichtsbild aufgenommen, wenn präoperativ keine

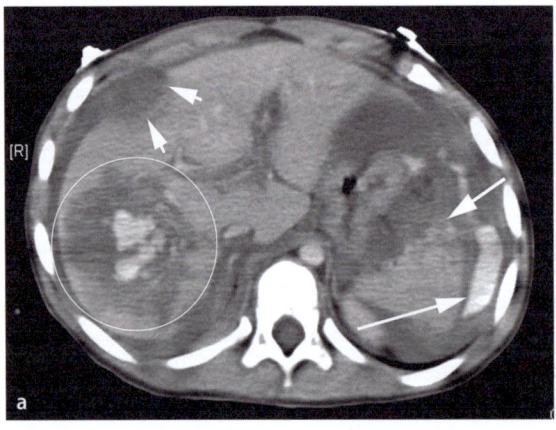
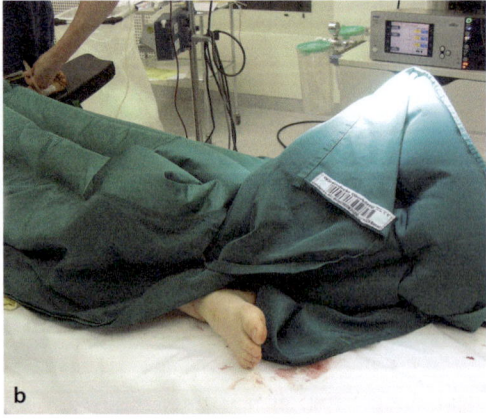

◘ **Abb. 20.1** a Notfall-CT mit Kontrastmittel bei einem 6-jährigen Kind mit thorakoabdominalem Quetschtrauma; große Leberlazeration mit zentraler Kontrastmittelextravasation im rechten Leberlappen (*Kreis*), subkapsulärem Leberhämatom (*kurze Pfeile*) und zentraler Milzruptur (*mittelgroßer Pfeil*) mit Kontrastmittelextravasation (*langer Pfeil*); reichlich freie intraperitoneale Flüssigkeit um Leber und Milz. b Schutz vor Auskühlung bei einem polytraumatisierten Kind mit Wärmedecke (Bair Hugger, 3M, St. Paul, MN, USA) während der Narkoseeinleitung

CT-Untersuchung des Abdomens und Beckens mehr möglich ist.

20.4.9 Peritoneallavage

Die Peritoneallavage bei Kindern mit stumpfem Bauchtrauma wird bei Möglichkeit zur Ultraschalluntersuchung und CT-Untersuchung des Abdomens heute nicht mehr durchgeführt.

- Differenzialdiagnosen

> **Differenzialdiagnostische Abgrenzung des Abdominaltraumas**
> - Spontane Milzruptur im Rahmen von Infektionen
> - Kindesmisshandlung

20.5 Therapie

> **Voraussetzungen für eine sichere Behandlung des traumatisch bedingten akuten Abdomens im Wachstumsalter**
> - Limitierte Infusionsmenge kristalloider Flüssigkeit in der präklinischen Phase und im Schockraum
> - Kontrolle des Gerinnungsstatus
> - Rechtzeitige Verabreichung von Blut und Blutprodukten
> - Schutz vor Auskühlung
> - ggf. rasche Indikationsstellung zur chirurgischen Versorgung schwerer Blutungen und Hohlorganperforationen

20.5.1 Erstversorgung von Kindern mit intraabdominellen Verletzungen im Schockraum

Kinder mit schweren intraabdominellen Verletzungen werden zunehmend entsprechend dem *Advanced Trauma Life Support* (Potoka und Saladino 2005; Committee on Trauma 1999) und einer DCR-Strategie im Schockraum (Mayr et al. 2012; Meredith et al. 2012) versorgt. Die Schockraumleitung übernimmt, wenn vorhanden, ein Chirurg mit Kindertraumaerfahrung.

20.5.2 Behandlung des schwer polytraumatisierten Kindes im Schockraum

> Kinder reagieren auf eine schwere Hypovolämie initial mit einer Tachykardie und können den Blutdruck durch Vasokonstriktion trotz eines Verlusts von bis zu 45 % des zirkulierenden Blutvolumens länger als Erwachsene stabilisieren.

Als **Flüssigkeitsersatz** im Schockraum sollte vorgewärmte Ringerlaktatlösung im Bolus (20 ml/kg KG über 10–15 min) verabreicht werden. Dieser Bolus kann nochmals wiederholt werden, und in der Folge sollte Erythrozytenkonzentrat (10 ml/kg KG) gegeben werden. Auch 0-negatives Blut (10 ml/kg KG), über eine Infusionsvorwärmeeinrichtung appliziert, ist in dieser Situation mitunter hilfreich. Während sich bei Erwachsenen die Gabe von Erythrozytenkonzentrat, FFP und Thrombozytenkonzentrat im Verhältnis 1:1:1 bewährt hat, gibt es für Kinder noch keine evidenzbasierten Massentransfusionsrichtlinien (MTR) (Mayr et al. 2012; Hendrickson et al. 2012).

Führt die Verabreichung von bis zu 20 ml/kg KG Erythrozytenkonzentrat im hypovolämischen Schock zu einer Besserung des Schockzustands, ist von einem sog. Responder auszugehen, und es bestehen gute Aussichten auf eine erfolgreiche nichtoperative Behandlung der intraabdominellen Blutung.

Falls vorhanden, sollten für Kinder mit großem Transfusionsbedarf geeignete Massentransfusionsprotokolle angewendet werden. Dabei kann die Point-of-Care-Thrombelastographie und ROTEM-Analyse mithelfen, Gerinnungsfaktoren, Fibrinogen, Kalziumlösung, FFP und Thrombozytenkonzentrate situationsangepasst und zeitgerecht zu verabreichen (Shapiro et al. 2000; Mayr et al. 2012).

Für Kinder mit intraabdomineller Blutung ist im Rahmen der DCR-Strategie eine **kontrollierte Hypotension** günstig, da diese die Blutkoagulation im Bereich von Organlazerationen fördert, die Gerinnselanheftung unterstützt und die Gerinnungsstörung damit günstig beeinflusst (Meredith et al. 2012). Neugebildete Thromben werden offensichtlich durch den niedrigeren Blutdruck nicht so rasch wieder abgehoben, und damit resultiert eine bessere Blutungskontrolle. Die kontrollierte Hypotension kann nicht bei Kindern mit schwersten Kopfverletzungen eingesetzt werden, da dies den zerebralen Perfusionsdruck ungünstig beeinflusst. Während der DCR im Schockraum wird das Kind vor weiterer Abkühlung geschützt (◘ Abb. 20.1b).

Durch sparsame Gabe von **kristalloider Flüssigkeit** während der Erstversorgung und ggf. während der Damage-Control-Operation kann einer Verschlechterung der Gerinnungssituation vorgebeugt werden. Bei Vorliegen eines stumpfen Bauchtraumas mit starker Blutung ist als Röntgenuntersuchung im Schockraum lediglich die Durchführung eines a.p.-Beckenröntgens zum Ausschluss einer dislozierten Beckenfraktur indiziert. Das mit einer Beckenfraktur einhergehende retroperitoneale Hämatom kann durch Kompression von außen günstig beeinflusst werden und sollte nicht unnötig chirurgisch eröffnet, sondern bei Bedarf nach Möglichkeit interventionell-radiologisch mit arterieller Embolisation behandelt werden.

Eine Erhöhung des intraabdominellen Drucks beim Kind mit stumpfem Bauchtrauma kann zu einem **Bauchkompartmentsyndrom** führen. Durch die Erhöhung des intraabdominellen Drucks v. a. durch die Ansammlung großer Mengen von Blut in der freien Bauchhöhle, z. B. im Rahmen von Milz- oder Leberrupturen in Kombination mit der Flüssigkeitsfüllung oder Anschwellung von intraabdominellen Organen oder einer Volumenzunahme des Retroperitoneums, kommt es zu
- einer Beeinträchtigung des venösen Rückflusses zum Herzen,
- einer Nierenminderperfusion mit nachfolgender Oligo-/Anurie,
- einer Anschwellung v. a. der unteren Extremität und des Genitalbereichs und
- einem Zwerchfellhochstand mit Erhöhung des intrathorakalen Drucks.

Zu spät diagnostiziert oder unzureichend behandelt, entwickelt sich rasch ein lebensbedrohliches Multiorganversagen (Divarci et al. 2016; Pearson et al. 2010). Beim schweren Bauchtrauma im Kindesalter wird deshalb die frühzeitige Einlage einer Magensonde zur Magenentlastung und eines Blasenkatheters zur Monitorisierung der Urinausscheidung und Messung des intravesikalen Drucks empfohlen.

Zur Blasendruckmessung wird die Blase über den liegenden Blasenkatheter mit 1 ml/kg KG NaCl-Lösung gefüllt und der intravesikale Druck regelmäßig gemessen, z. B. durch Anschluss an einen Messmonitor zur Messung des intraarteriellen Drucks. Der gemessene intravesikale Druckwert wird im klinischen Alltag dem intraabdominellen Druck gleichgesetzt.

Für Kinder existieren derzeit noch keine allgemein akzeptierten Grenzwerte zur Abgrenzung eines erhöhten intraabdominellen Drucks von einem manifesten Bauchkompartmentsyndrom. Die Grenzwerte für den mittleren intrabdominellen Druck als Indikation zur Durchführung einer Entlastungslaparotomie beim Bauchkompartmentsyndrom wurden bislang für Kinder nicht einheitlich festgelegt; die Autoren empfehlen dabei einen Grenzwert von 20 mm Hg oder bei Vorliegen einer neu eingetretenen Organdysfunktion (z. B. Oligurie) einen Wert > 15 mm Hg. Diese Werte stehen im Einklang mit den Empfehlungen anderer Autoren (Divarci et al. 2016; Pearson et al. 2010).

Nach der Entlastungslaparotomie wird die Abdominalwunde vorzugsweise mit einem passenden Bauch-VAC-Verband (VAC Abdominal Dressing System, KCI-Medical, Rümlang, Schweiz) oder einer Folie verschlossen.

> Die Einlage einer Magensonde und eines Blasenkatheters beim schweren stumpfen Bauchtrauma ist empfehlenswert.

20.5.3 Konservative Behandlung des Kindes mit stumpfem Bauchtrauma

Die nichtoperative Behandlung von **Milzrupturen**, **Leberrupturen**, **Nierenlazerationen** und **Pankreasrupturen** stellt bei der Mehrzahl der Kinder mit stumpfem Bauchtrauma die Therapie der Wahl dar (Jen et al. 2010; Stylianos and the APSA Trauma Committee 2000; Potoka und Saladino 2005). Sie erfordert in der Anfangsphase eine engmaschige klinische Überwachung auf einer Intermediate-Care- oder Kinderintensivstation und eine regelmäßige chirurgische Kontrolle mit der Möglichkeit, jederzeit rasch Ultraschall- und CT-Untersuchungen durchführen und ggf. umgehend eine operative Intervention vornehmen zu können.

> Bei konservativer Behandlung von Leber- oder Milzverletzungen erweist sich die Durchführung serieller Blutbildkontrollen im Abstand von 4–6 h als hilfreich, da dies den Blutungsverlauf am besten monitorisiert.

Zweizeitige Milzrupturen können bis 3 Wochen nach dem Unfall auftreten, sind jedoch mit rund 0,2 % aller konservativ behandelten Milzverletzungen sehr selten (Jen et al. 2010).

Kinder mit Leber- oder Milzrupturen und stabilem Hämoglobin- und Hämatokritwert können nach einem stationären Aufenthalt von wenigen Tagen nach Hause entlassen werden und ggf. auch rasch wieder die Schule besuchen (Mehall et al. 2001). Die *American Association of Pediatric Surgeons* (APSA) empfahl als Richtlinie für die Dauer der Klinikbehandlung bei Kindern mit stumpfen Leber- oder Milzrupturen, einen Zeitraum von Tagen zu wählen, der dem Schweregrad der Organverletzung in Graden plus 1 entspricht (Stylianos and the APSA Trauma Committee 2000). Demnach sollte ein Kind mit einer Leberruptur II rund 3 Tage lang in der Klinik überwacht werden. Während die Rückkehr zu Alltagsaktivitäten bereits unmittelbar nach der Kliniksentlassung möglich ist, empfiehlt die APSA in Abhängigkeit vom Grad der im CT festgestellten stumpfen Organverletzung, noch 3 Wochen bei Grad-1-Verletzungen, 4 Wochen bei Grad-II-, 5 Wochen bei Grad-III- und 6 Wochen bei Grad-4-Verletzungen mit der Wiederaufnahme von Kontaktsportarten zuzuwarten (Stylianos and the APSA Trauma Committee 2000).

St. Peter et al. (2011) zeigten in einer prospektiven Studie, dass sich die Dauer der Kliniküberwachung und -behandlung bei Kindern mit stumpfen Leber- oder Milzverletzungen ohne Nachteile für das Kind auf eine Nacht bei Grad-I- oder -II-Verletzung oder zwei Nächte bei Grad-III-oder -IV-Verletzung verkürzen lässt.

Die Komplikations- und Versagensraten der nichtoperativen Behandlung bei stumpfem Trauma von Leber, Milz und Nieren sind sehr niedrig.

Die nichtoperative Behandlung von Pankreasverletzungen bei Kindern hat ein gutes klinisches Outcome (De Blaauw et al. 2008). Obwohl nach Pankreasverletzungen bis zu 45 % der Kinder Pseudozysten entwickeln, bilden sich diese bei mehr als der Hälfte der betroffenen Kinder ohne Intervention zurück (De Blaauw et al. 2008).

Besonders der **Milzerhaltung** kommt bei Kindern große Bedeutung zu wegen der zwar sehr seltenen, aber dadurch vermeidbaren Gefahr einer *overwhelming postsplenectomy infection* (OPSI) (Jen et al. 2010; Potoka und Saladino 2005; Bisharat et al. 2001).

Nach traumabedingter Splenektomie erkranken 2 % der Kinder später an einer invasiven Infektion, und 0,8 % der splenektomierten Kinder versterben im Verlauf an einer Sepsis (Bisharat et al. 2001).

Bei Behandlung von Kindern mit stumpfen Bauchorganverletzungen an Traumaabteilungen für Erwachsene resultiert eine signifikant höhere Rate an Splenektomien im Vergleich zur Behandlung an Kindertraumaabteilungen (Safavi et al. 2016).

20.5.4 Chirurgische Therapie

- **Laparotomie-Indikationen**

Die Indikation zur Laparotomie ergibt sich v. a. als Ergebnis der klinischen Untersuchung, aber auch unter Berücksichtigung der Ergebnisse aus den Labor- und CT-Untersuchungen (Potoka und Saladino 2005). Eine zunehmende Verschlechterung der Azidose (meist kombinierte metabolisch-respiratorische Azidose), der Gerinnungsparameter wie INR, partielle Thromboplastinzeit (PTT) und Thrombozytenwerte sowie eine Zunahme der Hypothermie trotz adäquater Therapie gehen mit einer Verschlechterung des hämorrhagischen Schocks einher und stellen eine Indikation zur Notfall-Laparotomie dar, die heute auch bei Kindern zunehmend nach den Prinzipien der **Damage-Control-Laparotomie** durchgeführt wird (Burch et al. 1992; Nicol et al. 2007; Moore 1996). Zur Erlernung der Damage-Control-Laparotomie-Techniken wird der Besuch eines Advanced Trauma Operative Management (ATOM) Kurses (Am Coll Surg 2018) und das Buch „top knife: kunst und handwerk der trauma-chirurgie" (Hirshberg und Mattox 2006) sehr empfohlen.

Die Entscheidung zur notfallmäßigen Laparotomie sollte gemeinsam durch die erfahrensten anwesenden Notfallärzte, Chirurgen und Anästhesisten getroffen werden. Bei Narkoseeinleitung ist ggf. mit einem weiteren Blutdruckabfall zu rechnen. Ausreichend feuchte, warme sterile Bauchkompressen für ein notfallmäßiges

Packing und weitere Blutersatzprodukte sollten zu diesem Zeitpunkt bereitgehalten werden.

Im Rahmen einer Damage-Control-Laparotomie wird in einem kurzen chirurgischen Eingriff zur Blutstillung und Kontaminationsverminderung der Bauchhöhle meist auch ein Packing durchgeführt und das Abdomen nur provisorisch verschlossen, um den Patienten anschließend auf der Intensivstation weiter zu stabilisieren (Shapiro et al. 2000; Moore 1996; Burch et al. 1992; Patregnani et al. 2012). Dabei wird eine »permissive Hypotension« in dieser Phase toleriert, solange ein peripherer Puls tastbar ist und nicht ein begleitendes, schweres Schädel-Hirn-Trauma die Anhebung des zerebralen Perfusionsdrucks erfordert.

> Weitere chirurgische Eingriffe, wie auch ein Wechsel des Packings, erfolgen erst nach Besserung des Schockzustands und ggf. Wiedererwärmung des Kindes, meist nach 48 h.

Bei Leberrupturen im Wachstumsalter weist ein **Kontrastmittelaustritt im Leberlazerationsbereich** auf eine aktive Blutung hin. Die betroffenen Kinder haben einen höheren Transfusionsbedarf, einen höheren *Injury Severity Score* (ISS) und ein höheres Mortalitätsrisiko als Kinder ohne Kontrastmittelaustritt im Lazerationsbereich (Eubanks et al. 2003).

Bei anhaltender Hypotonie und Tachykardie trotz Blutersatz, Gerinnungssubstitution und Wiedererwärmung des Kindes oder bei Entwicklung eines abdominellen Kompartmentsyndroms ist die Damage-Control-Laparotomie mit Durchführung eines Leber-Packings angezeigt (Eubanks et al. 2003; Nicol et al. 2007; Moore 1996).

Traumatisch bedingte Pseudoaneurysmen bilden sich mitunter nach höhergradigen Leber- oder Milzrupturen aus. Sie lassen sich mittels Duplexsonographie diagnostizieren und werden transarteriell embolisiert, wenn sie nicht spontan thrombosieren (Safavi et al. 2011).

Traumatische gastrointestinale Hohlorganperforation

Bei Vorliegen einer traumatischen gastrointestinalen Hohlorganperforation oder bei einer posttraumatischen Peritonitis (Potoka und Saladino 2005) besteht eine Indikation zur dringlichen **Laparotomie**, wobei als Primärdiagnostik ein Abdomen-CT mit intravenösem Kontrastmittel häufig Hinweise auf das zu erwartende Verletzungsbild gibt (Abb. 20.2).

Bei Vorliegen einer Hohlorganperforation zeigen sich
- eine initiale peritoneale Reizung bei 94 % der Kinder,
- freie intraperitoneale Flüssigkeit im Ultraschall (31 %),
- freie intraperitoneale Luft (25 %),
- Ileuszeichen im Abdomenleerröntgenbild (20,8 %) (Ulman et al. 1996).

Zur Vermeidung von Komplikationen nach traumatischer Hohlorganperforation sind die rasche Diagnosestellung und unverzügliche Behandlung wichtigste Voraussetzungen (Ulman et al. 1996, Kurkchubasche et al. 1997)

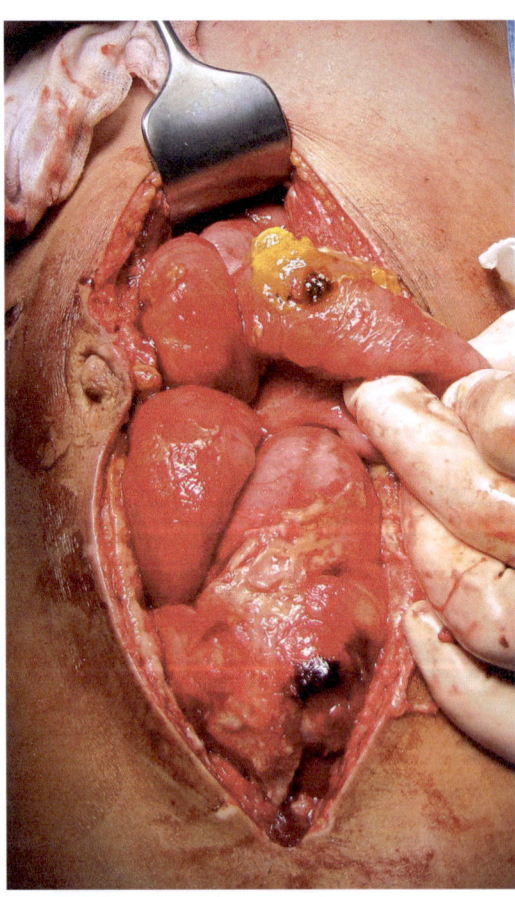

◘ Abb. 20.2 Traumatische Jejunumperforation durch Fahrradlenkstange bei einem 8-jährigen Knaben. Das verspätete Erkennen dieser Darmwandverletzung am 2. Tag nach dem Unfall führte zu einer schweren Peritonitis mit Ileus

(◧ Abb. 20.2). Serielle klinische Untersuchungen und in unklaren Fällen die Durchführung einer Kontrastmittel-CT-Untersuchung stellen beim hämodynamisch stabilen Kind die sichersten Verfahren zur Erkennung einer gastrointestinalen Hohlorganperforation dar (Albanese et al. 1996).

Zur operativen Abklärung von **Duodenal- und Pankreaskopfverletzungen** sollte das Duodenum nach Kocher mobilisiert werden (Bruny und Bensard 2004).

- Relative Indikationen für die Laparotomie

Bei zunehmender Druck- und Klopfempfindlichkeit des Abdomens und einem Transfusionsbedarf von > 25 ml/kg KG Erythrozytenkonzentrat während der ersten 2 h nach dem Eintreffen auf der Notfallstation oder bei einem Verbrauch von > 40 ml/kg KG Erythrozytenkonzentrat in den ersten 24 h besteht eine relative Laparotomieindikation (Gross et al. 1999; Wesson et al. 1981; Galat et al. 1990). Der Stellenwert der Laparoskopie beim stumpfen Abdominaltrauma im Wachstumsalter wird kontrovers diskutiert (Potoka und Saladino 2005; Bruny und Bensard 2004). Die Laparoskopie sollte nur nach vorangegangener Kontrastmittel-CT-Untersuchung durchgeführt werden (Bruny und Bensard 2004).

Traumatisch bedingter Dünndarmileus

Ursächlich liegen dabei meist quetschungsbedingte **Hämatome der Darmwand** im Rahmen von stumpfen Bauchtraumen vor. Diese Hämatome sind am besten im CT nachweisbar. Liegen keine Peritonitiszeichen vor, so kann die Selbstresorption des Hämatoms unter Magenentlastung mittels Magensonde und parenteraler Ernährung abgewartet werden. Dauert die Obstruktion länger an, so sollte nicht länger als eine Woche mit der chirurgischen Therapie des Hämatoms (in der Regel Inzision und Entleerung des Hämatoms oder Dünndarmteilresektion) zugewartet werden.

Pankreasverletzungen

Die operative Behandlung von Pankreasverletzungen Grad II–IV bei Kindern senkt im Vergleich zur nichtoperativen Behandlung zwar die Komplikationsrate, hat jedoch keinen Einfluss auf die Aufenthaltsdauer im Krankenhaus (Wood et al. 2010).

20.6 Prognose und Outcome

Die Mehrzahl der stumpfen Verletzungen von Leber, Milz (Jen et al. 2010; Mattix et al. 2007) und Nieren lässt sich im Wachstumsalter mit sehr gutem Ergebnis konservativ behandeln. Schwerste Abdominalverletzungen bei Kindern, insbesondere bei Vorliegen eines hämorrhagischen Schocks mit den Kennzeichen der »tödlichen Trias« (Azidose; pH < 7,2; Koagulopathie; INR > 1,5; Hypothermie, Kerntemperatur < 36 °C), erfordern rasches, effizientes Handeln in der Notaufnahme und eine chirurgisch-kinderintensivmedizinische Behandlungsplanung. Transportfähige Kinder mit schwerem Bauchtrauma werden am günstigsten auf einer Kinderintensivstation mit kinderchirurgischem Standby betreut (Jen et al. 2010).

20.7 Problematik des Krankheitsbildes

Rund 90 % aller parenchymatösen Oberbauchorgan- und Nierenverletzungen im Rahmen von stumpfen Bauchtraumen können im Wachstumsalter **konservativ** behandelt werden (Eubanks et al. 2003; De Blaauw et al. 2008; Bond et al. 1996; Nance et al. 2004). Voraussetzung ist eine sichere initiale Bildgebung mit Ultraschall und ggf. Kontrastmittel-CT und initial die Überwachung auf einer geeigneten Kinderintensivstation sowie ein kurzfristig verfügbarer chirurgischer Dienst. Der V. a. abdominelle Hohlorganverletzungen und Verletzungen des biliopankreatischen Gangsystems erfordert eine Schichtbildgebung.

Mitunter ist eine **endoskopische, interventionelle Stent-Therapie** bei Pankreasgangverletzungen möglich (Canty und Weinman 2001; Çay et al. 2005) (◧ Abb. 20.3).

Fazit für die Praxis
- Häufigste Ursachen:
  - Fahrradsturz (Lenkstangenverletzung), Wintersportunfall, Verkehrsunfall

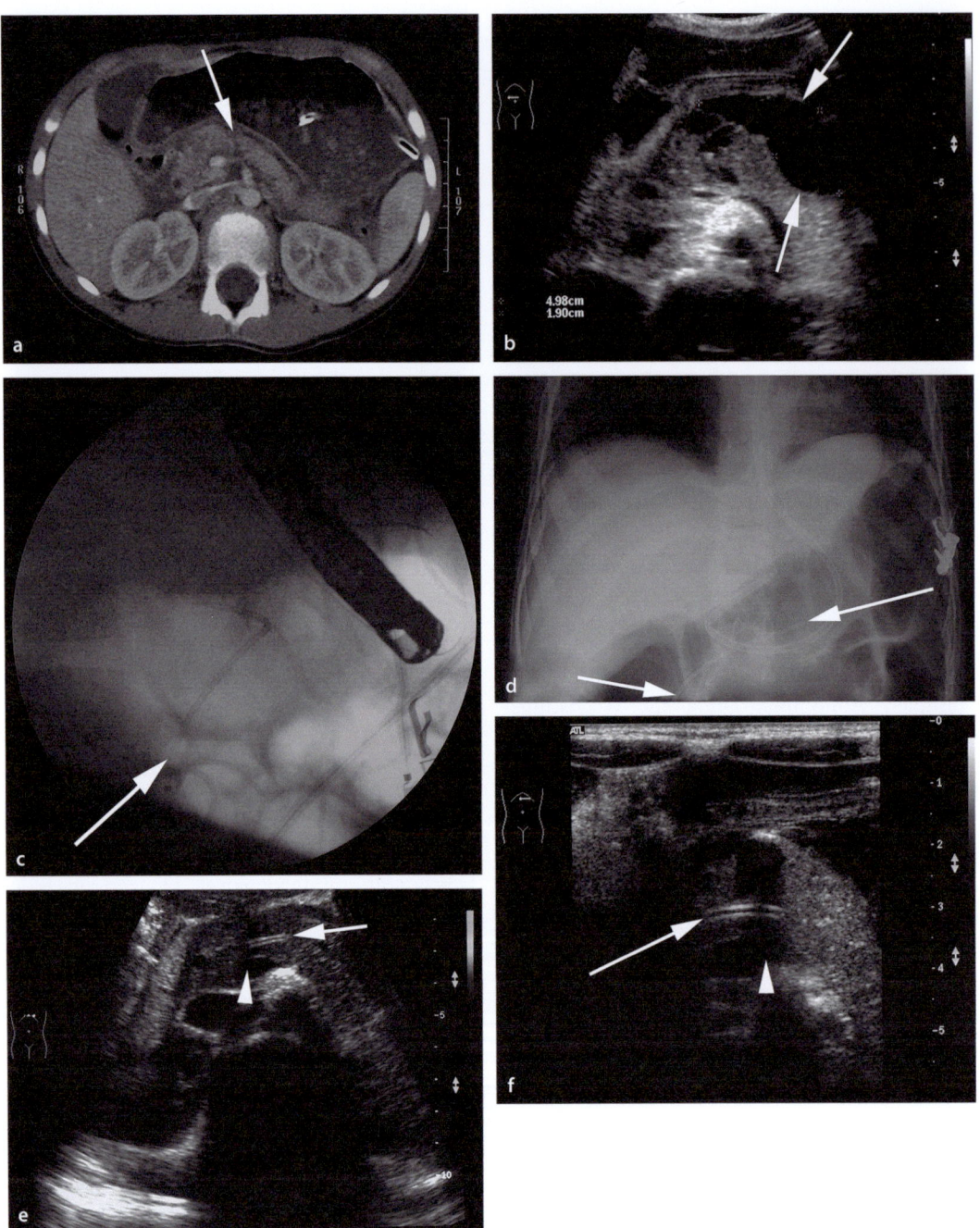

◘ **Abb. 20.3** **a** 5-jähriger Knabe mit stumpfem Bauchtrauma infolge Sturz auf das Lenkstangenende seines Fahrrads. Im CT des Abdomens (am Unfalltag) nachweisbare Ruptur des Pankreaskorpus (*Pfeil*). **b** Am 6. Tag nach dem Unfall Pseudozystenformation zwischen Magenhinterwand und Pankreaskorpus (*Pfeile*). **c** 7 Tage nach dem Unfall ERCP-gesteuerte Einlage eines 5-French-Pigtail-Stents (*Pfeil*) zur Schienung des verletzten Pankreasgangs. **d** Lage des Stents im Pankreasbereich (*Pfeile*). **e** Die Sonographie 3 Tage nach Stent-Einlage zeigt die Lage des Stents (*Pfeil*) über die Pankreasruptur (*Pfeilspitze*) hinweg. **f** 4 Wochen nach Stent-Einlage (*Pfeil*) ist das Pankreas geheilt; minimale Rest-Pseudozyste dorsal des Pankreas im Ultraschall noch erkennbar. Der Stent wurde daraufhin endoskopisch entfernt. Es traten in den nachfolgenden 3 Jahren keine Restbeschwerden auf

Abdominaltrauma

- (besonders Beckengurtverletzung), Überrollverletzung
- **Cave:** Misshandlung
- Leitsymptome:
  - Abdominelle Schmerzen nach Unfall
  - Posttraumatische Bauchschmerzen, die in die Schulterregion ausstrahlen
  - Abdominelle Abwehrspannung
  - Abdominelle Prellmarken
  - Auftreibung des Abdomens
  - Peritonitiszeichen
  - Übelkeit und Erbrechen
  - Tachykardie
  - Schockzeichen
  - Auffallende Blässe
  - Hypothermie
- Klinischer Verlauf:
  - In der überwiegenden Zahl der Fälle spontane Besserung der abdominellen Symptomatik innerhalb weniger Stunden, unter gleichzeitiger Normalisierung der Tachykardie
  - Stumpfe Verletzungen von Leber, Milz, und Nieren lassen sich bei der überwiegenden Zahl der Kinder mit sehr gutem Ergebnis und sehr sicher konservativ behandeln
  - Bei deutlicher initialer abdomineller Druckdolenz oder Entwicklung von Peritonitiszeichen im Verlauf dringlicher Ausschluss einer Hohlorganverletzung mit Kontrastmittel-CT des Abdomens
  - Der hämodynamische Zustand des Kindes ist bei Parenchymverletzungen von Leber und Milz von größerer Bedeutung als die computertomographischen Bildgebungsbefunde (Mehall et al. 2001)
  - Bei Auftreten von Zeichen einer »tödlichen Trias« (Azidose, Koagulopathie, Hypothermie) frühzeitige Gabe von Blut- und Blutprodukten, um den zunehmenden Schockzustand und Verblutungs-Teufelskreis (*bloody vicious cycle* (Burch et al. 1992)) zu behandeln
- Diagnostikum der Wahl:
  - FAST-Untersuchung im Schockraum
  - Sonographie Abdomen und Harntrakt (nur bei Kreislaufstabilität)
  - Kontrastmittel-CT des Abdomens und Beckens (bei Mehrfachverletzungen und hinweisendem Verletzungsmuster oder energiereichem Unfallmechanismus)
  - ggf. Beckenröntgen im Schockraum, falls kein CT möglich ist
  - Laborkontrolle von Blutbild und Hämoglobinwert (ggf. als Verlaufskontrollen in 4- bis 6-stündigen Intervallen bei konservativer Therapie von blutenden parenchymatösen Organlazerationen) bis zur Stabilisation der Werte
  - Laborkontrolle von GPT (ALAT), GOT (ASAT), γ-GT, Bilirubin, Amylase, Lipase, Harnstoff, Kreatinin und Elektrolyten im Serum
  - Gerinnungsglobaltests
  - Blutgruppenbestimmung, Bereitstellung von Kreuzblut
  - Blutgasanalyse
  - Kontrollen des zentralvenösen Drucks bei Volumensubstitution im Schockzustand
  - Bei Bedarf Einlage eines Blasenkatheters zum Monitoring des Urin-Outputs und des Blasenbinnendrucks (als Monitoring hinsichtlich Bauchkompartmentsyndrom)
- Therapie:
  - Konservative Behandlung mit Intensivüberwachung und OP-Bereitschaft
  - Bei schwerem Schockzustand DCR, möglichst unter Verwendung eines Massentransfusionsprotokolls für Kinder
  - DC-Längslaparotomie mit Packing bei akuter intraabdomineller Blutung mit therapierefraktärer Hypotension und Schockzustand
  - Operative Therapie:
  - Bei Hohlorganperforation
  - Bei Peritonitiszeichen
  - Interventionelle, endoskopische Diagnostik und ggf. Therapie bei Gallengangs- oder Pankreasgangverletzungen
  - Interventionell radiologische Embolisationsbehandlung bei massiv blutender Beckenfraktur trotz Kompressionsbehandlung
  - Postoperative Überwachung auf einer Kinderintensivstation
  - Klinische Kontrollen und Blasendruck-Monitoring zum Ausschluss eines Bauchkompartmentsyndroms
  - ggf. Verlegung an ein Kindertraumazentrum nach initialer Stabilisation

Literatur

Albanese C, Meza M, Gardner M et al (1996) Is computed tomography a useful adjunct to the clinical examination for the diagnosis of pediatric gastrointestinal perforation from blunt abdominal trauma in children? J Trauma 40(3):417–421

Allison N, Anderson C, Shah S et al (2009) Outcomes of truncal vascular injuries in children. J Pediatr Surg 44:1958–1964

American College of Surgeons (2018) ATOM Program. ▶ https://atomcourse.com/aboutphp (abgerufen am 12.6.2018)

Bisharat N, Omari H, Lavi I, Raz R (2001) Risk of infection and death among post-splenectomy patients. J Infect 43:182–186

Bond S, Eichelberger M, Gotschall C et al (1996) Nonoperative management of blunt hepatic and splenic injury in children. Ann Surg 223:286–289

Bruny J, Bensard D (2004) Hollow viscous injury in the pediatric patient. Sem Ped Surg 13(2):112–118

Burch J, Ortiz V, Richardson R et al (1992) Abbreviated laparotomy and planned reoperation for critically injured patients. Ann Surg 215(5):476–483

Canty TS, Weinman D (2001) Treatment of pancreatic duct disruption in children by an endoscopically placed stent. J Pediatr Surg 36(2):345–348

Çay A, Imamoglu M, Bektas Ö et al (2005) Nonoperative treatment of traumatic pancreatic duct disruption in children with an endoscopically placed stent. J Pediatr Surg 40:E9–E12

Committee on Trauma (1997) Advanced trauma life support, 6. Aufl. American College of Surgeons, Chicago, IL

Cox C Jr, Black C, Duke J et al (1998) Operative treatment of truncal vascular injuries in children and adolescents. J Pediatr Surg 33(3):462–467

De Blaauw I, Winkelhorst J, Rieu P et al (2008) Pancreatic injury in children: good outcome of nonoperative treatment. J Pediatr Surg 43:1640–1643

Divarci E, Karapinar B, Yalaz M et al (2016) Incidence and prognosis of intraabdominal hypertension and abdominal compartment syndrome in children. J Pediatr Surg 51:503–507

Donohue JH, Federle MP, Griffiths BG, Trunkey DD (1987) Computed tomography in the diagnosis of blunt intestinal and mesenteric injuries. J Trauma 27:11–17

Driscoll P, Skinner D (1990) ABC of major trauma. Initial assessment and management-I: primary survey. BMJ 300:1265–1267

Eubanks JW 3rd, Meier DE, Hicks BA et al (2003) Significance of »blush« on computed tomography scan in children with liver injury. J Pediatr Surg 38(3):363–366

Galat JA, Grisoni ER, Gauderer MWL (1990) Pediatric blunt liver injury: establishment of criteria for appropriate management. J Pediatr Surg 25:1162–1165

Gross M, Lynch F, Canty T et al (1999) Management of pediatric liver injuries: a 13-year experience at a pediatric trauma center. J Pediatr Surg 34:811–817

Hendrickson J, Shaz B, Pereira G et al (2012) Implementation of a pediatric trauma massive transfusion protocol: one institution's experience. J Transfus 52:1228–1236

Hirshberg A, Mattox KL (2006) Top knife: kunst und handwerk der trauma-chirurgie. Springer, Wien-New York

Holmes J, Brant W, Bond W et al (2001) Emergency department ultrasonography in the evaluation of hypotensive and normotensive children with blunt abdominal trauma. J Pediatr Surg 36:968–973

Holmes JF, Kelley KM, Wootton-Gorges SL et al (2017) Effect of abdominal ultrasound on clinical care, outcomes, and resource use among children with blunt torso trauma: a randomized clinical trial. JAMA 317:2290–2296

Holmes JF, Sokolove PE, Land C, Kuppermann N (1999) Identification of intra-abdominal injuries in children hospitalized following blunt torso trauma. Acad Emerg Med. 6:799–806

Holmes J, Sokolove PE, Brant WE et al (2002) Identification of children with intra-abdominal injuries after blunt trauma. Ann Emerg Med 39:500–509

Jen H, Tillou A, Cryer H, Shew S (2010) Disparity in management and long-term outcomes of pediatric splenic injury in California. Ann Surg 251(6):1162–1166

Jerby B, Attorri R, Morton D Jr (1997) Blunt intestinal injury in children: the role of the physical examination. J Pediatr Surg 32(4):580–584

Jones R (1985) Management of pancreatic trauma. Am J Surg 150:698–704

Klein S, Baumgartner F, Bongard F (1994) Contemporary management strategy for major inferior vena caval injuries. J Trauma 37(1):35–41

Kondolot M, Yağmur F, Yikilmaz A et al (2011) A life-threatening presentation of child physical abuse. Jejunal perforation. Pediatr Emerg Care 27:1075–1077

Kumar S, Sagar S, Subramanian A et al (2012) Evaluation of amylase and lipase levels in blunt abdominal trauma patients. J Emerg Trauma Shock 5(2):135–142

Kurkchubasche A, Fendya D, Tracy T Jr et al (1997) Blunt intestinal injury in children. Diagnostic and therapeutic considerations. Arch Surg 132:652–658

Mattix K, Tataria M, Holmes J et al (2007) Pediatric pancreatic trauma: predictors of nonoperative management failure and associated outcomes. J Pediatr Surg 42:340–344

Mayr J, Lagreze S, Frech-Dörfler M (2012) Pädiatrisches stumpfes thorakoabdominales Trauma. Trauma Berufskrankh 14:292–298

Mehall JR, Ennis JS, Saltzman DA et al (2001) Prospective results of a standardized algorithm based on hemodynamic status for managing pediatric solid organ injury. J Am Coll Surg 193:347–353

Meredith W, Eichelberger M, Ponsky T (2012) Webinar: Pediatric trauma: new concepts and controversies: „How I do it": A worldwide interactive web symposium. ▶ http://www.gotomeeting.com/fec/webinar

Moore E (1996) Orr memorial lecture. Staged laparotomy for the hypothermia, acidosis, and coagulopathy syndrome. Am J Surg 172(5):405–410

Nadler EP, Gardner M, Schall LC, Lynch JM, Ford HR (1999) Management of blunt pancreatic injury in children. J Trauma 47:1098–1103

Nance M, Lutz N, Carr M et al (2004) Blunt renal injuries in children can be managed nonoperatively: outcome in a consecutive series of patients. J Trauma 57:474–478 (discussion 478)

Neuhauser HK, Thamm M, Ellert U et al (2011) Blood pressure percentiles by age and height from nonoverweight children and adolescents in Germany. Pediatr 127:e978

Newman K, Bowman L, Eichelberger M et al (1990) The lap belt complex: intestinal and lumbar spine injury in children. J Trauma 30(9):1133–1138 (discussion 1138–1140)

Nicol A, Hommes M, Primrose R et al (2007) Packing for control of haemorrhage in major liver trauma. World J Surg 31(3):569–574

Patregnani J, Borgman M, Maegele M et al (2012) Coagulopathy and shock on admission is associated with mortality for children with traumatic injuries at combat support hospitals. Pediatr Crit Care Med 13(3):273–277

Pearson EG, Rollins MD, Vogler SA et al (2010) Decompressive laparotomy for abdominal compartment syndrome in children: before it is too late. J Pediatr Surg 45:1324–1329

Peter SDS, Sharp SW, Snyder CL et al (2011) Prospective validation of an abbreviated bedrest protocol in the management of blunt spleen and liver injury in children. J Pediatr Surg 46:173–177

Potoka D, Saladino R (2005) Blunt abdominal trauma in the pediatric patient. Clin Ped Emerg Med 6:23–31

Potoka D, Schall LC, Gardner MJ et al (2000) Impact of pediatric trauma centers on mortality in a statewide system. J Trauma 49:237–245

Safavi A, Beaudry P, Jamieson D, Murphy JJ (2011) Traumatic pseudoaneurysms of the liver and spleen in children: is routine screening warranted? J Pediatr Surg 46:938–941

Safavi A, Skarsgard ED, Rhee P et al (2016) Trauma center variation in the management of pediatric patients with blunt abdominal solid organ injury: a national trauma data bank analysis. J Pediatr Surg 51:499–502

Santschi M, Echavé V, Laflamme S et al (2005) Seat-belt injuries in children involved in motor vehicle crashes. Can J Surg 48(5):373–376

Shapiro M, Jenkins D, Schwab C, Rotondo M (2000) Damage control: collective review. J Trauma 49(5):969–978

Sirinek K, Gaskill H, Root D et al (1983) Truncal vascular injury – factors influencing survival. J Trauma 23(5):372–377

Soudack M, Epelman M, Maor R et al (2004) Experience with focused abdominal sonography for trauma (FAST) in 313 pediatric patients. J Clin Ultrasound 32:53–61

Stylianos S and the APSA Trauma Committee (2000) Evidence-based guidelines for the resource utilization in children with isolated spleen or liver injuries. J Pediatr Surg 35:164–169

Sundberg J, Estrada C, Jenkins C et al (2011) Hypothermia is associated with poor outcome in pediatric trauma patients. Am J Emerg Med 29(9):1019–1022

Takishima T, Sugimoto K, Hirata M et al (1997) Serum amylase level on admission in the diagnosis of blunt injury to the pancreas: its significance and limitations. Ann Surg 226:70–76

Tataria M, Nance M, Holmes J et al (2007) Pediatric blunt abdominal injury: age is irrelevant and delayed operation is not detrimental. J Trauma 63(3):608–614

Ulman I, Avanoglu A, Ozcan C et al (1996) Gastrointestinal perforations in children: a continuing challenge to nonoperative treatment of blunt abdominal trauma. J Trauma 41(1):110–113

Vitale G, Larson G, Davidson P et al (1987) Analysis of hyperamylasemia in patients with severe head injury. J Surg Res 43:226–233

Vlies C van der, Olthof D, Gaakeer M et al (2011) Changing patterns in diagnostic strategies and the treatment of blunt injury to solid abdominal organs. Int J Emerg Med 4:47

Wesson DE, Filler RM, Ein SH et al (1981) Ruptured spleen – when to operate? J Pediatr Surg 16:324–326

Wood J, Partrick D, Bruny J et al (2010) Operative vs nonoperative management of blunt pancreatic trauma in children. J Pediatr Surg 45:401–406

Chronisch-entzündliche Darmerkrankungen

Johannes Mayr und Günter Fasching

21.1 Einführung – 236

21.2 Pathogenese – 237

21.3 Symptomatik – 237
21.3.1 M. Crohn – 237
21.3.2 Colitis ulcerosa – 237

21.4 Diagnostik – 237
21.4.1 Klinische Kontrollen – 237
21.4.2 Labordiagnostik – 238
21.4.3 Bildgebung – 238
21.4.4 Endoskopische Diagnostik – 238

21.5 Therapie – 238
21.5.1 Medikamentöse Behandlung – 238
21.5.2 Chirurgische Behandlung – 238

21.6 Prognose und Outcome – 241

21.7 Problematik des Krankheitsbildes – 241

Literatur – 242

© Springer-Verlag GmbH Deutschland, ein Teil von Springer Nature 2018
J. Mayr, G. Fasching (Hrsg.), *Akutes Abdomen im Kindes- und Jugendalter*,
https://doi.org/10.1007/978-3-662-55995-6_21

Praxisbeispiel

Ein 16-jähriges Mädchen mit seit 18 Monaten bekanntem M. Crohn, Eisenmangel und Epilepsie stellt sich wegen seit einer Woche zunehmender Bauchschmerzen in der Notaufnahme vor. Es besteht keine Durchfall-Anamnese, kein Fieber, jedoch gelegentliches Erbrechen.

Klinischer Untersuchungsbefund: Guter Allgemeinzustand, Loslassschmerz im rechten Unterbauch, Druckdolenz am McBurney-Punkt und leichte Defense im rechten Unterbauchbereich. Laborchemisch finden sich folgende Befunde: Hämoglobin 10,0 g/dl; Leukozyten: 19.500/μl, Stabkernige Granulozyten: 27 %, Thrombozyten: 408.000/μl, CRP-Wert: 43 mg/l; Natrium: 130 mmol/l; Kalium 3,9 mmol/l. Das Abdomen-Sonogramm zeigt eine wandverdickte Appendix und mäßig freie intraperitoneale Flüssigkeit. Im CT des Abdomens mit Kontrastmittelgabe findet sich ein Ileozäkalbefall bei M. Crohn mit Darmwandverdickung, Lumeneinengung, Ileuszeichen und Hinweisen auf eine gedeckte Darmperforation.

Klinische Überlegung

Chronisch entzündliche Darmerkrankungen (CED) im Wachstumsalter unterscheiden sich im Krankheitsverlauf von den CED beim Erwachsenen dadurch, dass sie die körperliche und psychische Entwicklung des Kindes, die Gewichts- und Längenzunahme, das Einsetzen der Pubertät sowie weitere, endokrine Funktionen massiv beeinträchtigen können.

M. Crohn stellt eine wichtige Ursache chronisch-rezidivierender Bauchschmerzen dar. Häufig wird eine schlecht heilende Analfistel als Initialsymptom bei M. Crohn beobachtet (▶ Abschn. 21.2, ◘ Abb. 21.1). Kinder mit M. Crohn-Erstmanifestation werden meist unter der Verdachtsdiagnose einer akuten Appendizitis vorgestellt (Bass et al. 2012). Hinweisend auf M. Crohn ist ein niedriger Hämoglobinwert und eine Erhöhung der Thrombozytenzahl (Bass et al. 2012).

Eine Colitis ulcerosa manifestiert sich häufig als akuter, kolikartiger Bauchschmerz mit blutigem Durchfall.

21.1 Einführung

M. Crohn – Chronisch entzündliche Darmerkrankung, die v. a. im distalen Dünndarm und Dickdarm vorkommt, jedoch auch andere Abschnitte des Gastrointestinaltrakts betreffen kann. M. Crohn ist histopathologisch gekennzeichnet durch den Nachweis von aphtösen Darmschleimhautläsionen, Ulzerationen, einer die ganze Darmwand betreffenden granulomatösen Entzündung, Strikturen und Fisteln.

Colitis ulcerosa – Chronische Entzündung der Dickdarmschleimhaut. Darmschleimhautentzündungen und Ulzera führen dabei zu rezidivierenden Durchfällen, Bauchschmerzen und Darmblutungen. Längerfristig besteht ein erhöhtes Dickdarmkrebsrisiko.

Chronisch-entzündliche Darmerkrankungen (CED) können zu akuten, kolikartigen

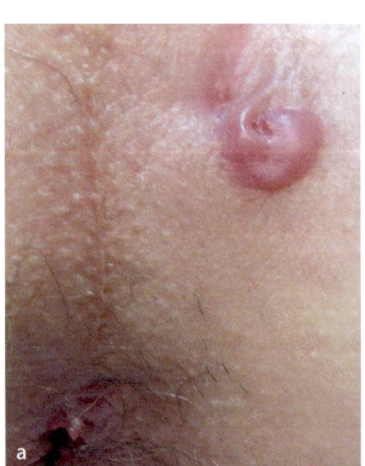 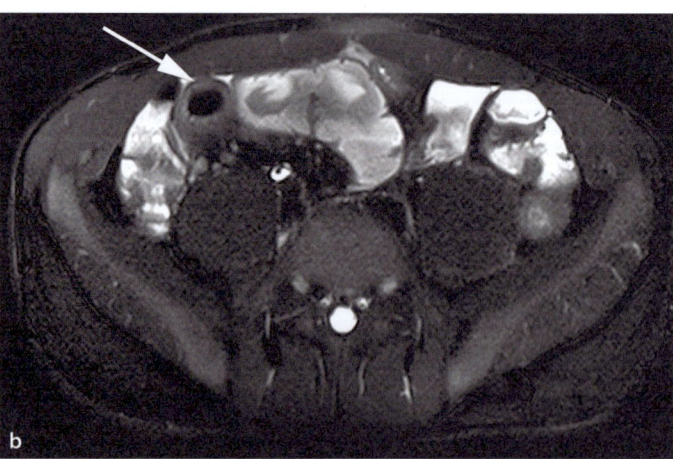

◘ **Abb. 21.1** **a** Analfisteln und Analfissur im Rahmen eines M. Crohn bei einem 14-jährigen Knaben. **b** Wandverdicktes terminales Ileum bei M. Crohn (*Pfeil*)

Bauchschmerzen führen. Dabei ist im Wachstumsalter besonders die Gruppe der **Adoleszenten** betroffen, welche am schwierigsten zu behandeln und zu führen sind (Lu und Markowitz 2011).

Allgemeinsymptome wie Abgeschlagenheit, Wechsel von Durchfall und Obstipation und Gewichtsverlust treten bei M. Crohn häufig kombiniert mit rezidivierenden Bauchschmerzen im rechten Unterbauch auf.

Extraintestinale Manifestationen der CED äußern sich als Gelenkentzündungen, Augenentzündungen und Hautexantheme. Gewichtsverlust, Wachstumsstörungen sowie eine Verminderung der Knochendichte sind bei betroffenen Kindern und Adoleszenten häufig (Lu und Markowitz 2011).

Eine **Colitis ulcerosa** tritt bei Kindern meist im Zeitraum um die Pubertät auf. Die ulzerative Kolitis im Kindesalter kann perakut beginnen und erfordert dann meist eine Behandlung mit hochdosiertem Kortison. Eine langfristige Kortisonbehandlung im Wachstumsalter kann ausgeprägte Nebenwirkungen verursachen.

Bei schwierigen Colitis-ulcerosa-Verläufen ist bei Nichtansprechen der konservativen Therapie auch im Wachstumsalter eine **Kolektomie** erforderlich (Schaufler et al. 2012). Durch die langfristig notwendige **Immunsuppression** sind opportunistische Infektionen, endokrine Alterationen und die Entwicklung von lymphoproliferativen Erkrankungen möglich.

> Kinder mit länger bestehender CED leiden häufig an Gewichtsverlust und Wachstumsstörungen. Sie stehen durch die chronische Erkrankung mitunter unter starkem Leidensdruck und hoher psychischer Belastung. Eine umfassende interdisziplinäre Betreuung durch ein Team aus Kindergastroenterologen, Kinderchirurgen, Ernährungberatern, Endokrinologen und Psychologen ist erforderlich, um eine umfassende Betreuung von CED-Patienten im Wachstumsalter sicherzustellen.

21.2 Pathogenese

Die Pathogenese der CED ist ungeklärt. Neben genetischen Ursachen werden Umweltfaktoren als Auslöser dieser Erkrankungen vermutet.

> Rechtsseitige Unterbauchschmerzen, Änderungen der Stuhlkonsistenz, Gewichtsabnahme sowie schlecht heilende Analfisteln weisen auf M. Crohn hin (Abb. 21.1). Akute krampfartige Bauchschmerzen mit Abgang von Blut und Schleim ab ano sowie eine abdominelle Distension mit begleitenden Gelenk- oder Hautveränderungen lassen eine Colitis ulcerosa vermuten.

21.3 Symptomatik

21.3.1 M. Crohn

Die Inzidenz des M. Crohn hat bei Kindern in den letzten Jahrzehnten zugenommen. In den Anfangsstadien des M. Crohn können die Symptome sehr mild und uncharakteristisch ausgebildet sein. Bei Erstvorstellung in der Klinik stehen bei rund einem Drittel aller betroffenen Kinder Schmerzen im rechten Unterbauch im Vordergrund (Van Breda Vriesman und Puylaert 2006). Gewichtsverlust, Wachstumsstillstand und verzögertes Einsetzen der Pubertät kommen bei schweren Krankheitsverläufen vor (Bousvaros et al. 2015).

Am häufigsten sind im Wachstumsalter chirurgische Eingriffe zur Behandlung von Komplikationen des M. Crohn notwendig, wie Darmstrikturen, Abszesse und Fistelbildungen.

21.3.2 Colitis ulcerosa

Bei Colitis ulcerosa kommt es mitunter zu einem perakuten Beginn mit hohem Fieber, schleimig-blutigen Durchfällen, heftigen Bauchschmerzen und Bauchkrämpfen und mitunter ausgeprägtem Blutabgang *ab ano*.

21.4 Diagnostik

21.4.1 Klinische Kontrollen

- Augenärztliche Kontrolle
- Hautärztliche Kontrolle
- Kontrolle der sichtbaren Schleimhäute auf Läsionen
- EKG und Herzecho

21.4.2 Labordiagnostik

- Blutbild (v. a. zum Ausschluss einer Anämie und Thrombozytose)
- CRP
- Blutsenkungsgeschwindigkeit
- GOT (ASAT), GPT (ALAT), γ-GT, Bilirubin
- Serumamylase und Serumlipase
- Serumalbumin
- Harnstoff, Kreatinin
- Serum-Eisenspiegel, Ferritin, Zink, Selen, Folsäure
- Vitamin A, C, D, E, B_1, B_2, B_{12}
- Stuhlkontrolle auf okkultes Blut
- Fäkales Calprotektin
- *Clostridium-difficile*-Antigen im Stuhl
- Nachweis pathogener Keime im Stuhl

21.4.3 Bildgebung

- Abdomenleerröntgen in Linksseitenlage bei V. a. gastrointestinale Perforation oder Passagestörung
- Computertomographie (CT) (Naffaa et al. 2017)
- Magnetresonanzenterographie (MRE) (Naffaa et al. 2017)

21.4.4 Endoskopische Diagnostik

- Koloskopie mit Intubation des terminalen Ileums und Entnahme von Biopsien bei V. a. M. Crohn und Colitis ulcerosa
- Ösophagogastroduodenoskopie mit Biopsie zum Ausschluss eines M. Crohn

- Differenzialdiagnosen

> **Differenzialdiagnostische Abgrenzung der CED**
> - Akute Appendizitis
> - Mechanischer Ileus anderer Genese
> - Abdominaltumor
> - Blutendes Meckel-Divertikel
> - Invagination
> - Purpura Schönlein Henoch
> - Viral oder bakteriell verursachte Kolitis

21.5 Therapie

21.5.1 Medikamentöse Behandlung

Die medikamentöse Behandlung der CED beruht im Wesentlichen auf der Gabe von Immunsuppressiva, Immunmodulatoren, Biologika und Vitamin-D-Supplementierung sowie auf supportiver Therapie und Verabreichung von Omega-3-Fettsäuren (Rufo und Bousvaros 2006).

M. Crohn

Fortschritte in der medikamentösen Behandlung des M. Crohn wurden durch verbesserte Immunsuppression und Infusionsbehandlung mit Biologika wie **Infliximab** erzielt. Infliximab (Remicade) oder **Adilimumab** (Humira) sind chimäre monoklonale Antikörper (Rufo und Bousvaros 2006). Infliximab und Adilimumab sind gegen den Tumornekrosefaktor-α (TNF-α) gerichtet und werden auch als **TNF-α-Blocker** bezeichnet. Infliximab und Adilimumab können den Krankheitsverlauf mildern und die Intervalle zwischen den Krankheitsschüben verlängern.

Colitis ulcerosa

Die medikamentöse Behandlung der Colitis ulcerosa besteht in einer lokalen oder systemischen **Immunsuppression** im Dickdarmbereich unter Verwendung von Acetylsalicylsäure-Präparaten, Kortikosteroiden und Infusionen mit Infliximab oder Adilimumab (Rufo und Bousvaros 2006). Durch die immunsuppressive Behandlung können Notfalloperationen wegen eines toxischen Megakolons oder massiver Dickdarmblutung im Rahmen einer perakuten Colitis ulcerosa häufig vermieden werden.

21.5.2 Chirurgische Behandlung

M. Crohn

Indikationen zur operativen Behandlung bestehen,
- wenn die medikamentöse Behandlung ausgeschöpft ist oder nicht vertragen wird,
- bei Ileuszeichen und Obstruktionssymptomen aufgrund von therapierefraktären Darmstrikturen, die endoskopisch nicht ausreichend dilatiert werden können,

- bei größeren intraabdominellen Abszessen,
- bei Darmperforationen (◘ Abb. 21.2) und enteroenterischen oder enterokutanen Fisteln oder hohen Analfisteln,
- bei periproktitischen oder paraanalen Abszessen.

> Das Prinzip der Chirurgie bei M. Crohn besteht im Erhalt von möglichst viel Darm, da letztlich die Gefahr eines Kurzdarmsyndroms droht.

Anastomosen sollten ausreichend weit sein; daher werden lange schräge oder Seit-zu-Seit-Anastomosen bevorzugt, damit es im Rahmen von Rezidiven nicht allzu rasch zu Restenosierungen im Anastomosenbereich kommt (Tersigni et al. 2003). Umschriebene Strikturen ohne Fisteln, Abszesse und Phlegmonen werden chirurgisch durch Längsinzision und queres Vernähen im Strikturbereich (Strikturoplastik) getapert. Dieses Vorgehen erhält mehr Darmlänge im Vergleich zu einer Resektionsbehandlung (Romeo et al. 2012).

Aus der Behandlung erwachsener Patienten mit M. Crohn ist bekannt, dass diese Patienten eine erhöhte Rate an ungeplanten, postoperativen Hospitalisationen zeigen, wenn sie **perioperativ** eine **kombinierte immunsuppressive Therapie** erhalten haben (White et al. 2012).

Die häufigste Operation bei Vorliegen von Dünndarmfisteln, Abszessen und Phlegmonen im Rahmen eines M. Crohn im Kindesalter ist eine **Segmentresektion im Ileozäkalbereich** (Michelassi 1996; Tonelli et al. 2004; Di Abriola et al. 2003). Dabei reicht es aus, einen gesunden Resektionsrand von 2 cm zur Obstruktionsstelle einzuhalten und die Anastomose möglichst großlumig mit seromuskulären, resorbierbaren Nähten auszuführen (Fazio et al. 1996). Die **Strikturoplastik** stellt die Operationsmethode der Wahl für relativ ruhige Strikturen dar, auch wenn verschiedene Darmabschnitte betroffen sind (Romeo et al. 2012).

Die häufigsten inneren Fisteln sind **ileokolische Fisteln**. Dabei wird der betroffene Ileumanteil

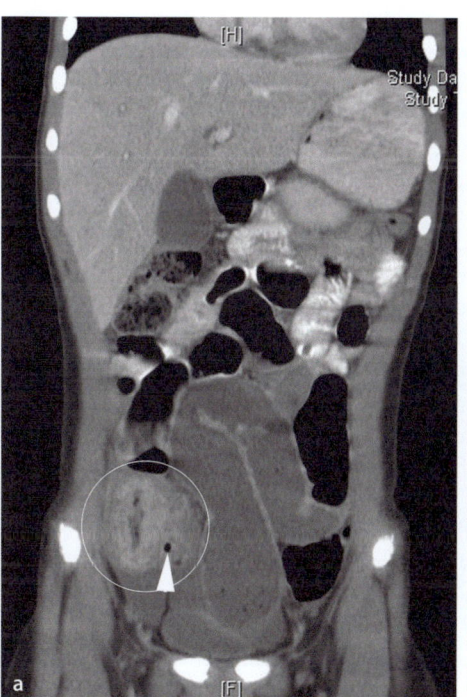
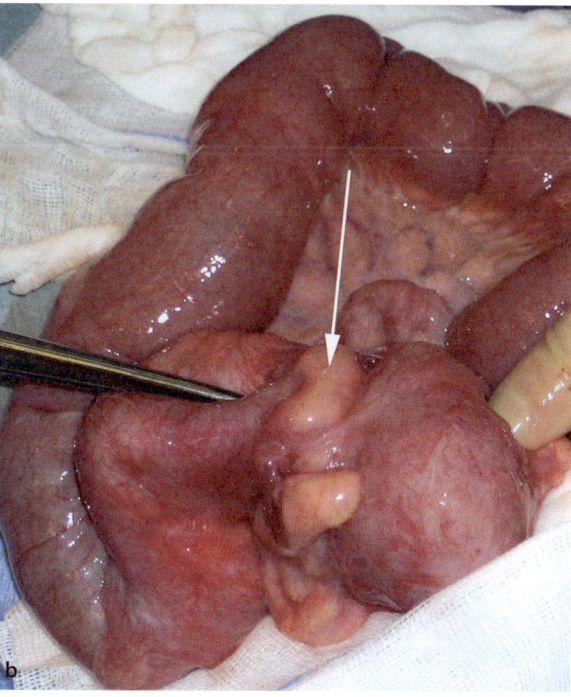

◘ **Abb. 21.2** a Mädchen (14½ Jahre alt) mit M. Crohn (Erstdiagnose im Alter von 13 Jahren); seit einer Woche zunehmende Schmerzen im rechten Unterbauch. Das Kontrastmittel-CT zeigt eine deutlich wandverdickte, kontrastaufnehmende Darmschlinge im rechten Unterbauch (*Kreis*) mit kleiner Luftansammlung außerhalb des Darmlumens (*Pfeilspitze*) und oralwärts gelegenen dilatierten Dünndarmschlingen als Hinweise auf eine gedeckte Darmperforation mit Ileus. b Intraoperativ bestätigt sich die gedeckte Dünndarmperforation mit subtotaler Ileumobstruktion (*Pfeil*), und es wird eine sparsame Ileozäkalresektion vorgenommen im Sinne einer Segmentresektion entfernt und die Fistelöffnung am Kolon übernäht.

Obwohl die Behandlung des M. Crohn im Kindesalter v. a. die operative Therapie von Komplikationen umfasst, lassen sich durch chirurgische Maßnahmen häufig längere Remissionsphasen und eine bessere Lebensqualität erzielen. Auch der Verbrauch an immunsuppressiven Medikamenten und Schmerzmedikamenten kann vorübergehend reduziert werden.

Colitis ulcerosa

> Vor Durchführung einer Proktokolektomie sollte ein M. Crohn sicher bioptisch ausgeschlossen werden, wobei es allerdings bei bis zu 10 % der Patienten nicht eindeutig möglich ist, zwischen M. Crohn und Colitis ulcerosa zu unterscheiden (Tontini et al. 2015).

Auch bei Kindern wird heute die **ileoanale Anastomose mit J-Pouch-Anlage** angestrebt, wobei besonders bei Kindern in reduziertem Allgemeinzustand, bei Vorliegen einer katabolen Stoffwechsellage, niedrigem Albuminspiegel im Serum und hypochromer Anämie nach Durchführung einer subtotalen Kolektomie das Rektum vorerst blind verschlossen wird und eine **endständige Ileostomie** angelegt wird. In einem zweiten Schritt erfolgt die **ileoanale Durchzugsoperation** mit oder ohne J-Pouch-Anlage mit Anlage eines protektiven Ileostomas, und in einer dritten Operation erfolgt nach gesicherter Abheilung der Anastomose und des J-Pouchs die **Rückoperation** der Ileostomie.

Ein **zweizeitiges** operatives Vorgehen mit Kolektomie, ileoanaler Anastomose, J-Pouch-Anlage und Anlage einer protektiven Ileostomie im Rahmen der ersten Operation wird meist nur gewählt, wenn der präoperative Allgemeinzustand des Kindes gut ist und keine Zeichen einer schweren Hypalbuminämie und hypochromen Anämie vorliegen.

Die **immunsuppressive Behandlung** sollte rund eine Woche vor der geplanten Kolektomie reduziert werden, um septische Komplikationen und Wundheilungsstörungen nach der Proktokolektomie zu vermeiden. Eine präoperative Immunsuppression ist bei Kindern mit Colitis ulcerosa nicht mit einer erhöhten Rate postoperativer Komplikationen assoziiert (Schaufler et al. 2012). Perioperativ ist eine ausreichende **parenterale Ernährung** über Zentralvenenkatheter zu empfehlen, um die meist vorhandene Malnutrition und katabole Stoffwechsellage und deren negative Einflüsse auf die Wundheilung zu korrigieren.

Die laparoskopische Kolektomie weist eine niedrigere Komplikationsrate auf als die offene Kolektomie (Schaufler et al. 2012).

Für die Ileostomie-Anlage wird ein Stoma im rechten Mittel- oder Unterbauch gewählt. Ist eine primäre, ileoanale Anastomose geplant, so wird die ileokolische Arterie zentral ligiert und die darmnahe Gefäßarkade erhalten.

> **Cave**
> Es ist darauf zu achten, dass das Mesenterium des nach unten geführten Ileumteils mit den darin verlaufenden versorgenden Blutgefäßen hinter den übrigen Dünndarmschlingen zu liegen kommt und nicht das Ileum vorne überkreuzt, da es sonst postoperativ zu einer Ileusbildung kommt.

Wenn ein J-Pouch geplant wird, so wird dieser nach den Standards aus der Erwachsenenchirurgie mit dem Stapler angelegt. Die transanale Mukosektomie beginnt etwa 5 mm über der Linea dentata und entspricht der Technik der De-la-Torre-Operation bei M. Hirschsprung. Die submuköse Dissektion kann allerdings wesentlich stärker bluten. Daher empfiehlt sich die submuköse Infiltration mit Kochsalzlösung mit Adrenalinzusatz (1:200.000).

Die ileoanale Anastomose mit dem durchgezogenen J-Pouch oder dem durchgezogenen Ileum sollte nach dorsalem Einkerben des Rektum-Muskelcuffs durchgeführt werden. Es empfiehlt sich in dieser Situation eine protektive Ileostomie, entweder in Form von zwei endständigen Ileostomata oder als Anlage einer Loop-Ileostomie.

Vor **Rückoperation** der Ileostomie sollte eine Loopographie bzw. Endoskopie des distalen Stomaschenkels durchgeführt werden, um die Heilung der Anastomose und ggf. des J-Pouchs sicherzustellen und eine Anastomosenstenose auszuschließen. Nach Rückoperation der Ileostomie ist eine sehr intensive Hautpflege im perianalen Bereich erforderlich, da mit Stuhlgängen alle 1–2 h tagsüber und nächtlich zu rechnen ist. Eine **peristaltikhemmende Behandlung** mit Loperamid (Imodium) kann mithelfen, zusammen mit Ernährungsmodifikationen unter Zuhilfenahme von Ernährungsberatung, die Stuhlfrequenz zu reduzieren.

21.6 Prognose und Outcome

Der M. Crohn kann den gesamten Gastrointestinaltrakt betreffen, und die chirurgische Behandlung führt nicht zur dauerhaften Heilung.

Insgesamt ist die Lebensqualität nach Proktokolektomie bei Colitis ulcerosa langfristig gesehen gut, und die Proktokolektomie schützt vor der Gefahr der Entstehung eines Kolonkarzinoms auf dem Boden einer Colitis ulcerosa. Die Kolektomie mit nachfolgender ileoanaler Anastomose unter Schaffung eines J-Pouchs kann jedoch auch zu Komplikationen führen wie Anastomoseninsuffizienz, Pouchitis, Bridenileus und spätere Fertilitätsstörung (Tontini et al. 2015).

21.7 Problematik des Krankheitsbildes

Eine klare Abgrenzung zwischen M. Crohn und Colitis ulcerosa ist nicht immer möglich.

Fazit für die Praxis
Häufigste Ursache
- Die Ursache einer CED ist ungeklärt, es existieren bislang nur Hypothesen zur Krankheitsursache

Leitsymptome
- M. Crohn:
  - Gewichtsverlust, Wechsel von Durchfall und Stuhlverhalt, Bauchschmerzen im rechten Unterbauch, schlecht heilende Analfisteln oder Analfissuren und rezidivierende perianale Abszessbildungen
  - Aphthenbildungen im Mund
- Colitis ulcerosa:
  - Hohes Fieber, schleimig-blutige Durchfälle, heftige Bauchschmerzen und Bauchkrämpfe, mitunter ausgeprägter Blutabgang *ab ano*

Extraintestinale Manifestationen von CED (Levine und Burakoff 2011)
- Betroffen sind v. a.
  - Bewegungsapparat
  - Haut und Schleimhäute
  - hepatobiliäres System
  - Augen
  - endokrine Organfunktionen
  - Nieren

Klinischer Verlauf
- CED sind durch einen schubweisen Verlauf gekennzeichnet und führen meist zur Gewichtsabnahme und ggf. zu einer Wachstumsretardierung
- M. Crohn:
  - Führt zu chronisch rezidivierenden Bauchschmerzen, und der Verlauf ist vom Auftreten septischer Komplikationen, Fistelbildungen und obstruktiver Episoden geprägt
  - Die chirurgische Behandlung führt nicht zur dauerhaften Heilung
  - Führt im Langzeitverlauf mitunter zu einem KDS
- Colitis ulcerosa:
  - Von rezidivierenden, blutig-schleimigen Durchfällen geprägt
  - Im Rahmen eines schweren Colitis-ulcerosa-Schubes kann akut ein toxisches Megakolon auftreten
  - Eine Proktokolektomie schützt vor der Gefahr der Entstehung eines Kolonkarzinoms

Diagnostikum der Wahl
- Koloskopie mit Intubation des terminalen Ileums und Biopsieentnahme
- Ösophagogastroduodenoskopie mit Biopsieentnahme zum Ausschluss eines M. Crohn des oberen Gastrointestinaltrakts

Therapie
- M. Crohn:
  - Konservative Therapie: Immunmodulation mit TNF-α-Antagonisten, Kortisontherapie, Antibiotikatherapie, Lokalbehandlung der analen Manifestationen
  - Endoskopische Behandlung: Endoskopische Dilatation von entzündlichen Strikturen

- Chirurgische Therapie:
  Segmentresektion mit Anlage von breiten oder Seit-zu-Seit-Anastomosen oder Strikturoplastik
  Intraabdominelle Abszesse und Fistelbildungen erfordern häufig chirurgische Interventionen
  Setonfadeneinlage bei Analfisteln
- Colitis ulcerosa:
  - Konservative Therapie:
    5-Aminosalicylattherapie, Kortisontherapie, TNF-α-Antagonisten, 6-Mercaptopurin, Cyclosporin, Loperamid
  - Chirurgische Therapie:
    – Proktokolektomie und protektive Ileostomaanlage
    – in zweiter Sitzung Proktektomie mit ileoanaler Anastomose und J-Pouch Anlage
    – in dritter Sitzung Rückoperation der Ileostomie
    – Bei gutem Allgemeinzustand auch zweizeitiges Vorgehen

Supportive Therapie bei CED
- Ernährungsberatung und Sicherstellung einer ausreichenden Kalorienzufuhr
- Regelmäßige Substitution von Spurenelementen und Vitaminen
- Kindergastroenterologische und endokrinologische Betreuung
- Kinderpsychologische Begleitung

Literatur

Bass J, Goldman J, Jackson M et al (2012) Pediatric Crohn disease presenting as appendicitis: differentiating features from typical appendicitis. Eur J Pediatr Surg 22(4):274–278

Bousvaros A, Leichtner A, Burpee T (2015) Treatment of ulcerative colitis in children and adolescents. In: Ferry GD, Motil KJ, Hoppin AG (Hrsg) UpToDate. Wolters Kluwer Health, Philadelphia. ▶ www.uptodate.com/contents/treatment-of-ulcerative-colitis-in-children-and-adolescents

Di Abriola G, De Angelis P, Dall'Oglio L et al (2003) Strictureplasty: an alternative approach in long segment bowel stenosis Crohn's disease. J Pediatr Surg 38:814–818

Fazio VW, Marchetti F, Church JM et al (1996) Effect of resection margins on the recurrence of Crohn's disease in the small bowel: a randomized controlled trial. Ann Surg 2234:563–573

Levine JS, Burakoff R (2011) Extraintestinal manifestations of inflammatory bowel disease. Gastroenterol Hepatol 7:235–241

Lu Y, Markowitz J (2011) Inflammatory bowel disease in adolescents: what problems does it pose? World J Gastroenterol 17(22):2691–2695

Michelassi F (1996) Side-to-side isoperistaltic strictureplasty for multiple Crohn's strictures. Dis Colon Rectum 39:345–349

Naffaa L, Deshmukh T, Tumu S et al (2017) Imaging of acute pelvic pain in girls: ovarian torsion and beyond. Curr Probl Diagn Radiol 46:317–329

Romeo E, Jasonni V, Caldaro T et al (2012) Strictureplasty and intestinal resection: different options in complicated pediatric-onset Crohn disease. J Pediatr Surg 47:944–948

Rufo P, Bousvaros A (2006) Current therapy of inflammatory bowel disease in children. Paediatr Drugs 8(5):279–302

Schaufler C, Lerer T, Campbell B et al (2012) Preoperative immunosuppression is not associated with increased postoperative complications following colectomy in children with colitis. J Pediatr Gastroenterol Nutr 55(4):421–424

Tersigni R, Alessandroni L, Barreca M et al (2003) Does stapled functional end-to-end anastomosis affect recurrence of Crohn's disease after ileocolonic resection? Hepatogastroenterology 50:1422–1425

Tonelli F, Fedi M, Paroli G et al (2004) Indications and results of side-to-side isoperistaltic strictureplasty in Crohn's disease. Dis Colon Rectum 47:494–501

Tontini GE, Vecchi M, Pastorelli L et al (2015) Differential diagnosis in inflammatory bowel disease colitis: state of the art and future perspective. World J Gastroenterol 21(1):21–46

Van Breda Vriesman AC, Puylaert JB (2006) Mimics of appendicitis: alternative nonsurgical diagnoses with sonography and CT. Am J Roentgenol 186:1103–1112

White EC, Melmed GY, Vasiliauskas E et al (2012) Does preoperative immunosuppression influence unplanned hospital readmission after surgery in patients with Crohn's disease? Dis Colon Rectum 55(5):563–568

Weitere Ursachen

Johannes Mayr und Günter Fasching

22.1 Akuter Sigma-Volvulus – 244

22.2 Harnwegsinfektionen – 244

22.3 Lymphadenitis mesenterialis und Ileitis – 244

22.4 Akute Cholezystitis – 244

22.5 Pankreatitis – 244

22.6 Peptische Ulzera – 245

22.7 Hämolytisch-urämisches Syndrom – 245

22.8 Ureterolithiasis – 245

22.9 Purpura Schönlein-Henoch – 245

22.10 Ingestion von Fremdkörpern – 247

Literatur – 250

© Springer-Verlag GmbH Deutschland, ein Teil von Springer Nature 2018
J. Mayr, G. Fasching (Hrsg.), *Akutes Abdomen im Kindes- und Jugendalter*,
https://doi.org/10.1007/978-3-662-55995-6_22

22.1 Akuter Sigma-Volvulus

Der akute Sigma-Volvulus kann durch massive Stuhlfüllung des Sigmas im Rahmen einer **akuten Obstipation** zu einer teilweisen Torsion des Sigmas mit akut eintretenden, heftigsten linksseitigen Unterbauchschmerzen, Schockzeichen, Blässe und Erbrechen führen. Diese Bauchschmerzen lösen sich typischerweise rasch nach Verabreichung eines Einlaufs zur Stuhlentleerung. Mitunter sind die Stuhlknollen oder auch eine Stuhlwalze durch die Bauchdecke tastbar. Die weitere Behandlung erfolgt mit stuhlregulierenden Maßnahmen.

22.2 Harnwegsinfektionen

Akute Harnwegsinfektionen bei Babys und Kleinkindern manifestieren sich häufig durch akute Bauchschmerzen, Darmparalyse, Erbrechen und Fieber. Häufiger Harndrang, Brennen bei der Miktion und Flankenschmerzen stellen Symptome der Harnwegsinfektion bei älteren Kindern dar.

22.3 Lymphadenitis mesenterialis und Ileitis

Infektiöse Vergrößerungen der mesenterialen Lymphknoten und eine infektiöse Darmwandentzündung des Ileums gehen häufig mit krampfartigen, mitunter auch im rechten Unterbauch lokalisierten Bauchschmerzen einher und stellen eine wichtige **Differenzialdiagnose der akuten Appendizitis** dar (Kaneko und Tsuda 2004). Bakterielle Infektionen mit enterotoxigenen *E.-coli-* (ETEC), enteroinvasiven *E.-coli-* (EIEC), enteropathogenen *E.-coli-* (EPEC), enterohämorrhagischen *E.-coli-* (EHEC) und enteroadhärenten *E.-coli-*Stämmen (EAEC), Salmonellen- oder Shigellen, *Campylobacter jejuni*, Yersinien oder *Clostridium difficile* kommen dabei neben Infektionen mit Gastroenteritis verursachenden Viren vor (Blakelock und Beasley 2003). Besonders Lymphknoten im Ileozäkalbereich sind häufig betroffen. Die Differenzialdiagnose zwischen Lymphadenitis mesenterialis, Ileitis und akuter Appendizitis lässt sich sehr gut mittels Kompressionssonographie der Ileozäkalregion und der Appendix und wiederholter klinischer Untersuchung abklären, wobei bei den beiden erstgenannten Diagnosen die sonographischen Appendizitiszeichen fehlen (Kaneko und Tsuda 2004; Dusek et al. 2002). Bei Nachweis einer Lymphadenitis mesenterialis oder einer Ileitis werden diese konservativ behandelt (Kaneko und Tsuda 2004).

22.4 Akute Cholezystitis

Die akute Cholezystitis tritt besonders bei älteren Kindern und Jugendlichen im Rahmen einer hämolytischen Grunderkrankung oder einer Adipositas auf sowie bei familiärer Gallensteinbelastung (Saito 2012). Es handelt sich typischerweise um kolikartige, nach einer Mahlzeit einsetzende Schmerzen im rechten Mittel- und Oberbauch. Galliges Erbrechen, Übelkeit und Abwehrspannung im rechten Mittel- und Oberbauch sind häufig. Mitunter strahlen die Schmerzen in den rechtsseitigen Schulterbereich aus. Die Diagnosestellung erfolgt klinisch und mit Ultraschall, wobei eine Gallenblasenwanddicke > 3 mm und pericholezystische Flüssigkeit auf eine Entzündung hinweisen (Saito 2012).

22.5 Pankreatitis

Die akute Pankreatitis bei Kindern verursacht meist schwer lokalisierbare Mittel- und Oberbauchschmerzen oder periumbilikale Bauchschmerzen, eine weiche druckdolente Bauchauftreibung, Erbrechen, Appetitlosigkeit und mitunter Fieber. Pankreatitiden können auch durch stumpfe Bauchtraumen, Infektionen, Anomalien des Gallengang- und Pankreasgangsystems (*common channel*) und Medikamente wie L-Asparaginase (Ma et al. 2011; Tokimasa und Yamato 2012) verursacht werden (◘ Abb. 22.1).

Die Magnetresonanz-Cholangiopankreatikographie (MRCP) steht heute zur Pankreatitis-Abklärung als Bildgebungsmethode im Vordergrund (Saito 2012).

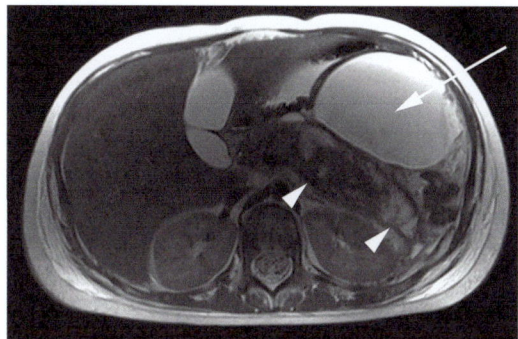

Abb. 22.1 Oberbauch-MRT eines 2-jährigen Knaben mit Prä-B-All (Prä-B akuter lymphatischer Leukämie) unter Chemotherapie mit Asparaginase; im Verlauf der Chemotherapie zunehmende Oberbauchschmerzen und rezidivierendes Erbrechen nach jeder Nahrungsaufnahme; auf dem MRT-Bild erkennbare Auftreibung und Inhomogenität des Pankreas (*Pfeilspitzen*) und Flüssigkeitskollektion im linken Oberbauch als Hinweis auf eine schwere Pankreatitis mit Pseudozystenbildung (*Pfeil*). Eine perkutane, sonographisch gesteuerte Drainageeinlage in die Pseudozyste (10-Ch Cystofix) führt zur raschen Verkleinerung der Pseudozyste

22.6 Peptische Ulzera

Peptische Ulzera können zu heftigen Mittel- und Oberbauchschmerzen im Rahmen einer freien oder gedeckten Perforation, einer intestinalen Fistelbildung (Abb. 22.2) und/oder zu einer oberen gastrointestinalen Blutung führen. Als Ursache steht bei Kindern die Gabe von **nichtsteroidalen Antirheumatika** im Vordergrund, während *Helicobacter-pylori*-assoziierte Ulzera seltener als bei Erwachsenen vorkommen. Peptische Ulkusblutungen kommen bei 17,6 % aller kindlichen peptischen Ulzera vor (Brown et al. 2012). Der Goldstandard der Therapie einer *Helicobacter-pylori*-Infektion ist eine einwöchige Dreifachtherapie mit einem Protonenpumpenhemmer sowie zwei Antibiotika (Sabbi 2011).

22.7 Hämolytisch-urämisches Syndrom

Hämolytisch-urämisches Syndrom (HUS, Gasser-Syndrom) – Entwicklung infolge einer Infektion mit Shiga-Toxin produzierenden, enterohämorrhagischen Escherichia coli (EHEC) oder Shigellen-Keimen (Kemper 2012). Nach Auftreten eines blutigen Durchfalls kommt es zu einer hämolytischen Anämie mit Thrombopenie und akutem Nierenversagen mit Ansteigen des Harnstoff- und Kreatininwerts sowie des Kaliumwerts im Serum.

Rund die Hälfte der erkrankten Kinder benötigen eine passagere Dialysebehandlung (Menne et al. 2012). Das klinische Bild mit rot verfärbtem Urin kann dabei einem späten Volvulus-Bild ähneln. Darmperforationen kommen dabei sehr selten vor (Menne et al. 2012).

Im Spätstadium einer **Urämie** kann es zu einer massiven Hyperkaliämie, Apathie, Somnolenz und Krampfanfällen kommen. Im Vordergrund steht neben der Intensivpflege die Behandlung des Nierenversagens (Menne et al. 2012). Eine antibiotische Therapie scheint zumindest bei Erwachsenen zusätzlich günstig (Menne et al. 2012).

22.8 Ureterolithiasis

Bei Kleinkindern kommt es im Rahmen einer Ureterolithiasis meist zu uncharakteristischen, mitunter kolikartigen Bauchschmerzen. Größere Kinder zeigen hingegen eine Schmerzsymptomatik ähnlich wie Erwachsene mit in die Leiste ausstrahlenden kolikartigen Bauchschmerzen, die ihren Ausgang vom Flankenbereich, Mittel- oder Unterbauch nehmen. Bauchschmerzen bei Ureterolithiasis gehen häufig mit Erbrechen, Übelkeit, Mikro- oder Makrohämaturie und Harnwegsinfektionen einher.

22.9 Purpura Schönlein-Henoch

Purpura Schönlein-Henoch – Generalisierte Vaskulitis, betrifft v. a. die kleinen Gefäße der Haut sowie der Synovia von Gelenken, des Darms und der Nieren-Glomeruli und führt im Verlauf bei 2 von 3 betroffenen Kindern zu krampfartigen, heftigen Bauchschmerzen, begleitet von Appetitlosigkeit und Übelkeit (Choong und Beasley 1998). Die Bauchkrämpfe treten meist nach dem Exanthem auf, wobei das Purpura-Exanthem v. a. die Streckseiten der unteren Extremitäten und das Gesäß betrifft (Choong und Beasley 1998). Blut im Stuhl oder Urin, aber auch Invaginationen stellen seltene, jedoch typische Komplikationen dar (Choong und Beasley 1998).

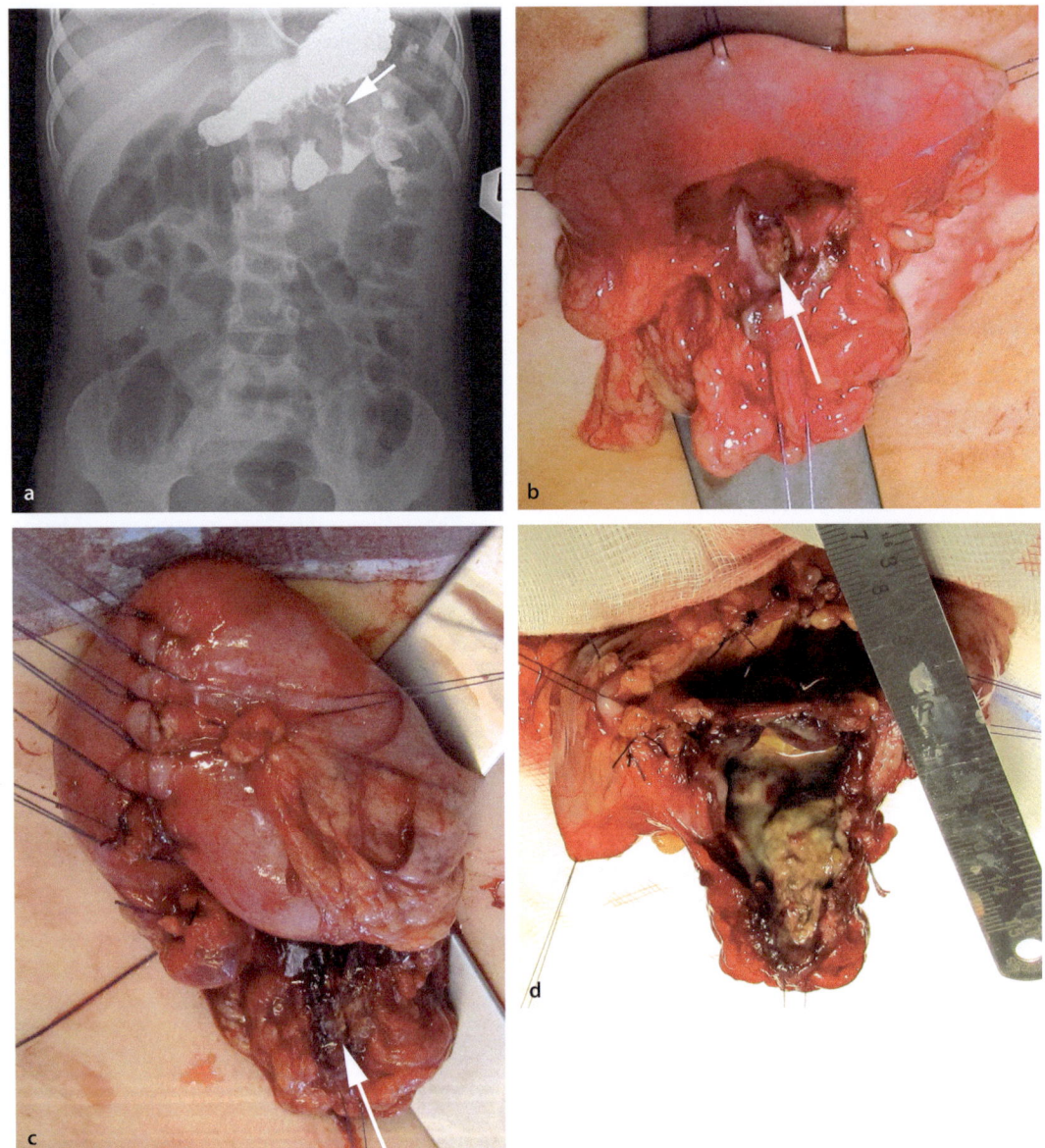

Abb. 22.2 **a** Ein 5 Jahre altes Mädchen mit Bartter-Syndrom und hochdosierter Indomethacin-Dauertherapie stellt sich wegen rezidivierenden Erbrechens, Flüssigkeitsmangel und Miserere vor. Die obere Magen-Darm-Passage ergibt den V. a. gastrokolische Fistel mit Kontrastmittelübertritt vom Magen in das Querkolon (*Pfeil*). **b** Die gastrokolische Fistel bestätigt sich intraoperativ (*Pfeil*). **c** Übernähung des Magenabschnitts der Fistel; Fistel zum Kolon mit *Pfeil* markiert. **d** Darstellung der Fistelöffnung am Querkolon; Versorgung mit Kolonsegmentresektion

Die Diagnosestellung bei Purpura Schönlein-Henoch erfordert eine genaue Inspektion der Haut, v. a. an der Streckseite der Unterschenkel. Die Schmerzen werden häufig als krampfartig charakterisiert. Ein Nachweis von Blut im Stuhl und der Nachweis einer Mikrohämaturie kann die Diagnosestellung unterstützen. Eine Leukozytose ist häufig, eine CRP Erhöhung hingegen fehlt meist.

Ergänzend zur klinischen Untersuchung des Abdomens sollte bei Bauchkrämpfen stets eine **Abdomen-Ultraschalluntersuchung** durchgeführt werden, um dabei eine Invagination oder andere intraabdominelle Komplikationen ausschließen zu können und unnötige Laparotomien zu vermeiden (Choong und Beasley 1998). Im Abdomensonogramm zeigen sich langstreckige Darmwandverdickungen und vergrößerte mesenteriale Lymphknoten. Heftige krampfartige Bauchschmerzen, Mikrohämaturie, Blut im Stuhl und Gewichtsabnahme sprechen auf eine Kortisonbehandlung meist gut an.

> Im Akutstadium der Purpura Schönlein-Henoch kann eine Kortisonstoßtherapie rasche Beschwerdelinderung bringen.

Bei einem sehr geringen Prozentsatz der erkrankten Kinder kommt es zu einer ausgeprägten, mitunter bleibenden Beeinträchtigung der Nierenfunktion. Lediglich die relativ risikobehaftete Heparintherapie zeigte in einem Review-Artikel eine positive Wirkung hinsichtlich einer Prophylaxe und Therapie der Nierenfunktionsstörung bei Purpura Schönlein-Henoch im Gegensatz zur Gabe von Thrombozytenfunktionshemmern und Kortisonpräparaten (Hahn et al. 2015).

22.10 Ingestion von Fremdkörpern

Nach Ingestion von 2 oder mehreren kleinen, starken Magneten kann es durch die kräftige Anziehung zwischen den Magneten, die sich in verschiedenen Darmschlingen befinden, zu einer **enteroenterischen Fistelbildung** kommen, ggf. begleitet von einer umschriebenen Peritonitis oder Ileuszeichen (◘ Abb. 22.3). Hinweisend sind die Anamnese und der typische Befund von mindestens 2 schattengebenden, zusammenhaftenden Fremdkörpern im Röntgenbild. Auf Röntgenaufnahmen im Abstand von einigen Stunden bewegen sich die zusammenhaftenden Magnete nicht. 2 oder mehrere verschluckte Magnete müssen deshalb so rasch wie möglich aus dem Magen entfernt werden (Chung et al. 2003; Anselmi et al. 2007).

Bei Ingestion von größeren Fremdkörpern (> 5 cm Länge), beispielsweise Nägeln oder Nadeln, und bei vorbestehenden intraabdominellen Adhäsionen oder Darmengstellen kann ein akutes Abdomen oder ein Darmverschluss auftreten (Li Voti et al. 2004) (◘ Abb. 22.4). Auch bei Ingestion von Knopfbatterien kann es zu akut auftretenden Bauchschmerzen oder Erbrechen kommen. In diesem Fall erfolgt die endoskopische Entfernung. Batterien, die sich im Magen eines asymptomatischen Patienten befinden, können belassen werden, bis sie spontan abgehen (Stuhlkontrolle). Bei Kindern, die jünger als 6 Jahre sind und eine Batterie mit einem Durchmesser > 15 mm im Magen haben, soll nach 4 Tagen ein Kontrollröntgen durchgeführt werden; ist die Batterie noch dort, wird sie endoskopisch entfernt (Litovitz et al. 2010).

> Die Mehrzahl der von Kindern verschluckten Fremdkörper geht jedoch ohne weitere Behandlung spontan in weiterer Folge mit dem Stuhlgang ab, sobald diese den Pylorus passiert haben.

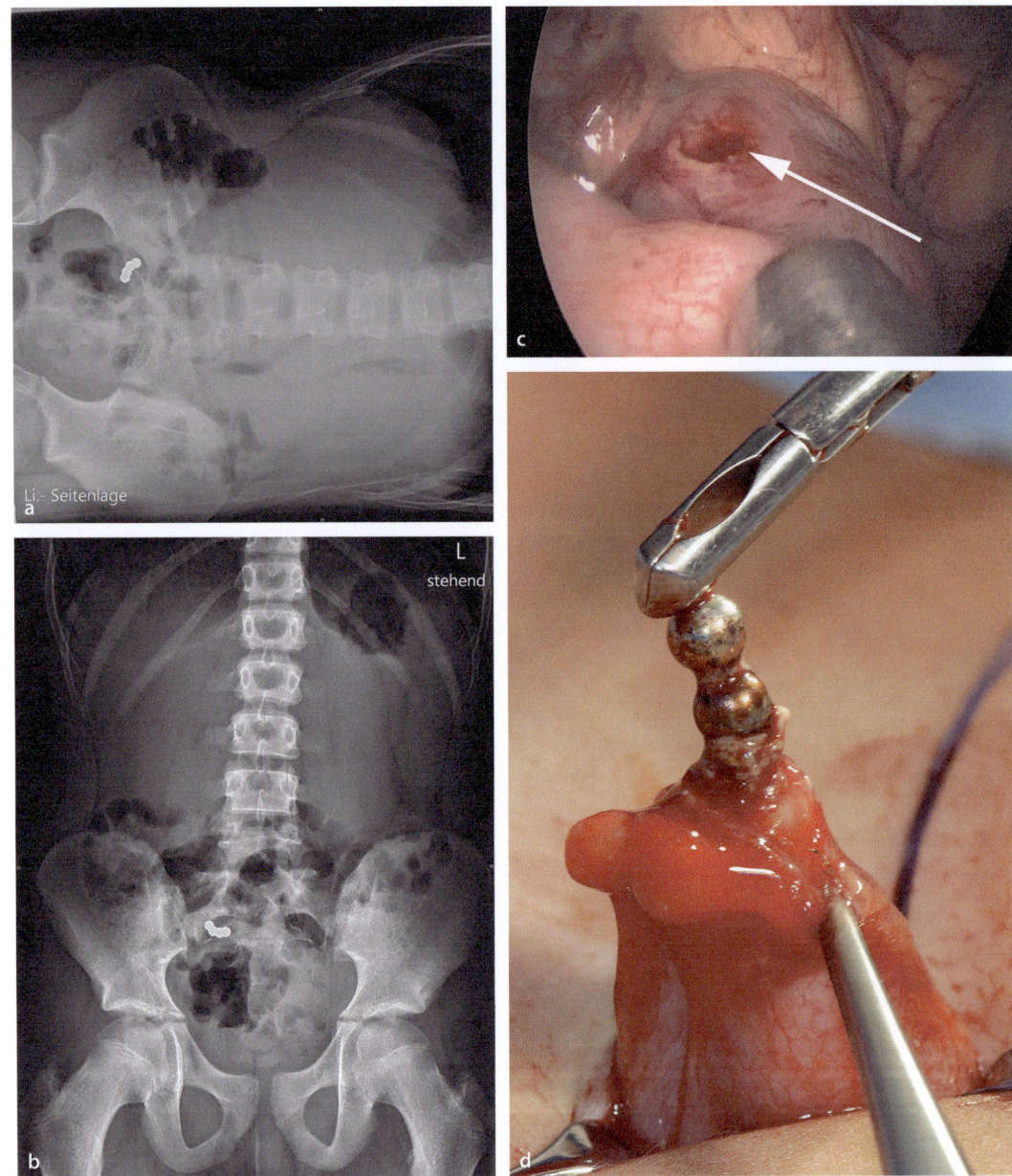

○ Abb. 22.3 a, b 12-jähriger Knabe mit rechtsseitigen Mittelbauchschmerzen ohne Fieber. Die Schmerzen traten 5 Tage nach dem Verschlucken von 4 kleinen Magneten auf. Auf den beiden, im Abstand von einem Tag durchgeführten Abdomenleerröntgenaufnahmen zeigt sich keine Lageveränderung der Fremdkörper, sodass eine im Gang befindliche enteroenterische Fistelbildung durch das Aneinanderheften von Magneten, die sich in verschiedenen Darmschlingen befinden, anzunehmen ist. c Laparoskopische Inspektion nach Trennung der ileokolischen Fistel (*Pfeil*); runde Kolonwandläsion durch *Pfeil* markiert. d Anheften der Magnete an das Laparoskopieinstrument und laparoskopisch assistierte Operation über den Zugang im Nabel

Weitere Ursachen

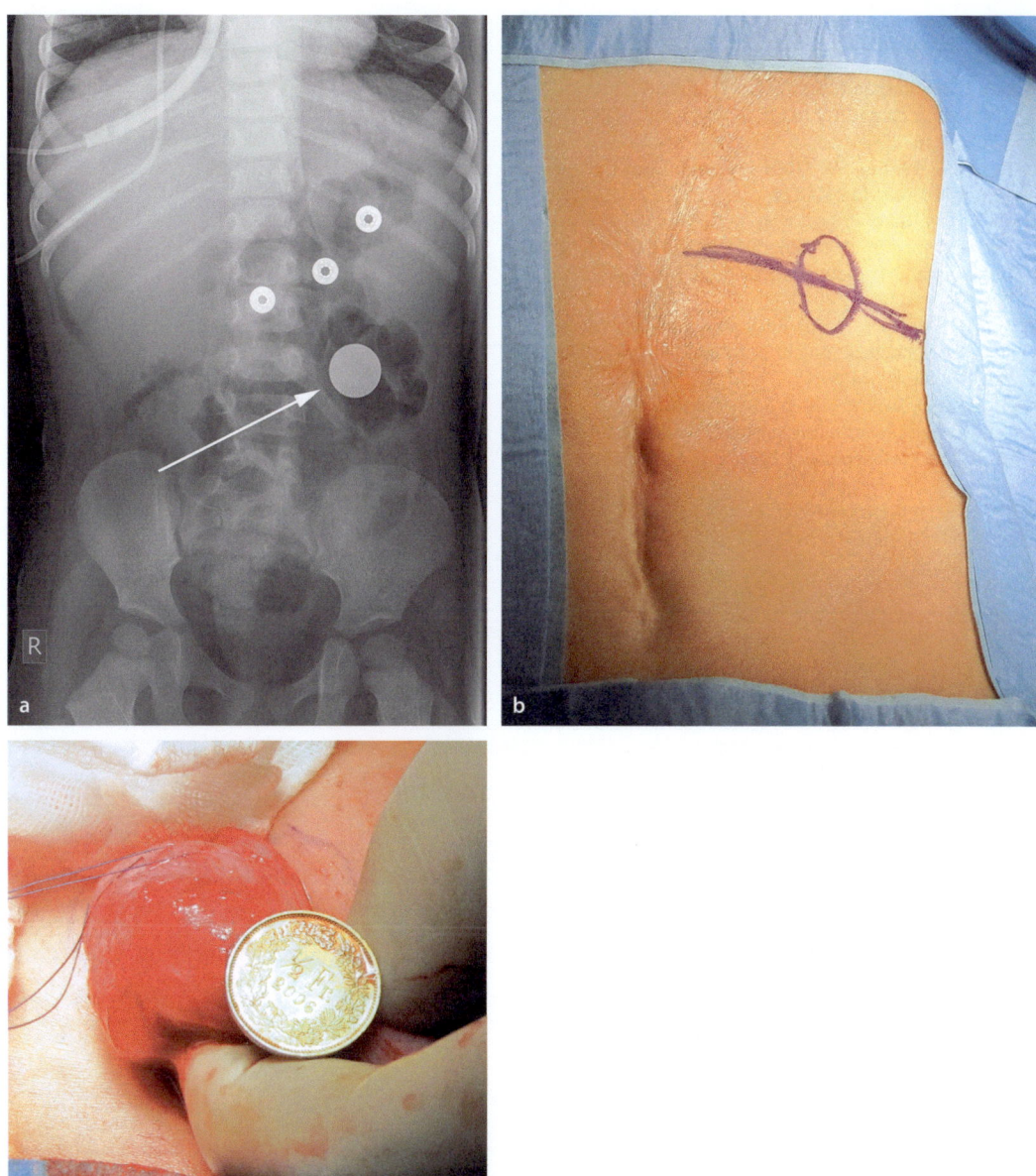

Abb. 22.4 **a** 2½-jähriges Mädchen mit im Dünndarm steckengebliebener Münze bei Z. n. mehrfachen Voroperationen wegen Ileus (Abdomenleerröntgen, Aufnahme im Liegen). **b** Lagemarkierung nach Lokalisation des Metallfremdkörpers mit Bildverstärker. **c** Entfernung des Fremdkörpers nach lokaler Adhäsiolyse und Enterotomie

Literatur

Anselmi E, San Román C, Fontoba J et al (2007) Intestinal perforation caused by magnetic toys. J Pediatr Surg 42:E13–E16

Blakelock RT, Beasley SW (2003) Infection and the gut. Semin Ped Surg 12:265–274

Brown K, Lundborg P, Levinson J, Huiying (2012) Incidence of peptic ulcer bleeding in the US pediatric population. J Pediatr Gastroenterol Nutr 54(6):733–736

Choong C, Beasley S (1998) Intra-abdominal manifestations of Henoch-Schönlein purpura. J Paediatr Child Health 34(5):405–409

Chung J, Kim J, Song Y (2003) Small bowel complication caused by magnetic foreign body ingestion of children: two case reports. J Pediatr Surg 38(10):1548–1550

Dusek M, Skába R, Heroldová D, Snajdauf J (2002) Uncommon clinical aspects of appendicitis. Rozhl Chir 81:631–634

Hahn D, Hodson EM, Willis NS, Craig JC (2015) Interventions for preventing and treating kidney disease in Henoch-Schönlein Purpura (HSP). Cochrane Database Syst Rev (8):CD005128

Kaneko K, Tsuda M (2004) Ultrasound based decision making in the treatment of acute appendicitis in children. J Pediatr Surg 39:1316–1320

Kemper M (2012) Outbreak of hemolytic uremic syndrome caused by E. coli O104:H4 in Germany: a pediatric perspective. Pediatr Nephrol 27:161–164

Li Voti G, Di Pace M, Castagnetti M et al (2004) Needle perforation of the bowel in childhood. J Pediatr Surg 39(2):231–232

Litovitz T, Whitaker N, Clark L et al (2010) Emerging battery-ingestion hazard: clinical implications. Pediatrics 125:1168–1177

Ma M, Bai H, Park A et al (2011) Risk factors associated with biliary pancreatitis in children. J Pediatr Gastroenterol Nutr 54:651–654

Menne J, Nitschke M, Stingele R et al (2012) Validation of treatment strategies for enterohaemorrhagic Escherichia coli O104:H4 induced haemolytic uraemic syndrome: case-control study. BMJ 345:e4565

Sabbi T (2011) Short review about Helicobacter pylori infection in pediatric age: epidemiological and clinical findings, diagnosis, therapy and role of probiotics. Pediatr Med Chir 33(5–6):221–226

Saito J (2012) Beyond appendicitis: evaluation and surgical treatment of pediatric acute abdominal pain. Curr Opin Pediatr 24:357–364

Tokimasa S, Yamato K (2012) Does octreotide prevent L-asparaginase-associated pancreatitis in children with acute lymphoblastic leukaemia? Br J Haem 167:381–382

Serviceteil

Sachverzeichnis – 252

Sachverzeichnis

A

ABCDE-Konzept 55, 59, 220
Abdomen
– Distension 132, 141, 164
– Untersuchung 129
Abdomenleerröntgenbild
– Bauchtrauma 225
– Fremdkörperingestion 248
– HAEC 164
– Ileus 197–199, 228
– Malrotation 154
– NEC 142
– SIP 134
Abdominaltrauma s. Bauchtrauma
Abdominaltumor 238
Abwehrspannung 128
– Appendizitis 181
Adhäsiolyse, laparoskopische 202
Adhäsionsileus 195
Adilimumab 238
Adnextorsion 207
– Definition 208
– Diagnostik 212
– Differenzialdiagnosen 213
– Pathogenese 208
– Symptomatik 210
– Therapie 213
Advanced Trauma Life Support 225
Afterload 52
AGA (appropriate for gestational age) 9, 12
Agranulozytose 40
akutes Abdomen
– Anästhesie 99
– Antibiotikatherapie 26
– Definition 128
– Diagnostik 128
– häufige Erkrankungen 128
– Leitsymptome 128
– Schmerztherapie 33
– Symptomtrias 56
– typische Ursachen 129
– und Schock 56
– und Stress 80, 94
ALARA-Prinzip 66–68
Alkalose, metabolisch 92
Alvarado-Score 182
Aminoglykoside 28, 29
Analatresie 5
Analfissur 236
Analfistel 236
Analgesie s. Schmerztherapie
Analgetika
– postoperativ 39
– systemisch 34
Anamnese 48, 96, 100
– Bauchschmerz 49

Anamnesegespräch 81
Anästhesie 99
– Aufrechterhaltung 103
– Ausleitung 109
– Basismonitoring 103
– Blutdruckgrenzen beim Kind 107
– Einleitung beim Kind 101
– erweitertes Monitoring 103
– zentralvenöse Katheteranlage 115
Anästhetika, intravenös 102
Anastomosierung nach Darmresektion 240
Antibiotika
– Nebenwirkungen 29
– perioperative Prophylaxe 28
– Pharmakodynamik der In-vitro Testung 29
– postantibiotischer Effekt 26
– Wirkprofil 27
Antibiotikaprophylaxe, Ileus 201
Antibiotikatherapie 26, 100
– Appendizitis 186, 187
– Beispiele 27
– Dauer 29
– Dosierung 29
– empirisch 29, 30
– Hirschsprung-assoziierte Enterokolitis 164
– Indikation 26
– Pharmakokinetik- und Pharmakodynamik-Zielparameter 26
– Verabreichungsform 30
Antiemetika 109
– Dosierungsempfehlung 109
Apathie 56
Apgar-Score 11
Apnoe (respiratory failure) 51
Apnoetoleranz 101
Appendektomie
– Indikationsstellung 185
– Intervall-Appendektomie 188
– laparoskopische 186
– mit verzögerter Dringlichkeit 186
– offene 186
Appendicitis Inflammatory Response Score 182
Appendikopathie, neurogene 187
Appendix, Lage 181
Appendixperforation 180, 188
– konservative Therapie 188
Appendizitis 143, 177, 179, 238
– Antibiotikabehandlung 186, 187
– Begleitsymptome 181
– bildgebende Untersuchungen 182
– CT 184
– Diagnostik 181
– Differenzialdiagnosen 185, 244
– Komplikationen 187

– konservative Therapie 186, 188
– MRT 185
– Pathogenese 180
– perforierte 187
– Risiko-Scores 182
– Sonographie 183
– sonographische Zeichen 183
– Symptomatik 181
– verspätete Diagnose 188
Appendizitis, akute
– Labortests 181
– Untersuchungsprotokoll 183
Appendizitis, chronische 187
Asphyxie 11
Aspirationsrisiko 102
Atemfrequenz, altersabhängige Normwerte 52, 89
Atemminutenvolumen 89
Atemnot 51
Atemwegssicherung 101
Atmungssystem beim Kind 88
Aufklärungsgespräch nach OP 84
AVPU-Schema 54, 55, 60
Azidose
– metabolisch-respiratorisch 221
– respiratorisch 51, 92

B

Babygramm 69
Bacteroides 28
Bartter-Syndrom 246
Basismonitoring 58
Basistherapie, präoperativ 100
Basisuntersuchungen, präoperativ 96, 100
Bauchschmerzen 56, 181
– Anamnese 49
– Erstversorgung 185
– Ursachen nach Altersgruppen 48
– Wahrnehmung beim Kind 48
Bauchschmerzen, Ursachen 128
Bauchtrauma 49, 58, 219
– Begleitverletzungen 222
– Behandlungsvoraussetzungen 225
– Diagnostik 222
– Differenzialdiagnosen 225
– durch Kindesmisshandlung 222
– Erstuntersuchung 222
– Indikationen zur Notfallbildgebung 223
– konservative Therapie 226
– Laborparameter 222
– Laparotomie-Indikationen 227
– Leberbeteiligung 224
– Milzbeteiligung 224
– Notfall-Kontrast-CT 224
– operative Therapie beim Kind 227

Sachverzeichnis

- Symptomatik 221, 223
- Verletzungsmuster 221
- Bauchwandblockade 37
- Bell-Kriterien 141
- beta-Laktamasehemmer 28
- Bezoar 196
- Biotransformation 22
- Bioverfügbarkeit 23
- Blutdruck
  - Abfall 53
  - altersabhängige Normwerte 52, 89, 107
  - Amplitude 53
  - Berechnung 53
- Blutgasanalyse 103
- Blutung, gastrointestinale 57
- Botulinumtoxin A 165
- Brachiocephalica-Katheter 115
- Bridenileus 156, 171, 177, 194, 195
  - nach Appendektomie 187, 197
- Butylscopolamin 43

C

- Cannot-ventilate-cannot-intubate-Situation 102
- Carbapeneme 28
- CED s. chronisch-entzündliche Darmerkrankungen
- Cephalosporine 28
- Cholezystitis, akute 244
- chronisch-entzündliche Darmerkrankungen (CED) 235
  - Diagnostik 237
  - Differenzialdiagnosen 238
  - extraintestinale Manifestationen 237
  - im Wachstumsalter 236
  - Therapie 238
- Clearance 23
  - hepatisch 22
  - renal 21
- Clostridium difficile 142, 163, 164, 238, 244
- Colitis ulcerosa 177
  - Definition 236
  - im Wachstumsalter 237
  - medikamentöse Behandlung 238
  - operative Therapie 240
  - Symptomatik 237
- Compliance, Lungen 89
- Computertomographie (CT) 69
  - Diagnostik, Risiko 58
  - mit Kontrastmittel 224

D

- Damage-Control-Prinzip 220, 227
- Darminfektion 170
- Darmobstruktion 163
- Darmrohr 2
- Darmverlängerung, autologe 148
- Darmwandhämatom 229
- Dehydratation 92
  - diagnostische Parameter 92
- Desinvagination
  - hydrostatische 171
  - laparoskopische 172
  - pneumatische 172
- Diagnose, Mitteilung 82
- Dialog 77
- Dickdarmpolyp, juveniler 177
- Diclofenac 40
- Differenzialdiagnosen
  - Adnextorsion 213
  - Appendizitis 185, 244
  - Bauchtrauma 225
  - chronisch-entzündliche Darmerkrankungen 238
  - Dünndarmileus 198
  - Hirschsprung-assoziierte Enterokolitis (HAEC) 164
  - Hodentorsion 212
  - Ileitis 244
  - inkarzerierte Leistenhernie 212
  - Invagination 171
  - Lymphadenitis mesenterialis 244
  - Malrotation 156
  - Meckel-Divertikel 177
  - nekrotisierende Enterokolitis 143
  - spontane intestinale Perforation (SIP) 134
  - Volvulus 156
- Digestion, Entwicklung 5
- Diurese 55
- Dopplersonographie 67
- Dosierungsempfehlungen
  - altersabhängig 21, 29
  - indikationsspezifisch 25, 29
- Dosis-Wirkungs-Beziehung 24
- double bubble 69, 154
- Douglas-Abszess 187
- Ductus arteriosus Botalli, offener 132, 140
- Dünndarmatresie 4, 152, 194
- Dünndarmduplikatur 194
- Dünndarmileus s. auch Ileus 193, 194
  - Diagnostik 197
  - Differenzialdiagnosen 198
  - durch Tumor 199
  - konservative Therapie 198
  - mechanischer, Ursachen 194
  - Operationsindikationen 199
  - operative Therapie 200
  - Spiegelbildung 197
  - traumatische Ursache 229
- Dunphy-Zeichen 181
- Duodenalatresie 4
  - Röntgen 69
- Duplexsonographie, farbkodierte (FKDS) 211
- Durchwanderungsperitonitis 140, 164
- Dysfunktion, respiratorische (respiratory distress) 51
- Dysplasie, intestinale neuronale 6

E

- E. coli 142, 244, 245
- Eiweißstoffwechselstörung, perioperativ 94
- ELBW (extremely low birth weight) 13, 140, 146
  - Ernährungsschema 14
- Elektrolyte, Extrazellulärraum 90
- Elterngespräch
  - besorgte Eltern 80
  - Diagnose und Therapieentscheidung 82
  - Konfliktmanagement 85
  - nach OP 83, 84
- Embryonalentwicklung 2
- Enterobakterien 28
- Enterokokken 28, 142
- Enterokolitis, Hirschsprung-assoziierte (HAEC) 143, 161
  - Definition 162
  - Diagnostik 164
  - Differenzialdiagnosen 164
  - konservative Therapie 164
  - Mortalität 165
  - operative Therapie 165
  - Pathogenese 164
  - Symptomatik 164
- Enterokolitis, nekrotisierende (NEC) 134, 139, 156, 164, 194
  - beim Frühgeborenen 132
  - Diagnostik 141
  - Differenzialdiagnosen 143
  - intestinale Strikturen nach 147
  - konservative Therapie 143
  - Kurzdarmsyndrom nach 148
  - Langzeitergebnisse 148
  - multifokal 145
  - Operationsindikationen 145
  - Operationsverfahren 145
  - Pathogenesemodell 12
  - Risikofaktoren 11
  - Röntgen 69
  - Stadien 141
  - Symptomatik 141
  - Ursachen 140
- Entwicklung, kindliche 78
- Enzephalopathie, hypoxisch-ischämische 11
- Erbrechen
  - Differenzialdiagnose bei abdominellen Schmerzen 57
  - Ursachen 57
- Erbrechen, gelb-grünes 141, 153, 164, 201
- Erstversorgung 47

- Appendizitis 185
- Notfalldiagnostik 56
- SIP 135
- Triagierung 59

Erythrozytenkonzentrat 106, 220, 225
Exsikkosezeichen 181
Extubation 109

F

FAST-Technik (Focused Abdominal Sonography for Trauma) 58
Femoralis-Katheter 115
Fentanyl 34
Fetalperiode 2
Fett-Clearance 95
Fettgewebe, subkutanes 93
Fettstoffwechselstörung, perioperativ 95
Fiebersenkung 94
Fistel, ileokolische 239
Fistelbildung, enteroenterische 247
football sign 134, 142
Formula-Nahrung 13
Fremdkörperingestion 247
- endoskopische Sanierung 247
- Magnete 247

Fresh frozen plasma (FFP) 106, 220, 225
Frühgeborene
- Einteilung 12
- Ernährungsschema 13
- Flüssigkeitsbilanzierung 13
- gut priming 13
- NEC 140
- SIP 132

funktionelle Residualkapazität 89, 101, 108
- altersabhängige Normwerte 90

G

Gadolinium-getriggerte nephrogene systemische Fibrose 72
Gasser-Syndrom s. hämolytisch-urämisches Syndrom (HUS)
Gastroenteritis 164, 171, 177, 185
Gastrointestinaltrakt, Duplikatur 4
Gastrointestinaltrakt, Entwicklung 2
- Abwehrfunktion 6
- hormonelle Regulation 6
- Links-Rechts-Asymmetrie 3
- neurale und motorische Funktion 6
- Vaskularisation 5

Gastroschisis 152, 201
Gasverteilung, intraabdominelle 69
Gerinnungsstörungen 107
Gesamtkörperwasser 90
- Verhältnis zum Körpergewicht 90

Gesichterskala nach Hicks 38
Glasgow Coma Score 54, 60
glomeruläre Filtrationsrate (GFR) 21

Glukokortikoide, fetale 13
Glukoseverwertungsstörung 95
Glykopeptide 28

H

Haddat-Syndrom 5
HAEC s. Enterokolitis, Hirschsprung-assoziierte
Halbwertszeit 23
Hämoglobingehalt, Transfusionsindikator 106
hämolytisch-urämisches Syndrom (HUS) 156, 245
Hämoperikard 223
Hämoperitoneum 223
Hämostase, Aufrechterhaltung 106
Harmonic Imaging 67
Harnvolumen 91
Harnwegsinfektion 244
Hautdurchblutung, periphere 54
Helicobacter pylori, Eradikation 245
Herzfrequenz 53, 88
- altersabhängige Normwerte 51, 89

Herz-Kreislauf-System beim Kind 88
Herzstillstand 51
Herzzeitvolumen 53, 88, 108
- Verminderung 53

Heterotaxiesyndrome 152
Himbeergeleestuhl 171
Hoden
- Atrophie 214, 215
- Perfusionsstörung 208

Hodentorsion 207
- Definition 207
- Diagnostik 211
- Differenzialdiagnosen 212
- notfallmäßige Freilegung 211, 213
- Pathogenese 208
- Symptomatik 209
- Therapie 213

Hohlorganperforation, traumatische 221, 228
Hohlorganverletzung 222
Homöostase, Aufrechterhaltung 103
Hungerdarm 198
HUS s. hämolytisch-urämisches Syndrom
Hydrocele testis 209
Hydroxyethylstärke 104
Hyperglykämie 106
Hypokapnie 108
Hyponatriämie 104
Hypotension
- Definition 53
- kontrollierte 225

Hypothermie 94, 221
Hypovolämie 55, 225

I

Ibuprofen 40
Ileitis 177, 244
- Differenzialdiagnosen 244

Ileumatresie 4
Ileus s. auch Dünndarmileus
- alimentär 196
- Kontrastmittelgabe 198
- paralytisch 196, 198
- postoperativ 194, 202

Ileus, mechanischer 238
Immunsuppression
- Colitis ulcerosa 237, 238, 240
- Morbus Crohn 238, 239

infant respiratory distress syndrome (IRDS) 141
Infektion, nosokomiale 27
Infliximab 238
Infusionstherapie, perioperative 104
Insuffizienz, uteroplazentare 10
Interaktionen 26
Invagination 156, 164, 169, 177, 194, 198, 238
- chirurgische Reposition 172
- Differenzialdiagnosen 171
- ileokolische 170
- nichtchirurgische Reposition 171
- Pathogenese 170
- Sonographie 171
- Symptomatik 170
- ultraschallgesteuerte Reposition 172

IP(In-plane)-Technik 115, 117, 118
IUGR s. Wachstumsrestriktion, intrauterine

J

J-Pouch 240
Jejunalatresie 4
Jejunenalatresie
- Röntgen 69

Jejunostoma, hohes 145
Jejunumperforation 228

K

Kältetoleranz 94
Kapnographie 58
Karzinogenese, strahleninduzierte 65, 70
Ketamin 35
Killerphrasen 77
Kinderanästhesie s. Anästhesie
Kinderradiologie 63
- Besonderheiten 65

Kindesmisshandlung 50, 222, 225
Klebsiella pneumoniae 142
Kloakenmembran 5
Koagulopathie 221

Sachverzeichnis

Kohlenhydratstoffwechselstörung, perioperativ 95
Kolektomie 237
Kommunikation, ärztliche
– Einstieg 77, 79, 81
– Elemente 77
– mit Eltern 80, 83
– mit Kindern und Jugendlichen 75
– Patientenorientierung 79
– Umgang mit Problemen und Konflikten 84
– und kindliche Entwicklung 78
– während einer Konsultation 76
Kommunikationsebenen 76
Kompartmentsyndrom, abdominelles 201, 226
Kompartmentsyndrom, testikuläres 207
Kompressions-Sonographie 182, 183
Kontraktilität 52
Kontusionsmarken 221
Konzentrations-Wirkungs-Kurve 24
Kooperation
– Eltern 83
– Patient 76, 79
Körperfettgehalt 23
Körpergewicht, Verhältnis zum Körperwasser 90
Körpersprache 79
Körperwassergehalt 22
Kreislauf, fetaler 88
Kurzdarmsyndrom 239
– nach nekrotisierender Enterokolitis 148
– nach Volvulus 157
KUSS-Skala 38

L

Ladd-Band 152
Ladd-Operation 156
Lanz-Punkt 181
Laparotomie
– Indikationen bei Bauchtrauma 227
– mit Stomaanlage 145
– primäre Anastomose 147
LBW (low birth weight) 13
– Ernährungsschema 14
Lebensfähigkeit, Grenze 12
Leberruptur
– konservative Therapie 226
– operative Therapie beim Kind 228
Leberverletzung 221, 222
– Bauchtrauma 224
Leistenhernie, inkarzerierte 194, 207
– Definition 207
– Diagnostik 211
– Differenzialdiagnosen 212
– Notfalltherapie 213
– Pathogenese 208
– Symptomatik 209
LGA (large for gestational age) 8, 12

Lidocain 35
Lincosamide 28
Lokalanästhetika 36, 43
Loperamid 241
Lungenentwicklung, postnatale 88
Lymphadenitis mesenterialis 244
– Differenzialdiagnosen 244
Lymphangiom, Subileus durch 194
Lymphom, malignes 200

M

MAD-System (Mucosal Atomization Device) 34
Magenschleimhaut, ektope 176
magisches Denken 78
Magnetresonanz-Cholangiopankreatikographie (MRCP) 244
Magnetresonanztomographie 71
– Nachteile 71
Malrotation 3, 151
– Definition 152
– Differenzialdiagnosen 156
– Pathogenese 152
– radiologischer Nachweis 154
– Ultraschallbefund 154
Markle-Test 181
McBurney-Punkt 146, 181
Meckel-Divertikel 5, 175, 185, 238
– asymptomatisch 177
– Definition 176
– Differenzialdiagnosen 177
– Komplikationen 176
– Symptomatik 177
– Therapie 177
Mefenaminsäure 40
Mekoniumileus 194, 202
– Röntgen 69
Metamizol 39
– Dosierungsempfehlungen 40
Metronidazol 147
Mikrobiom, gastrointestinales 7
Mikrohämaturie 223
Milzerhaltung 227
Milzruptur 225
– konservative Therapie 226
– zweizeitig 227
Milzverletzung 221, 222
– Bauchtrauma 224
Morbus Crohn 177, 185
– Allgemeinsymptome 237
– Definition 236
– im Wachstumsalter 236
– medikamentöse Behandlung 238
– Operationsindikationen 238
– operative Therapie 239
– Symptomatik 237
Morbus Hirschsprung 5, 194, 198, 199
– Definition 162
– Durchzugsoperation 162, 164

– und Hirschsprung-assoziierte Enterokolitis 162
– und Trisomie 21 162
Morphin 43
Mortalität
– HAEC 165
– nekrotisierende Enterokolitis 147
– Volvulus 157
MR-Cholangiopankreatikographie 71
MR-Enterographie 71
MR-Urographie 71
Multiorganversagen 164, 226
Muskelrelaxanzien 102
Mutation, strahleninduzierte 65
Muttermilch 13

N

Nabelbruch, physiologischer 2
Nahrungsintoleranz 16
Nalbuphin 42
Naproxen 40
Narkose s. Anästhesie
Natriumcromoglykat 165
Nebenwirkungen 26
– Opioide 41
NEC s. Enterokolitis, nekrotisierende
Neonatalperiode
– Definition 12
– Malrotation und Volvulus 152
Neugeborene
– Ernährungsschema 13
– Flüssigkeitsbilanzierung 13
– Geburtsgewicht 13
Nichtopioide 35, 39
nichtsteroidale Antirheumatika (NSAR) 39, 245
– Dosierungsempfehlungen 40
Nierenverletzung 226
Nitroimidazole 28
Normofrequenz 51, 108
Normoglykämie 105
Normokapnie 108
Normonatriämie 104
Normotension 52, 107
Normothermie 108
Normovolämie 104
Normoxämie 108
Notfalltriage-Computer, mobiler 129
NSAR s. nichtsteroidale Antirheumatika
numerische Rating-Skala 38

O

Obstipation, Sigma-Volvulus 244
off-label use 21, 38
Omega-3-Fettsäuren 148, 238
Omentum majus 181
Omphalozele 3, 152
on-label use 20
Online Commentary 82

OOP(Out-of-plane)-Technik 115, 116, 122
Opioide 34, 41
– Dosierungshinweise 42
Organogenese 2
Ovarialtumor 207, 208, 212
Ovarialzyste 207, 208, 211, 212
– Ruptur 210, 215
Oxygenierung 89, 101

P

Pankreasverletzung 221, 229
– Bauchtrauma 226
– Stent-Implantation 229
Pankreatitis, akute 244
Panorama-Ultraschall 67
Paracetamol 40
– Dosierungsempfehlungen 41
Paravertebralblock 36
Patientengespräch 76
– Elemente 77
Pediatric Appendicitis Score 182
Penicilline 28
Perfusion, zerebrale 54
Periduralanästhesie 36
– Kaudalanästhesie 37
– lumbal/kaudal 37
perioperatives Management 87
– perioperative Infusionstherapie 105
– Postaggressionsstoffwechsel 94
– präoperative Maßnahmen 95, 100
Peristaltikstörung 128
Peritoneallavage 225
Peritonitis
– posttraumatisch 228
– primär bakteriell 185
perityphlitischer Abszess 188
Perspektivenübernahme 78
Perspiratio insensibilis 93
Peutz-Jeghers-Syndrom 170
Pexie
– Hoden 213
– Ovar 214
Pfortadergas 142, 143
Pharmakodynamik 23, 102
– Antibiotikatherapie 26
– Besonderheiten bei Kindern 24
Pharmakokinetik 21, 102
– Antibiotikatherapie 26
– Besonderheiten bei Kindern 21
– Parameter 23
Pharmakotherapie 19
– Besonderheiten bei Kindern und Jugendlichen 20
– Parameter 25
Piritramid 43
Plasma-Bikarbonatkonzentration 92
Plasma-Konzentrations-Zeit-Kurve 22
Plasmakonzentration 23

Pneumatose 142
– Dickdarm 143
Pneumoperitoneum 134, 142, 145
Polytrauma 225
PONV (postoperative nausea and vomiting) 109
PONV-/POV-Prophylaxe 109
Postaggressionsstoffwechsel 94
postoperatives Management 110
– intensivmedizinische Überwachung 110
POV (postoperative vomiting) 109
Power-Doppler 67
Prägung, intrauterine (fetal programming) 10
Präoxygenierung 101
Preload 52
primäre peritoneale Drainage (PPD) 134, 135, 146
Primary Assessment 55, 59
Primary Survey 55, 57, 59
Propofol 102
Pseudomonas 28, 142
Pseudoobstruktion, intestinale 152, 157
Psoas-Schmerz 181
Puls, Palpation 53
Punktionskomplikationen, zentralvenöse Katheteranlage 123
– Risikoreduktion 123
– sonographische Erfassung 124
Punktionsorte, zentralvenöse Katheteranlage 115
Punktionstechnik
– sonographisch 115
– zentralvenöse Katheteranlage 115
Purpura Schönlein-Henoch 170, 238
– Definition 245
– Diagnostik 247
Pyelonephritis 185

R

Radiographie s. Röntgendiagnostik
Rapid Cardiopulmonary Assessment 56, 59
Rapid Sequence Induction 60, 101
Reanimation 54
Regionalanästhesie
– Durchführung 36
– Kontraindikationen 35
– Verfahren 36
– Vorteile 35
Rekapillarisierungszeit 54, 104
Rektusscheidenblock 37
Remifentanil 34
Rigler-Zeichen 143
Rocuronium 102
Röntgendiagnostik 68
– Abdomenübersichtsaufnahme 68
– CT 70

– Optimierung 66
– Qualitätssicherung 66
Rotationsthrombelastometrie 107

S

Sauerstoffverbrauch 91, 93, 101
– altersabhängige Normwerte 89
Säuglingszeit, Definition 12
Schießscheibenbild 171
Schlagvolumen 88
Schmerz
– Adnextorsion 210
– Erfassung 38
– Hodentorsion 209
– obstruktiv 56
– peritonitisch 56
Schmerzskala 38, 81, 84
Schmerztherapie 84, 100
– Besonderheiten bei Kindern 33
– Erstversorgung 57
– intraoperativ 34
– medikamentöse Maßnahmen 38
– nichtmedikamentöse Maßnahmen 43
– patientenkontrollierte Analgesie (PCA) 43
– postoperativ 38
– präoperativ 34
Schock
– Behandlung 47
– dissoziativ 51
– distributiv 50, 53
– Einteilung 50
– Erkennung 54
– hämorrhagisch 229
– hypovolämisch 50, 56
– kardiogen 50, 52, 56
– nichtseptisch 50
– obstruktiv 50, 53
– prähospitale Diagnostik 56
– septisch 50, 164
Schockraum
– Behandlung 59, 225
– Monitoring 55, 58
Schwangerschaft, ektope 215
Schweißproduktion 93
Schwellendosis, ionisierende Strahlung 65
Seat-belt-Komplex 221
Seldinger-Technik 114, 116, 118
Semikastration 213
Sentinel-Loop 142, 200
Sepsis 140, 164
Serumamylase, Pankreasverletzung 222
Setting, Gestaltung 77, 79
SGA (small for gestational age) s. auch Wachstumsrestriktion, intrauterine 8, 12
Shiga-Toxin 245

Sachverzeichnis

Sicherheitsgurtverletzung 49
Sigma-Volvulus, akuter 244
Single-port-Appendektomie 186
SIP s. spontane intestinale Perforation
Situs inversus 3
Sonographie 58, 66
- Appendizitis 183
- Erfassung von Punktionskomplikationen 124
- FAST-Sonographie 223
- Gefahren 68
- Invagination 171
- Malrotation 154
- NEC 143
- Punktion der V. axillaris 122
- Punktion der V. brachiocephalica 118
- Punktion der V. femoralis 122
- Punktion der V. jugularis interna 116
- Punktion der V. subclavia 117
- Punktion peripherer Venen 122
- Purpura Schönlein-Henoch 247
- SIP 134
- Volvulus 154
- Vorteile 67
- zentralvenöse Katheteranlage 114–116
Sonopalpation 67
Spinalanästhesie 36
spontane intestinale Perforation (SIP) 131
- beim Frühgeborenen 132, 140, 143
- Diagnostik 132
- Differenzialdiagnosen 134
- gastrointestinale Folgekomplikationen 136
- Pathogenese 132
- Therapie 135
Springfedernbild 171
Staphylococcus aureus 142
Staphylokokken, koagulase-negativ 142
Stent-Implantation, Pankreasgangverletzung 229
Stoma, endständiges 135, 146, 165
Stomaanlage 145
- Komplikationen 135, 147
Strahlendosis 66, 67
- Kumulativdosis 70
Strahlenrisiko 65
- Effekte ionisierender Strahlung 65
- strahlensensible Gewebe 65
Strahlenschutz 66, 70
Streptokokken 28
Stress 80
- und Eiweißstoffwechsel 94
- und Kohlenhydratstoffwechsel 95
Stresshormone 94
Streustrahlenraster 69
Strikturoplastik, Morbus Crohn 239
Stumpfappendizitis 188
Subileus 195

Subklavia-Katheter 115
Succinylcholin 102
Sugammadex 102

T

Tachykardie 53, 54
Teach-Back-Methode 82
Technetium-Szintigraphie 177
Temperaturregulation 221
therapeutische Breite 24
Therapieentscheidung, Mitteilung 82
Thermoregulation 92, 108
- Kälteexposition 94
- Temperaturerhöhung 93
thermoregulatorisches Modell des Kindes 93
third space (transzellulärer Raum) 90, 92
Thrombozytenkonzentrat 106, 220, 225
tip location 116, 124
tip navigation 116, 124
Torsions-Detorsions-Syndrom 209
Totraum 89
Tramadol 42
Transfusionsindikatoren für Kinder 106
Transfusionssyndrom, fetofetales 9
Transversus-abdominis-plane(TAP)-Block 37
Trauma, nichtakzidentelles 50
Traumadiagnostik 70
Treitz-Band 152, 154
Trennungsangst 78
Triade 77
Triage 59, 129
Trisomie 21 5
Trokarhernie 194
Tubentorsion 72
Tunica albuginea 210, 213

U

Übergewicht 23
Ulkus, peptisches 245
Ulkusblutung 245
unlicensed use 21
Unterdrucksystem, therapeutisches 201
Untersuchung, kindgerechte 81
Urämie 245
Ureterolithiasis 245

V

VAC-System (vacuum assisted closure) 201
VACTERL-Syndrom 5
Vancomycin 147
Vena axillaris, infraklavikuläre Punktion 122

Vena brachiocephalica
- Punktion 115
- supraklavikulärer Zugang 118
Vena femoralis, Punktion 122
Vena jugularis externa, Punktion 115
Vena jugularis interna, Punktion 115, 116
Vena subclavia
- infraklavikulärer Zugang 117
- Punktion 115
Venenkatheter, zentraler 103
- Definition 114
- Empfehlungen für die Anlage 124
- Indikationen 114
- Material 114
- Punktionskomplikationen 123
- Punktionsorte 115
- Punktionstechnik 115
- V. axillaris 122
- V. brachiocephalica 118
- V. femoralis 122
- V. jugularis interna 116
- V. subclavia 117
Ventilation, alveoläre 89
Verteilungsvolumen 23
visuelle Analogskala 38
Vitalparameter bei Kindern 221, 225
- altersabhängige Normwerte 52, 90
- Atemfrequenz 52, 89
- Blutdruck 52, 89, 221
- Herzfrequenz 51, 89
VLBW (very low birth weight) 13, 132
- Ernährungsschema 14
Vollelektrolytlösung, balancierte 104
Volumenmangel, Symptome 54
Volumentherapie 100
Volvulus 134, 143, 151, 164, 171, 194, 198, 202
- Definition 152
- Derotation 156
- Diagnostik 153
- Differenzialdiagnosen 156
- Mortalität 157
- operative Therapie 156
- Pathogenese 152
- Probelaparotomie 156
- rezidivierend 157
- Symptomatik 153
- Ultraschallbefund 154

W

Waardenburg-Shah-Syndrom 5
Wachstum, intrauterines 8
Wachstumsrestriktion, intrauterine (IUGR) 8
- assoziierte Krankheitsrisiken 10
- Entbindungszeitpunkt 10
- fetale Ursachen 9
- mütterliche Ursachen 9

– SGA (small for gestational age) 8
– uteroplazentare Insuffizienz 10
Wahrnehmung beim Kind 76
Wärmeproduktion 93
Wärmetoleranz 93
Wasser- und Elektrolythaushalt 90
– Störungen 92, 93
Wasserbedarf beim Kind 91
– Bestimmung 91
Wasserumsatz 91

Wasserverlust, renaler 91
Weinen, Reaktion auf 85
Whirlpool-Zeichen 154
Wirbelsäulenverletzung 222
Wundrandinfiltration 37

Y

Yersinien-Infektion 185

Z

zentralvenöser Katheter
    s. Venenkatheter, zentraler
Zwerchfellhernie 3, 152

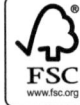

If you have any concerns about our products,
you can contact us on
ProductSafety@springernature.com

In case Publisher is established outside the EU,
the EU authorized representative is:
**Springer Nature Customer Service Center GmbH
Europaplatz 3, 69115 Heidelberg, Germany**

Printed by Libri Plureos GmbH
in Hamburg, Germany